JN438745

치료사를 위한
측정 및 평가

양영애 외 공저

Measurement &
Assessment for
Therapist

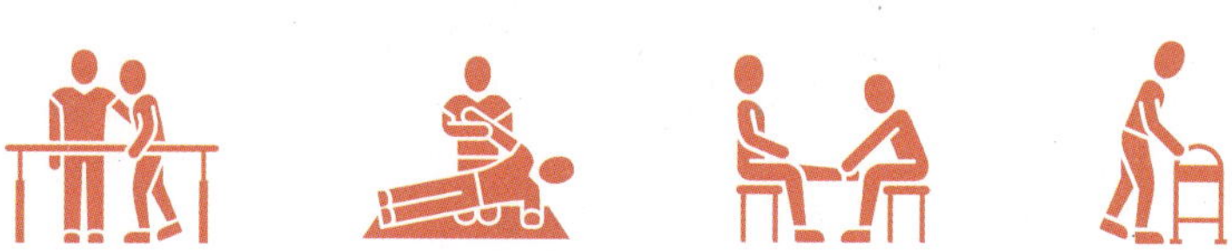

메디컬사이언스
MEDICAL SCIENCE

치료사를 위한
측정 및 평가

2022년 2월 10일 초판 인쇄
2022년 2월 15일 초판 발행

저　　자	양영애 외 공저
발 행 인	하재용
발 행 처	메디컬사이언스
등　　록	등록 제 2016-000295 호
주　　소	서울시 마포구 동교로 23길 21 (동교동 205-8) 윤호빌딩 402호
전　　화	(02) 6091-7584　팩스 (070) 7664-5776
이 메 일	mspub@mspub.kr
홈페이지	medicalscience.imweb.me

© 2022년, 치료사를 위한 측정 및 평가 / 메디컬사이언스
본서는 저자와의 계약에 의해 메디컬사이언스에서 발행합니다.
본서의 내용 일부 혹은 전부를 무단으로 복제하는 것은 법으로 금지되어 있습니다.

* 파본은 교환해 드립니다.
* 인지는 저자와의 합의하에 생략합니다.

ISBN 979-11-90217-47-7
정가 38,000원

저자소개

대표저자

양영애(인제대학교)

집필진(가나다 순)

김영아(인제대학교)

김희수(한림성심대학교)

박수정(대구보건대학교)

박재영(경운대학교)

박주영(경남정보대학교)

성윤정(경운대학교)

이보민(경운대학교)

이선명(마산대학교)

이혜진(춘해보건대학교)

장태용(강동성심병원)

머리말

우리나라의 물리치료와 작업치료는 한국전쟁 중 미국, 캐나다 및 유럽 등의 도움에서 시작되었다. 우리를 위한 사랑과 헌신의 씨앗이 큰 기반이 되어 재활치료의 기틀을 이루었으며, 이제는 우리도 다른 나라의 재활을 도울 수 있다는 것에 감사드린다.

현재 물리치료학과와 작업치료학과는 전국 대학에 개설되어 우수한 학생이 지원하고 있고, 졸업 후 병원을 포함한 다양한 기관으로 취업하여 사회적 역할과 전망이 밝다. 또한 사회적 화두인 고령사회와 4차산업 시대를 맞아 치료사의 역할과 필요성은 지역돌봄 분야로 더욱 확대될 것으로 예측된다.

물리치료사와 작업치료사의 전공 필독서인 "치료사를 위한 측정 및 평가"는 임상경험이 풍부한 전문가를 중심으로, 전 과정을 학생들이 이해하기 쉽도록 구성하였다. 세부내용으로는 제1장 측정 및 평가의 개요, 제2~6장 얼굴과 상지, 제7~10장 하지와 척주, 제11장 감각평가, 제12장 반사평가, 제13장 자세와 보행평가를 중심으로 구성되어 올바르고 적절한 평가를 수행하는 데 도움을 주고자 하였다.

특히 이 책은 학생들이 어려워하는 특수검사와 감각평가 방법을 동영상으로 촬영하여 QR코드를 이용하여 볼 수 있도록 함으로써 측정 및 평가의 이해를 도왔으며, 부록으로 각 작용별 주요 근육의 이는곳, 닿는곳, 지배신경을 한눈에 볼 수 있도록 요약 제시하여 학습의 편리를 제공하고자 노력하였다.

이 책이 전공자 및 임상가의 학습에 필요한 지침서로 활용되기를 바라는 바이다. 지속적으로 부족한 부분을 보완하기 위해 노력할 것을 약속드리며, 이 책의 집필에 수고하신 여러 교수님, 책을 출간하기까지 물심양면으로 도와주신 메디컬사이언스 대표님과 편집진에게 진심으로 감사 인사를 드린다.

2022년 2월

저자 대표 양영애

*동영상 URL은 메디컬사이언스 홈페이지(medicalscience.imweb.me)에서 확인 가능합니다.

차례

1. 작업치료사의 측정 및 평가 개요 · 1

1. 개요 · 2
2. 치료의 과정 · 2
3. 초기 평가 · 3
4. 관절가동범위 · 7
5. 근력검사 · 12
6. 근긴장도 검사 · 17

2. 얼굴 · 19

1. 구조와 기능 · 20
2. 근력검사(muscle test) · 22

3. 목 · 47

1. 구조와 기능 · 48
2. 관절운동범위검사(range of motion test) · 50
3. 맨손근력검사(manual muscle test) · 52
4. 특수검사 · 59

4. 어깨관절 · 63

1. 구조와 기능 · 64
2. 관절운동범위검사(range of motion test) · 67

3. 맨손근력검사(manual muscle test) · 72

4. 특수검사 · 97

5. 팔꿉관절과 아래팔 · 103

1. 구조와 기능 · 104
2. 관절운동범위검사(range of motion test) · 106
3. 맨손근력검사(manual muscle test) · 109
4. 특수검사 · 117

6. 손목관절과 손 · 121

1. 구조와 기능 · 122
2. 관절운동범위검사(range of motion test) · 124
3. 맨손근력검사(manual muscle test) · 133
4. 특수검사 · 165

7. 엉덩관절 · 175

1. 구조와 기능 · 176
2. 관절운동범위검사(range of motion test) · 177
3. 맨손근력검사(manual muscle test) · 181
4. 특수검사 · 194

차례

8. 무릎관절 · 201

1. 구조와 기능 · 202
2. 관절운동범위검사(range of motion test) · 206
3. 맨손근력검사(manual muscle test) · 207
4. 특수검사 · 213

9. 발과 발목 · 221

1. 구조와 기능 · 222
2. 관절운동범위검사(range of motion test) · 223
3. 맨손근력검사(manual muscle test) · 226
4. 특수검사 · 234

10. 등뼈와 허리뼈 · 239

1. 구조와 기능 · 240
2. 관절운동범위검사(range of motion test) · 243
3. 맨손근력검사(manual muscle test) · 246
4. 특수검사 · 257

11. 감각평가 · 261

1. 감각의 분류 · 262
2. 감각평가 · 264

3. 표준화된 감각평가 기법 · 270

4. 비표준화된 감각평가 기법 · 276

12. 반사평가 · 283

1. 신경생리학적 반사평가 · 284

2. 깊은 힘줄 반사(Deep tendon reflex) · 318

13. 자세와 보행평가 · 321

1. 자세 · 322

2. 보행 · 326

- 찾아보기 · 335
- 부록 · 345

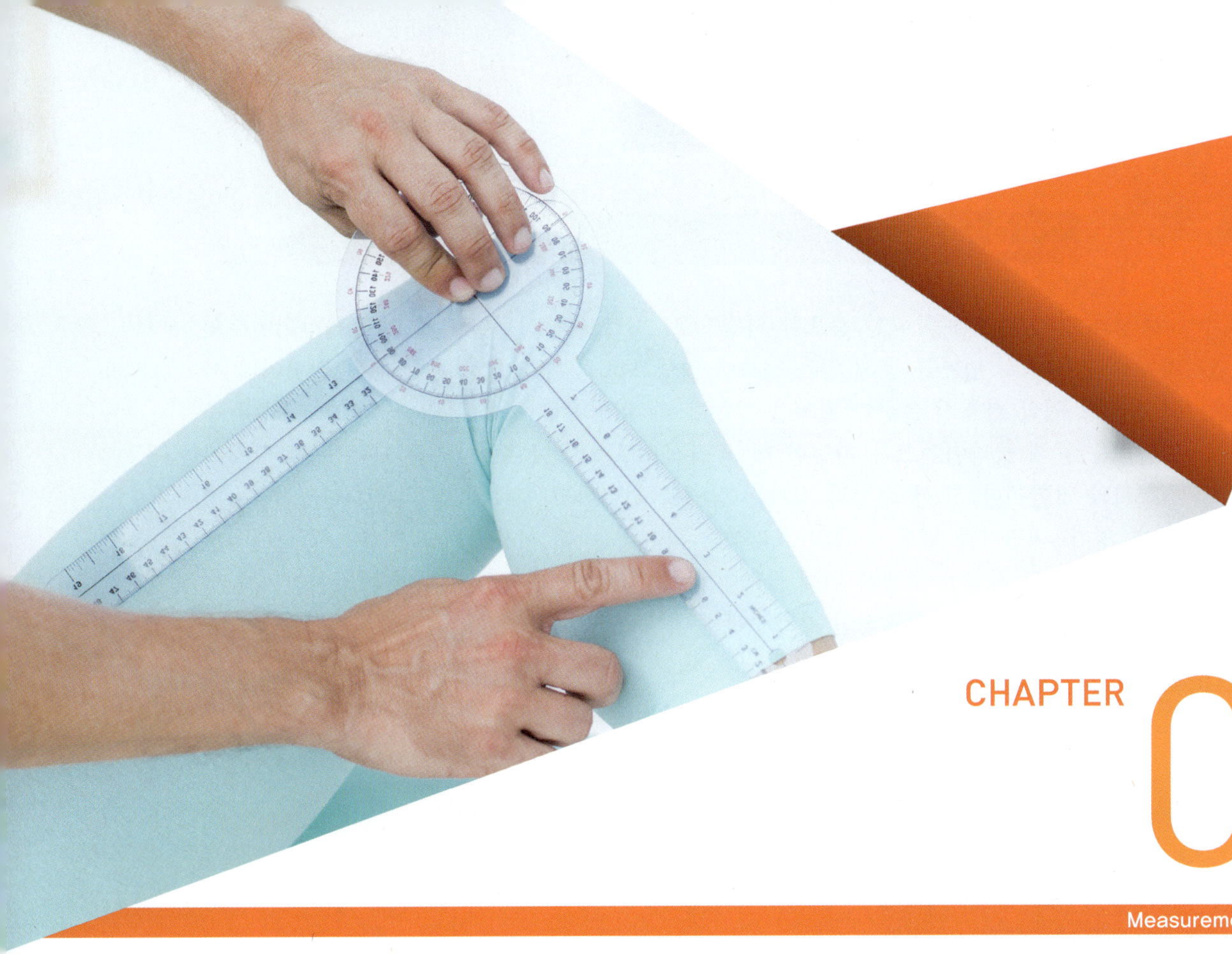

CHAPTER 01

Measurement & Assessment

작업치료사의 측정 및 평가 개요

01 개요

02 치료의 과정

03 초기 평가

04 관절가동범위

05 근력검사

06 근긴장도 검사

01 개요

측정과 평가는 중재를 위한 중요한 과정으로, 치료사는 적절한 방법으로 클라이언트의 기능을 평가하고, 평가를 통해 얻은 정보를 바탕으로 중재를 실시해야 한다. 질병이나 사고 등으로 인한 신체적 손상이 활동을 수행할 때 어떤 어려움을 유발하는지 확인하여 중재활동을 통해 클라이언트가 가능한 한 독립적으로 활동할 수 있도록 도움을 주는 것이 치료사의 역할이다. 또한 측정과 평가는 장애를 선별하고 치료의 적격성을 판정할 수 있으며, 평가-재평가를 통해 중재의 효과성을 확인하는 데 사용되기도 한다. 이 장에서는 측정 및 평가의 적절한 수행을 위해 클라이언트의 신체적 기능의 평가와 클라이언트를 관리하고 치료할 수 있는 포괄적인 평가체계에 대해 설명한다.

02 치료의 과정

치료 과정은 연속적인 흐름으로 이루어져 있다.

1 1단계: 의뢰(Referral)

의사나 치료사를 통한 클라이언트의 치료 서비스 요청이다. 구두로 의뢰할 수도 있으나 문서상의 기록이 필요하다.

2 2단계: 선별(Screening)

의뢰된 클라이언트를 평가하여 치료 서비스의 유무를 판단하는 과정이다.

3 3단계: 평가(Evaluation)

수집된 정보와 평가한 내용을 검증하고 평가도구를 선택한다. 클라이언트의 장점과 단점을 알아내기 위해 자료를 분석한다.

4 4단계: 중재계획(Intervention planning)

클라이언트의 기능을 증진 또는 유지할 수 있도록 클라이언트와 함께 계획을 세운다. 계획은 클라이언트의 목표와 가치를 가장 중요하게 반영해야 하며, 문화 및 사회 환경적 요소 또한 고려해야 한다. 계획에는 치료의 범위, 횟수, 퇴원계획까지 포함된다.

5 5단계: 중재(Intervention)

치료계획을 수행한다. 목적 있는 활동과 치료도구를 사용하며, 안전한 방법으로 중재를 제공한 후 문서로 기록해야 한다.

6 6단계: 재평가(Reevaluation)

초기 평가에서 사용한 도구를 사용하여 중재 이후 변화가 있는지 확인한다. 치료의 성과를 측정하여 중재의 효과를 객관적으로 보여준다. 재평가의 결과에 따라 중재계획이 지속되거나 중단될 수 있다.

7 7단계: 전환적 서비스(Transition services)

클라이언트의 가족, 치료팀과 협력하여 치료실 환경에서 벗어나 다른 상황에서도 활동을 수행할 수 있도록 계획한다. 클라이언트는 퇴원 후 자신의 집, 병원, 또는 보호시설 등으로 갈 수 있다.

8 8단계: 서비스 종결(Discontinuation services)

클라이언트가 목표에 도달하였는지 결정한 후 서비스를 종결한다. 최종 서류에는 치료의 첫 평가에서 마지막 평가까지 클라이언트의 상태 변화를 모두 기록하여야 한다.

03 초기 평가

1 평가의 의의와 목적

평가는 측정 과정뿐 아니라 평가자의 사고 과정도 포함한다. 평가에는 면담, 일상생활 활동 사정, 근력이나 관절가동범위와 같은 기능의 실제적 검사가 포함된다. 평가자의 사고 과정은 문제점의 정확한 파악과 적절한 치료를 위하여 클라이언트의 행동을 지속적으로 관찰하고 해석하는 정신적 측면이며, 평가와 치료 과정 전반에 걸쳐 지속된다. 즉, 클라이언트와의 모든 관계에 치료사의 사고 과정이 포함되는 것이다. 치료사는 항상 클라이언트의 문제점과 치료 진행에 따른 경과를 평가한다. 사고 진행 평가는 클라이언트와의 첫 만남에서 마지막 만남까지 진행된다.

평가는 중재를 위해 필요한 정보를 획득하고 해석하는 과정을 말한다. 평가의 목적은 장애 선별, 치료 서비스의 적합성 판별, 진단, 치료계획 수립, 치료 경과 평가, 지속적 치료 필요 유무 판단, 중재의 효과 검증 등이 있다. 평가를 통해 얻을 수 있는 정보에는 클라이언트의 문제점, 클라이언트의 능력, 클라이언트의 목표, 중재 활동, 퇴원계획 등이 있다.

2 평가의 단계

(1) 1단계: 클라이언트의 의학적 기록과 이전 평가의 정보 검토하기

평가 전 정보가 얼마나 유용한지는 상황에 따라 다를 것이다. 어떤 상황에서는 클라이언트의 의학적 · 사회적 과거력에 접근해야 할 것이다. 클라이언트에 대한 정보가 유용하지 못한 경우에는 보호자의 설명에 의존해야 한다. 클라이언트와 보호자가 혼란스러워 하면 치료를 의뢰한 곳을 통해 클라이언트의 설명과 부수적인 정보를 요구할 필요가 있다.

클라이언트의 진단은 치료 준비를 위한 아이디어를 제공할 수 있다. 진단을 통해 치료 시 주의해야 할 사항, 클라이언트가 겪고 있는 증상 등에 관한 정보를 얻을 수 있다. 예를 들어 심혈관계 질환이 있는 클라이언트는 과도한 활동 시 심장마비를 일으킬 수 있는 위험이 있다. 치료사는 진단과 잠재적 주의점, 그리고 문제들 사이를 연결해 주는 절차적 추론을 사용해야 한다.

평가 전 정보는 클라이언트의 사회적 과거력과 잠재적 퇴원상황에 대한 정보를 제공할 수 있다. 치료사는 이러한 정보들을 고려하기 위해 서술적인 추론을 사용하여 다음의 사항을 이해할 수 있다.

* 클라이언트의 문제점이 삶에 어떠한 변화를 주었는가?
* 문제점들로 인해 추후 클라이언트의 삶에 어떤 어려움이 예상되는가?

① 평가 목록

클라이언트의 의학적 기록과 사전에 실시한 평가 정보를 검토한다.

- 평가 자료 수집하기
- 클라이언트를 직접 볼 수 있다면 간호진과 함께 점검하기
- 클라이언트의 공간에 들어서기 전에 멈춰 서서 심호흡을 하고 마음을 깨끗이 한 상태로 평가 동안 보고 들은 모든 것을 받아들이는 데 초점을 맞추기
- 클라이언트의 방, 집 또는 공간에 들어가기 전에 노크 하기
- 클라이언트의 환경에서 의학적 주의사항이나 보호절차에 대해 기록되어 있는 표시를 확인하기
- 자신을 소개하고 클라이언트가 어떻게 불리기 원하는지 질문하고 클라이언트의 몸을 편안하게 만들기
- 클라이언트 또는 보호자와 면접 실시하기
- 기능적 수행의 관찰 및 기록하기
- 기능적 수행에서 문제를 유발하는 기술 요소를 평가하고 평가 결과 기록하기
- 활동 수행을 위해서 클라이언트가 요구하는 암시의 형태와 양을 기록하기
- 자료를 종합하고 요약하고 퇴원 추정하기. 재활의 목적과 퇴원 추정을 실현하기 위해 계획된 중재를 설계하고 기록하기

② 클라이언트와 치료사의 안전에 관련된 주의사항

㉠ 심혈관계 질환(예: 심근경색 또는 심부정맥 혈전증)을 유발하는 활동을 제한한다.

- 심혈관계 질환이 있는 클라이언트의 경우 안전한 생명징후 한계에 대해 숙지해야 한다. 한계치는 모두 다를 수 있기 때문에 내과의사에게 점검받도록 한다. 일반적인 심혈관계 관련 안내는 다음과 같다.
  - 심박률(Heart rate, HR): 일반적으로 안전한 심박률의 한계는 휴식 시보다 분당 20~30회 이상 상승하는 것이다. 심박률이 활동에 반응해서 50 이하로 떨어지면 활동을 중단하고 내과의사나 간호진에게 연락해야 한다.
  - 혈압(Blood pressure, BP): 일반적으로 안전한 혈압 한계는 휴식 시보다 15~20mmHg의

증가 또는 감소하는 정도이다.

- 호흡률(Respiratory rate, RR): 호흡이 짧아지는지 점검한다.
- 심혈관계 고통에 대한 증상을 점검한다(예: 땀, 좋지 않은 안색, 어지러움, 왼팔이나 턱에서의 통증, 가슴 통증 또는 졸리움).
- 심부정맥혈전증(Deep vein thrombosis, DVT): 움직임을 통해 심근경색, 호흡곤란 또는 뇌졸중의 원인이 되는 혈전증을 제거할 수 있다.

㉡ 폐질환(예, 만성 폐색성 폐질환)을 유발하는 활동을 제한한다.

- 필요한 경우 산소 농도계를 사용한다. 클라이언트의 안전한 산소 포화 수준을 숙지한다.
- 호흡곤란에 대한 증상을 점검한다(예: 짧은 호흡, 땀, 좋지 않은 안색 또는 졸림).

㉢ 클라이언트의 의료장비와 삽입한 튜브(예: 호흡기와 소변 도뇨기)가 빠지지 않도록 조심해서 움직인다.

㉣ 신경학적 진단(예: 뇌졸중, 외상성 뇌손상)과 함께 간질의 가능성을 확인한다.

㉤ 보편적인 감염을 주의한다.

㉥ 균형감각이 저하된 클라이언트의 경우 낙상을 주의한다.

- 걷거나 이동할 때 항상 신발을 신도록 한다.
- 시력이 감퇴되는 것을 예방하기 위해서 밝은 곳에서 일하도록 한다.
- 노인의 경우에는 빛의 변화에 적응하는 능력 감소를 주의한다(예: 밝은 복도에서 어두운 방으로 이동할 때 바뀌는 조명에 적응할 수 있는 시간이 필요함).

(2) 2단계: 평가도구 선택하기

치료사는 클라이언트를 만나기 전에 조직화된 평가도구들을 준비해야 하고, 자주 사용하는 형식은 모아서 노트로 만드는 것이 유용하다. 가방에 필요한 평가도구를 담아 가정에 방문하여 평가를 하거나 침상에서 평가를 할 때 들고 가기 쉽도록 준비할 수도 있다. 평가마다 절차가 있으며, 절차에 따라 치료사에게 필요한 시간은 다를 수 있다.

클라이언트의 진단이나 예상되는 클라이언트의 문제들은 치료사에게 적절한 평가 절차와 사정들에 대한 전반적인 설계도를 제공할 것이다. 이러한 평가는 실제 환경, 유용한 평가도구, 그리고 평가를 해야 하는 시간을 선택할 때 유용하다. 클라이언트를 실제로 만났을 때 평가계획을 변경해야 할 수도 있기 때문에 치료사가 계획하는 절차와 사정들을 반영해서 검토해야 한다. 평가 전 정보는 결코 클라이언트의 의학적 또는 정신적 상태를 완벽하게 보여주지 못하므로 치료사가 사용하는 평가는 비슷한 진단을 받은 클라이언트라 할지라도 다를 수 있다.

① 평가 절차의 유형

㉠ 사정(Assessment)

표준화된 평가도구를 사용하며, 이러한 평가도구는 신뢰도와 타당도를 가진다.

예 기능적 동립성 측정도구(Functional Independence Measure, FIM), 로웬스테인 작업인지 평가(Lowenstein Occupational Therapy Cognitive Evaluation, LOTCA), 비운동 시지각 검사도구(Motor-Free Visual Perception Test, MVPT)

㉡ 정형화된 절차

절차는 지침들을 구조화한 것이며, 유용한 신뢰도나 타당도 자료는 없다.

예 맨손근력검사(MMT), 관절가동범위(ROM) 등

㉢ 관찰

클라이언트의 행동을 관찰하고 말을 주의 깊게 듣는다.

예 기본 일상생활활동(BADL)과 수단적 일상생활활동(IADL) 수행 동안 클라이언트의 움직임의 질 관찰, 면접 시 클라이언트의 구두적 또는 비구두적 반응 관찰

(3) 3단계: 다른 전문가들과 함께 점검하기

다른 전문가들과 팀을 이뤄 함께 일하는 상황이라면 사전에 클라이언트에 대해 다른 전문가와 함께 점검하는 것이 평가에 도움이 된다.

(4) 4단계: 평가를 하는 동안 보고 들은 모든 것을 받아들이는 데 초점 맞추기

치료사는 평가를 하는 동안 클라이언트의 구두적/비구두적 의사소통, 클라이언트의 움직임, 평가 환경, 그리고 환경이 클라이언트의 행동에 영향을 주는 방법들에 집중해야 한다. 치료사가 산만해진 상태에서 클라이언트를 평가했다면 평가한 정보의 전부를 받아들일 수 없다. 클라이언트의 공간에 들어서기 전에 멈추고, 심호흡을 하는 것이 흩어진 생각들을 정리해주고 클라이언트와 그 환경에 대해서 집중할 수 있도록 도와줄 것이다.

(5) 5단계: 클라이언트의 방, 집 또는 공간에 들어가기 전에 노크하기

일반적으로 다른 사람의 집에 노크도 없이 들어가지는 않을 것이다. 치료사는 병원 환경에서 클라이언트의 공간에 들어가기 전에 노크해야 한다고는 생각하지 않을 수도 있다. 노크 없이 클라이언트의 방에 들어가는 것은 노크 없이 다른 사람의 집에 들어가는 것 같이 무례하고 경솔한 행동이다. 아무리 클라이언트가 의식이 없다 하더라도 클라이언트의 방문이나 침대머리 끝부분 또는 옷장 문에 노크를 해서 클라이언트로 하여금 치료사가 그 공간에 들어와 있다는 것을 알게 해야 한다. 이것은 존중과 사려 깊음을 보여주는 습관이다.

(6) 6단계: 클라이언트의 환경에서 의학적 주의사항 또는 보호에 대해 숙지하기

병원에는 의료장비, 클라이언트의 음식물 섭취, 감염에 대한 주의나 상태 또는 클라이언트의 이동과 침상에서의 움직임에 대한 절차 등을 기록한 표시들이 붙어 있다. 가정에서는 평소의 일상생활에서 필요한 정보나 약 복용에 대한 일정을 기록하여 붙여 놓는다. 치료사는 클라이언트의 모든 환경에서 이러한 표시들을 읽고 이해해야 할 책임이 있다.

(7) 7단계: 치료사와 클라이언트의 치료적 관계 형성하기

클라이언트와 상호작용을 하기 위해서 치료사는 자신을 소개하고 방문 목적을 설명해야 한다. 또한 치료사는 클라이언트가 어떻게 불리기를 원하는지 알 필요가 있다. 클라이언트에게 몸이 편안한지 물어보고 만약 불편함을 호소한다면 클라이언트를 도와 더 편안한 자세로 만들어 준다.

클라이언트가 혼수상태(coma)이거나 반 혼수상태(semicoma)인 경우에도 치료사는 자신을 소개해야 한다. 클라이언트가 얼마나 이해하였는지 정확하게 알 수 있는 방법은 없지만, 치료사는 클라이언트가 치료사의 말을 듣고 이해할 수 있다는 가정하에 행동해야 한다. 특히 상대가 거부할 수 있는 능력이 없는 사람이라면 더욱 주의해야 한다.

(8) 8단계: 클라이언트 또는 보호자와 면담

치료사는 클라이언트가 누구인지, 좋아하는 것은 무엇이며, 우선시하는 것이 무엇인지 찾아내기 위해 면담을 할 필요가 있다. 클라이언트가 치료사에게 질환, 혼수상태, 혼돈 또는 실어증으로 인해 말을 할 수 없을 때에는 보호자로부터 정보를 얻어야 한다. 여기서 보호자에는 가족, 친구 그리고 간병인도 포함된다.

치료사가 클라이언트의 선호도를 모르면 정확하고 현실적인 퇴원계획을 추천할 수 없고, 클라이언트와 효과적으로 협력해서 클라이언트에게 의미 있고 동기를 유발할 수 있는 치료 프로그램을 계획할 수 없다.

면담은 치료사가 질문하고 클라이언트의 대답을 하는 동안 이루어지는 단순한 질문과 대답의 과정이 아니다. 오히려 면담은 클라이언트가 말했던 것에 준하여 질문을 하는 대화와 같은 것이다. 질문에 대한 이러한 방법은 치료사가 클라이언트의 말을 주의 깊게 들어야 하며, 그러한 주의 깊은 경청은 치료 과정에서 클라이언트와 치료적 관계를 형성하는 데 도움을 준다.

(9) 9단계: 기능적 수행 관찰 및 기록

기능적 활동은 기본 일상생활활동(BADL)과 수단적 일상생활활동(IADL)으로 분류한다. 치료 환경에서 사용할 수 있는 유용한 ADL 사정 도구가 없다면 클라이언트가 자조활동과 이동을 할 때 필요한 도움의 수준을 관찰하여 평가해야 한다. 치료사는 관찰을 통해 다음과 같은 정보를 얻을 수 있다.

- 클라이언트가 과제를 수행할 때 어떤 방법을 사용하는가?
- 감각처리 능력이 필요한 환경의 경우에 클라이언트의 수행이 어떻게 영향을 미치는가?
- 클라이언트는 기능적 과제를 시도하는 데 어떠한 보상작용을 사용하는가?

04 관절가동범위

관절가동범위(range of motion, ROM)는 관절에서 가능한 운동의 양이다. 관절은 호(arch)를 그리며 움직인다. 근육에 의해 관절이 움직이는 것을 능동관절가동범위(active range of motion, AROM)라고 한다. 치료사와 같이 외부 힘에 의해 관절이 움직이는 것을 수동관절가동범위(passive range of motion, PROM)라고 한다. 정상적인 경우, 연조직의 탄성 때문에 PROM이 AROM보다 약간 더 크다. 만일 같은 관절에서 AROM보다 PROM이 훨씬 더 크다면 근육 약화로 볼 수 있다.

ROM의 감소는 기능을 제한시키고 자기관리, 일, 휴식, 사회활동 등을 수행할 때 어려움의 원인이 될 수 있다. 기능적 운동평가 판별 검사, 관절가동범위의 각도 측정은 모두 ROM 평가를 위해 사용될 수 있다. 치료사의 주된 관심은 클라이언트의 ROM이 필요한 활동을 수행하는 데 적합한지 판단하는 것이다.

ROM 제한을 판별하기 위해 사용하는 방법은 AROM과 PROM의 관찰이다. 먼저 치료사는 클라이언트에게 관절에서 나타날 수 있는 모든 운동을 수행하도록 지시한다. 그 다음 치료사는 수동적으로 관절범위 끝까지 움직인다. 이것의 목적은 ROM의 한계 분석, 운동의 질 관찰, 끝느낌(end-feel), 통증 유무의 평가이다. 그런 다음 어떤 부분의 정확한 ROM이 필요한지 결정할 수 있다.

1 관절측정의 원리와 진행

관절의 ROM을 측정하기 전에 치료사는 먼저 정상 ROM 범위, 관절구조와 기능, 정상적인 끝느낌(end-feel), 치료사와 클라이언트의 측정을 위한 이상적인 자세와 각 관절과 관절축의 위치 등을 반드시 숙지해야 한다. 또한 측정을 위한 바른 자세와 자세의 안정, 촉진, 각도계의 조정과 읽는 법, 측정한 것을 정확하게 기록하는 데 숙련되어야 한다. 가장 확실한 측정은 같은 치료사가 같은 시간대에 동일한 도구와 평가방법을 사용하여 클라이언트의 ROM을 측정하는 것이다.

(1) 시각적 관찰

치료사는 측정되는 관절과 그 근접한 부분을 관찰해야 한다. 적절한 근력이 있는 경우 클라이언트에게 스스로 움직일 수 있는 최대한의 ROM을 움직이도록 하고 이를 관찰한다. 이때 치료사는 클라이언트의 보상적 움직임(compensatory movement), 자세, 근육의 윤곽, 피부색과 상태, 피부 주름을 관찰하고, 가능한 경우에 손상되지 않은 쪽과 비교한다. 이런 과정을 거친 다음 관절을 움직여서 그 범위와 어떻게 움직이는지를 보고 감지해서 ROM을 측정한다.

(2) 촉진

관절을 구성하는 뼈의 연접경계(bony landmark)와 연조직에 대한 감각느낌은 필수적인 기술이며, 이는 연습과 경험으로 습득할 수 있다. 집게손가락과 가운데손가락의 바닥면은 촉진을 위해 사용되며 엄지를 사용하기도 한다. 클라이언트의 피부에 치료사의 손톱이 닿아서는 안 된다. 손의 피부 아래의 근육, 힘줄, 뼈 구조를 찾아낼 정도의 강도로 부드럽지만 단단하게 누르도록 한다. 치료사는 관절 측정을 할 때 각도계가 위치하는 뼈의 연접을 찾기 위해 촉진을 해야 한다.

(3) 치료사의 자세유지와 지절의 지지

치료사의 자세는 측정하는 관절에 따라 다양해진다. 손가락이나 손목관절을 측정을 할 경우, 치료사는 클라이언트의 옆이나 맞은편에 앉아서 측정하게 되며 상 · 하지의 큰 관절을 측정할 때는 옆에 서게 된다. 클라이언트의 경우 앉거나 눕는 자세를 취한다. 치료사는 무거운 지절을 들거나 지지하게 되므로 적절한 인체 역학을 이용해야 한다. 바닥의 지지면을 넓게 하고 머리와 등을 수직으로 유지하도록 한다. 양발의 보폭은 어깨너비로 하고 무릎은 약간 굽힌다. 치료사의 발 위치는 클라이언트의 관절을 움직이는 방향의 선상 내에 있도록 하고, 클라이언트의 지절은 무게 중심의 높이나 적어도 1/3 이상의 높이를 지지한다. 이때 치료사의 손은 지절의 윤곽과 비슷한 모양으로 편안히 잡고, 아래팔의 힘으로 지지한다.

(4) 주의 및 금기사항

다음과 같은 경우 ROM 측정을 금기해야 한다.

- 탈골이 되었거나 완전히 치료되지 않은 골절
- 관절 주위의 연조직 수술 직후
- 골화성 근염이 있는 경우

다음은 극단적으로 주의해야 하는 몇 가지 사항이다.

- 관절에 염증이 있을 경우
- 동통 감소를 위한 약이나 근육이완제를 처방받아 복용할 경우
- 골다공증, 과도한 움직임, 관절의 아탈구가 있을 경우
- 혈우병이 있을 경우
- 연조직에 상처가 있을 경우
- 최근 골절 치료를 받은 경우
- 움직이지 않은 자세를 오랜 기간 유지해야 하는 경우
- 혈종이 있을 경우
- 골성 관절 경직이 의심되는 경우

(5) 끝느낌(End-feel)

수동관절가동범위(PROM)는 관절의 구조와 주위의 연조직에 의해 범위가 정상적으로 제한되어 있다. 인대, 관절주머니, 근육과 인대의 장력, 관절 표면의 접촉, 연조직의 접근으로 인해 관절범위의 말단 부위에서 제한이 생긴다. 치료사는 PROM을 움직일 때 각 구조마다 다른 끝느낌을 느끼게 된다. 끝느낌은 관절범위의 말단에서 움직임을 더할 때 연조직 신장, 인대와 관절주머니 신장, 연조직 간의 접근, 뼈와 뼈의 접촉 때문에 느껴지는 저항이다. 정상적인 해부학적 구조에 의해 움직임이 제한되며 전체 ROM이 가능한 경우의 끝느낌은 정상적인 것이다. 비정상적인 끝느낌은 ROM이 증가되거나 감소된 경우, ROM은 정상이지만 해부학적 구조와 다르기 때문에 ROM이 멈추게 된 경우이다. 치료사는 각각 다른 끝느낌을 탐지하고 정상적인 끝느낌과 비정상적인 끝느낌을 구분할 수 있는 민감성을 가지도록 연습해야 한다.

정상 끝느낌은 딱딱하거나, 부드럽거나, 빈틈없이 단단한 느낌이다. 딱딱한 끝느낌의 예는 팔꿈치를 수동적으로 펼 때 팔꿈치오목에 맞물릴 때 느껴지는 뼈와 뼈가 접촉하는 느낌이다. 부드러운 끝느낌은 무릎을 굽힐 때 허벅지의 뒷부분과 종아리가 만날 때 느껴지는 저항이다. 빈틈없이 단단한 끝느낌은 용수철과 같은 감각으로 무릎이 펴진 상태에서 발목을 발등 쪽으로 굽힐 때 종아리근의 장력으로 ROM이 제한을 느끼는 경우를 들 수 있다.

2 관절가동범위 평가의 일반적 지침

(1) 180° 체계

관절 측정의 180° 체계에서 모든 관절 움직임의 시작 자세는 0°이다. 대부분 해부학적 자세가 시작하는 자세가 된다. 측정하는 도구인 각도계(goniometer)는 축과 두 개의 막대가 있는 반원형 형태이다. 도구의 축은 관절의 축에 맞춘다. 모든 관절의 움직임은 0°에서 시작해서 최대로 180°까지 진행된다. 180° 체계의 ROM 측정 방법은 보편적으로 사용된다.

(2) 360° 체계

관절 측정의 360° 체계는 180° 체계보다 더 자주 사용된다. 각도계는 완전한 원형으로 두 개의 막대가 있는 360° 형태이다. 관상면과 시상면에서는 원운동이 나타난다. 해부학적 자세에서 관절 축을 기준으로 회전하여 같은 면에서 원운동을 한다. "0°(360°)는 머리쪽으로 움직임, 180°는 다리쪽으로의 움직임을 나타낸다." 그러므로 어깨의 굽힘과 벌림은 0° 쪽으로 움직이는 것이 되며, 어깨의 폄과 모음은 360° 쪽으로 진행되는 것이다. 일반적으로 어깨관절 굽힘의 평균은 170° 정도이다. 이것을 360° 체계에 적용하면 움직임은 180°에서 시작하여 10°로 0° 쪽을 향하여 진행된다. 따라서 ROM은 10°로 기록될 것이다. 반대로 어깨의 폄은 정상범위가 60° 정도로 180°에서 시작해서 240°로 360° 방향으로 진행되며, 기록은 240°가 될 것이다. 이 수치를 기준으로 어깨의 폄에서 굽힘까지의 전체 움직임을 계산하면 240°-10°=230°가 된다.

어떤 관절은 완전한 원운동이 불가능하다. 이런 경우에는 0°가 시작점이 되어서 관절축에서 움직이게 되면 0°에서 증가하게 되는 것이다. 이런 움직임은 수직축을 기준으로 수평한 움직임을 할 때 생기는데, 아래팔의 바깥돌림, 안쪽돌림 운동, 엉덩관절의 안쪽돌림, 바깥돌림 운동, 손목의 노쪽 치우침, 자쪽 치우침, 엄지손가락의 노쪽 벌림을 들 수 있다.

(3) 각도계(Goniometer)

각도계의 재질은 주로 금속이나 플라스틱이며, 크기는 다양하고, 의료기구회사나 재활기구회사 등에서 구입할 수 있다. Goniometer라는 단어는 그리스어의 '각'이라는 뜻의 gonia라는 말과 '측정하다'라는 뜻의 metron에서 유래되었다. 따라서 goniometer는 용어 그대로 '각을 측정하는 것'이라는 뜻이다.

각도계는 고정막대와 이동막대로 구성되고, 고정막대는 각도계의 몸체와 붙어 있다. 몸체는 반원 혹은 원 모양의 각도계로 되어 있으며, 반원에는 0°~180°, 원에는 0°~360°로 각도 눈금이 표시되어 있고, 이동막대는 각도계의 가운데에 부착되어 이를 축으로 다이얼처럼 회전한다. 이동막대가 각도계를 따라 회전하여 회전한 만큼의 각도를 가리킨다.

반원 각도계에는 0°에서 시작해서 180°로 끝나는 눈금과 반대로 180°에서 시작해서 0°로 끝나는 두 종류의 눈금이 그려져 있다. 바깥 눈금은 0°에서 180°로 진행되는 것으로 팔꿈치의 굽힘과 같이 움직이는 지절이 관절을 기준으로 하나의 직선으로 이뤄진 경우에 적용하고, 안쪽 눈금은 반대로 180°에서 0°로 진행되어 측정 시 어깨의 굽힘처럼 관절의 지절이 옆으로 나란히 붙어 있는 경우에 적용한다.

(4) 측정기록

180° 체계를 사용할 때 검사자는 시작 자세에서의 각도와 최대 관절 움직임을 했을 때만 최종 자세에서의 각도를 기록한다. 정상 ROM은 항상 0°~180°로 진행된다. 동작의 제한으로 인해 0°에서 시작이 불가능한 경우 시작 자세의 각도를 측정해서 기록한다.

(5) 치료계획을 위한 기초로서의 평가 결과

관절 측정 후 치료사는 클라이언트의 생활과 역할에서 요구되는 것들과 측정 결과의 관계를 분석해야 한다. 치료는 생활에서의 기능적 제한의 원인이 되는 ROM의 회복에 먼저 관여해야 한다. 대부분의 평범한 일상생활에서는 완전한 ROM이 필요하지 않다. 도구를 사용하지 않은 상태의 필수적인 일상생활을 실행하기 위해 필요한 관절의 움직이는 양을 기능적 ROM이라고 한다. 따라서 치료에 있어서 자조활동이나 가사활동 등에 제한이 있는 경우에 ROM을 우선순위에 두어야 한다. 예를 들면 심한 팔꿉관절 굽힘 제한은 식사나 구강위생에 영향을 주기 때문에, 기능의 향상을 위해 팔꿉관절 굽힘을 정상 ROM으로 회복시키는 것이 중요하다. 이와 마찬가지로 아래팔의 바깥돌림에 심한 제한이 있는 경우 식사, 아동 씻기기, 전화기 사용, 아이 돌보기, 옷 입기 등에 영향을 받는다. 편안히 앉기 위해서는 엉덩관절의 ROM이 적어도 0°~90°가 요구되므로, 엉덩관절에 제한이 있는 경우 우선 목표는 90° 굽힘을 회복하는 것이다. 물론 이 목표가 달성되면 치료사는 정상범위까지 ROM을 향상하도록 계획을 세워야 한다.

ROM의 제한이 영구적인 경우도 있다. 이런 경우 치료사는 부족한 ROM을 보완할 수 있는 방법을 고려해야 한다. 긴 손잡이가 달린 빗, 솔, 구두주걱, 양말 신기 보조도구를 사용하는 방법도 가능하다.

관절염, 화상 등과 같은 진단을 받은 경우 ROM이 제한될 수 있다. 이때는 관절 움직임의 제한을 예방하는 것이 치료목표이다. 이를 위해서는 관절이 굳기 전에 스플린트를 사용하거나 바른 자세를 유지하고, 운동과 활동을 통해 구축을 예방하며 관절보호의 원리를 적용해야 한다.

(6) 관절 측정 과정

검사자가 주의해야 할 것은 ROM의 범위에는 개인차가 있다는 것이다. 정상 ROM은 나이, 성별, 그리고 생활방식이나 직업에 따라 영향을 받는다. 또한 피검사자는 ROM을 측정할 때마다 같은 자세를 유지해야 한다.

① 피검사자는 관절 측정을 위해 적절한 자세를 취하고 안정되고 이완된 상태를 유지한다.
② 측정할 관절을 노출한다.
③ 관절 측정 이유, 피검사자가 협조하는 방법을 설명하고 시범을 보인다.
④ 만일 한쪽이 곤란하다면 피검사자의 정상 ROM을 측정하기 위해 다른 쪽 지절의 PROM을 평가한다.
⑤ 측정을 위한 관절 지표를 촉진해서 정한다.
⑥ 측정하고자 하는 근관절의 몸쪽 부분을 고정시킨다.
⑦ 가능한 ROM을 수동적으로 움직여서 관절의 움직임에 대한 감각을 얻는다.

⑧ 시작 자세로 되돌린다.
⑨ 시작 자세에서 관절 축 위에 각도계의 축을 놓는다. 고정막대는 몸쪽의 고정된 뼈에 위치시키고, 이동막대는 먼쪽의 움직이는 뼈 위에 놓는다. 관절을 너무 빠르게 움직이면 각도계의 반원을 지나쳐 버려서 각도계를 읽는 것이 어려워지므로 주의하도록 한다.
⑩ 시작 자세에서의 각도를 기록하고 각도계를 떼어낸다. ROM 범위를 움직일 때 각도계를 쥐지 않도록 한다.
⑪ 평가자는 측정하는 관절의 윗부분과 아랫부분을 단단히 잡고 움직임이 가능한 범위까지 관절을 부드럽게 움직여서 최대 ROM에 도달한다.
⑫ 최종 자세에 각도계를 다시 대고 측정하여 기록한다.
⑬ 각도계를 떼어내고 시작 때의 이완 자세로 부드럽게 옮긴다.
⑭ 마지막 자세를 기록하고 평가서에 이외의 사항을 기록한다.

05 근력검사

근약화는 많은 신체장애의 원인이 된다. 예를 들면, 입으로 음식을 가져가고, 아이를 안아 올리고, 상품 진열대에서 물건을 옮기며, 침상에 오르내리는 것과 같은 역할의 수행에 근력의 상실은 실제적인 제한이 될 수 있으며, 약화의 정도와 영구적이냐 일시적이냐에 따라 역할 수행 가능성이 달려 있다. 만일 근력 회복이 기대된다면, 치료사는 근약화를 평가하고 근력을 증가시키고, 활동 수행을 가능하게 하는 치료계획을 세울 수 있다.

근력상실은 다음의 질병이나 손상에 의해 나타날 수 있다.

- 하위운동신경원 질환(말초신경병증, 말초신경손상), 척수손상, 길랭-바레(Guillain-Barrsyndrome) 증후군, 뇌신경장애
- 근이영양증, 중증성 근무력증과 같은 원발성 근육질병
- 근위축성 축삭경화증이나 다발성 경화증과 같이 하위 운동신경원이 침범되는 신경학적 질병

근력상실이 발생하는 장애는 화상, 절단, 수부 외상(신경손상이 동반되지 않는 경우), 관절염, 골절, 그 밖의 다양한 정형외과적 문제 등 질병의 직접적인 영향이라기보다는 오히려 사용하지 않거나 고정으로 인해 생긴다. 근육약화는 일상생활활동, 수단적 일상생활활동, 교육, 직업, 여가, 사회 참여 등을 제한하거나 방해할 수 있다. 이러한 제한은 수행관찰, 선별검사, 맨손근력검사도 평가한다.

1 선별검사

선별검사는 근력과 약화의 부분을 관찰하고 특정 맨손근력검사가 필요한 부분을 결정하기 위해 사용된다. 선별 검사는 치료사가 불필요한 검사와 서비스의 중복을 피하게 해준다.

선별검사는 다음과 같은 방법으로 수행될 수 있다.

- 이전의 근검사와 관절가동범위(ROM) 평가의 결과를 적은 의무기록 확인
- 검사실에 들어와서 움직이는 환자의 행동 관찰
- 옷을 벗거나 치료사와 악수를 하는 등과 같은 기능적 활동을 수행하는 환자 관찰
- 양측 근군의 전반적인 확인

마지막 방법은 피검사자가 의자나 휠체어에 편안하게 앉아 있는 동안 실시한다. 피검사자는 중력에 대항하는(바닥으로부터 멀어지는 움직임) 동작이나 만일 중력에 대항해서 움직일 수 없다면 중력이 최소화된 면(바닥과 평행한)에서 동작을 수행한다. 능동관절가동범위(AROM)를 관찰하고 근력의 전반적인 평가를 위해 검사 동작 시 저항(힘의 적용)이 가해진다.

2 맨손근력검사(Manual muscle tests)

맨손근력검사(manual muscle tests, MMT)는 근력을 평가하는 방법으로, 근육이나 근육군의 최대 수축을 측정한다. 근력의 측정에 사용되는 기준점은 근육수축의 징후, 근수축 시 관절이 움직인 ROM의 양, 근육이 수축할 때 대항하는 저항의 양이다. 중력은 저항의 형태로 간주된다. MMT는 근력의 양을 결정하고 근력의 획득과 상실을 기록하는 데 사용된다.

MMT를 통한 개개의 근육에 대한 근력평가는 말초신경병변과 척수손상과 같은 근신경계 문제의 진단에 있어 필수적이다. 말초신경이나 신경근 병변에 근육약화의 패턴은 신경이나 신경근이 침범되었는지와 침범부위가 부분적인지 전체적인지를 결정하는 데 도움이 된다. 또한, 감각평가와 함께 실시되는 MMT는 신경근 문제에 있어 중요한 진단의 보조적 수단이다.

근력을 평가하는 목적은 유용한 근력의 양을 결정해서 치료의 기초선 설정, 근력약화로 인한 일상생활활동 수행의 제한 정도 구별, 근력의 불균형으로 생긴 변형 예방, 보상수단으로서 보조기구 필요 유무 결정, 치료효과 평가, 그리고 환자의 능력 안에서 할 수 있는 활동의 선택에 도움을 주기 위해 실시한다.

(1) 평가방법

근력은 여러 가지 방법으로 평가할 수 있다. 가장 정확한 방법은 가능한 한 각각의 근육을 검사하는 것이다. 근육은 적당한 자세, 고정, 운동패턴의 조절로 분리되고 근력의 등급이 정해진다. 이런 방법은 Kendall과 McCreary, Cole과 Furness와 Twomey 등에 의해 설명되었다. 그 밖에 가장 흔히 사용되는 맨손근력검사 방법은 각 관절의 특별한 동작을 수행하는 근육군의 근력을 평가하는 것이다.

(2) 치료계획을 위한 기초로서의 평가

치료를 계획할 때 치료사는 클라이언트의 근력 증가 및 유지를 위해 치료의 우선순위, 목표, 방법을 결정해야 하며, 그 전에 몇 가지 요인을 고려해야 한다. 근력평가의 결과로 강화 프로그램이 진행될 것이다. 약화의 정도는 어느 정도인가? 약화가 전반적인가, 부분적인가? 근력의 등급은 모두 같은가, 아니면 서로 차이가 나는가? 만일 차이가 있다면, 일상생활활동과 치료하는 동안 약한 근육의 보호가 필요할 만큼 작용근과 대항근의 근력 불균형이 있는가? 작용근과 대항근 사이에 실제적인 불균형이 있다면, 치료목표는 강

한 근육의 근력을 유지하면서 약한 근육을 강화시키는 것이 될 것이다. 근불균형 때문에 회복이 진행되는 동안 약한 근육을 과신장으로부터 보호하기 위해 보조기가 필요할 수도 있다. 그 예로 약한 발관절 등쪽굽힘근의 과신장을 방지하기 위한 침대의 발받침대, 약한 손목관절 폄근의 과신장을 방지하기 위한 콕업(cock up) 스플린트 등을 사용할 수 있다.

근력의 등급에 따라 근력을 유지하거나 증가시키는 데 도움이 되는 치료적 운동이나 활동의 단계가 달라진다. 약화의 정도는 경도(G), 중등도(F-에서 F+), 중증(P에서 Z)으로 나뉜다. 예를 들어, 근력이 F-라면 중력에 대항하는 가벼운 활동이나 능동보조운동이나 활동을 통해 강화시킬 수 있다. 또한 근력이 P라면, 근력을 증가시키기 위해 중력이 감소된 면에서 저항이 없거나 약한 상태로 능동운동을 하게 된다.

근육의 지구력 역시 치료를 계획하는 데 중요한 요소이다. 치료 활동 프로그램의 중요 목표 중 하나는 지구력의 증가이다. 맨손근력검사에서는 지구력을 측정하지 않기 때문에 치료사는 지속적인 활동에서 근육군이 사용될 수 있는 시간의 양을 결정하기 위해 경과시간으로 등급화된 운동이나 활동에 환자를 참여시킴으로써 지구력을 평가할 수 있다. 대개 근력과 지구력 사이에는 상관관계가 있다. 약한 근육이 강한 근육보다 지구력이 약한 경향이 있다. 지구력을 증가시키기 위한 치료방법을 선택할 때, 치료사는 근육이 최대 능력을 발휘할 수 있도록 하기보다는 피로를 방지하고 지구력의 증가를 위해 최대 수축보다 낮은 단계에서 반복적인 활동을 강조하는 방식을 선택한다.

만일 환자가 종합적인 재활 프로그램과 몇 가지 다른 건강관리서비스를 받고 있다면, 강화 프로그램과 활동 프로그램은 치료사의 필요와 일정, 그리고 혹시 있을 수 있는 경쟁심보다는 환자의 요구에 맞게 조화를 이루고 균형을 이루어야 한다. 치료사는 환자가 참여하는 물리치료, 작업치료, 언어치료, 그 밖의 서비스의 목표와 방법을 알 필요가 있다. 이상적으로는 팀원들이 서로의 프로그램을 보완하기 위해 함께 운동이나 활동 프로그램을 계획해야 한다.

치료사는 이러한 고려사항을 바탕으로 환자 개개인에게 적절하도록 근력을 증가 또는 유지하고 일상생활활동 수행을 증진시키고 약한 근육의 과로나 과신장을 막기 위한 특별한 장비를 사용할 수 있도록 기능적인 활동이나 능력부여 활동을 선택할 수 있다.

(3) 관절가동범위와 근약화의 관계

근력의 등급을 정하는 데 사용되는 기준점 중 하나는 근육이 활동하는 관절의 가동범위(ROM)이다. 즉, 근육이 완전하게 또는 부분적으로 관절가동범위에서 움직였느냐 하는 것이다. 또 하나의 기준점은 능동관절가동범위(AROM) 안에서 근육이 움직일 때 적용되는 저항의 양이다. 이런 경우 관절가동범위는 완전한 관절가동범위가 필요하지 않다. 오히려 환자에게 유용한 관절가동범위가 필요하다. 치료사가 관절움직임을 측정할 때 수동관절가동범위(PROM)가 유용한 범위를 측정하는 데 쓰인다. 하지만 수동관절가동범위가 근력을 나타내지는 않는다. 근력검사를 수행할 때 치료사는 근력의 등급을 정확하게 측정하기 위해 환자의 유용한 수동관절가동범위를 알아야만 한다. 관절 동작을 위한 수동관절가동범위가 평균보다 제한되거나 작을 수 있지만 근력은 정상일 수도 있다. 따라서 근력검사를 하기 전에 유용한 관절가동범위의 측정이 필요하다.

(4) 맨손근력검사의 제한점

맨손근력검사(MMT)의 제한점은 근지구력 저하 또는 협응 문제를 가진 환자의 운동수행능력을 측정할 수 없다는 것이다. 또한 뇌혈관장애나 뇌성마비, 머리손상과 같은 위운동신경세포의 장애를 가진 환자에게도 적합하지 않다. 이런 장애의 경우, 근육은 흔히 과긴장되어 있다. 근긴장도와 운동을 수행하는 능력은 원시 반사와 공간에서의 머리와 신체의 위치에 따라 영향을 받는다. 또한 움직임은 시너지패턴으로 일어나기 쉽기 때문에 맨손근력검사 과정에서 요구되는 분리된 관절동작이 불가능하다. 그러나 회복 단계에서 경련과 시너지패턴이 사라지고 환자가 수의적으로 근육을 분리하여 조절할 수 있게 될 때 맨손근력검사를 통해 남아 있는 근약화 정도를 알 수 있다. 이런 경우에 근력의 평가는 치료프로그램을 구성하는 데 가치가 있다.

(5) 금기와 주의점

맨손근력검사를 사용한 근력의 평가는 탈구나 치유되지 않은 골절, 수술 부위, 골화성 근염, 통증과 염증이 있을 때는 금기이다. 진통제나 근육이완제 복용, 골다공증, 관절의 아탈구 또는 과운동성, 혈우병이나 심혈관장애, 복부 수술이나 복벽탈장(hernia), 환자의 상태를 악화시킬 정도로 피로할 때는 특별한 주의가 필요하다.

3 맨손근력검사의 일반적인 원리

(1) 맨손근력검사의 과정

검사는 정확성과 일관성을 위해 표준화된 방법으로 진행된다. (1) 자세, (2) 고정, (3) 촉지, (4) 관찰, (5) 저항, (6) 등급 정하기의 과정으로 나뉜다.

먼저 피검사자는 검사를 위한 자세를 취하고, 검사자는 피검사자의 자세에 따라 위치를 정한다. 검사자는 외부의 움직임을 제거하고 근육군을 분리하여 정확한 움직임을 유지한다. 보상적 움직임을 제거하기 위해 검사하는 부위의 몸쪽을 고정한다. 검사자는 피검사자에게 검사동작을 설명하고, 검사동작을 수행하도록 한 다음 시작 자세로 되돌아가도록 한다. 이때 검사자는 움직임의 형태와 질을 전체적으로 관찰하고 자세나 과정을 조정할 만한 보상운동이나 어려움이 있는지 살펴본다. 검사자는 검사하는 근육을 촉지하기 위해 손가락을 작용근에 놓거나 힘줄의 정지점에 놓고 검사동작을 반복하도록 한다. 또한 혹시나 있을 보상운동과 수행된 관절가동범위를 관찰한다. 피검사자가 유용한 관절가동범위까지 움직였다면 마지막 자세에서 멈추라고 한다. 검사자는 촉지했던 손가락을 떼고, 검사 움직임의 반대방향으로 저항을 준다. 예를 들어 팔꿉관절 굽힘을 검사할 때, 폄 방향으로 저항을 준다.

피검사자는 저항 전에 최대의 수축을 해야 한다. 검사자는 피검사자에게 유지하라고 지시한 후에 근육의 먼쪽에 저항을 준다. 저항은 검사하는 근육이나 근육군의 움직임의 반대방향에 점차적으로 가해져야 한다. 저항 시 통증을 유발하지 않아야 하고, 만일 통증이나 불쾌감이 생기면 저항을 즉시 멈춰야 한다. 마지막으로 검사자는 근력의 표준정의에 따라 등급을 정한다.

(2) 근력의 등급

근력에 대한 등급은 표준화되어 있지만, 근력 등급은 검사자의 임상적 판단, 경험, 지식, 특히 저항의 강도에 의해 달라질 수 있다. 연령, 성별, 신체 형태, 직업, 여가가 모두 저항의 강도에 영향을 미친다. 예를 들면, 8세 소녀의 정상 근력은 25세 성인 남자에게는 상당히 약하다. 또한, 근력은 연령에 따라 감소하는 경향이 있어서 같은 근육군에 대한 저항도 80세부터 25세까지 상당히 다양하게 변한다. 그리고 Good(4)이나 Normal(5)에 적용될 수 있는 저항의 양도 개인에 따라 다양하다. 근력은 근육의 횡단면의 크기와 관련이 있다. 근육이 크면 클수록 근력도 강하다. 예를 들어, 손목 굽힘근은 손가락의 벌림근보다 더 크다. 따라서 근력이 더 강하고, 좀 더 많은 저항이 요구된다. 검사자는 크기와 상대적인 근력을 고려해야 하고, 저항을 줄 때는 지렛대의 원리를 이용한다. 저항의 강도 또한 조절되어야 한다. 근력약화의 원인이 되는 기능부전이 신체 한쪽에만 국한된다면 검사자는 침범되지 않은 쪽을 검사함으로써 근력의 표준을 설정할 수 있다.

약한 근육은 쉽게 피로하기 때문에 피검사자가 피곤하다면 근력검사의 결과는 정확하지 않을 수 있다. 또한 지구력 저하로 근육이 피로하다면 등급 오류가 생길 수 있으므로 검사를 할 때는 3회 이상 반복하지 말아야 한다. 또한, 검사 부위의 통증, 부종 또는 근경련은 검사 과정을 방해하고 정확한 등급을 정하기 어렵게 만든다. 이런 문제도 평가지에 기록해야 한다. 심리적 요소 또한 근력의 등급에 영향을 미치는 것으로 여겨진다. 검사자는 근력에 영향을 미치는 동기, 검사자와의 협조성, 노력 등을 평가해야 한다. 맨손근력검사에서는 표 1-1과 같이 기준에 따라 근력의 등급을 매긴다.

'플러스(+)'와 '마이너스(-)' 부호를 쓰는 이유는 근력에 있어 세밀한 등급을 정하기 위함이다. 같은 피검사자라도 검사자에 따라 반 등급 정도의 차이가 있을 수 있으나 전반적인 등급차이는 없다.

표 1-1 맨손근력검사 근력 등급

등급		내용
Zero(Z)	0	근육의 수축이 없다.
Trace(Tr)	1	근육의 수축은 촉진되지만 움직임은 나타나지 않는다.
Poor minus(P-)	2-	중력을 제거한 상태에서 약간의 관절가동범위를 움직일 수 있다.
Poor(P)	2	중력을 제거한 상태에서 전 관절가동범위를 움직일 수 있다.
Poor plus(P+)	2+	중력을 제거한 상태에서 전 관절가동범위를 움직이고, 중력에 저항하여 관절가동범위의 1/2까지 움직일 수 있다.
Fair minus(F-)	3-	중력을 제거한 상태에서 전 관절가동범위를 움직이고, 중력에 저항하여 관절가동범위의 1/2를 초과하여 움직일 수 있다.
Fair(F)	3	중력에 저항하여 전 관절가동범위를 움직일 수 있다.
Fair plus(F+)	3+	중력에 저항하여 전 관절가동범위를 움직이고, 약간의 저항에 대항할 수 있다.
Good(G)	4	중력에 저항하여 전 관절가동범위를 움직이고, 중간 정도의 저항에 대항할 수 있다.
Normal(N)	5	중력에 저항하여 전 관절가동범위를 움직이고, 최대 저항에 대항할 수 있다.

06 근긴장도 검사

근긴장도 검사(Modified Ashworth Scale, MAS)는 중추신경계(central nervous system, CNS)에 병변이 있거나 신경학적 손상이 있는 클라이언트의 경직을 측정하기 위한 검사다. 검사를 시행하기 위해 특별히 요구되는 훈련 과정은 없지만 인체 해부학, 근골격계 시스템, 신경 질환에 대한 인식 및 경직에 대한 지식은 필요하다.

MAS는 수동적인 연조직 스트레칭을 통해 경직을 빠르고 쉽게 확인할 수 있으며, 평가 시간은 약 5분 정도 소요된다. 근긴장도 검사를 실시하는 환자군은 다음과 같다.

- 중추신경계의 병변
- 외상성 뇌손상
- 뇌졸중
- 척수 손상
- 다발성 경화증

1 장단점

MAS의 장점은 검사 방법이 쉽고 빠르다는 점이다. 또한 다양한 모집단을 대상으로 한 연구에서 신뢰도와 타당성을 입증했다. 반면, MAS의 단점으로는 평가자간 신뢰도와 평가자내 신뢰도의 변동이 크다는 것이다. 뿐만 아니라 척도가 실제로 경직을 측정하는지 아니면 경직의 한 측면만을 측정하는지에 대한 의문이 있다는 점, 하지 경직의 경우 신뢰도가 떨어진다는 점, 척도의 애매한 표현 등이 단점이 될 수 있다.

2 점수화

검사자는 피검자에게 매트 위에 바로 누운 자세를 취하도록 지시한다. 굽힘근 검사의 경우, 관절을 최대한 굽힘 시킨 후 1초 동안 관절을 최대로 폄 시킨다. 폄근 검사의 경우, 관절을 최대한 폄 시킨 후 1초 동안 관절을 최대로 굽힘 시켜 근 긴장도를 평가할 수 있다. 점수는 표 1-2와 같은 기준에 따라 평가한다.

표 1-2 MAS 척도

척도	내용
0	근긴장도의 증가가 없음
1	관절가동범위의 끝 부분에서 약간의 저항을 보임
1+	관절가동범위의 절반 이하에서 약간의 저항을 보임
2	관절가동범위의 대부분에서 근긴장도가 현저히 증가되어 있으나 수동적으로 움직일 수 있음
3	근긴장도가 상당히 증가되어 있으며 수동적으로 움직이기 어려움
4	굽힘 또는 폄 시 강직을 보임

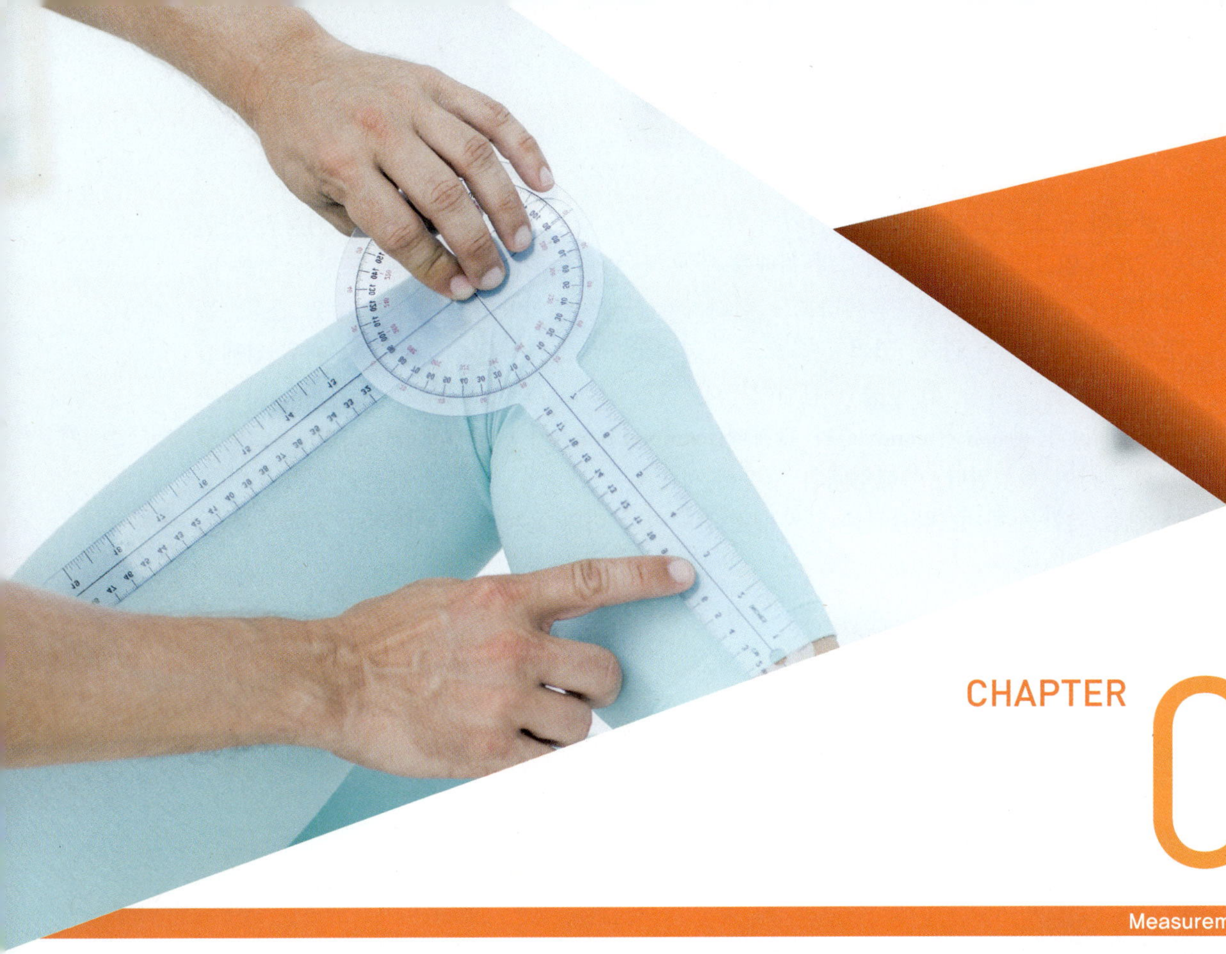

CHAPTER 02

Measurement & Assessment

얼굴(Face)

01 구조와 기능

02 근력검사(Muscle test)

얼굴의 구조는 말하기, 씹기, 삼키기, 보기, 듣기, 냄새 맡기 등의 다양한 기능과 관련이 있다. 얼굴의 근육은 뇌신경의 지배를 받으며, 다양한 기능을 하지만 표정을 지을 때 다양하게 사용되어 표정근육이라고도 한다. 얼굴근육은 이마의 근육, 코 주위 근육, 눈 주위 근육, 입 주위 근육, 씹기 근육으로 구분하고, 씹기 근육을 제외하고는 매우 섬세한 작용을 한다. 말하기, 씹기 등과 관련이 많은 턱관절(temporomandibular joint)은 아래턱뼈(mandible)의 관절융기(condyle)와 관자뼈(temporal bone)의 턱관절오목(mandibular fossa)이 관절하여 형성된다. 아래턱뼈와 관자뼈 사이에는 섬유성 조직인 관절원반(disc)가 있어 완충 역할을 하며, 턱관절을 감싸는 관절주머니 내의 윤활액이 부드러운 움직임을 돕는다.

01 구조와 기능

1 뼈와 관절

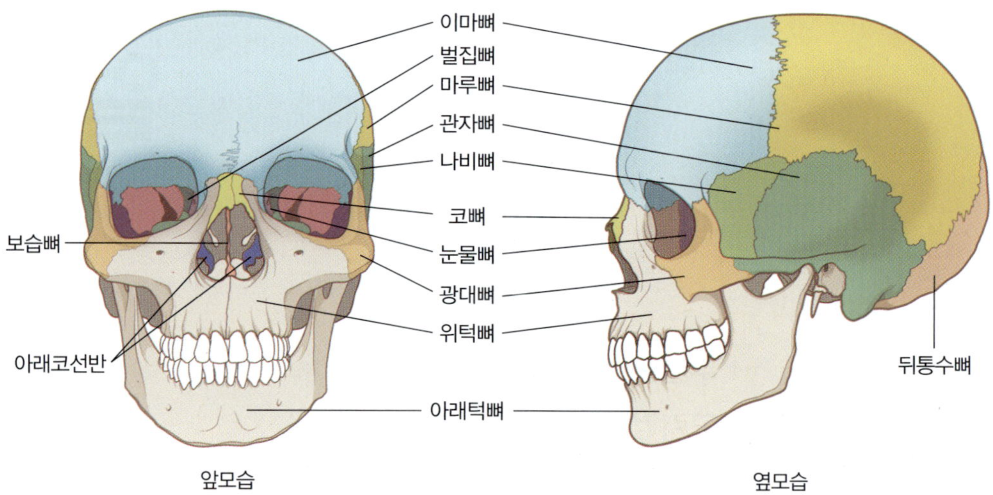

그림 2-1 얼굴의 뼈

(1) 이마뼈(Frontal bone)

이마뼈는 머리뼈의 앞쪽과 위벽을 형성하며 비늘부분, 눈구멍부분과 코부분으로 나눌 수 있다. 비늘부분은 이마뼈 양쪽 옆에 약간 볼록해진 부분인 이마뼈융기를 관찰할 수 있고, 이마뼈융기 아래쪽에 이마뼈가 솟아있는 부분인 눈썹활을 관찰할 수 있다. 눈구멍부분은 이마뼈의 비늘부분과 눈확부분이 만나는 눈구멍위모서리가 있으며, 눈구멍위모서리에는 눈구멍위패임이 있다.

(2) 관자뼈(Temporal bone)

관자뼈는 머리뼈의 양옆쪽의 바닥 부분을 형성하며, 비늘부분, 고막틀부분, 바위부분으로 나눌 수 있다. 비늘부분은 위쪽을 향해 올라간 얇고 편평한 부분을 가리키며, 비늘부분의 가쪽에서 광대뼈를 향해 앞쪽으로 뻗은 광대돌기와 아래턱뼈와 관절하여 턱관절을 형성하는 턱관절오목을 관찰할 수 있다. 고막틀부분은 턱관절오목의 뒤쪽으로 바깥귀길의 주위를 형성하고, 바위부분은 목빗근이 부착하는 꼭지돌기(mastoid process)와 붓돌기(styloid process)를 관찰할 수 있으며, 속귀가 포함된다.

(3) 코뼈(Nasal bone)

코뼈는 콧등의 위쪽을 구성하는 위아래가 긴 사각형 형태의 뼈 한 쌍이다. 위쪽으로는 이마뼈, 가쪽으로는 위턱뼈와 관절한다. 코뼈의 아래쪽은 연골이 연결되어 있는데, 코연골은 코의 모양을 결정하며, 연골 중 코중격연골은 코를 좌우로 나누는 코중격을 형성한다.

(4) 광대뼈(Zygomatic bone)

광대뼈는 뺨에서 튀어나온 부분과 가쪽 눈확을 이룬다. 광대뼈의 앞위쪽인 이마돌기는 이마뼈와 관절하며, 뒤쪽의 관자돌기를 통해 관자뼈의 광대돌기와 관절한다. 광대뼈의 관자돌기와 관자뼈의 광대돌기가 만나 뺨의 가쪽에서 활처럼 이어진 부위인 광대활이 있다. 광대활과 광대뼈에는 씹기 근육이 부착한다.

(5) 위턱뼈(Maxilla bone)

위턱뼈는 눈과 입 사이에서 얼굴의 중앙에 위치한 한 쌍의 뼈로, 위턱뼈사이봉합에 의해 관절하고 있으며, 몸통과 4개의 돌기로 구성되어 있다. 위턱뼈 몸통에는 공기가 차 있는 공간이 있는데, 이 부분을 위턱굴이라 하며, 얼굴면, 눈확면, 코면이 있다. 4개의 돌기는 이마뼈와 관절하는 이마돌기, 윗니가 박혀 있는 이틀돌기, 입천장뼈와 관절하는 입천장돌기, 광대뼈와 관절하는 광대돌기이다.

(6) 입천장뼈(Palate bone)

입천장뼈는 'L'자 모양인 한 쌍의 뼈로 나비뼈와 위턱뼈 사이에 위치하며, 수평판, 수직판, 3개의 돌기로 구성된다. 수평판은 앞쪽에 있는 위턱뼈의 입천장돌기와 만나 단단입천장을 형성하며, 수평판의 뒤쪽 모서리는 물렁입천장과 만나고 안쪽 모서리는 보습뼈와 관절한다. 수직판의 위쪽에는 눈확을 구성하는 눈확돌기, 나비뼈와 관절하는 나비돌기가 있고, 수평판과 수직판이 만나는 곳에 날개패임돌기가 있다.

(7) 눈물뼈(Lacrimal bone)

얼굴, 머리뼈 중 가장 작은 뼈이며, 위쪽으로 이마뼈, 앞쪽으로 위턱뼈, 뒤쪽으로 벌집뼈, 아래쪽으로 아래코선반뼈와 관절한다. 위턱뼈와 만나는 곳에 눈물주머니가 놓이는 눈물주머니오목이 있다.

(8) 보습뼈(Vomer bone)

보습뼈는 얇은 판이며, 벌집뼈의 수직판과 코중격연골과 만나 코중격을 이룬다.

(9) 아래코선반뼈(Inferior nasal concha bone)

아래코선반뼈는 코안의 가쪽을 이루며 안쪽으로 돌출되어 있는데, 가쪽 벽에서 중간코길과 아래코길을 분리한다.

(10) 아래턱뼈(Mandible bone)

아래턱뼈는 얼굴에서 가장 큰 뼈이며, 근육, 인대, 턱관절의 관절주머니에 의해 머리에 연결된다. 아래턱뼈는 턱의 아랫부분을 구성하고 아래턱뼈 몸통의 이틀활을 통해 14개의 치아를 받치고 있다. 양쪽 아래턱뼈몸통 끝에서 이어지는 수직한 부분인 아래턱뼈가지 앞쪽 끝에서 튀어나온 근육돌기는 관자근의 부착부위이다.

2 기능적 움직임

(1) 표정 짓기(Facial expression)

다양한 감정의 표현을 위해 웃거나 눈살을 찌뿌리는 등의 움직임을 할 수 있다. 표정 짓기는 얼굴의 다양한 부분이 상호작용하여 이루어지는데, 피부에 주름을 만들어 표정을 만든다.

(2) 씹기(Chewing, Mastication)

씹기는 삼킴을 위해 음식덩이(bolus)를 형성하는 과정으로, 입안의 이로 음식물을 작은 입자로 만드는 과정이다. 이때 씹기근육의 수축을 통한 턱의 올림과 내림, 내밈과 뒤당김, 좌우 움직임과 혀의 움직임, 입술의 닫음 등의 작용이 필요하다.

(3) 삼킴(Swallowing)

씹기를 통해 형성된 음식덩이(bolus)를 구강기, 인두기, 식도기를 거쳐 위로 이동시키는 과정이다. 이때에는 혀의 기저부 수축, 물렁입천장 올림 및 인두벽 수축 등의 움직임이 필요하다.

02 근력검사(Muscle test)

얼굴 근육의 근력검사는 다른 관절과 달리 강한 저항을 줄 수 없어, 4단계로 구성된다.

- F(functional, Normal): 기능적, 정상 또는 단지 약간의 손상
- WF(weak functional, Fair): 약한 기능, 능동적인 움직임에 영향을 주는 중등도 손상
- NF(nonfunctional, Trace): 기능 없음, 움직임은 없으나 미세하게 수축은 있는 심한 손상
- 0(absent, Zero): 근수축과 움직임이 전혀 없는 상태

1 이마근육

(1) 뒤통수이마근(Occipitofrontalis)

근육	이는곳(origin)	닿는곳(insertion)	지배신경(nerve)	작용(action)
뒤통수 이마근	• 이마힘살: 눈썹 주위의 피부 • 뒤통수힘살: 위목덜미선의 가쪽 2/3	머리덮개널힘줄	얼굴신경	• 이마힘살: 눈썹 올리기, 이마의 수평주름 짓기 • 뒤통수힘살: 두피수축

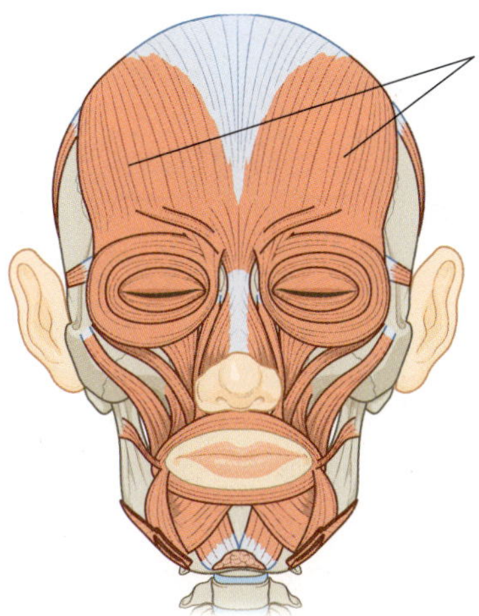

그림 2-2 뒤통수이마근

■ 측정

• 움직임: 놀란 것처럼 눈썹을 올린다.
• 저항: 눈썹 위에서 아래방향으로 적용한다.
• 촉진: 눈썹 위를 촉진한다.

	측정
시작자세	정면을 보고 바로 앉은 자세
사진	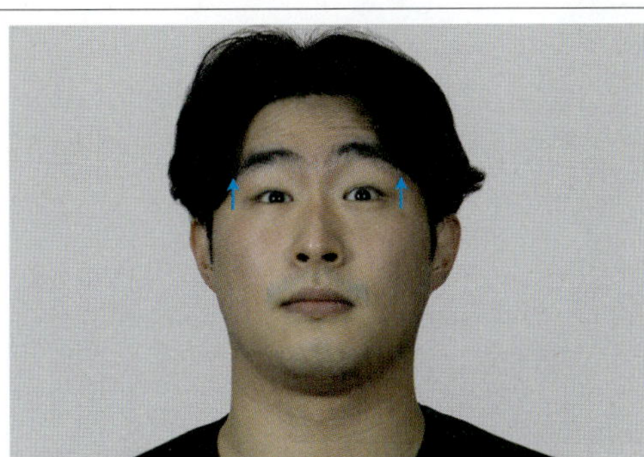
등급	F: 저항에 대항하며 완전히 눈썹을 올린다.
	WF: 눈썹을 올릴 수 있으나, 저항을 견디지 못한다.
	NF: 눈썹을 약간 올릴 수 있다.
	0: 눈썹의 움직임이 전혀 없다.

(2) 눈썹주름근(Corrugator supercilii)

근육	이는곳(origin)	닿는곳(insertion)	지배신경(nerve)	작용(action)
눈썹 주름근	눈확의 안쪽모서리	눈썹 주위의 피부	얼굴신경	눈 찌푸리기, 미간의 세로주름 짓기

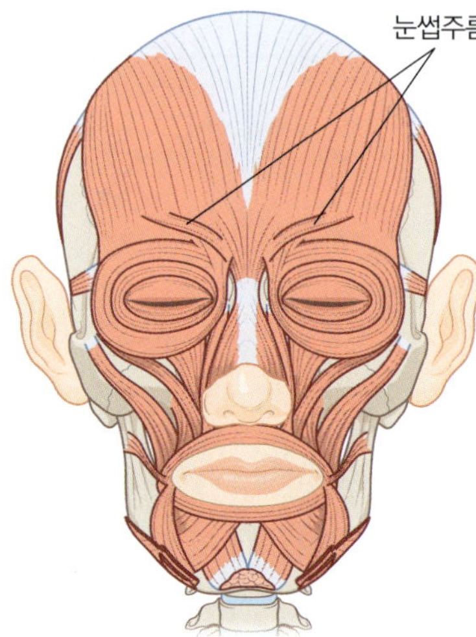

그림 2-3 눈썹주름근

■ 측정

- 움직임: 걱정하는 것처럼 미간을 찌푸린다.
- 저항: 미간에서 가쪽방향으로 적용한다.
- 촉진: 양쪽 눈썹 사이를 촉진한다.

	측정
시작자세	정면을 보고 바로 앉은 자세
사진	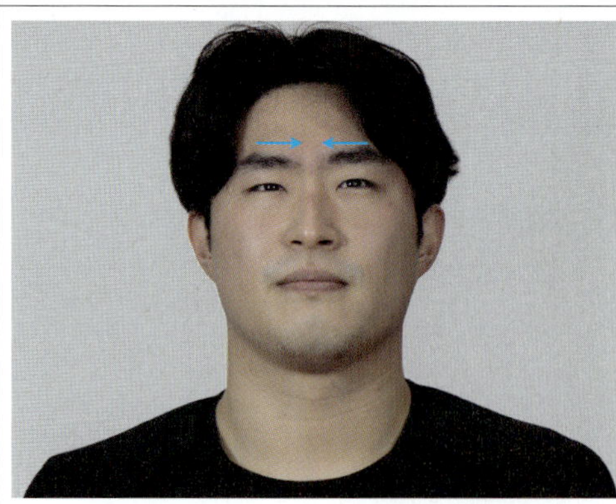
등급	F: 저항에 대항하며 완전히 미간을 찌푸린다.
	WF: 미간을 찌푸릴 수 있으나, 저항을 견디지 못한다.
	NF: 미간을 약간 찌푸릴 수 있다.
	0: 미간의 움직임이 전혀 없다.

2 눈 주위 근육

(1) 눈꺼풀올림근(Levator palpebrae superioris)

근육	이는곳(origin)	닿는곳(insertion)	지배신경(nerve)	작용(action)
눈꺼풀올림근	나비뼈의 작은 날개	위눈꺼풀판, 위눈꺼풀의 피부	얼굴신경	위눈꺼풀 올리기

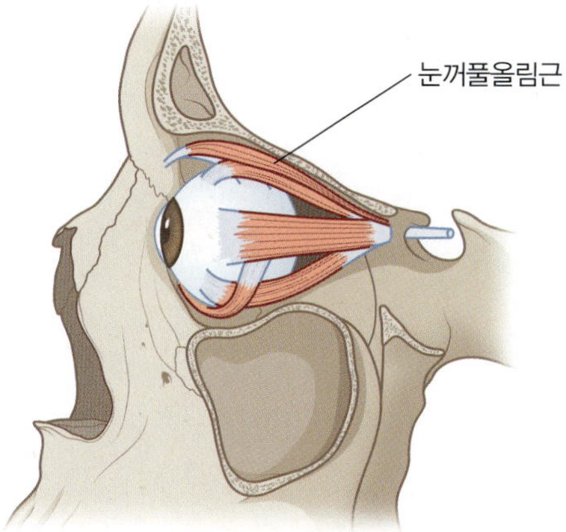

그림 2-4 눈꺼풀올림근

■ 측정

- 움직임: 눈을 위로 크게 뜨는 것처럼 위눈꺼풀을 올린다.
- 저항: 위눈꺼풀 위에서 아래방향으로 적용한다.
- 촉진: 위눈꺼풀을 촉진한다.

	측정
시작자세	정면을 보고 바로 앉은 자세
사진	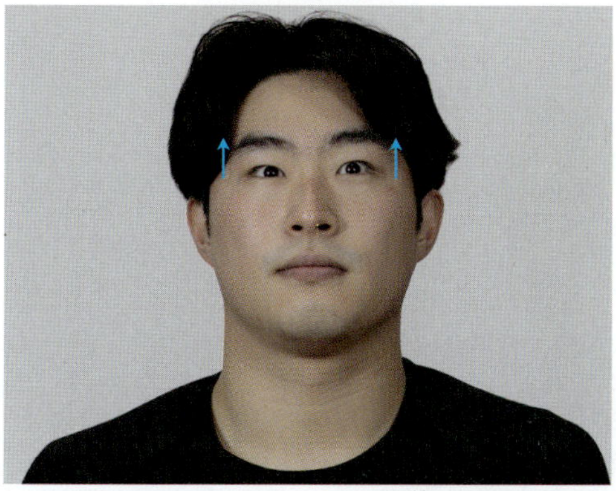
등급	F: 저항에 대항하며 눈을 크게 위로 뜬다(홍채가 다 보인다).
	WF: 눈을 크게 위로 뜰 수 있으나, 저항을 견디지 못한다.
	NF: 눈을 약간 위로 뜰 수 있다(홍채의 대부분이 눈꺼풀에 덮인다).
	0: 눈을 뜨는 움직임이 전혀 없다.

(2) 눈둘레근(Orbicularis oculi)

근육	이는곳(origin)	닿는곳(insertion)	지배신경(nerve)	작용(action)
눈둘레근	이마뼈의 코부위, 위턱뼈의 이마돌기, 안쪽눈꺼풀인대, 눈물뼈	눈확부위의 피부, 가쪽눈꺼풀솔기, 위/아래 눈꺼풀판	얼굴신경	눈꺼풀 닫기

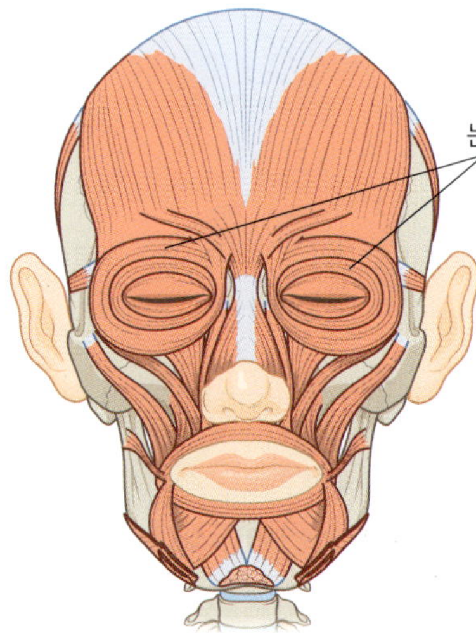

그림 2-5 눈둘레근

■ 측정

- 움직임: 눈을 감는다.
- 저항: 눈 위아래에서 눈을 뜨는 방향으로 적용한다.
- 촉진: 눈꺼풀의 위아래를 촉진한다.

	측정
시작자세	정면을 보고 바로 앉은 자세
사진	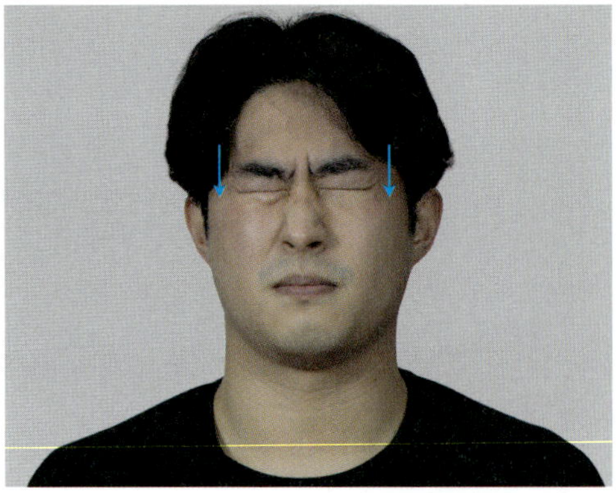
등급	F: 저항에 대항하며 눈을 감을 수 있다.
	WF: 눈을 감을 수 있으나, 저항을 견디지 못한다.
	NF: 눈을 완전히 감을 수 없다(홍채의 일부가 보인다).
	0: 눈을 감는 움직임이 전혀 없다.

3 코 주위 근육

(1) 눈살근(Procerus)

근육	이는곳(origin)	닿는곳(insertion)	지배신경(nerve)	작용(action)
눈살근	코뼈, 가쪽코연골의 위쪽 부분	미간의 피부, 뒤통수 이마근의 이마힘살	얼굴신경	코의 수평주름 짓기

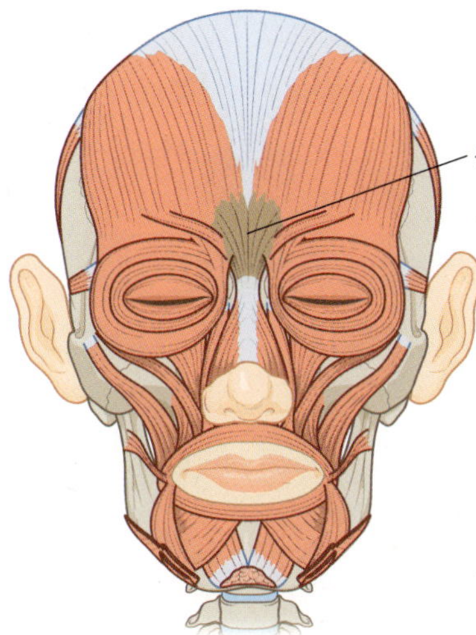

그림 2-6 눈살근

■ 측정

- 움직임: 기분 나쁜 것처럼 코에 주름을 짓는다.
- 저항: 콧날의 양쪽 옆에서 아래방향으로 적용한다.
- 촉진: 콧등의 위쪽, 가쪽을 촉진한다.

	측정
시작자세	정면을 보고 바로 앉은 자세
사진	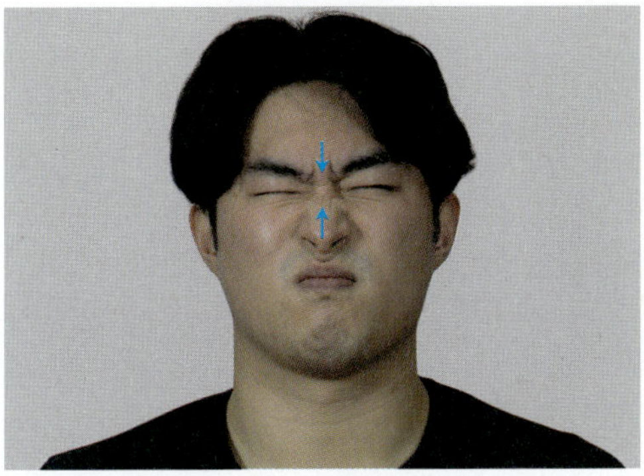
등급	F: 저항에 대항하며 콧날에 주름을 짓는다.
	WF: 콧날에 주름을 지을 수 있으나, 저항을 견디지 못한다.
	NF: 콧날에서 약간 움직임이 있다.
	0: 콧날의 움직임이 전혀 없다.

4 입술 주변 근육

(1) 입둘레근(Orbicularis oris)

근육	이는곳(origin)	닿는곳(insertion)	지배신경(nerve)	작용(action)
입둘레근	위턱뼈와 아래턱뼈의 안쪽면	입술의 피부 및 점막	얼굴신경	입 다물기, 입술 오므리고 내밀기

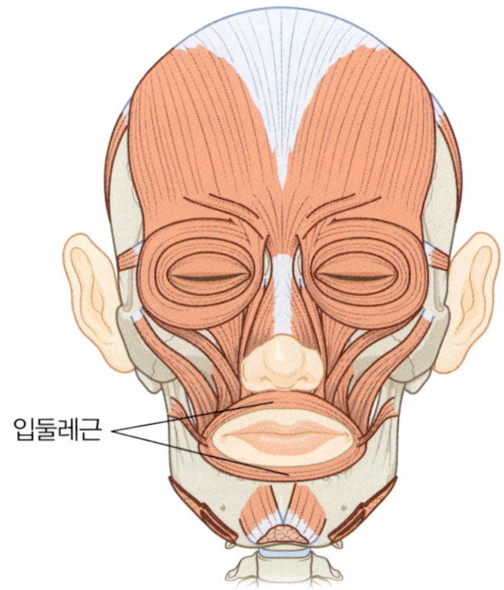

그림 2-7 입둘레근

■측정

- 움직임: 휘파람을 부는 것처럼 입술을 오므리고 내민다.
- 저항: 설압자로 윗입술과 아랫입술에서 입 안쪽으로 적용한다.
- 촉진: 입술 위와 아래를 촉진한다.

	측정
시작자세	정면을 보고 바로 앉은 자세
사진	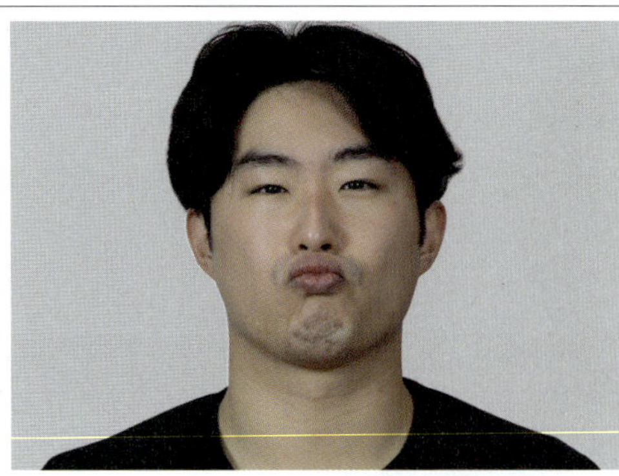
등급	F: 저항에 대항하며 입술을 완전히 모은다.
	WF: 입술을 모으는 것이 불완전하고, 저항을 견디지 못한다.
	NF: 입술은 움직이나 모으지 못한다.
	0: 입둘레근의 움직임이 전혀 없다.

(2) 입꼬리올림근(Levator anguli oris)

근육	이는곳(origin)	닿는곳(insertion)	지배신경(nerve)	작용(action)
입꼬리올림근	위턱뼈의 송곳니오목	입꼬리의 진피	얼굴신경	입꼬리 올리기

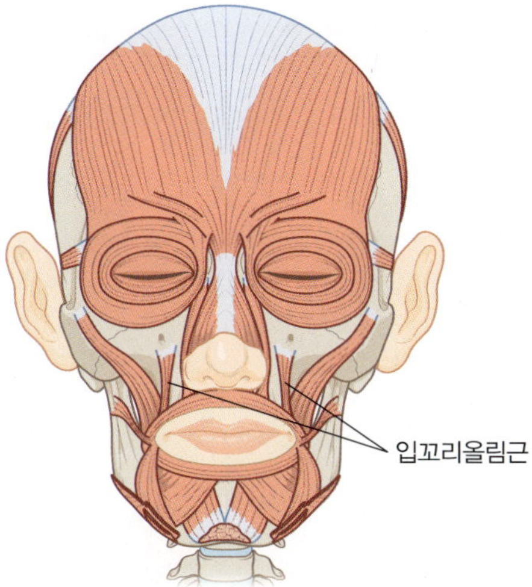

그림 2-8 입꼬리올림근

■ 측정

- 움직임: 비웃는 것처럼 송곳니가 보이도록 한쪽 입꼬리를 위로 올린다.
- 저항: 윗입술의 가쪽에서 아래로 적용한다.
- 촉진: 윗입술의 가쪽을 촉진한다.

	측정
시작자세	정면을 보고 바로 앉은 자세
사진	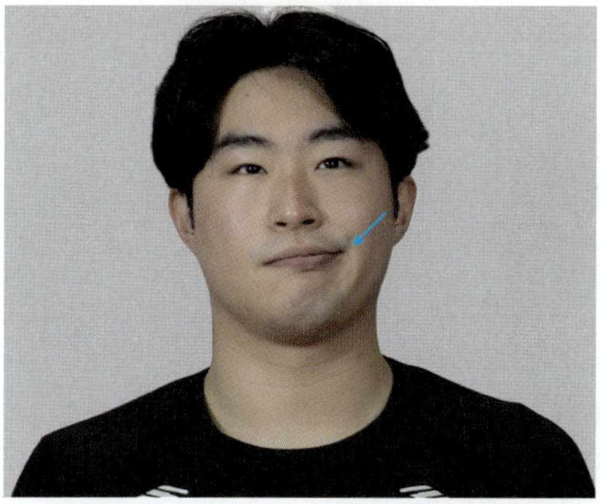
등급	F: 저항에 대항하며 최대한 입꼬리를 위쪽으로 올린다.
	WF: 입꼬리를 위쪽으로 올릴 수 있으나, 저항을 견디지 못한다.
	NF: 입꼬리를 약간 위쪽으로 올릴 수 있다.
	0: 입꼬리, 윗입술의 움직임이 전혀 없다.

(3) 입꼬리내림근(Depressor anguli oris), 넓은목근(platysma)

근육	이는곳(origin)	닿는곳(insertion)	지배신경(nerve)	작용(action)
입꼬리 내림근	턱끝결절, 아래턱의 빗선	달팽이축	얼굴신경	아랫입술 내리기, 입꼬리 내리기
넓은 목근	아래 · 위 빗장부위의 피부 및 근막	아래턱뼈의 아래모서리, 달팽이축	얼굴신경	아래턱과 입꼬리 내리기

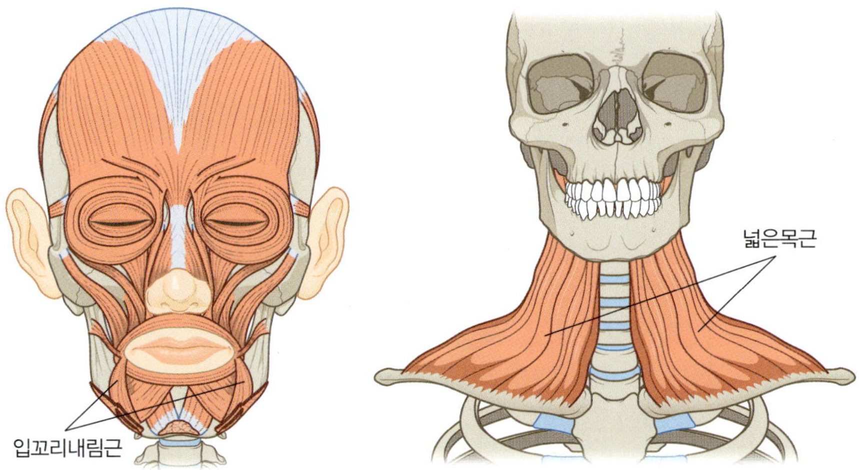

그림 2-9 입꼬리내림근과 넓은목근

■ 측정

- 움직임: 우는 것처럼 아랫입술을 아래쪽과 가쪽으로 내린다.
- 저항: 아랫입술의 가쪽아래에서 위쪽으로 적용한다(넓은목근은 저항을 주기 힘듦).
- 촉진: 아랫입술의 가쪽아래, 목 앞부위를 촉진한다.

	측정
시작자세	정면을 보고 바로 앉은 자세
사진	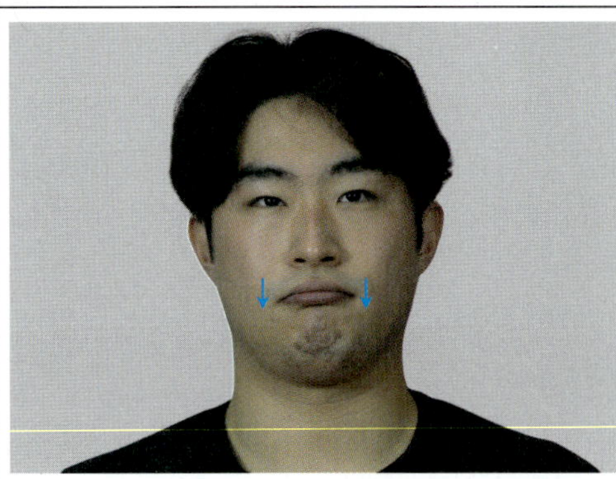
등급	F: 저항에 대항하며 최대한 입꼬리를 아래쪽으로 내린다.
	WF: 입꼬리를 아래쪽으로 내릴 수 있으나, 저항을 견디지 못한다.
	NF: 입꼬리를 아래쪽으로 약간 올릴 수 있다.
	0: 아랫입술, 목 앞부위의 움직임이 전혀 없다.

(3) 윗입술올림근(Levator labii superiors), 작은광대근(Zygomaticus minor)

근육	이는곳(origin)	닿는곳(insertion)	지배신경(nerve)	작용(action)
윗입술 올림근	위턱뼈의 광대돌기, 광대뼈의 위턱돌기	윗입술의 근육과 섞임	얼굴신경	윗입술 올리기, 윗니 드러내기
작은 광대근	광대뼈의 가쪽면	윗입술의 근육과 섞임	얼굴신경	윗입술 올리기, 윗니 드러내기

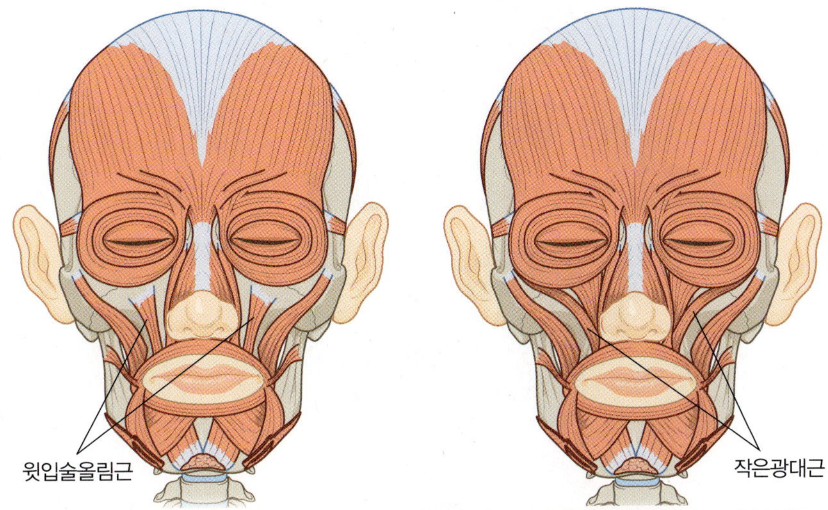

그림 2-10 윗입술올림근과 작은광대근

■ 측정

- 움직임: 위쪽 잇몸이 보이도록 윗입술을 들어올린다.
- 저항: 윗입술 중앙선의 가쪽, 가쪽 끝에서 아래쪽으로 적용한다.
- 촉진: 윗입술 중앙선의 가쪽, 가쪽끝을 촉진한다.

	측정
시작자세	정면을 보고 바로 앉은 자세
사진	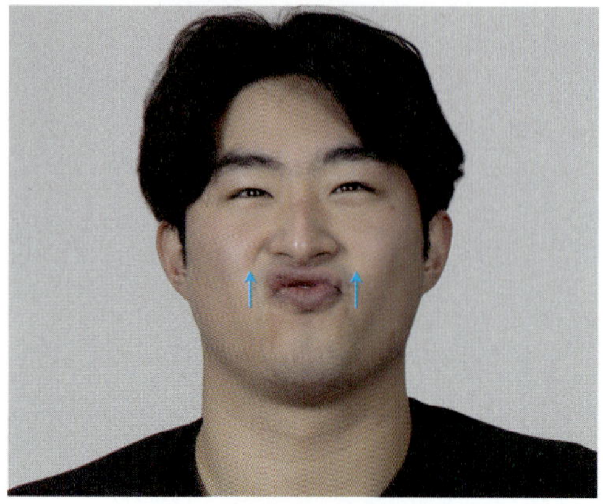 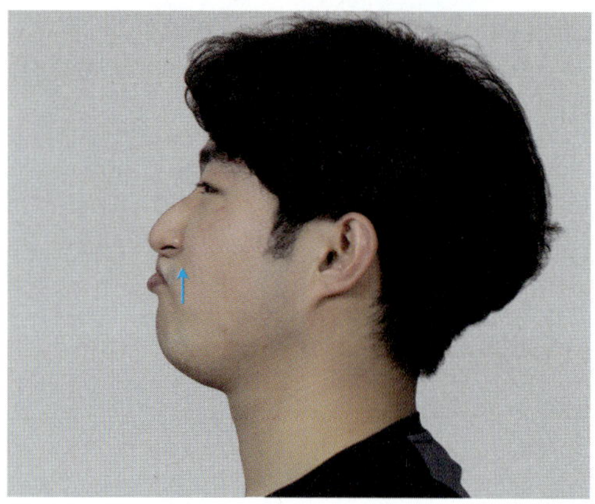
등급	F: 저항에 대항하며 윗입술을 최대한 위쪽으로 들어올린다.
	WF: 윗입술을 들어올릴 수 있으나, 저항을 견디지 못한다.
	NF: 윗입술을 약간 들어올릴 수 있다.
	0: 윗입술의 움직임이 전혀 없다.

(4) 아랫입술내림근(Depressor labii inferiors), 턱끝근(Mentalis)

근육	이는곳(origin)	닿는곳(insertion)	지배신경(nerve)	작용(action)
아랫입술내림근	아래턱뼈의 빗선	아랫입술의 피부 및 점막밑층	얼굴신경	아랫입술의 아래가쪽으로 내리기
턱끝근	아래턱뼈의 앞니오목	턱의 피부	얼굴신경	아랫입술을 올리거나 내밀기, 턱 피부주름 잡기

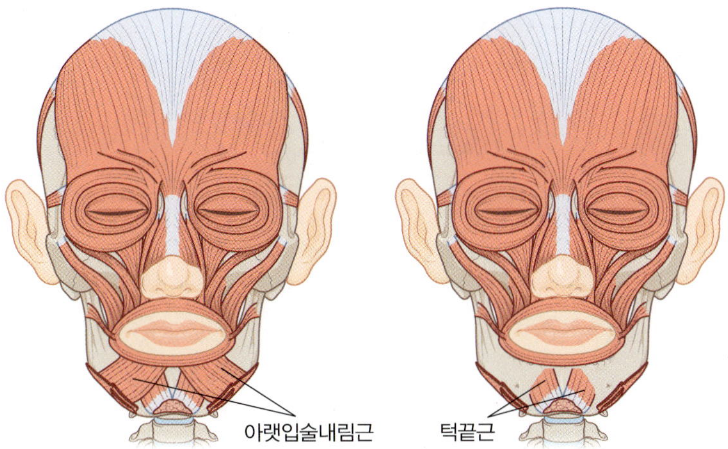

그림 2-11 아랫입술내림근과 턱끝근

■ 측정

- 움직임: 삐진 것처럼 아랫입술을 내밀고 아래로 내린다.
- 저항: 아랫입술 중앙선의 아래가쪽, 턱 중앙에서 입 안쪽, 위쪽으로 적용한다.
- 촉진: 윗입술 중앙선의 아래가쪽과 턱의 중앙을 촉진한다.

	측정
시작자세	정면을 보고 바로 앉은 자세
사진	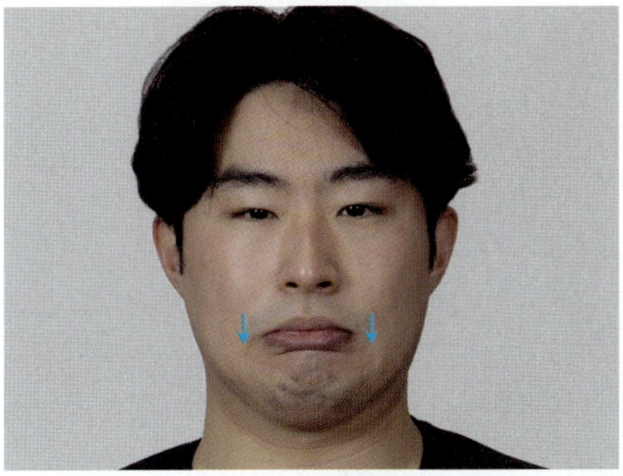
등급	F: 저항에 대항하며 아랫입술을 최대한 내밀고 내린다.
	WF: 아랫입술을 내밀고 내릴 수 있으나, 저항을 견디지 못한다.
	NF: 아랫입술을 약간 내밀고 내릴 수 있다.
	0: 아랫입술의 움직임이 전혀 없다.

(5) 큰광대근(Zygomaticus major)

근육	이는곳(origin)	닿는곳(insertion)	지배신경(nerve)	작용(action)
큰광대근	광대뼈의 가쪽면	달팽이축, 윗입술의 근육과 섞임	얼굴신경	입꼬리 올리기

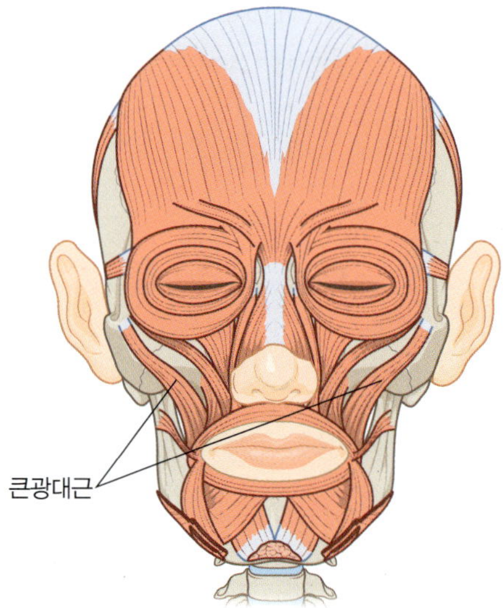

그림 2-12 큰광대근

■ 측정

- 움직임: 활짝 웃는 것처럼 입꼬리를 위가쪽으로 올린다.
- 저항: 입꼬리 가쪽에서 안 · 아래쪽으로 적용한다.
- 촉진: 윗입술의 가쪽을 촉진한다.

	측정
시작자세	정면을 보고 바로 앉은 자세
사진	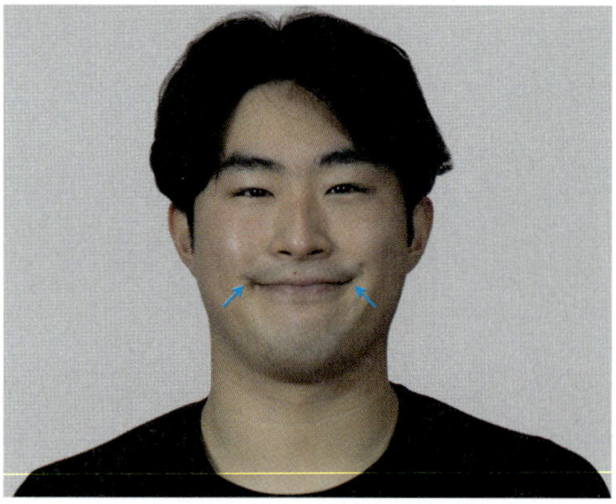
등급	F: 저항에 대항하며 입꼬리를 위 · 가쪽으로 최대한 올린다.
	WF: 입꼬리를 위 · 가쪽으로 올릴 수 있으나, 저항을 견디지 못한다.
	NF: 입꼬리를 약간 위 · 가쪽으로 올릴 수 있다.
	0: 입꼬리의 움직임이 전혀 없다.

(6) 볼근(Buccinator)

근육	이는곳(origin)	닿는곳(insertion)	지배신경(nerve)	작용(action)
볼근	위턱뼈, 아래턱뼈의 어금니쪽 이틀돌기, 날개아래턱솔기	달팽이축, 윗입술의 근육과 섞임	얼굴신경	뺨 압축하기

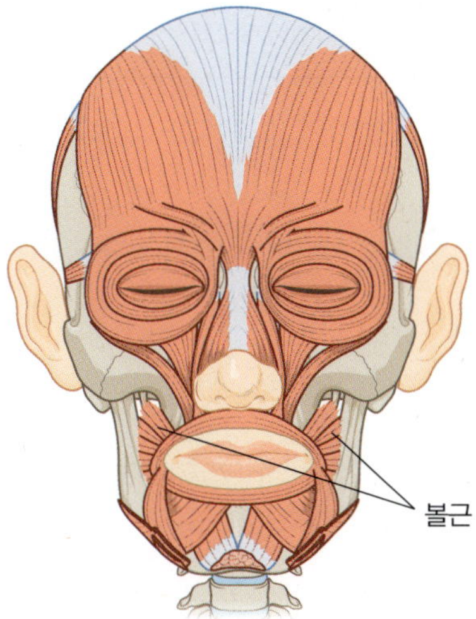

그림 2-13 볼근

■ 측정

- 움직임: 빨대로 음료수를 빨아당기는 것처럼 입안으로 뺨을 당기면서 압축한다.
- 저항: 입안의 뺨 안쪽에서 바깥쪽으로 적용한다.
- 촉진: 입술의 가쪽을 촉진한다.

	측정
시작자세	정면을 보고 바로 앉은 자세
사진	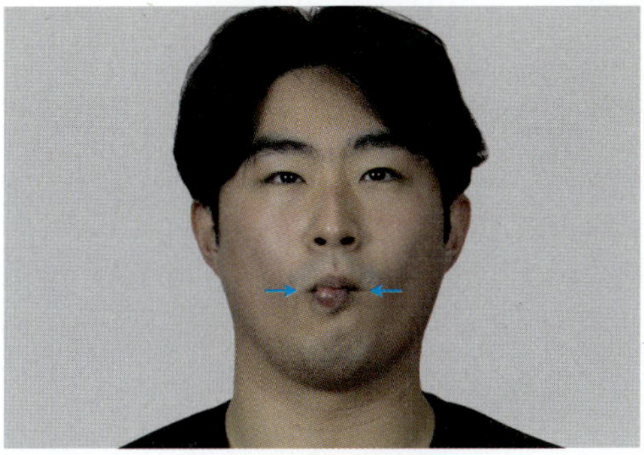
등급	F: 저항에 대항하며 뺨을 최대한 압축한다.
	WF: 뺨을 압축할 수 있으나, 저항을 견디지 못한다.
	NF: 뺨을 압축하는 움직임이 일어나나 불완전하다.
	0: 뺨의 움직임이 전혀 없다.

5 씹기 근육

(1) 가쪽날개근(Lateral pterygoid)

근육	이는곳(origin)	닿는곳(insertion)	지배신경(nerve)	작용(action)
가쪽날개근	• 위갈래: 나비뼈 큰날개의 관자아래능선 • 아래갈래: 나비뼈의 가쪽날개판의 가쪽면	• 위갈래: 턱관절의 관절주머니 • 아래갈래: 아래턱의 관절융기의 날개오목	삼차신경	• 양쪽: 아래턱뼈 내리기, 입을 다물었을 때 아래턱뼈 지지하기, 아래턱뼈 들어올리며 내밀기 • 한쪽: 아래턱뼈의 안쪽돌림

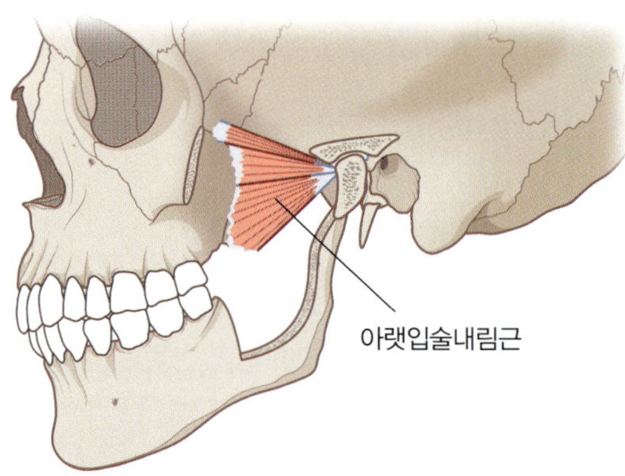

그림 2-14 가쪽날개근

■ 측정

- 움직임: 아래턱을 최대한 내린다.
- 저항: 한 손은 머리에, 다른 한 손은 턱의 아래쪽에 위치하고 입을 최대한 벌렸을 때 턱을 올리는 방향으로 적용한다.
- 촉진: 위쪽 어금니 안쪽의 잇몸과 볼 사이를 촉진한다.

	측정
시작자세	정면을 보고 바로 앉은 자세
사진	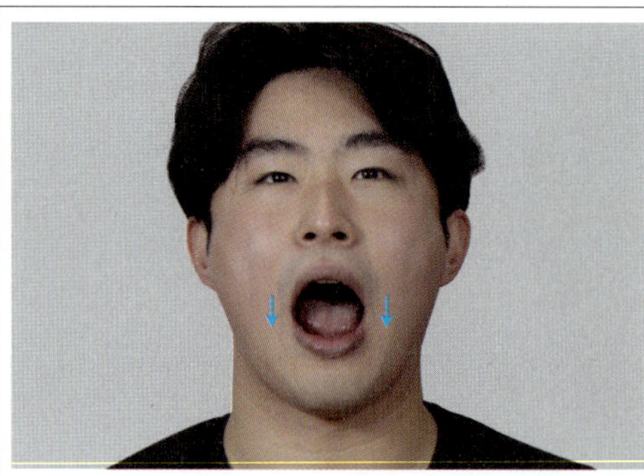
등급	F: 저항에 대항하며 손가락 세 마디가 들어갈 정도로 입을 벌린다.
	WF: 손가락 두 마디가 들어갈 정도로 입을 벌리고, 저항을 견디지 못한다.
	NF: 입을 약간 벌릴 수 있다.
	0: 입을 벌리는 움직임이 전혀 없다.

(2) 깨물근(Masseter), 관자근(Temporalis), 안쪽날개근(Medial pterygoid)

근육	이는곳(origin)	닿는곳(insertion)	지배신경(nerve)	작용(action)
깨물근	• 얕은 부분: 광대뼈의 위턱돌기, 아래모서리의 앞쪽 2/3 • 깊은 부분: 광대활의 깊은/아래면의 뒤쪽 1/3	아래턱뼈의 각과 가지의 가쪽면	삼차신경	아래턱뼈 올리기, 위아래 씹기
관자근	관자뼈의 관자오목, 관자근막	아래턱뼈 근육돌기의 안쪽면과 꼭대기	삼차신경	아래턱뼈 올리기, 뒤당김
안쪽 날개근	• 얕은 부분: 위턱뼈의 결절, 입천장뼈의 날개패임돌기 • 깊은 부분: 나비뼈의 가쪽날개판의 안쪽면	아래턱뼈 근육돌기의 안쪽면	삼차신경	• 양쪽: 아래턱뼈 올리기, 아래턱뼈 내밀기 • 한쪽: 아래턱뼈의 안쪽돌림

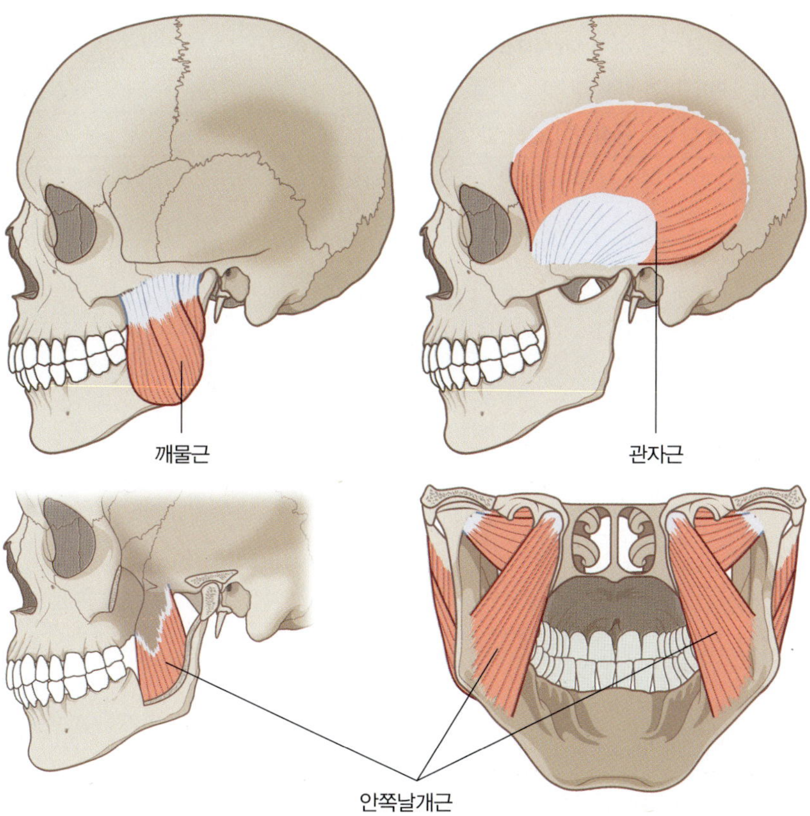

그림 2-15 깨물근, 관자근과 안쪽날개근

■ 측정

- 움직임: 아래턱을 최대한 올린다.
- 저항: 한 손은 머리에, 다른 한 손은 턱을 잡고 입을 다물 때 벌리는 방향으로 적용한다.
- 촉진: 아래턱 각 위의 볼(깨물근), 머리 옆면(관자근), 아래쪽 어금니 안쪽의 잇몸과 볼 사이(안쪽날개근)를 촉진한다.

	측정
시작자세	정면을 보고 바로 앉은 자세
사진	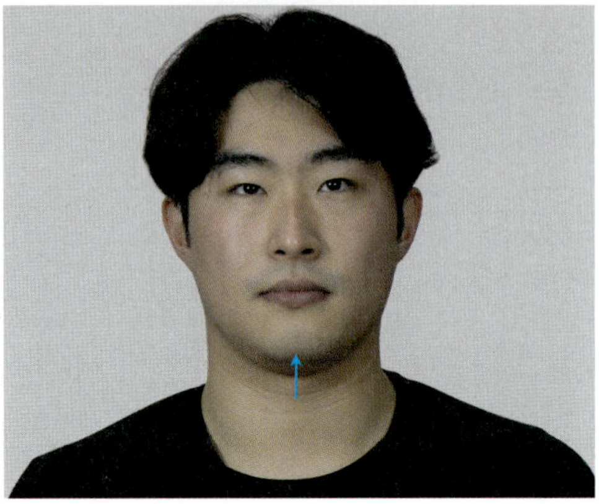
등급	F: 저항에 대항하며 입을 단단히 다문다.
	WF: 입을 다물 수 있지만, 저항을 견디지 못한다.
	NF: 입을 약간 다물 수 있다.
	0: 입을 다무는 움직임이 전혀 없다.

(3) 가쪽날개근(Lateral pterygoid), 안쪽날개근(Medial pterygoid)

근육	이는곳(origin)	닿는곳(insertion)	지배신경(nerve)	작용(action)
가쪽날개근	• 위갈래: 나비뼈 큰날개의 관자아래능선 • 아래갈래: 나비뼈의 가쪽날개판 가쪽면	• 위갈래: 턱관절의 관절주머니 • 아래갈래: 아래턱의 관절융기의 날개오목	삼차신경	• 양쪽: 아래턱뼈 내리기, 입을 다물었을 때 아래턱뼈 지지하기, 아래턱뼈 들어올리며 내밀기 • 한쪽: 아래턱뼈의 안쪽돌림
안쪽날개근	• 얕은 부분: 위턱뼈의 결절, 입천장뼈의 날개패임돌기 • 깊은 부분: 나비뼈의 가쪽날개판 안쪽면	아래턱뼈 근육돌기의 안쪽면	삼차신경	• 양쪽: 아래턱뼈 올리기, 아래턱뼈 내밀기 • 한쪽: 아래턱뼈의 안쪽돌림

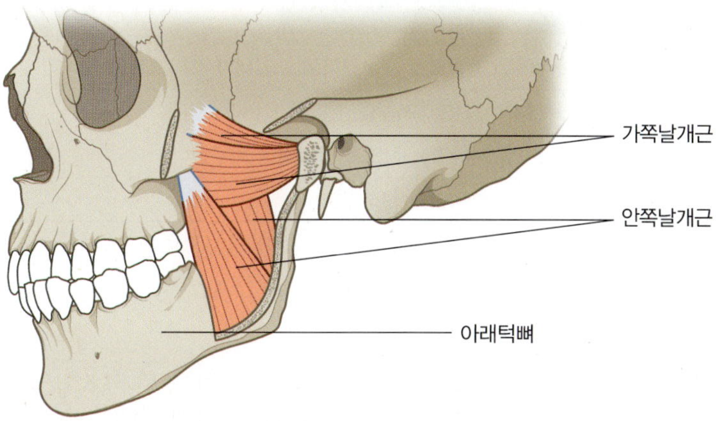

그림 2-16 가쪽날개근과 안쪽날개근

■ **측정**

- 움직임: 아래턱을 가쪽으로 치우친다.
- 저항: 한손은 치우치는 쪽 반대편 옆머리에, 다른 한 손은 치우치는쪽 턱을 잡고 중앙선 방향으로 적용한다.
- 촉진: 위쪽 어금니 안쪽의 잇몸과 볼 사이(가쪽날개근), 아래쪽 어금니 안쪽의 잇몸과 볼 사이(안쪽날개근)을 촉진한다.

	측정
시작자세	정면을 보고 바로 앉은 자세
사진	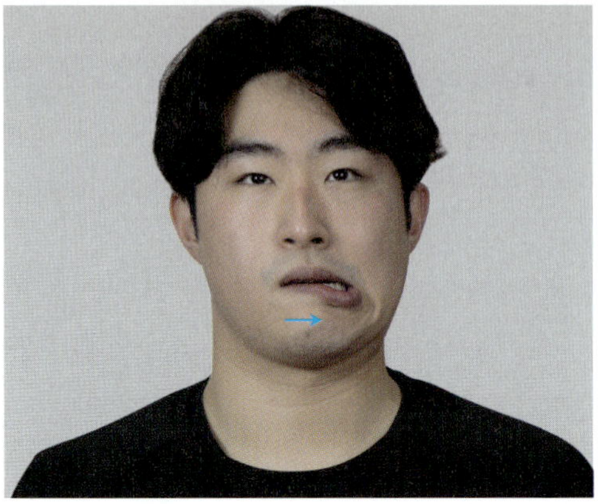
등급	F: 저항에 대항하며 아래턱을 가쪽으로 치우친다(아래앞니가 윗니 3개를 지나감).
	WF: 아래턱을 가쪽으로 치우치지만, 저항을 견디지 못한다.
	NF: 아래앞니가 윗니 하나를 지나가는 정도로 아래턱을 치우친다.
	0: 아래턱을 옆으로 치우치는 움직임이 전혀 없다.

■ 측정

- 움직임: 아래턱을 앞으로 내민다.
- 저항: 한 손은 뒤통수에, 다른 한 손은 턱에 대고 뒤쪽 방향으로 적용한다.
- 촉진: 위쪽 어금니 안쪽의 잇몸과 볼 사이(가쪽날개근), 아래쪽 어금니 안쪽의 잇몸과 볼 사이(안쪽날개근)를 촉진한다.

	측정
시작자세	정면을 보고 바로 앉은 자세
사진	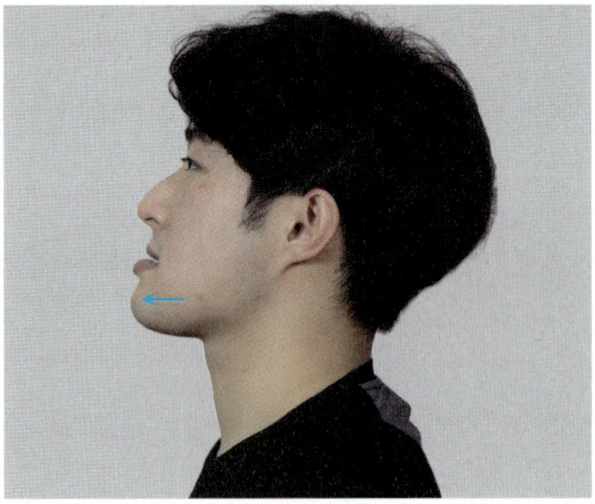
등급	F: 저항에 대항하며 아래턱을 앞으로 내민다.
	WF: 아래턱을 앞으로 내밀지만, 저항을 견디지 못한다.
	NF: 아래턱을 약간 앞으로 내민다.
	0: 아래턱을 앞으로 내미는 움직임이 전혀 없다.

6 혀근육

(1) 붓혀근(Styloglossus), 목뿔혀근(Hyoglossus)

근육	이는곳(origin)	닿는곳 (insertion)	지배신경(nerve)	작용(action)
붓혀근	관자뼈의 붓돌기	혀의 바닥면	혀밑신경	혀 올리기, 뒤당김
목뿔혀근	목뿔뼈	혀의 가쪽	혀밑신경	혀 내리기, 뒤당김

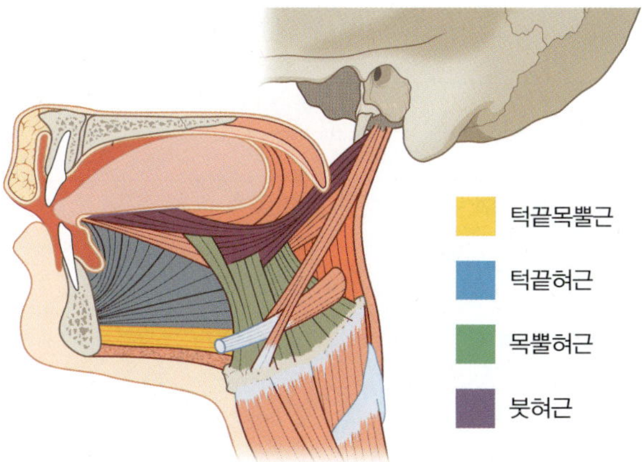

그림 2-17 혀근육

■ 측정

- 움직임: 혀를 최대한 뒤로 당긴다.
- 저항: 혀를 거즈로 잡고 앞쪽 방향으로 적용한다.

	측정
시작자세	정면을 보고 바로 앉은 자세
사진	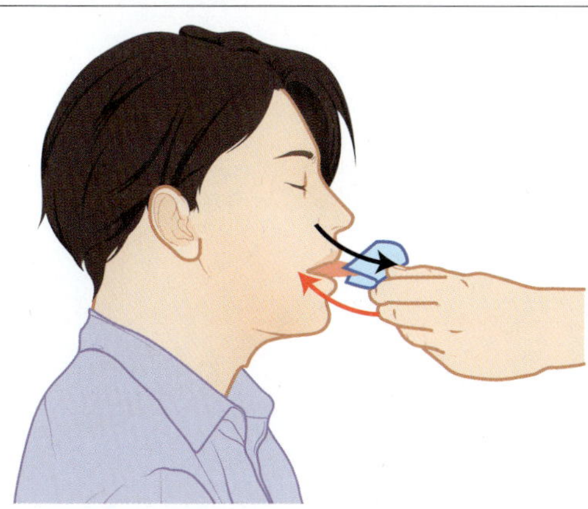
등급	F: 저항에 대항하며 혀가 입 밖으로 나가지 않도록 뒤로 당긴다.
	WF: 혀를 뒤로 당길 수 있지만, 저항을 견디지 못한다.
	NF: 혀를 약간 뒤로 당길 수 있다.
	0: 혀를 뒤로 당기는 움직임이 전혀 없다.

(2) 턱끝혀근(Genioglossus)

근육	이는곳(origin)	닿는곳(insertion)	지배신경(nerve)	작용(action)
턱끝 혀근	아래턱뼈 턱끝가시의 위쪽부분	목뿔뼈의 몸통, 혀의 아래쪽	혀밑신경	혀 내리기, 내밀기

■ 측정

- 움직임: 혀를 최대한 앞으로 내민다.
- 저항: 설압자로 혀 끝에서 뒤쪽 방향으로 적용한다.

	측정
시작자세	정면을 보고 바로 앉은 자세
사진	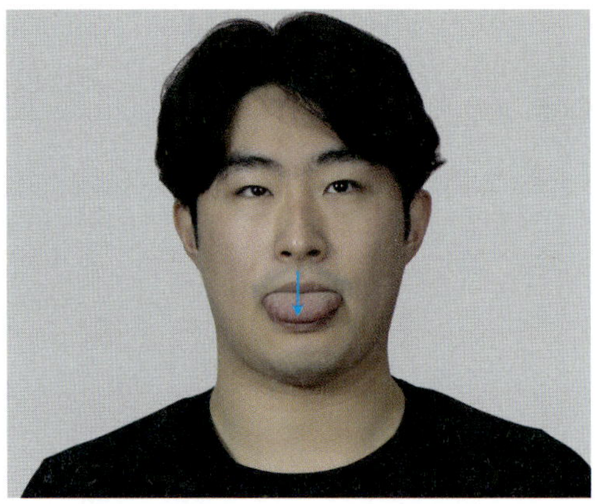
등급	F: 저항에 대항하며 혀를 입 밖으로 내민다.
	WF: 혀를 앞으로 내밀 수 있지만, 저항을 견디지 못한다.
	NF: 혀를 약간 앞으로 내밀 수 있다.
	0: 혀를 앞으로 내미는 움직임이 전혀 없다.

(3) 입천장혀근(Palatoglossus)

근육	이는곳(origin)	닿는곳(insertion)	지배신경(nerve)	작용(action)
입천장 혀근	입천장널힘줄	혀의 가쪽	미주신경	혀 뒤쪽으로 올리기, 입천장 내리기

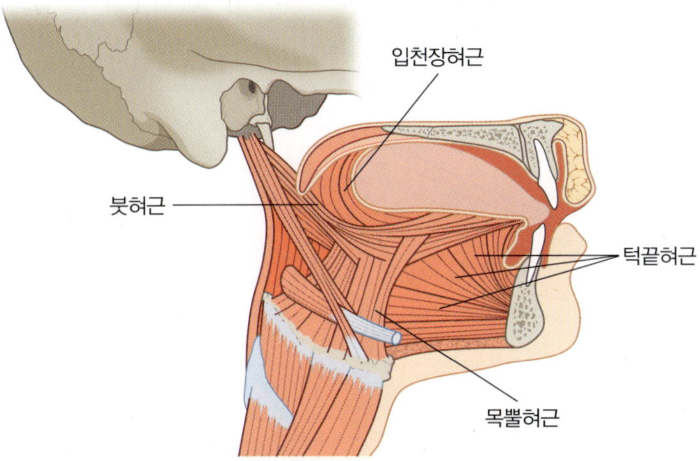

그림 2-18 입천장혀근

■ 측정

- 움직임: 혀를 최대한 위로 올린다.
- 저항: 설압자로 혀끝에서 아래쪽 방향으로 적용한다.

	측정
시작자세	정면을 보고 바로 앉은 자세
사진	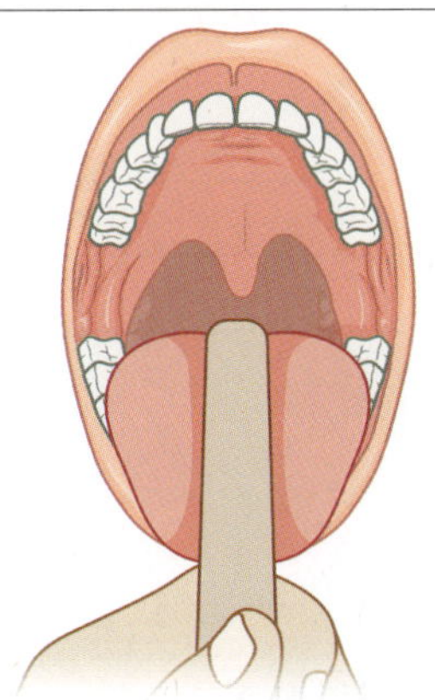
등급	F: 저항에 대항하며 혀 뒷부분을 입천장으로 올린다.
	WF: 혀 뒷부분을 입천장으로 올릴 수 있지만, 저항을 견디지 못한다.
	NF: 혀 뒷부분을 입천장으로 약간 올릴 수 있다.
	0: 혀 뒷부분을 올리는 움직임이 전혀 없다.

(4) 혀위세로근(Superior longitudinal muscle), 혀아래세로근(Inferior longitudinal muscle)

근육	이는곳(origin)	닿는곳(insertion)	지배신경(nerve)	작용(action)
혀위세로근	혀뿌리의 빗선과 위세로섬유	혀의 끝	혀밑신경	혀를 짧게 하여 동그랗게 말기
혀아래세로근	혀뿌리의 아래면	혀끝, 붓혀근과 섞임	혀밑신경	혀끝 당기기, 혀의 가쪽면을 내려 혀의 윗면 볼록하게 만들기

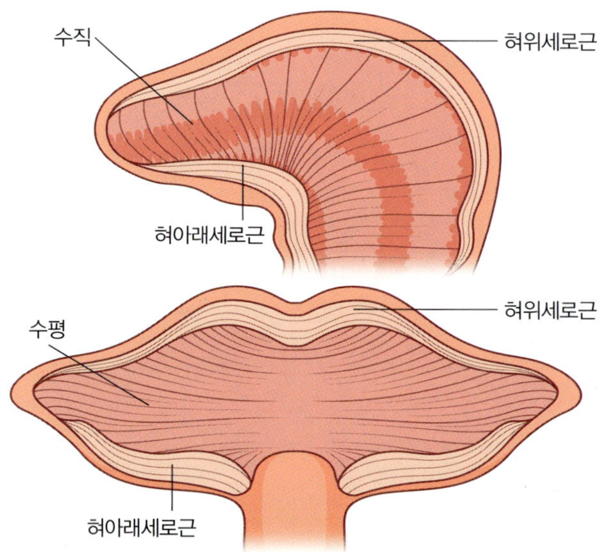

그림 2-19 혀위세로근과 혀아래세로근

① 측정

- 움직임: 혀끝을 최대한 내밀어 올린다.

	측정
시작자세	정면을 보고 바로 앉은 자세
사진	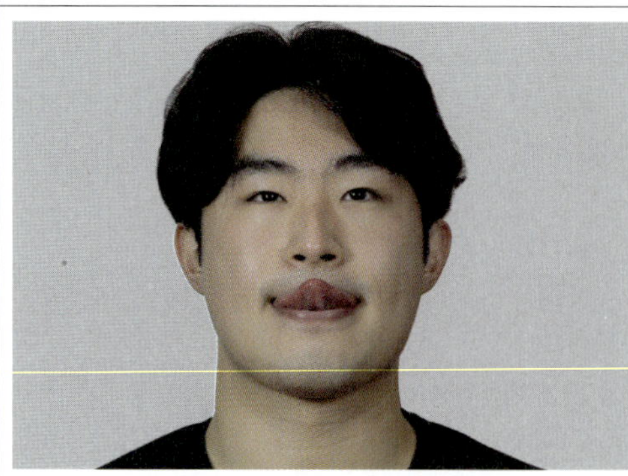
등급	F: 혀끝을 올려 윗입술과 인중 사이에 닿게 한다.
	WF: 혀를 내밀어 올리지만 불완전하다.
	NF, 0: 혀끝을 위로 올리는 움직임이 전혀 없다.

② 측정

- 움직임: 혀를 오른쪽 또는 왼쪽으로 치우친다.
- 저항: 설압자로 혀 측면에서 중앙 방향으로 적용한다.

	측정
시작 자세	정면을 보고 바로 앉은 자세
사진	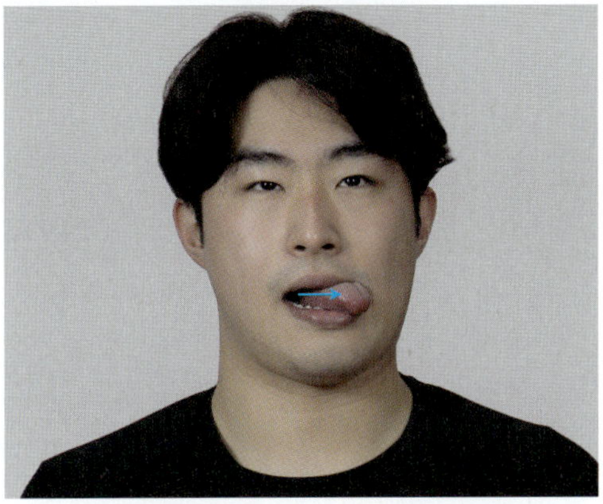
등급	F: 저항에 대항하며 혀를 한쪽으로 치우친다.
	WF: 혀를 한쪽으로 치우칠 수 있지만, 저항을 견디지 못한다.
	NF: 혀를 약간 한쪽으로 치우칠 수 있다.
	0: 혀를 한쪽으로 치우치는 움직임이 전혀 없다.

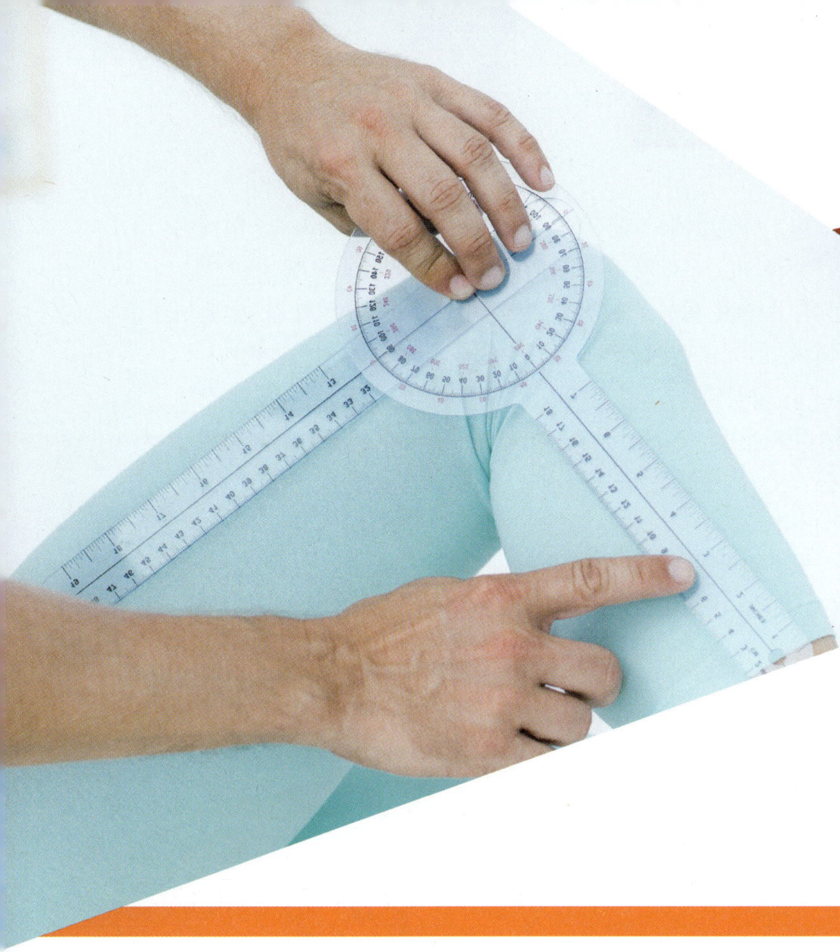

CHAPTER 03

Measurement & Assessment

목 (Neck)

01 구조와 기능

02 관절운동범위검사(Range of motion test)

03 맨손근력검사(Manual muscle test)

04 특수검사

목은 7개의 뼈로 구성되어 있으며, 시상면에서 약간 폄한 자세인 앞굽음(lordosis) 형태를 보인다. 목은 머리의 무게를 지지하며, 머리의 위치를 바로하기 위해 매우 협응된 방식으로 작용한다. 이는 시각, 청각, 눈-손 협응, 평행에 있어 아주 중요한 역할을 한다. 목은 크게 3종류의 관절로 구성되며, 굽힘과 폄, 가쪽굽힘, 수평면의 축돌림이 일어난다. 실제 2개의 목뼈 사이에서 일어나는 움직임은 크지 않지만, 여러 뼈의 움직임이 함께 작용하여 큰 가동범위를 형성한다. 목뼈뿐만 아니라 등뼈, 허리뼈, 엉치뼈, 꼬리뼈와 함께 교대적 만곡을 형성하여 정상적인 안정위치 또는 중립위치를 유지하도록 하며, 다양한 자세와 움직임에 적응할 수 있도록 한다.

최근 나쁜 생활자세로 거북목, 척추원반탈출증 등 목의 문제들이 발생하고 있다. 목은 단순히 목 자체의 문제뿐만 아니라 척주, 머리에도 영향을 미친다.

01 구조와 기능

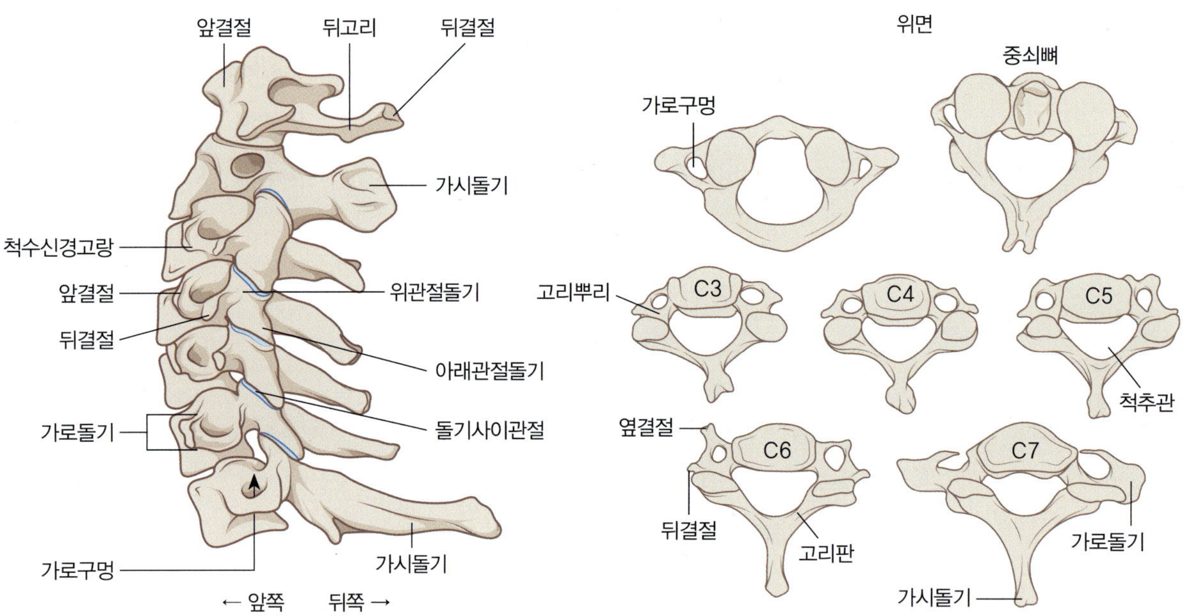

그림 3-1 목뼈의 구조와 기능

1 뼈와 관절

(1) 고리뼈(Atlas, C1)

첫 번째 목뼈인 고리뼈는 머리와 목을 연결시키고 머리뼈의 무게를 지탱한다. 고리뼈는 앞고리(anterior arch)와 뒤고리(posterior arch), 그리고 이 두 고리가 연결된 부분의 가쪽덩이(lateral mass)와 목 영역에서 가장 큰 가로돌기로 구성된다. 가쪽덩이 위쪽에 위치한 위관절면(superior facet)은 뒤통수뼈관절융기(occipital condyle)와 관절하여 고리뒤통수관절(atlanto-occipital joint)를 형성한다. 고리뒤통수관절은 머리의 굽힘, 폄에서 중요한 역할을 한다.

(2) 중쇠뼈(Axis, C2)

두 번째 목뼈인 중쇠뼈는 위쪽으로 크고 뾰족한 치아돌기(dens)가 있는데, 이는 머리와 위쪽 목영역에서의 돌림 움직임을 위한 수직 돌림축이 된다. 중쇠뼈는 고리뼈에는 없는 가시돌기와 몸통이 있으며, 목뼈에서 가장 큰 가시돌기가 있다. 중쇠뼈의 위관절면은 고리뼈의 아래관절면과 관절하여, 고리중쇠관절(atlanto-axial joint)을 형성한다. 고리중쇠관절은 머리가 수평면 내에서 자유롭게 돌림하는 데 중요한 역할을 담당한다.

(3) 3번째~7번째 목뼈(Cervical vertebrae, C3~C7)

3번째 목뼈부터 7번째 목뼈까지를 보통 전형적인 목뼈라고 이야기한다. 목뼈(척추뼈)는 몸통, 몸통 뒤가쪽의 갈고리돌기(uncinate process), 가로돌기(transverse process) 2개, 가로구멍(transverse foramen) 2개, 가시돌기(spinous process) 1개, 척주관(vertebral canal) 1개로 구성된다. 목뼈의 갈고리돌기는 갈고리돌기관절(uncovertebral joint)을 형성하는데, 수평면과 이마면의 사이에서 45°로 기울어져 굽힘과 폄의 움직임에서 관절면의 방향에 따라 움직이는 데 중요한 역할을 한다. 가시돌기는 이분화되어 있으며, 근육의 부착부위를 제공한다. 특히 7번째 목뼈의 가시돌기는 크고 길게 뻗어 있어 쉽게 촉진된다는 특징이 있다.

2 기능적 움직임

(1) 굽힘(Flexion)

머리를 앞으로 움직여 목관절의 각도를 줄이는 운동이며, 앞굽음(lordosis)의 정도는 줄어든다. 목의 굽힘을 위해 고리뒤통수관절과 고리중쇠관절의 결합된 움직임이 25%를 담당하며, 나머지 움직임은 C2부터 C7의 영역에서 담당한다. 특히 고리뒤통수관절은 굽힘에 유리한 구조로 되어 있다.

(2) 폄(Extension)

굽힘과 반대되는 동작이다. 머리를 뒤로 움직여 각도를 증가시키면서 움직이는 운동이며, 앞굽음의 정도가 커진다. 목의 폄을 위해 고리뒤통수관절과 고리중쇠관절의 결합된 움직임이 25%를 담당하며, 나머지 움직임은 C2부터 C7의 영역에서 담당한다. 특히 고리뒤통수관절은 폄에 유리한 구조이다.

(3) 축돌림(Axial rotation)

머리를 좌우로 돌리는 운동이다. 고리중쇠관절은 목영역에서 일어나는 돌림의 절반 정도를 담당하며, 중쇠뼈의 치아돌기는 축돌림에 중요한 역할을 한다. 축돌림은 시각과 청각에 필수적인 움직임이다.

(4) 가쪽굽힘(Lateral flexion)

머리를 좌우로 굽히는 운동이다. 가쪽굽힘은 C2부터 C7의 영역에서 대부분의 움직임이 일어난다. 관절면의 방향에 의해 약간의 축돌림은 역학적으로 가쪽굽힘과 짝으로 나타난다.

02 관절운동범위검사(Range of motion test)

1 목 굽힘(Neck flexion)

- 정상 각도: 45°
- 시작자세: 앉거나 선 자세에서 머리를 수직으로 세우고 정면을 바라본다.
- 끝자세: 목을 굽혀 최대한 턱이 가슴에 닿는 자세를 취한다.
- 측정: 각도계의 중심축은 바깥 귓구멍에 두고, 고정팔은 지면과 수직한 위치에 둔다. 이동팔은 코끝과 평행하게 한다.
- 유의사항: 몸통의 굽힘이 일어나지 않게 고정하며, 목의 돌림과 가쪽굽힘이 일어나지 않도록 주의하여 측정한다.

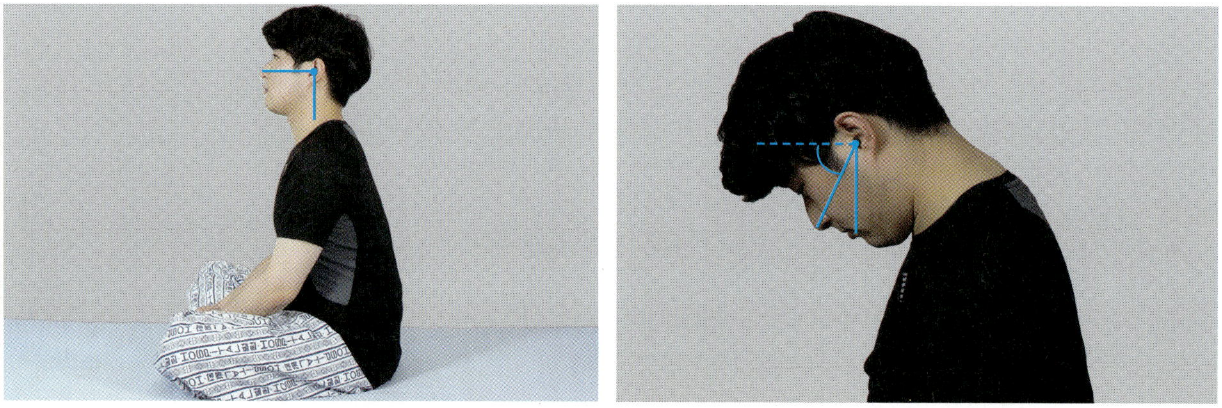

그림 3-2 목 굽힘

2 목 폄(Neck extension)

- 정상 각도: 45°
- 시작자세: 앉거나 선 자세에서 머리를 수직으로 세우고 정면을 바라본다.
- 끝자세: 고개를 들어 최대한 천장을 바라보는 자세를 취한다.

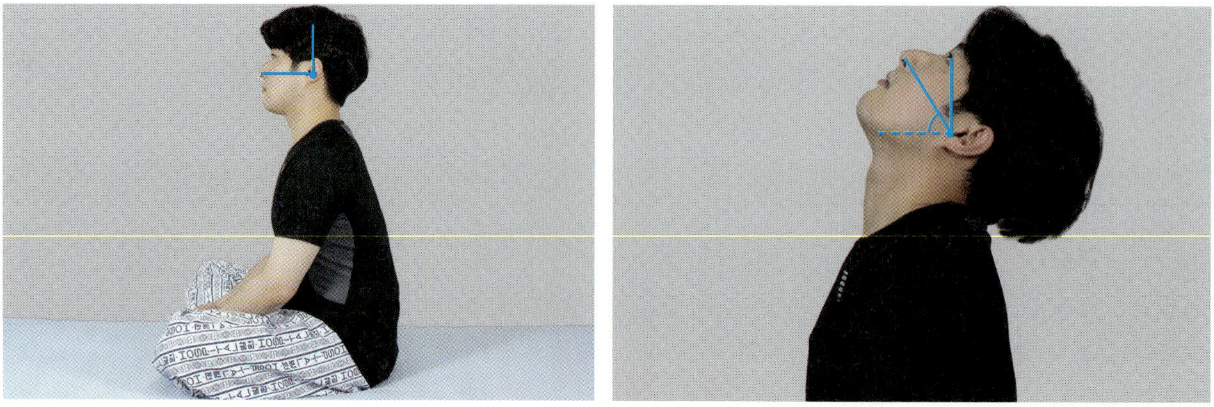

그림 3-3 목 폄

- 측정: 각도계의 중심축은 바깥 귓구멍에 두고, 고정팔은 지면과 수직한 위치에 둔다. 이동팔은 코끝과 평행하게 한다.
- 유의사항: 몸통의 폄이 일어나지 않게 고정하며, 목의 돌림과 가쪽굽힘이 일어나지 않도록 주의하여 측정한다.

3 목 가쪽굽힘(Neck lateral flexion)

- 정상 각도: 45°
- 시작자세: 앉거나 선 자세에서 머리를 수직으로 수직으로 세우고 정면을 바라본다.
- 끝자세: 목을 옆으로 굽힘하여 최대한 귀가 어깨쪽으로 닿는 자세를 취한다.
- 측정: 각도계의 중심축은 7번째 목뼈의 가시돌기에 두고, 고정팔은 등뼈의 가시돌기와 평행하게 둔다. 이동팔은 바깥뒤통수뼈 융기 위에 둔다.
- 유의사항: 어깨뼈 올림과 몸통의 가쪽굽힘이 일어나지 않도록 고정한다.

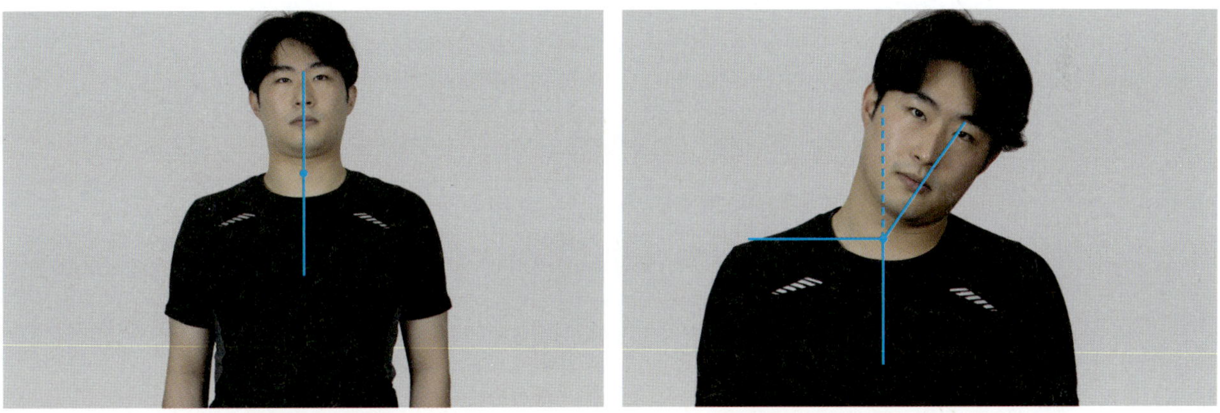

그림 3-4 목 가쪽굽힘

4 목 돌림(Neck rotation)

- 정상 각도: 60°

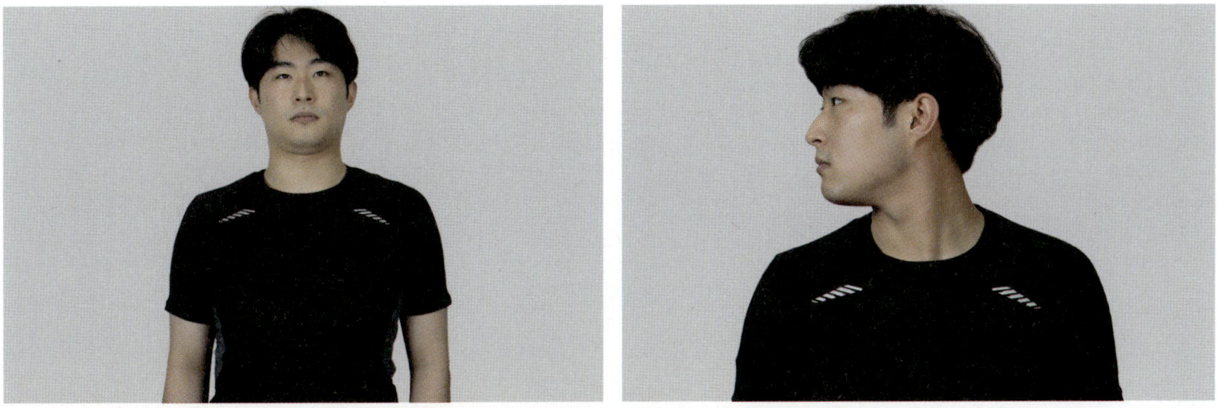

그림 3-5 목 돌림

- 시작자세: 앉거나 선 자세에서 머리를 수직으로 수직으로 세우고 정면을 바라본다.
- 끝자세: 머리를 좌(우)로 최대한 돌림한 자세를 취한다.
- 측정: 각도계의 중심축은 머리의 꼭대기 중앙에 두고, 고정팔은 측정 쪽의 봉우리돌기와 평행하게 둔다. 이동팔은 코끝과 평행하게 한다.
- 유의사항: 몸통의 돌림이 일어나지 않게 몸통을 고정한다. 또한, 어깨뼈가 올림되지 않도록 방지한다.

03 맨손근력검사(Manual muscle test)

1 목 굽힘근(Neck flexor)

(1) 목빗근(Sternocleidomastoid), 앞머리곧은근(Rectus capitis anterior), 가쪽머리곧은근(Rectus capitis lateralis), 긴머리근(Longus capitis)

근육	이는곳(origin)	닿는곳(insertion)	지배신경(nerve)	작용(action)
목빗근	• 복장갈래: 복장뼈자루 위쪽 • 빗장갈래: 빗장뼈 안쪽 1/3	관자뼈의 꼭지돌기 가쪽, 뒤통수뼈 위 목덜미선 가쪽1/2	더부신경	• 양쪽: 목의 굽힘 • 한쪽: 머리와 목의 가쪽굽힘, 반대쪽 방향으로 돌림
앞머리곧은근	고리뼈(C1) 가로돌기	뒤통수뼈관절융기의 앞쪽	C1~C2의 신경 앞가지	• 양쪽: 머리와 목의 굽힘, • 한쪽: 머리와 목의 같은 쪽 방향으로 돌림
가쪽머리곧은근	고리뼈(C1) 가로돌기	뒤통수뼈관절융기의 가쪽	C1~C2의 신경 앞가지	한쪽 : 머리와 목의 가쪽굽힘
긴머리근	C3~C6의 가로돌기	뒤통수뼈의 바닥부분 아랫면	C1~C3의 신경 앞가지	• 양쪽: 머리와 목의 굽힘 • 한쪽: 머리와 목의 같은 쪽 방향으로 돌림

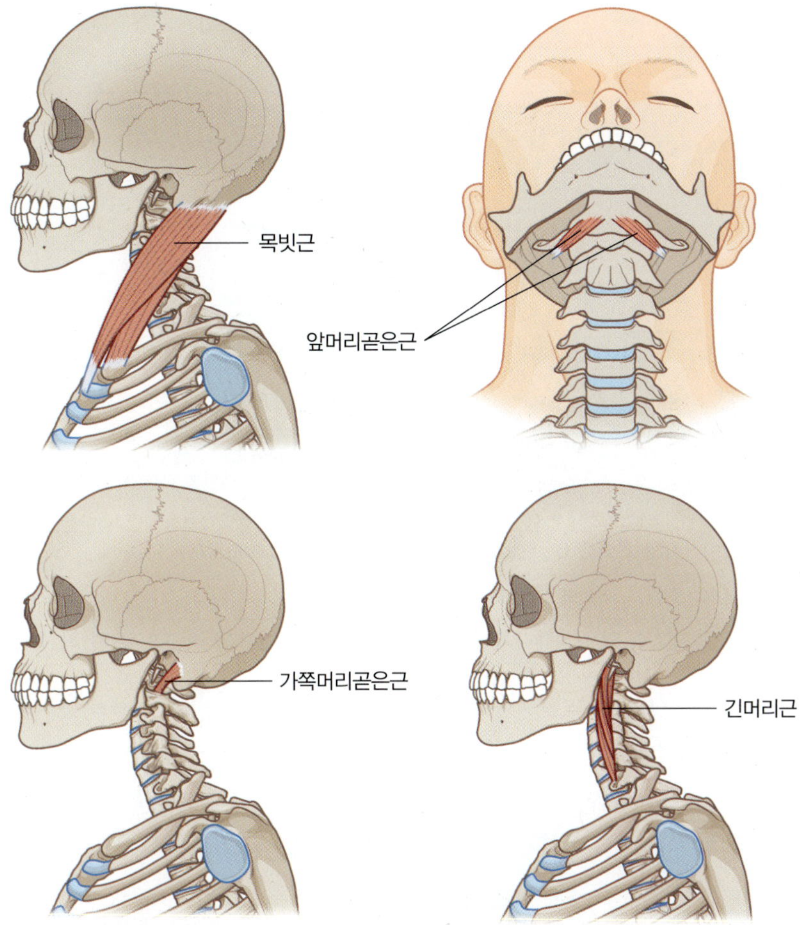

그림 3-6 목 굽힘근

■측정

- 고정부위: 가슴우리 아래부위를 고정한다.
- 움직임: 머리와 목을 굽힌다.
- 저항: 이마를 목 폄방향으로 누르면서 적용한다.
- 촉진: 관자뼈의 꼭지돌기를 확인한 후, 복장뼈 방향으로 목빗근을 촉진한다.

	중력 대항(Against gravity)
시작자세	바로 누운 자세
사진	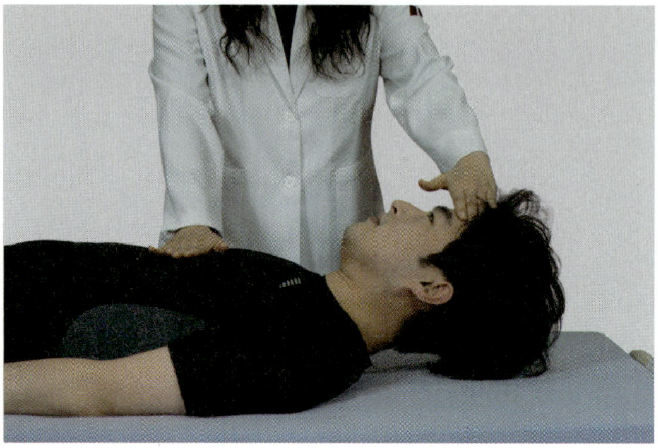
등급	N(5): 최대 저항에 대항하며 관절운동범위 전체를 유지한다.
	G(4): 중등도 저항에 대항하며 관절운동범위 전체를 유지한다.
	F(3): 저항이 없는 상태에서 중력에 대항하며 관절운동범위 전체를 유지한다.
	중력 최소(Gravity minimized)
시작자세	옆으로 누운 자세
사진	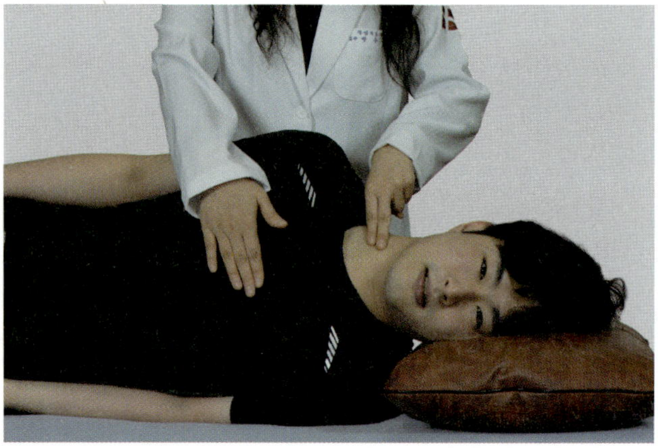
등급	P(2): 중력을 최소로 한 자세에서 전체 관절가동범위를 움직인다.
	T(1): 관절 운동은 없으나, 근수축을 촉진할 수 있다.
	Z(0): 근수축 반응이 없다.

2 목 폄근(Neck extensor)

(1) 머리반가시근(Semisipinalis capitis), 목반가시근(Semispinalis cervicis), 머리널판근(Splenius capitis), 목널판근(Splenius cervicis), 머리가장긴근(Logissimus capitis), 목가장긴근(Longissimus cervicis), 목엉덩갈비근(Iliocostalis cervicis), 큰뒤머리곧은근(Rectus capitis posterior major), 작은뒤머리곧은근(Rectus capitis posterior minor), 위머리빗근(Obliquus capitis superior), 아래머리빗근(Obliquus capitis inferior)

근육	이는곳(origin)	닿는곳(insertion)	지배신경(nerve)	작용(action)
머리 반가시근	C7~T6의 가로돌기	뒤통수뼈의 아래목덜미선과 위목덜미선 사이	큰뒤통수신경(C2)와 C3 신경의 뒤가지	• 양쪽: 머리의 폄 • 한쪽: 머리의 반대쪽 방향으로 돌림
목 반가시근	T1~T6의 가로돌기, C4~C7의 관절돌기	C2~C5의 가시돌기	C5,6 신경의 뒤가지	• 양쪽: 머리와 목의 폄 • 한쪽: 머리와 목의 가쪽굽힘, 반대쪽 방향으로 돌림
머리 널판근	C7-T3의 가시돌기, 목덜미인대	뒤통수뼈의 위목덜미선 가쪽 1/3, 관자뼈의 꼭지돌기	C2,3 신경의 뒤가지	• 양쪽: 머리와 목의 폄 • 한쪽: 머리와 목의 가쪽굽힘, 같은 쪽 방향으로 돌림
목널판근	T3~T6의 가시돌기	C1~C3의 가로돌기	C5~C8 신경의 뒤가지	• 양쪽: 머리와 목의 폄 • 한쪽: 머리와 목의 가쪽굽힘, 같은 쪽 방향으로 돌림
머리 가장긴근	C4~C7의 관절돌기, T1~T5의 가로돌기	관자뼈의 꼭지돌기	C6~T4 신경의 뒤가지	• 양쪽: 머리와 목의 폄 • 한쪽: 머리의 가쪽굽힘, 같은 쪽 방향으로 돌림
목 가장긴근	T1~T5의 가로돌기	C2~C6의 가로돌기	C2~T6 신경의 뒤가지	• 양쪽: 목과 척추의 폄 • 한쪽: 목과 척추의 가쪽굽힘
목엉덩 갈비근	3~6번째 갈비뼈	C4~C6의 가로돌기	C4~T6 신경의 뒤가지	• 양쪽: 목과 척추의 폄 • 한쪽: 목과 척추의 가쪽굽힘
큰뒤머리 곧은근	중쇠뼈(C2)의 가시돌기	뒤통수뼈의 아랫목덜미선의 가쪽면	뒤통수 및 신경(C1의 뒤가지)	• 양쪽: 머리의 폄 • 한쪽: 머리의 가쪽굽힘, 같은 쪽 방향으로 돌림
작은뒤머리 곧은근	고리뼈(C1)의 뒤결절	뒤통수뼈의 아랫목덜미선의 안쪽면	뒤통수 및 신경(C1의 뒤가지)	양쪽 : 머리의 폄
위머리 빗근	고리뼈(C1)의 가로돌기	뒤통수뼈의 아랫목덜미선과 위목덜미선 사이(가쪽면)	뒤통수 및 신경(C1의 뒤가지)	• 양쪽: 머리의 폄 • 한쪽: 머리의 가쪽굽힘
아래머리 빗근	중쇠뼈(C2)의 가시돌기의 꼭대기	C1의 가로돌기의 아래쪽 테두리	뒤통수 및 신경(C1의 뒤가지)	• 양쪽: 머리의 폄 • 한쪽: 머리의 같은 쪽 방향으로 돌림

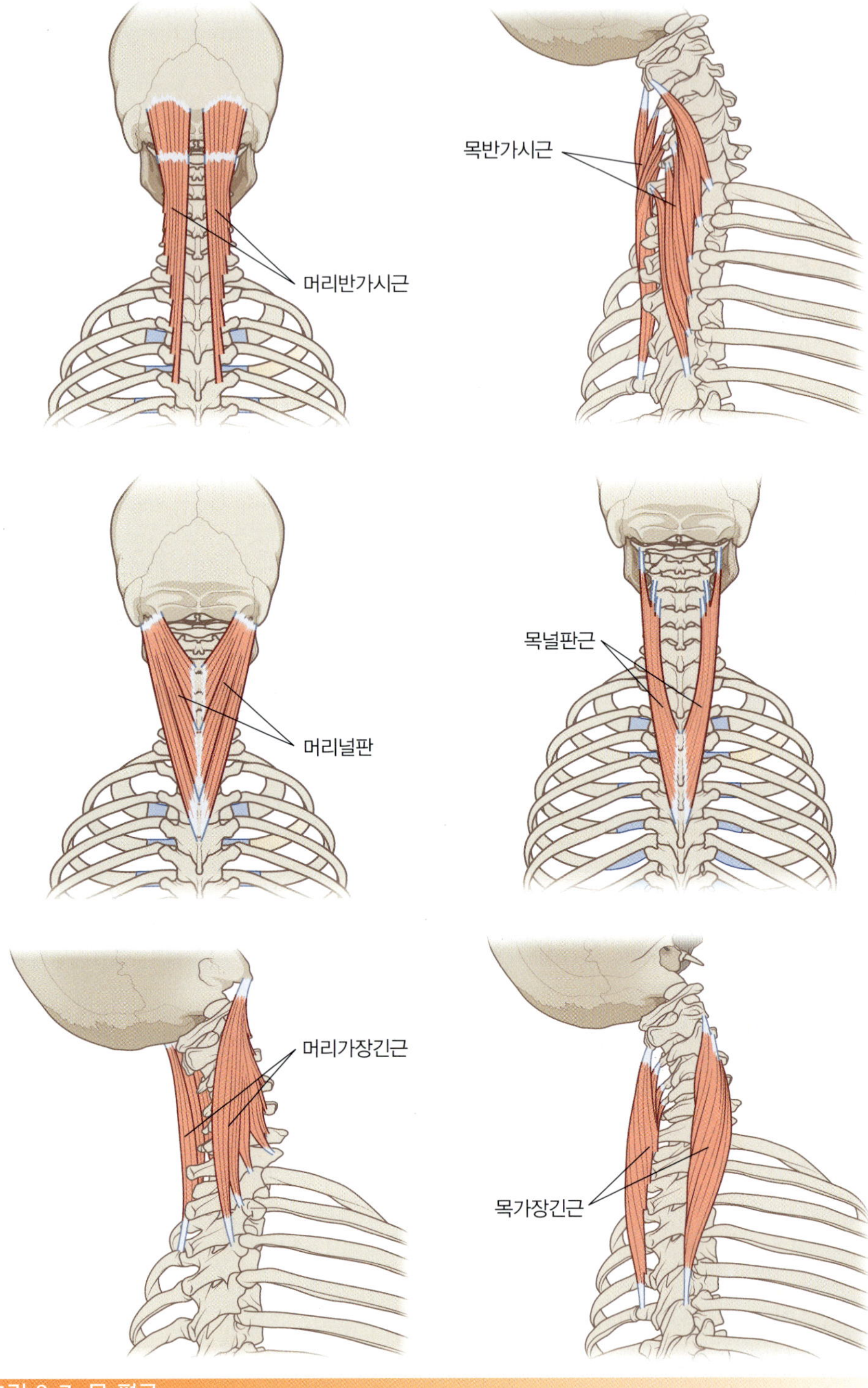

그림 3-7 목 폄근

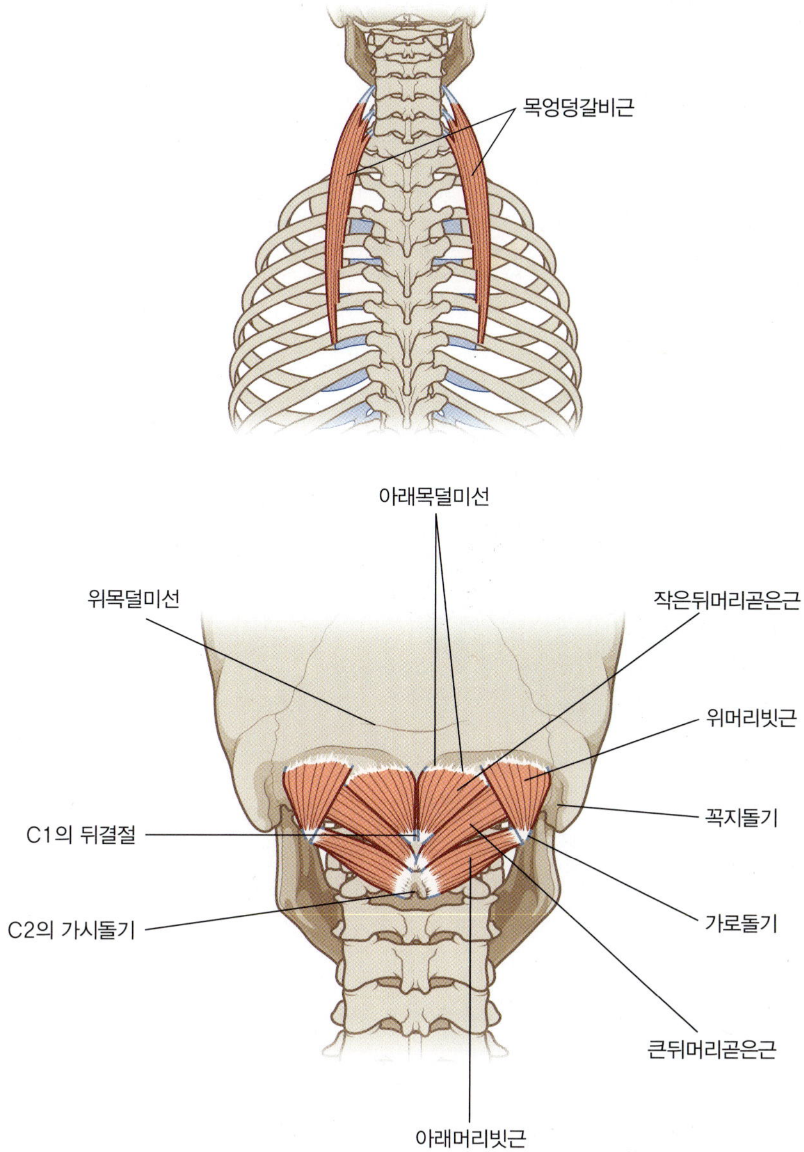
목엉덩갈비근
아래목덜미선
위목덜미선
작은뒤머리곧은근
위머리빗근
꼭지돌기
C1의 뒤결절
가로돌기
C2의 가시돌기
큰뒤머리곧은근
아래머리빗근

그림 3-7 목 폄근(계속)

■측정

- 고정부위: 가슴의 윗부분과 어깨뼈 부위를 고정한다.
- 움직임: 머리와 목을 편한다.
- 저항: 뒤통수뼈를 목 굽힘방향으로 누르면서 적용한다.
- 촉진: 7번 목뼈를 확인한 후, 뒤통수뼈 사이의 폄 근육들을 촉진한다.

	중력 대항(Against gravity)
시작자세	엎드려 누운 자세
사진	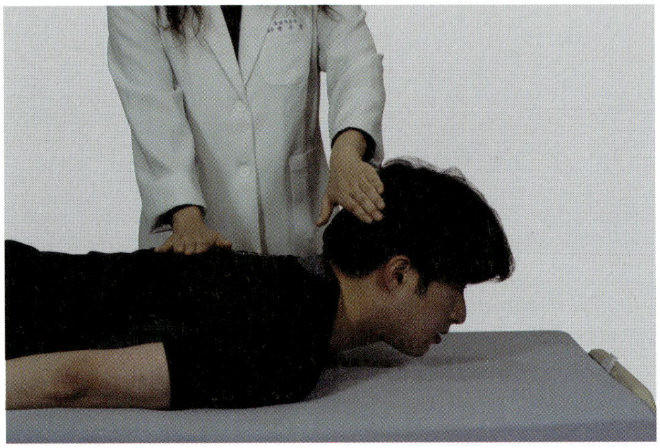
등급	N(5): 최대 저항에 대항하며 관절운동범위 전체를 유지한다.
	G(4): 중등도 저항에 대항하며 관절운동범위 전체를 유지한다.
	F(3): 저항이 없는 상태에서 중력에 대항하며 관절운동범위 전체를 유지한다.
	중력 최소(Gravity minimized)
시작자세	옆으로 누운 자세
사진	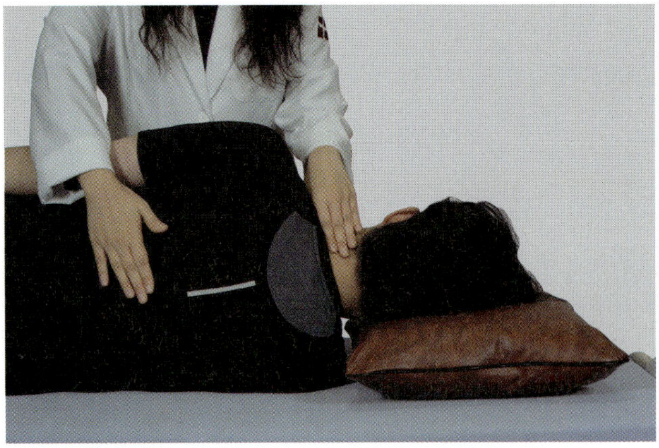
등급	P(2): 중력을 최소로 한 자세에서 전체 관절가동범위를 움직인다.
	T(1): 관절운동은 없으나, 근수축을 촉진할 수 있다.
	Z(0): 근수축 반응이 없다.

04 특수검사

1 목압박검사(Cervical compression test)

- 시작자세: 정면을 보고 앉는다.
- 검사방법: 검사자는 피검사자의 뒤에 서서 피검사자의 머리에 손을 얹어 아래방향으로 부드럽게 압력을 가한다.
- 검사결과: 팔에 통증이 있는 경우, 신경뿌리 압박, 신경병증을 의심할 수 있으며, 국소부위에 통증이 있는 경우, 관절의 손상, 인대 긴장을 의심할 수 있다.

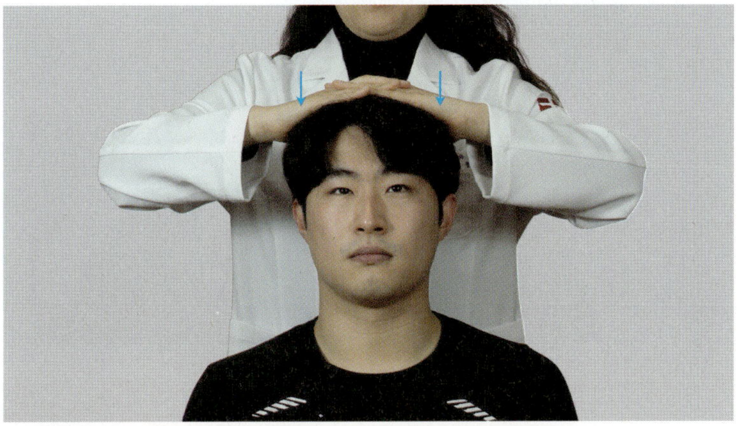

그림 3-8 목압박검사

2 목당김검사(Cervical distraction test)

- 시작자세: 정면을 보고 앉는다.
- 검사방법: 검사자는 피검사자 뒤에 서서 머리의 양쪽을 잡아 위쪽으로 들어올린다.
- 검사결과: 국소부위 통증 증가 시 근육, 인대, 관절주머니의 손상을 의심할 수 있고, 통증 감소 시 후관절부딪힘증후군(facet impingement syndrome)을 의심할 수 있다.

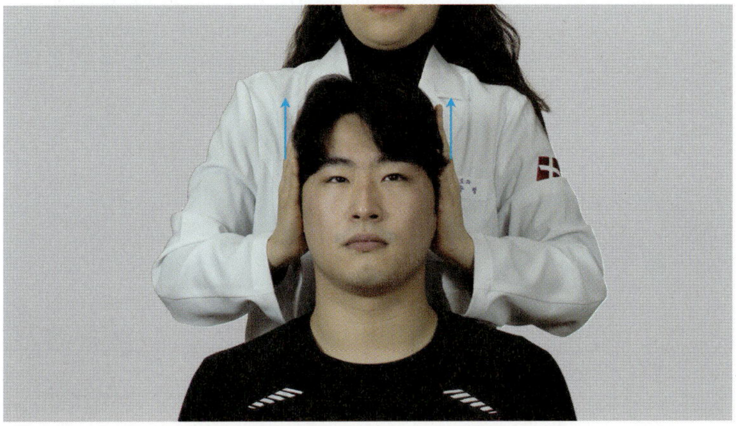

그림 3-9 목당김검사

3 목갈비근 경련검사(Scalene cramp test)

- 시작자세: 정면을 보고 앉는다.
- 검사방법: 피검사자는 환측으로 머리를 가쪽굽힘시키고, 목을 굽힘시키면서 빗장뼈 위의 오목한 곳으로 턱을 당긴다.
- 검사결과: 통증 발생 시 목갈비근의 근막통증증후군을 의심할 수 있다.

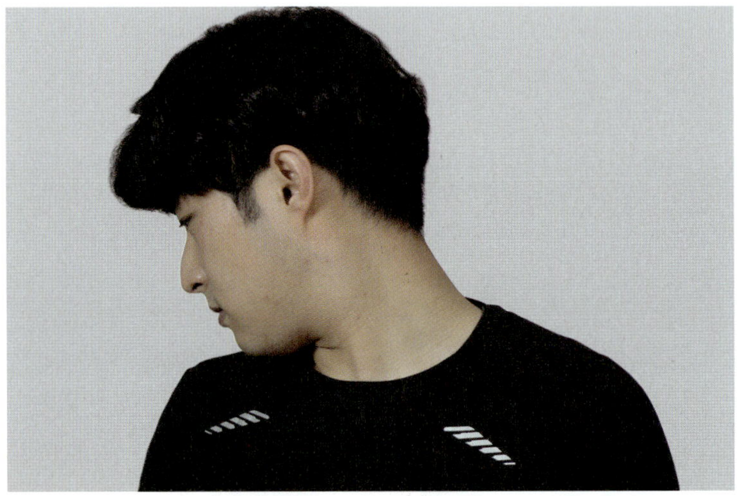

그림 3-10 목갈비근 경련검사

4 척추동맥압박검사(Vertebral basilar ischemia test, VBI test)

- 시작자세: 바로 누운 자세를 취한다.
- 검사방법: 피검사자의 목을 가쪽굽힘, 같은 쪽 돌림시킨 후 천천히 폄시킨다.
- 검사결과: 어지러움, 구토, 안구진탕 등의 현상이 나타난다면, 가쪽굽힘시킨 반대쪽의 척추동맥이 압박받고 있음을 의미한다.

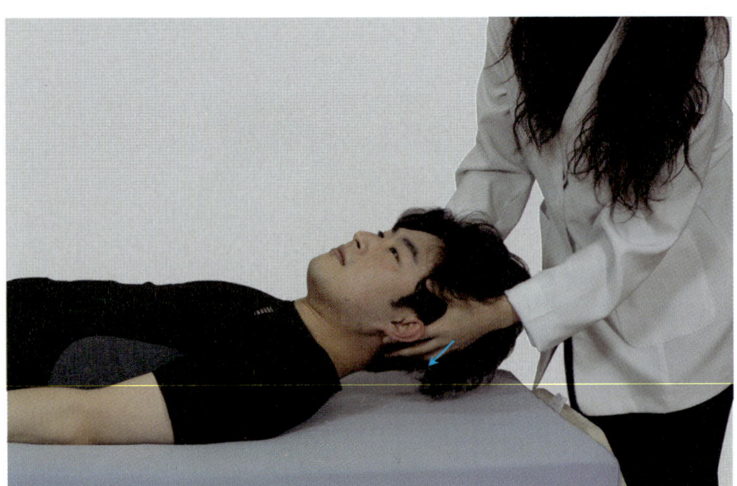

그림 3-11 척추동맥압박검사

5 소토-홀 검사(Soto-Hall test)

- 시작자세: 바로 누운 자세를 취한다.
- 검사방법: 검사자는 한 손을 피검사자의 뒤통수에 놓고 한 손은 복장뼈에 놓는다. 뒤통수를 천천히 당겨 목이 굽힘되도록 하고, 복장뼈 위에 놓인 손으로 부드럽게 압력을 가한다.
- 검사결과: 통증이 있는 경우 신경뿌리의 긴장 또는 삠, 연부조직의 긴장, 갈비뼈의 탈구를 의심할 수 있다.

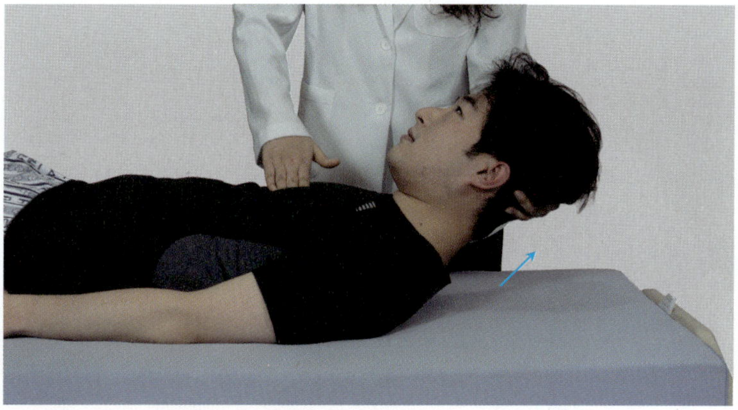

그림 3-12 소토-홀 검사

6 샤프-펄스 검사(Sharp-purser test)

- 시작자세: 정면을 보고 앉는다.
- 검사방법: 검사자는 한 손을 피검사자의 이마에 놓고, 다른 손의 엄지로 피검사자의 중쇠뼈(C2) 가시돌기에 놓는다. 피검사자에게 목을 천천히 굽힘하도록 지시하고 이마 위의 손으로 폄방향으로 저항을 제공한다.
- 검사결과: 머리를 폄방향으로 밀 때, 머리가 뒤로 미끄러지는 것이 느껴지면 중쇠뼈로부터 고리뼈의 아탈구, 치아돌기 골절, 가로돌기인대 파열 등을 의심할 수 있다.

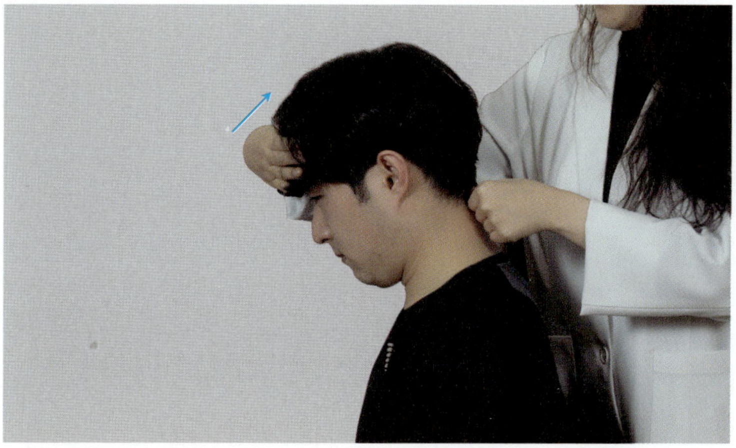

그림 3-13 샤프-펄스 검사

7 측방전단검사(Lateral shear test)

- 시작자세: 바로 누운 자세를 취한다.
- 검사방법: 검사자는 한 손을 피검사자 고리뼈의 가로돌기에 위치시키고, 다른 한 손은 중쇠뼈의 맞은편 가로돌기에 위치시킨다. 양손을 중앙방향으로 힘을 주어 한쪽으로 뼈가 밀려나도록 한다.
- 검사결과: 밀려나는 느낌이 강하거나 어지러움 등의 현상이 발생한다면 고리중쇠관절이 불안정함을 의심할 수 있다.

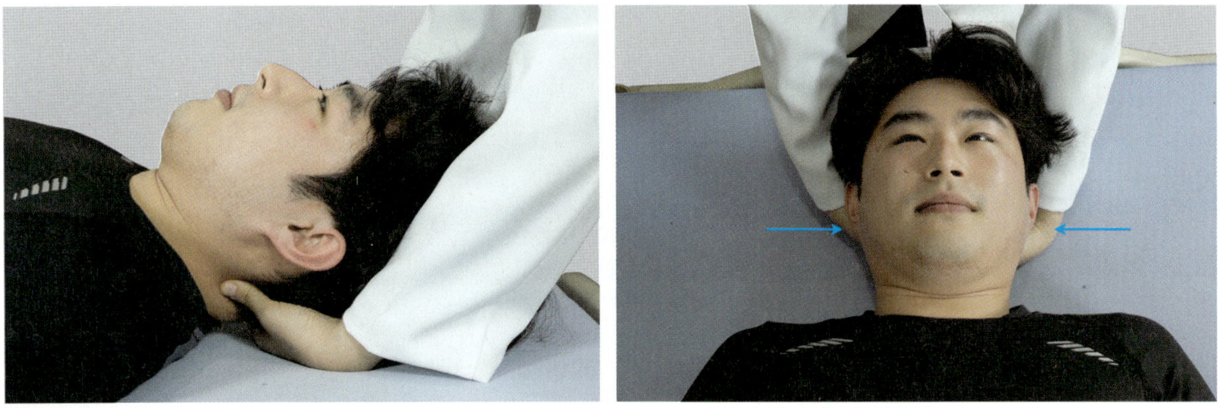

그림 3-14 측방전단검사

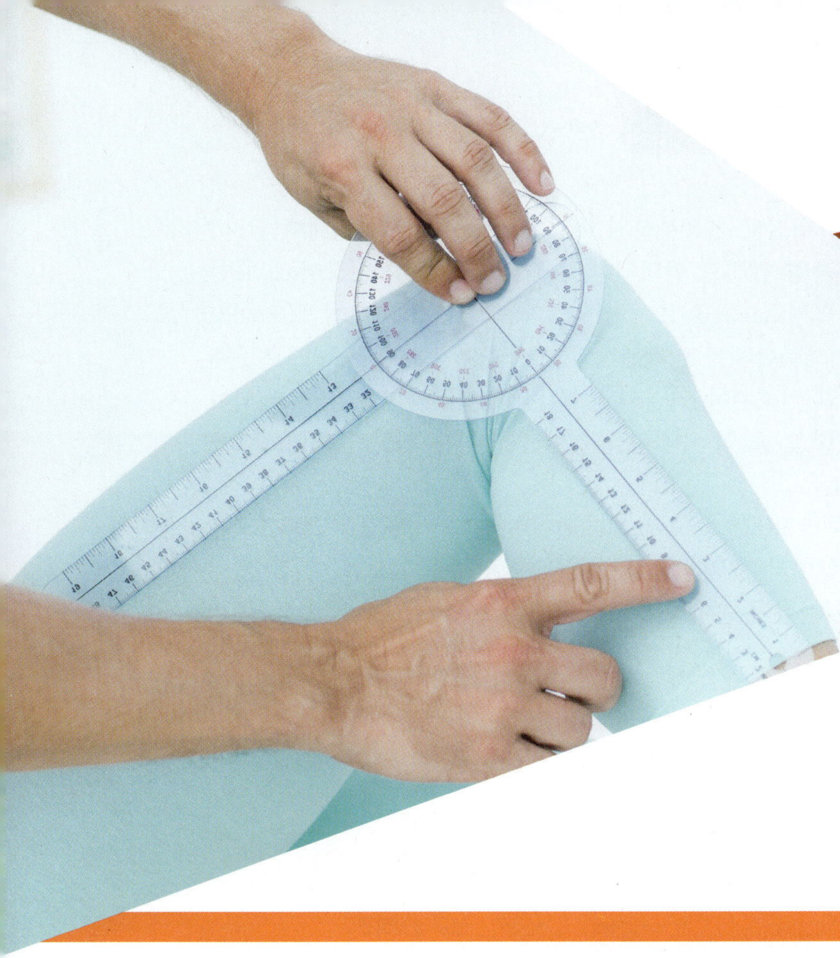

CHAPTER 04

Measurement & Assessment

어깨관절(Shoulder joint)

01 구조와 기능
02 관절운동범위검사(Range of motion test)
03 맨손근력검사(Manual muscle test)
04 특수검사

어깨관절(shoulder joint)은 주로 위팔뼈 몸쪽부분의 머리(humeral head)와 어깨뼈의 관절오목(glenoid fossa)으로 형성된 3축성 관절로 설명되나, 복장뼈(sternum), 빗장뼈(clavicle), 어깨뼈(scapula), 갈비뼈(rib), 위팔뼈(humerus)로 구성된 4개 관절인 어깨복합체(shoulder complex)로 설명되어야 한다. 어깨복합체는 어깨관절과 팔이음뼈(shoulder girdle)로 구분할 수 있다. 어깨관절은 위팔뼈와 어깨뼈를 연결하고, 팔 전체의 움직임에 기초가 되며, 팔이음뼈는 어깨와 몸통을 연결하고, 팔의 움직임을 위한 안정성을 제공하는 데 중요한 역할을 한다.

어깨관절은 해부학적으로 절구관절(ball & socket joint)이며, 3축성 관절로 자유도 3을 허락하나, 불안정한 뼈의 구조로 여러 근육과 인대를 통해 안정성을 얻으며, 관절 중 가장 탈구되기 쉬운 관절이다. 어깨관절 주변의 연부조직 손상으로 방카트병변, 봉우리밑부딪힘증후군, 어깨의 윤활주머니염, 유착성 관절주머니염(오십견, 동결견) 등이 있다.

01 구조와 기능

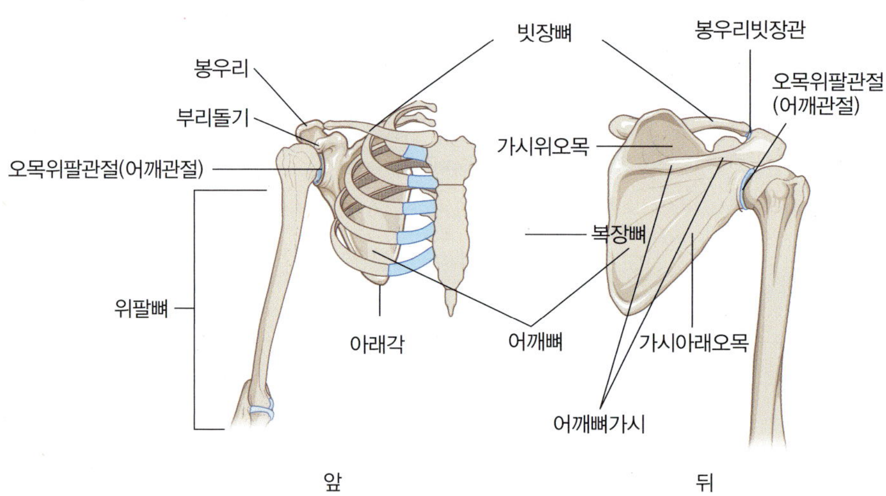

그림 4-1 어깨관절의 구조와 기능

1 뼈와 관절

(1) 복장뼈(Sternum)

복장뼈는 가슴 앞쪽 중간에 위치한 세로로 길쭉하고 납작한 칼 모양의 뼈로, 복장뼈마루(manubrium), 복장뼈몸통(body of sternum), 칼돌기(xiphoid process)로 구성되어 있다. 복장뼈마루에서는 빗장관절면(clavicular facet)과 빗장뼈가 관절하여 복장빗장관절(sternoclavicular joint)을 형성하여 복장뼈와 빗장뼈를 연결한다. 복장뼈몸통에서는 갈비관절면(costal facet)과 둘째갈비뼈부터 일곱째갈비뼈가 결합하여 가슴우리 앞쪽을 형성한다.

(2) 빗장뼈(Clavicle)

빗장뼈는 복장뼈와 어깨뼈를 연결하는 S자 형태의 뼈로, 안쪽 끝부위는 복장뼈와 관절하는 복장끝(sternal end), 바깥쪽 끝부위는 어깨뼈의 봉우리(acromion)와 관절하는 봉우리끝(acromial end)으로 구성되어 있다. 복장끝은 복장뼈와 관절하여 복장빗장관절(sternoclavicular joint)을 형성하고, 봉우리끝은 어깨뼈의 봉우리와 관절하여 봉우리빗장관절(acromioclavicular joint)을 형성한다. 빗장뼈의 관절들은 어깨의 움직임 시 지렛대 역할을 한다.

(3) 어깨뼈(Scapula)

어깨뼈는 등의 위쪽에 위치한 역삼각형 모양의 넙적한 뼈로, 오목 3개, 돌기 4개, 모서리 3개, 각 3개로 구성되어 있다. 3개의 오목은 어깨뼈밑오목(subscapular fossa), 가시위오목(supraspinous fossa), 가시아래오목(infraspinous fossa)이며, 4개의 돌기는 어깨뼈가시(scapular spine), 봉우리(acromion), 관절오목(glenoid fossa)을 구성하는 큰 돌기, 부리돌기(coracoid process)이다. 3개의 모서리는 위모서리(superior border), 척추 쪽의 안쪽모서리(medial border), 겨드랑이 쪽의 가쪽모서리(lateral border)이다. 3개의 각은 모서리들이 만나는 끝지점으로 위각(superior angle), 아래각(inferior angle), 가쪽각(lateral angle)이며, 아래각은 어깨뼈의 움직임을 촉진하는 데 용이하다.

위의 구조물을 앞면과 뒷면으로 구분하여 살펴보면, 앞면에서는 어깨뼈밑오목, 봉우리, 관절오목, 부리돌기를 볼 수 있으며, 뒷면에서는 가시위오목, 가시아래오목, 어깨뼈가시, 봉우리를 볼 수 있다. 어깨뼈밑오목은 어깨뼈 앞면의 대부분을 형성하고, 볼록한 갈비뼈의 뒷면을 따라 어깨뼈가 미끄러질 수 있게 한다. 봉우리는 어깨뼈가시의 가쪽 끝에서 앞쪽으로 약 90°의 각도로 넓고 편평하게 돌출되어 있으며, 위팔뼈머리와 봉우리 사이의 구조물을 보호하는 역할을 한다. 그리고 빗장뼈의 봉우리끝과 관절하여 봉우리빗장관절(acromioclavicular joint)을 형성한다. 관절오목은 가쪽각에 위치하는 돌기에 있는 컵 모양의 오목으로 위팔뼈머리와 관절하여 오목위팔관절(glenohumeral joint)를 형성한다. 부리돌기는 어깨뼈의 앞쪽, 약간 가쪽으로 뻗어나온 돌기로 어깨복합체의 여러 근육과 인대를 위한 부착부위를 제공하는데, 위팔두갈래근의 짧은갈래의 부착점이다. 어깨뼈가시는 안쪽모서리에서부터 어깨뼈 몸통을 가로질러 어깨뼈의 뒷면을 두 부분으로 나누는데, 위쪽을 가시위오목, 아래쪽을 가시아래오목이라 부른다.

(4) 위팔뼈(Humerus)

어깨관절의 움직임에 필요한 위팔뼈는 몸쪽에서 중간까지의 위팔뼈로, 이번 장에서는 해당 부분만 살펴보고자 한다. 몸쪽 위팔뼈는 위팔뼈머리, 큰결절(greater tubercle), 작은결절(lesser tubercle), 결절사이고랑(intertubercular groove), 해부목(anatomical neck), 외과목(surgical neck), 어깨세모근 거친면(deltoid tuberosity), 노신경(나선)고랑[radial(spiral) groove]의 구조물을 살펴볼 수 있다.

위팔뼈머리는 위팔뼈의 몸쪽 뼈끝의 위-안쪽 부분으로 완전한 구형의 반구 모양으로, 어깨뼈의 관절오목과 결합하여 오목위팔관절(glenohumeral joint)을 형성한다. 큰결절은 몸쪽 뼈끝 부분의 가쪽 가장자리로 어깨의 가쪽경계를 이루며, 작은 결절은 몸쪽 뼈끝 부분의 앞-안쪽면으로 위팔뼈머리의 바로 아래 위치한 뼈의 앞쪽 돌출부위이다. 결절사이고랑은 큰결절과 작은결절을 나누며, 위팔두갈래근 긴갈래의 힘줄이 지나가서 두갈래근고랑(bicipital groove)이라고도 한다. 해부목은 위팔뼈머리 아래의 좁은 부분으로 어깨관절의 관절주머니가 부착하는 부분이며, 외과목은 성장하는 뼈의 뼈몸통 끝에 해당한다. 외과목은 이름에서 알 수 있듯이 골절이 생기기 쉬운 부분이다. 어깨세모근 거친면은 위팔뼈의 위쪽 절반의 가쪽면으로 어깨세모근의 3개 갈래가 부착하는 부위이며, 결절사이고랑이 어깨세모근 거친면까지 이어진다. 노신경고랑은 어깨세모근거친면의 뒤쪽 경계를 따라 주행하며, 고랑으로는 노신경이 지나간다.

2 기능적 움직임

어깨관절의 움직임을 위해 어깨복합체의 관절과 근육들이 상호작용해야 한다. 이러한 상호작용을 어깨위팔리듬(scapulohumeral rhythm)이라 하는데, 이는 정상적인 어깨의 벌림·굽힘 시, 오목위팔관절과 어깨가슴관절 사이에 2:1의 리듬(비율)이 존재한다는 것이다. 즉, 2도의 오목위팔관절 벌림(굽힘)마다, 1도의 어깨가슴관절의 위쪽돌림이 있어야 한다. 어깨가슴관절은 가관절로 위쪽돌림을 위해 복장빗장관절의 올림과 봉우리빗장관절의 위쪽돌림의 결합된 움직임이 필요하다. 이는 어깨관절의 움직임을 위한 어깨복합체의 관절과 근육의 상호작용 근거가 된다.

(1) 굽힘(Flexion)

위팔뼈를 앞으로 움직여 어깨관절의 각도를 줄이는 운동이다. 어깨관절의 굽힘을 위해 위팔뼈의 굽힘, 어깨뼈의 위쪽돌림, 빗장뼈의 올림과 뒤쪽돌림이 함께 수행되어야 한다.

(2) 폄(Extension)

굽힘과 반대되는 동작으로 위팔뼈를 굽힘 상태에서 중간위치 또는 뒤로 움직여 각도를 증가시키며 움직이는 운동이다. 어깨관절의 폄을 위해 위팔뼈의 폄, 어깨뼈의 아래쪽돌림과 뒤당김, 빗장뼈의 내림과 앞쪽돌림이 함께 수행되어야 한다.

(3) 벌림(Abduction)

위팔뼈를 가쪽으로 움직여 중심선으로부터 멀어지는 운동이다. 어깨관절의 벌림을 위해 위팔뼈의 벌림, 어깨뼈의 위쪽돌림, 빗장뼈의 올림과 뒤쪽돌림이 함께 수행되어야 한다.

어깨관절을 90° 굽힘 상태에서 벌림시키면 수평벌림(horizontal abduction)이 된다. 수평벌림을 위해 위팔뼈의 수평벌림, 어깨뼈의 뒤당김, 빗장뼈의 뒤당김이 함께 수행되어야 한다.

(4) 모음(Adduction)

벌림과 반대되는 동작으로 위팔뼈를 안쪽으로 움직여 중심선으로부터 가까워지는 운동이다. 어깨관절의 모음을 위해 위팔뼈의 모음, 어깨뼈의 아래쪽돌림, 빗장뼈의 내림과 앞쪽돌림이 함께 수행되어야 한다.

어깨관절을 90° 굽힘 상태에서 모음시키면 수평모음(horizontal adduction)이 된다. 수평모음을 위해 위팔뼈의 수평모음, 어깨뼈의 내밈, 빗장뼈의 내밈이 함께 수행되어야 한다.

(5) 안쪽돌림(Internal rotation)

위팔뼈를 안쪽으로 돌리는 운동이다. 안쪽돌림근육의 대부분은 어깨관절의 폄근육이자 모음근육으로, 바닥에서 물건을 들어올리는 동작 등에서 어깨의 폄, 모음과 함께 일어나며, 물주전자로 물을 따르는 등의 아래팔을 엎침하는 동작에서도 일어난다.

(6) 가쪽돌림(External rotation)

위팔뼈를 가쪽으로 돌리는 운동이다. 가쪽돌림근육의 대부분은 어깨관절의 굽힘근육이자 벌림근육으로 머리 뒤로 손을 가져가는 동작 등에서 어깨의 굽힘, 벌림과 함께 일어나며, 문 손잡이를 시계방향으로 돌리는 등의 아래팔을 뒤침하는 동작에서도 일어난다.

02 관절운동범위검사(Range of motion test)

1 어깨관절 굽힘(Shoulder flexion)

- 정상 각도: 180°
- 시작자세: 앉거나 바로 누운 자세에서 위팔뼈를 중립 돌림으로 모은다.
- 끝자세: 위팔뼈를 앞으로 최대한 굽힘 자세를 취한다.
- 측정: 각도계의 중심축은 봉우리돌기에 두고, 고정팔은 몸통 가쪽 정중선에 둔다. 이동팔은 바깥쪽 위팔뼈의 긴 축과 평행하게 한다.
- 유의사항: 몸통의 폄이 일어나지 않게 주의하며, 몸통의 폄으로 보상작용이 일어난다면 고정팔이 움직이지 않도록 주의해서 측정한다.

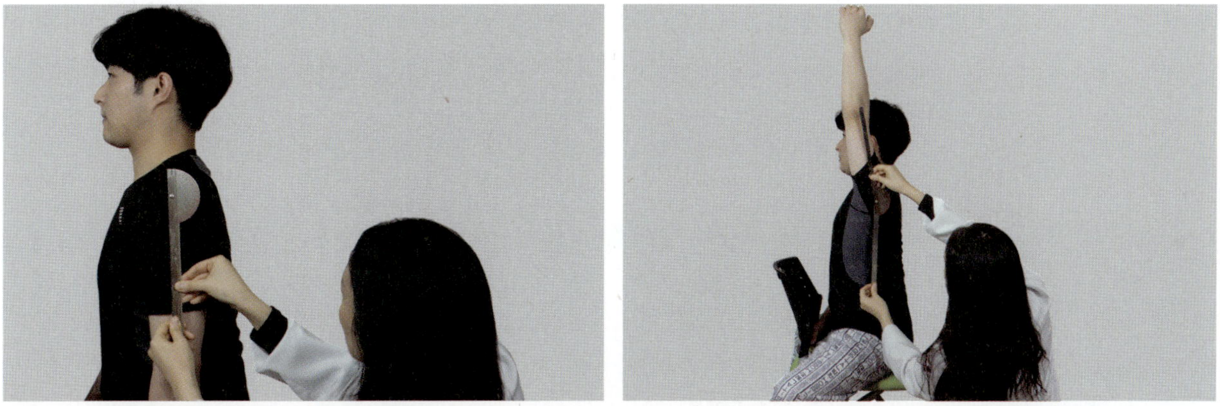

그림 4-2 어깨관절 굽힘

2 어깨관절 폄(Shoulder extension)

- 정상 각도: 60°
- 시작자세: 앉거나 엎드린 자세에서 위팔뼈를 중립 돌림으로 모은다.
- 끝자세: 위팔뼈를 최대한 폄한 자세를 취한다.
- 측정: 각도계의 중심축은 봉우리돌기에 두고, 고정팔은 몸통의 가쪽 정중선에 둔다. 이동팔은 바깥쪽 위팔뼈의 긴 축과 평행하게 한다.
- 유의사항: 몸통의 굽힘이 일어나지 않게 앞쪽 어깨를 고정한다.

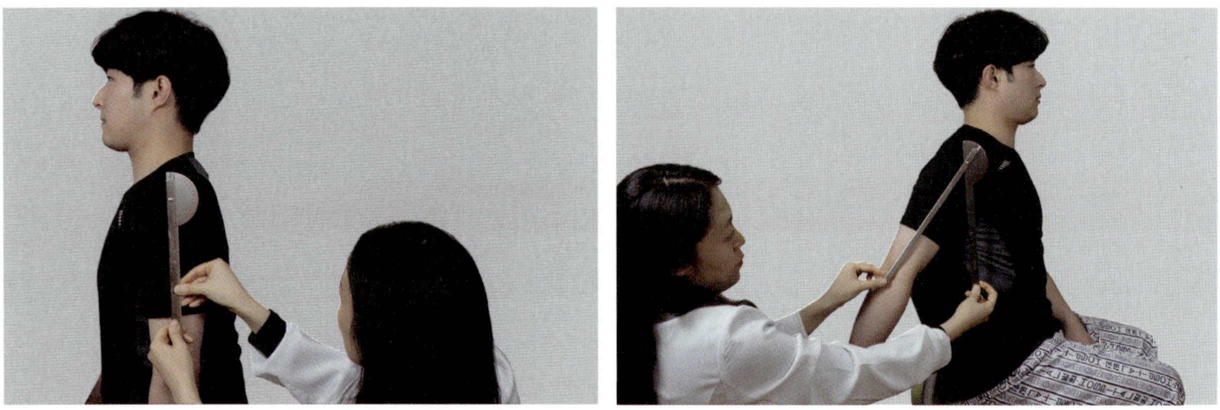

그림 4-3 어깨관절 폄

3 어깨관절 벌림(Shoulder abduction)

- 정상 각도: 180°
- 시작자세: 앉거나 엎드린 자세에서 위팔뼈는 모음과 바깥돌림한다.
- 끝자세: 위팔뼈를 최대한 벌림한 자세를 취한다.
- 측정: 각도계의 중심축은 위팔뼈머리의 관절 중심과 일직선으로 하여 봉우리돌기 아래에 두고, 고정팔은 몸통 중심선과 평행하게 둔다. 이동팔은 위팔뼈의 긴 축과 평행하게 한다.
- 유의사항: 몸통의 가쪽굽힘이 일어나지 않게 몸통을 고정한다.

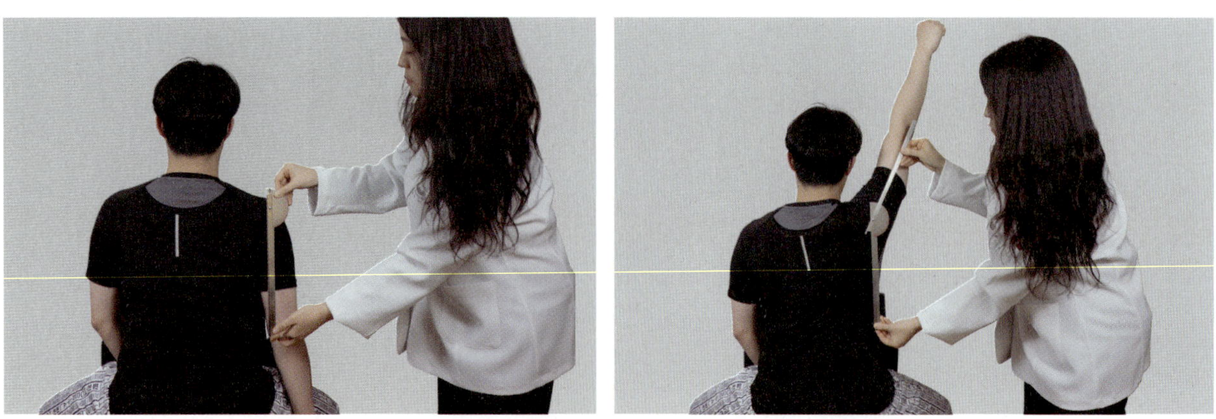

그림 4-4 어깨관절 벌림

4 어깨관절 모음(Shoulder adduction)

- 정상 각도: 40°
- 시작자세: 앉거나 바로 누운 자세에서 위팔뼈는 모음과 바깥돌림한다.
- 끝자세: 위팔뼈를 최대한 모음한 자세를 취한다.
- 측정: 각도계의 중심축은 위팔뼈머리의 관절 중심과 일직선으로 하여 봉우리돌기 아래에 두고, 고정팔은 몸통 중심선과 평행하게 둔다. 이동팔은 위팔뼈의 긴 축과 평행하게 한다.
- 유의사항: 몸통의 가쪽굽힘이 일어나지 않도록 몸통을 고정한다.

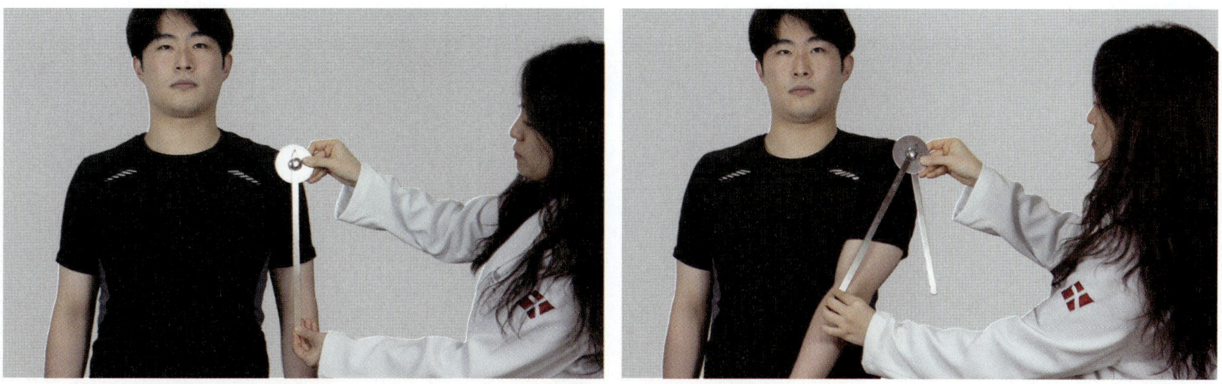

그림 4-5 어깨관절 모음

5-1 벌림 상태에서 어깨관절 안쪽돌림 (Shoulder internal rotation in abduction)

- 정상 각도: 60°
- 시작자세: 앉거나 선 자세에서, 위팔뼈 90° 벌림, 팔꿈치 90° 굽힘, 아래팔은 바닥과 평행하게 엎침한다.
- 끝자세: 고정된 어깨에서 아래팔을 최대한 밑으로 내린다.
- 측정: 각도계의 중심축은 팔꿈치돌기에 두고, 고정팔은 아래팔과 수평한 위치에 둔다. 이동팔은 자뼈와 중심선과 평행하게 한다.
- 유의사항: 어깨뼈의 과한 올림을 방지한다.

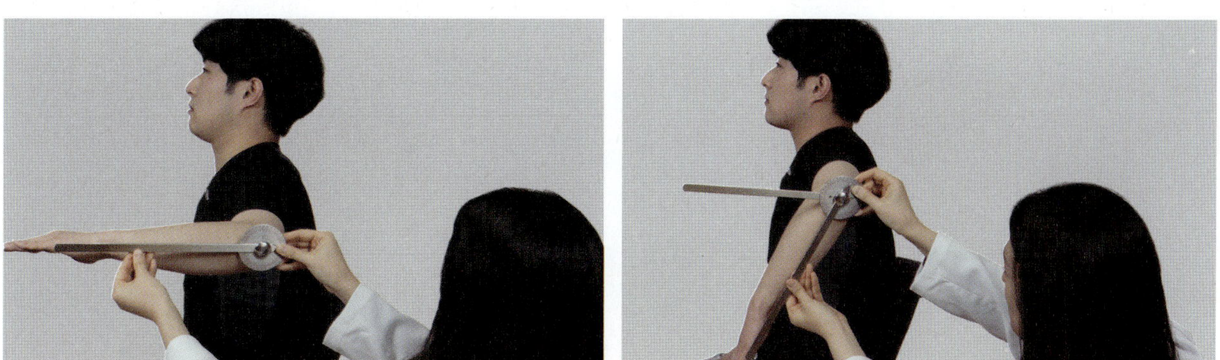

그림 4-6 벌림 상태에서 어깨관절 안쪽돌림

5-2 모음 상태에서 어깨관절 안쪽돌림 (Shoulder internal rotation in adduction)

- 정상 각도: 70°
- 시작자세: 앉거나 선 자세에서, 위팔뼈 몸통 옆에 모음, 팔꿈치 90° 굽힘, 아래팔은 중립상태에서 돌림한다.
- 끝자세: 고정된 어깨에서 위팔뼈를 최대한 안쪽돌림한다.
- 측정: 각도계의 중심축은 팔꿈치돌기에 두고, 고정팔은 시상면으로부터 수평하게 앞쪽으로 둔다. 이동팔은 아래팔과 평행하게 한다.
- 유의사항: 벌림이 되지 않는 경우 적용한다.

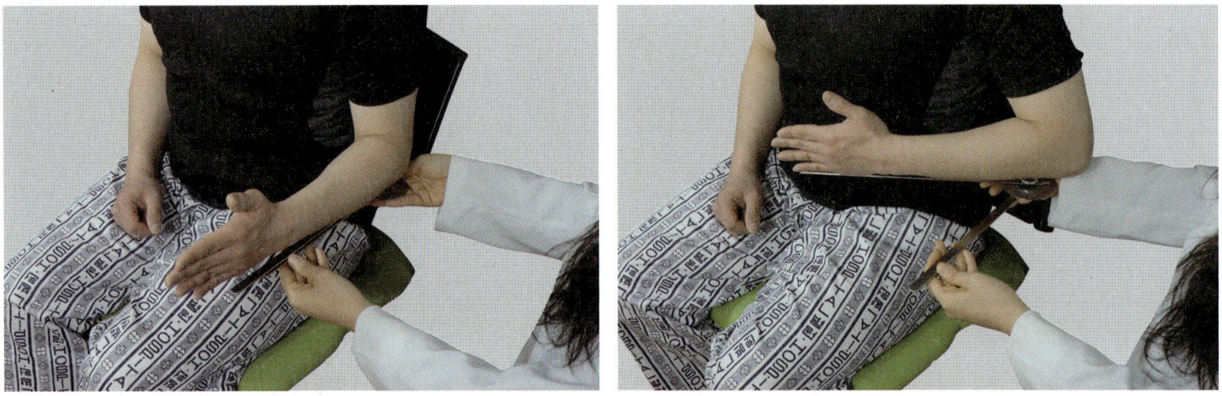

그림 4-7 모음 상태에서 어깨관절 안쪽돌림

6-1 벌림 상태에서 어깨관절 가쪽돌림 (Shoulder external rotation in abduction)

- 정상 각도: 80°
- 시작자세: 앉거나 선 자세에서, 위팔뼈 90° 벌림, 팔꿈치 90° 굽힘, 아래팔은 바닥과 평행하게 엎침한다.
- 끝자세: 고정된 어깨에서 아래팔을 최대한 위로 돌린다.
- 측정: 각도계의 중심축은 팔꿈치돌기에 두고, 고정팔은 아래팔과 수평한 위치에 둔다. 이동팔은 자뼈와 중심선과 평행하게 한다.
- 유의사항: 몸통이 펴되지 않도록 방지한다.

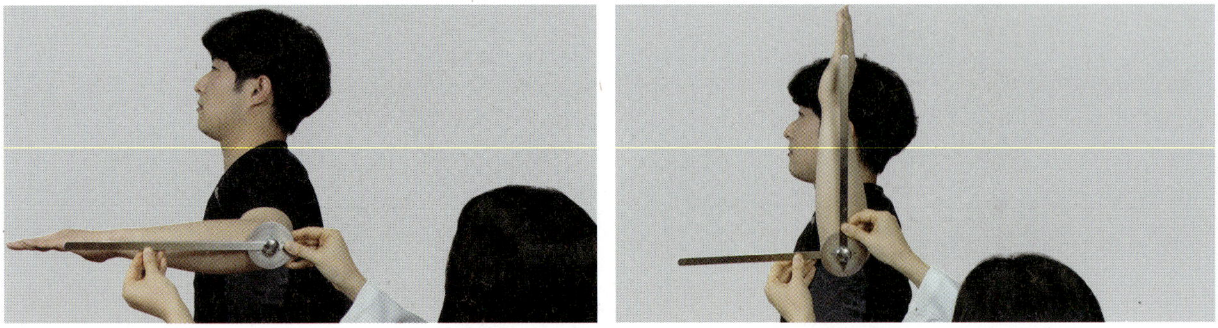

그림 4-8 벌림 상태에서 어깨관절 가쪽돌림

6-2 모음 상태에서 어깨관절 가쪽돌림 (Shoulder external rotation in adduction)

- 정상 각도: 90°
- 시작자세: 앉거나 선 자세에서, 위팔뼈 몸통 옆에 모음, 팔꿈치 90° 굽힘, 아래팔은 중립상태에서 돌림한다.
- 끝자세: 고정된 어깨에서 위팔뼈를 최대한 가쪽돌림한다.
- 측정: 각도계의 중심축은 팔꿈치돌기에 두고, 고정팔은 시상면으로부터 수평하게 앞쪽으로 둔다. 이동팔은 아래팔과 평행하게 한다.
- 유의사항: 벌림이 되지 않는 경우 적용한다.

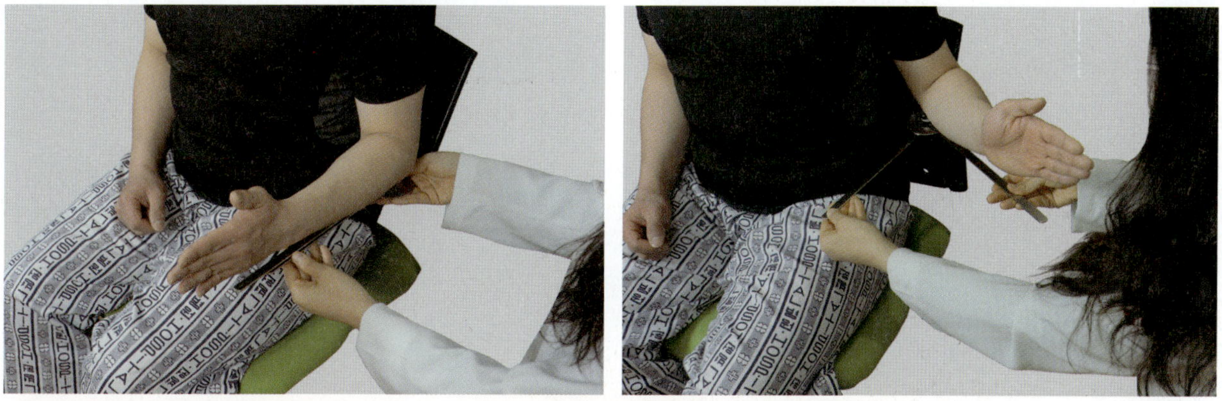

그림 4-9 모음 상태에서 어깨관절 가쪽돌림

7 수평 벌림(horizontal abduction)

- 정상 각도: 45°
- 시작자세: 바로 앉은 자세에서 어깨관절은 90°로 벌림하고 아래팔은 중립 자세를 취한다. 팔꿉관절의 경우, 90° 굽히거나 편 자세를 취한다.
- 끝자세: 위팔뼈를 최대한 뒤로 보내 수평 벌림한 자세를 취한다.
- 측정: 각도계의 중심축은 봉우리돌기의 윗면에 두고, 고정팔과 이동팔은 위팔뼈와 평행하게 둔다.
- 유의사항: 몸통의 폄이 일어나지 않게 뒤쪽 어깨를 고정한다.

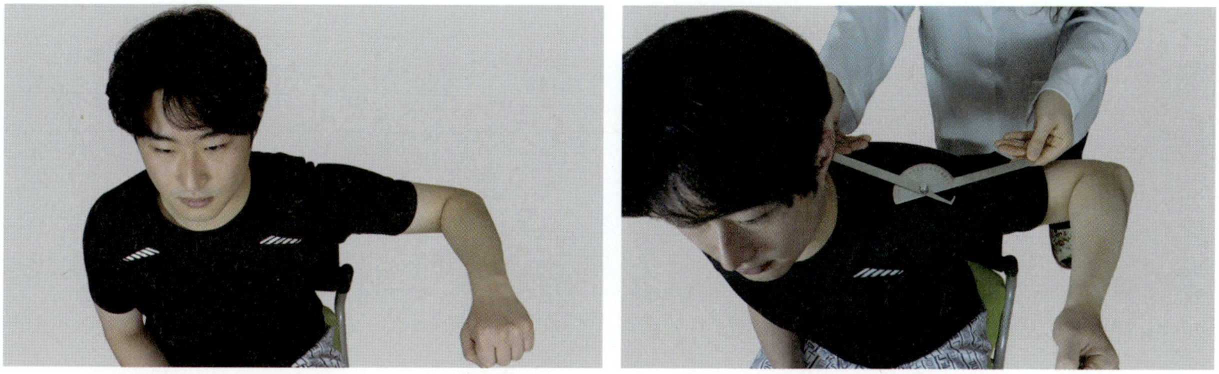

그림 4-10 수평 벌림

8 수평 모음(horizontal adduction)

- 정상 각도: 130°
- 시작자세: 바로 앉은 자세에서 어깨관절은 90°로 벌림하고 아래팔은 중립 자세를 취한다. 팔꿉관절의 경우 90° 굽힘하거나 편 자세를 취한다.
- 끝자세: 위팔뼈를 최대한 몸의 앞쪽 중심선으로 보내 수평 모음한 자세를 취한다.
- 측정: 각도계의 중심축은 봉우리돌기의 윗면에 두고, 고정팔과 이동팔은 위팔뼈와 평행하게 둔다.
- 유의사항: 몸통의 굽힘이 일어나지 않게 앞쪽 어깨를 고정한다.

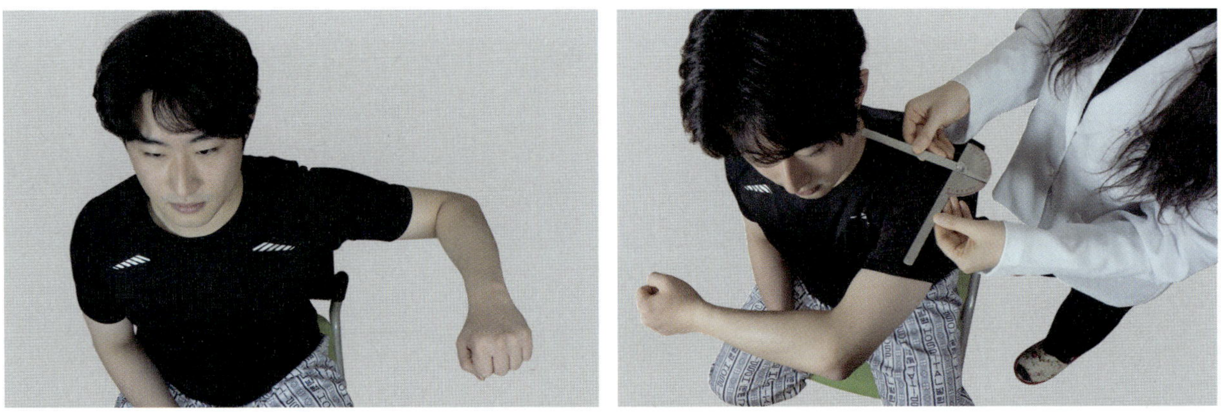

그림 4-11 수평 모음

03 맨손근력검사(Manual muscle test)

1 어깨뼈 올림근(Scapular elevator)

(1) 위등세모근(Upper trapezius), 어깨올림근(Levator scapulae)

근육	이는곳(origin)	닿는곳(insertion)	지배신경(nerve)	작용(action)
위등세모근	뒤통수뼈의 위목덜미선, 바깥뒤통수뼈융기, 목덜미인대	빗장뼈 가쪽, 봉우리	더부신경	어깨뼈의 올림, 위쪽돌림
어깨올림근	첫째~넷째 목뼈의 가로돌기	어깨뼈의 위각과 어깨뼈가시 사이의 안쪽모서리	등쪽어깨신경	어깨뼈의 올림

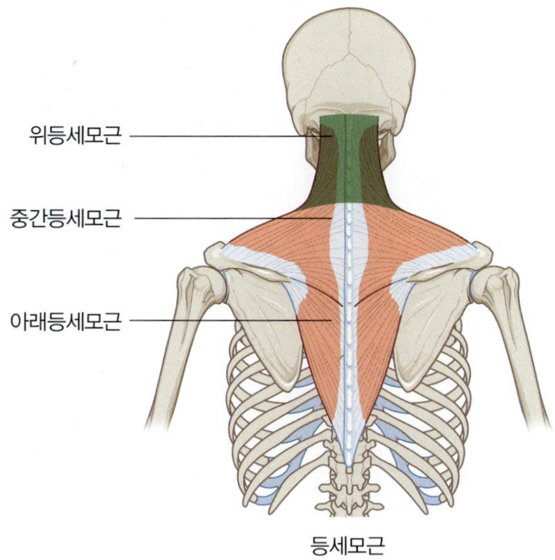

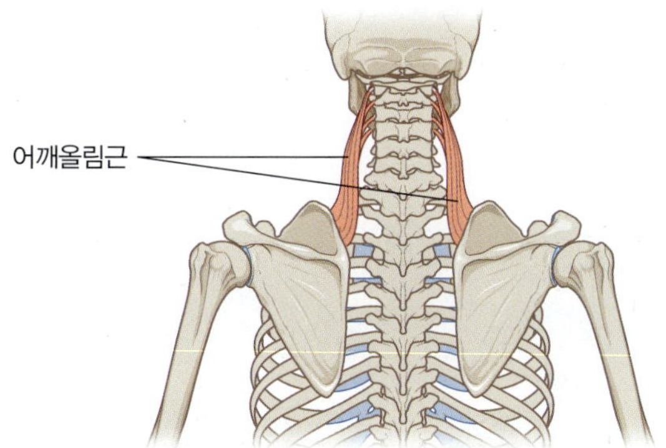

그림 4-12 위등세모근과 어깨올림근

■ 측정

- 고정부위: 필요한 경우 몸통을 고정한다.
- 움직임: 어깨를 올린다.
- 저항: 어깨 위에서 아랫방향으로 누르면서 적용한다.
- 촉진: 어깨와 목을 연결하는 선 근처에서 목뼈와 평행한 위등세모근을 촉진한다.
- 보상작용: 마름근이 대상작용하여 아래쪽돌림이 일어날 수 있으므로, 주의하여 측정 한다.

	중력 대항(Against gravity)
시작자세	앉은 자세
사진	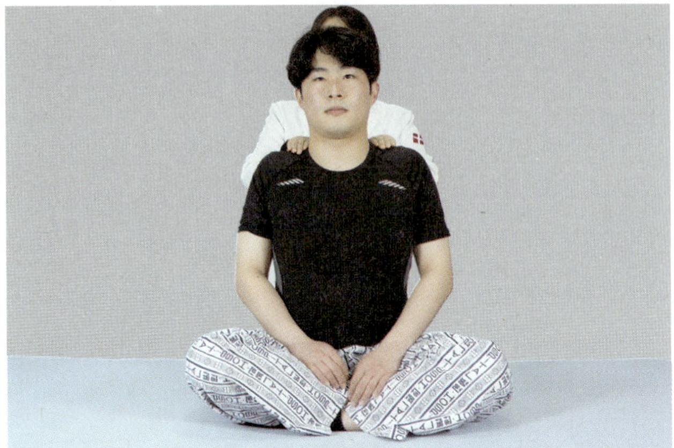
등급	N(5): 최대 저항에 대항하며 관절운동범위 전체를 유지한다.
	G(4): 중등도 저항에 대항하며 관절운동범위 전체를 유지한다.
	F(3): 저항이 없는 상태에서 중력에 대항하며 관절운동범위 전체를 유지한다.
	중력 최소(Gravity minimized)
시작자세	엎드린 자세
사진	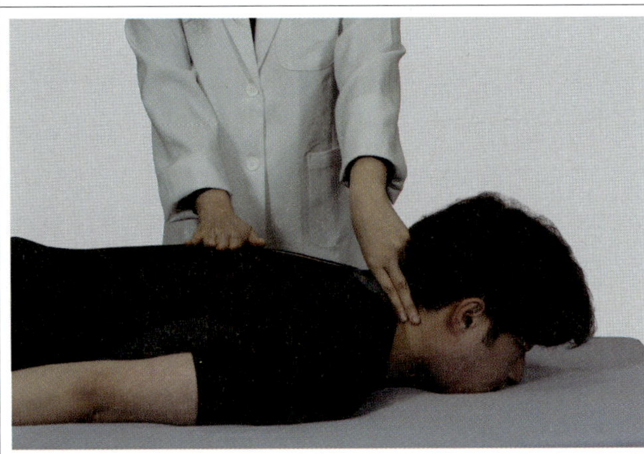
등급	P(2): 엎드린 자세에서 전체 관절가동범위를 움직인다.
	T(1): 관절 운동은 없으나, 근수축을 촉진할 수 있다.
	Z(0): 근수축 반응이 없다.

2 어깨뼈 모음근(scapular adductor)

(1) 중간등세모근(Middle trapezius), 마름근(Rhomboids)

근육	이는곳(origin)	닿는곳(insertion)	지배신경(nerve)	작용(action)
중간등 세모근	목덜미인대와 C7-T5의 가시돌기	봉우리의 안쪽면, 어깨뼈의 위쪽능선	더부신경	어깨뼈의 모음
마름근	목덜미인대와 C7-T5의 가시돌기	어깨뼈가시의 뿌리에서 아래각까지의 안쪽모서리	등쪽어깨신경	어깨뼈의 모음, 올림, 아래쪽돌림

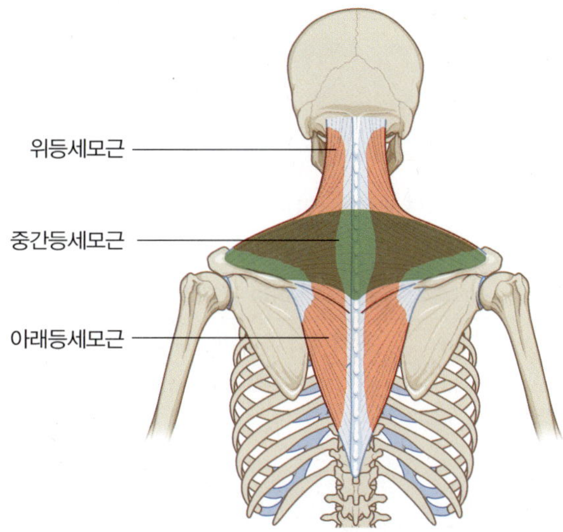

등세모근

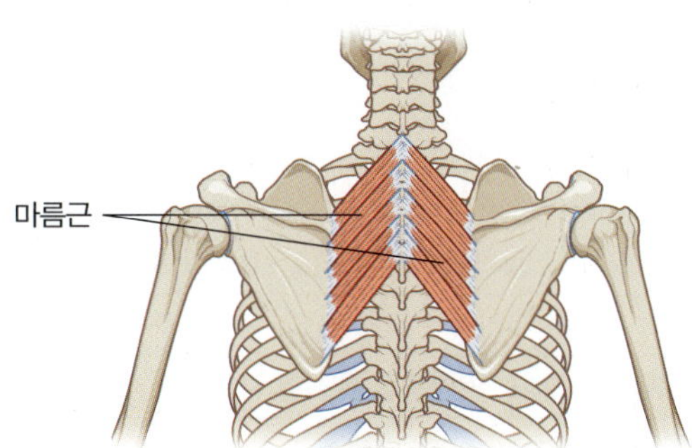

그림 4-13 중간등세모근과 마름근

■ 측정

- 고정부위: 필요 시 등 부위를 고정한다.
- 움직임: 어깨뼈를 모음한다.
- 저항: 어깨뼈의 안쪽 모서리에서 가쪽방향으로 누르면서 적용한다.
- 촉진: 봉우리와 척추 사이의 어깨뼈가시 위쪽의 중간등세모근을 촉진한다.
- 보상작용: 뒤어깨세모근이 작용하여 어깨뼈 모음을 할 수 있으므로 주의하여 측정한다.

<table>
<tr><th></th><th>중력 대항(Against gravity)</th></tr>
<tr><td>시작자세</td><td>엎드려 누운 자세</td></tr>
<tr><td>사진</td><td>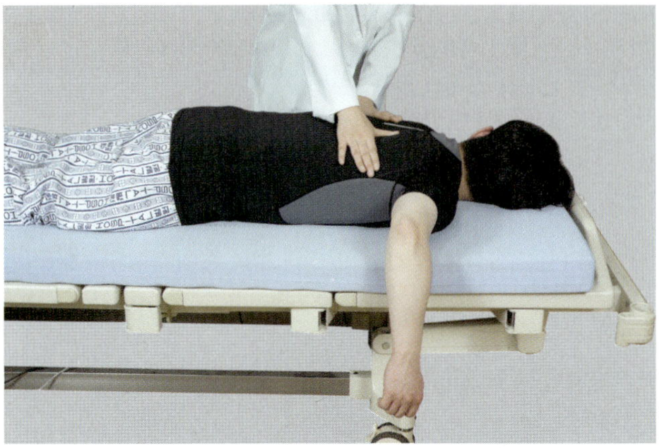</td></tr>
<tr><td rowspan="3">등급</td><td>N(5): 최대 저항에 대항하며 관절운동범위 전체를 유지한다.</td></tr>
<tr><td>G(4): 중등도 저항에 대항하며 관절운동범위 전체를 유지한다.</td></tr>
<tr><td>F(3): 저항이 없는 상태에서 중력에 대항하며 관절운동범위 전체를 유지한다.</td></tr>
<tr><th></th><th>중력 최소(Gravity minimized)</th></tr>
<tr><td>시작자세</td><td>엎드려 누운 자세, 검사자가 팔을 지지해 중력을 최소화한다.</td></tr>
<tr><td>사진</td><td>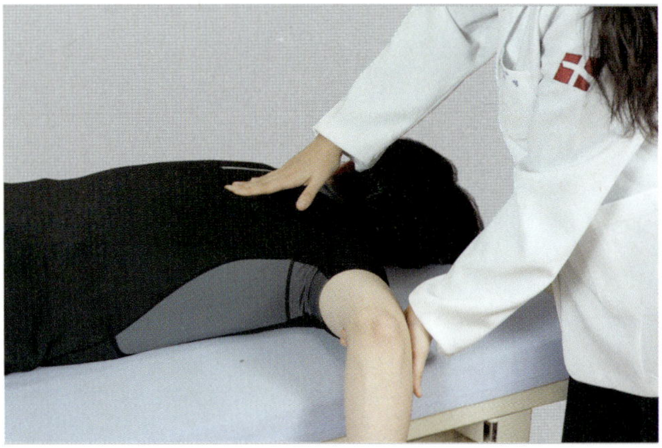</td></tr>
<tr><td rowspan="3">등급</td><td>P(2): 중력을 최소화한 자세에서 전체 관절가동범위를 움직인다.</td></tr>
<tr><td>T(1): 관절 운동은 없으나, 근수축을 촉진할 수 있다.</td></tr>
<tr><td>Z(0): 근수축 반응이 없다.</td></tr>
</table>

(2) 아래등세모근(Lower trapezius)

근육	이는곳(origin)	닿는곳(insertion)	지배신경(nerve)	작용(action)
아래등 세모근	T6-T12의 가시돌기	어깨뼈 안쪽모서리 근처의 어깨뼈 가시	척수더부신경	어깨뼈의 내림, 위쪽돌림, 모음

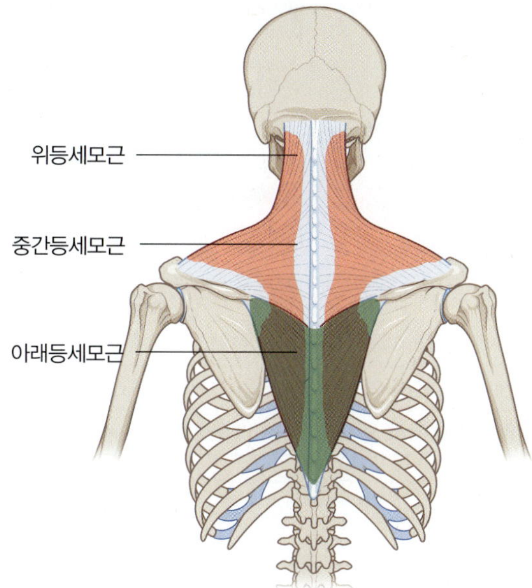

그림 4-14 아래등세모근

■ 측정

- 고정부위: 필요 시 등 부위를 고정한다.
- 움직임: 어깨뼈를 모음하여 내린다.
- 저항: 팔꿈치 위에서 아래방향으로 적용 또는 어깨뼈의 가쪽각에서 어깨뼈의 올림, 벌림 방향으로 적용한다.

- 촉진: 어깨뼈가시의 안쪽 끝에서 아래각까지 척추와 평행한 부위의 아래등세모근을 촉진한다.
- 보상작용: 어깨관절의 굽힘과 벌림 제한 시 팔을 검사대 밖으로 내어 측정, 마름근의 대상작용으로 아래쪽돌림이 일어날 수 있으므로 주의하여 측정한다.

	중력 대항(Against gravity)
시작자세	팔을 145° 벌리고 엎드려 누운 자세
사진	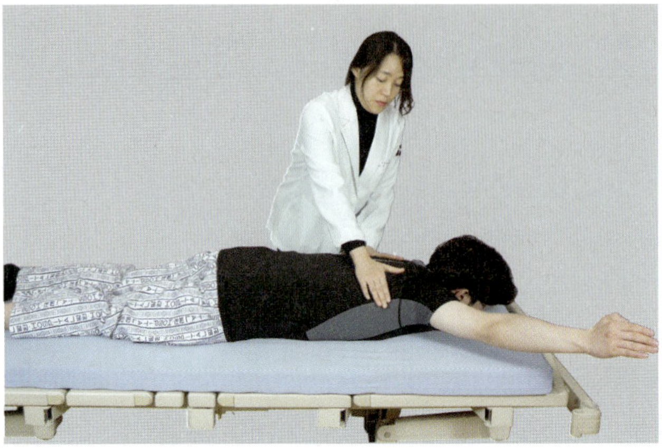
등급	N(5): 최대 저항에 대항하며 관절운동범위 전체를 유지한다.
	G(4): 중등도 저항에 대항하며 관절운동범위 전체를 유지한다.
	F(3): 저항이 없는 상태에서 중력에 대항하며 관절운동범위 전체를 유지한다.
	중력 최소(Gravity minimized)
시작자세	팔을 145° 벌리고 엎드려 누운 자세, 피검사자가 위팔뼈를 지지하여 중력을 최소화한다.
사진	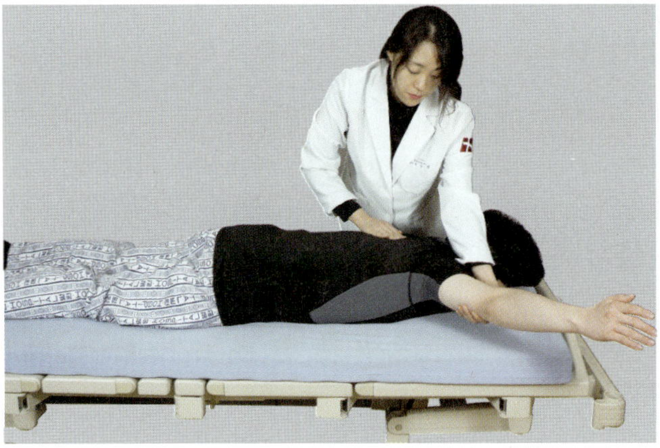
등급	P(2): 중력을 최소화한 자세에서 전체 관절가동범위를 움직인다.
	T(1): 관절 운동은 없으나, 근수축을 촉진할 수 있다.
	Z(0): 근수축 반응이 없다.

(3) 마름근(Rhomboids), 어깨올림근(Levator scapulae), 중간등세모근(Middle trapezius)

근육	이는곳(origin)	닿는곳(insertion)	지배신경(nerve)	작용(action)
큰마름근	T2-T5의 가시돌기	어깨뼈 안쪽모서리의 아래쪽 2/3	등쪽어깨신경	어깨뼈의 모음, 올림, 아래쪽돌림
작은 마름근	목덜미인대, C7-T1의 가시돌기	어깨뼈 안쪽모서리의 위쪽 1/3	등쪽어깨신경	어깨뼈의 모음, 올림
어깨 올림근	첫째~넷째 목뼈의 가로돌기	어깨뼈의 위각과 어깨뼈 가시 사이의 안쪽모서리	등쪽어깨신경	어깨뼈의 올림
중간 등세모근	목덜미인대와 C7-T5의 가시돌기	봉우리의 안쪽면, 어깨뼈의 위쪽능선	더부신경	어깨뼈의 모음

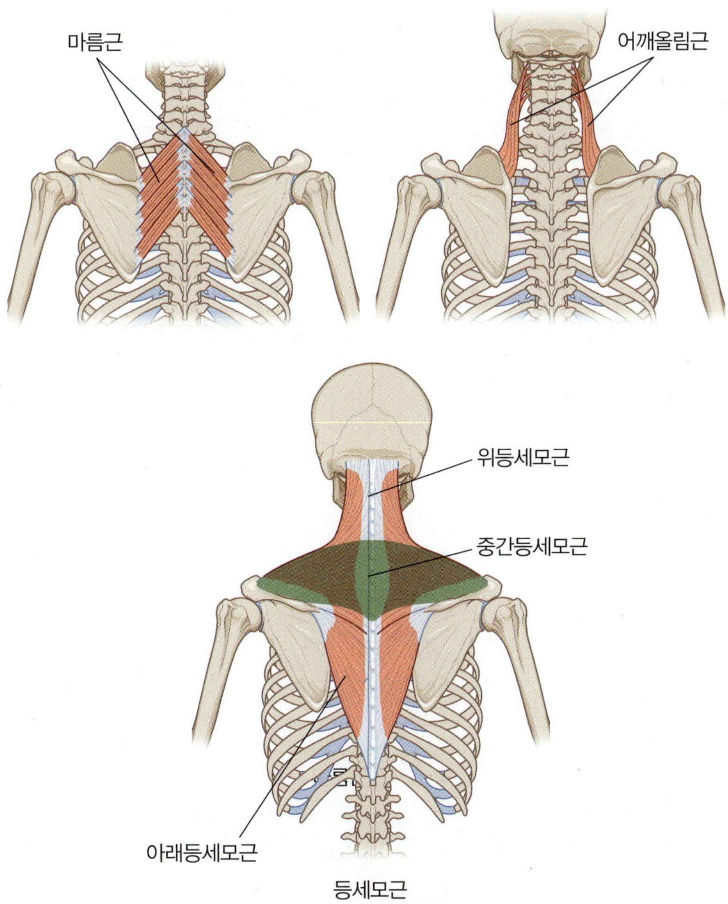

그림 4-15 마름근, 어깨올림근, 중간등세모근

■측정

- 고정부위: 필요 시 등 부위를 고정한다.
- 움직임: 어깨뼈를 모음, 아래쪽돌림한다.
- 저항: 어깨뼈 위에서 벌림과 위쪽돌림 방향으로 적용한다.
- 촉진: 어깨뼈가시의 안쪽 끝에서 아래각까지 척추와 평행한 부위의 아래등세모근을

촉진한다.

- 보상작용: 뒤어깨세모근이 수평벌림이나 어깨관절을 펌시킬 수 있으므로 주의해서 측정한다. 위팔뼈의 폄이나 벌림에 의해 어깨뼈를 모음할 수 있으므로 팔꿈치가 들리지 않도록 주의해서 측정한다.

	중력 대항(Against gravity)
시작자세	머리를 검사하는 쪽으로 돌리고 엎드려 누운 자세
	검사하는 팔의 경우, 어깨는 모음과 안쪽돌림을 하고, 팔꿈치는 구부려 손등이 허리 엉치부위에 닿음
사진	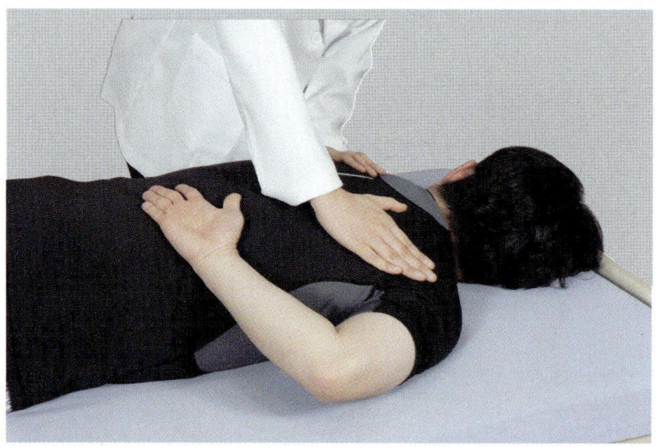
등급	N(5): 최대 저항에 대항하며 관절운동범위 전체를 유지한다.
	G(4): 중등도 저항에 대항하며 관절운동범위 전체를 유지한다.
	F(3): 저항이 없는 상태에서 중력에 대항하며 관절운동범위 전체를 유지한다.
	중력 최소(Gravity minimized)
	앉은 자세
	검사하는 팔의 경우, 어깨는 모음과 안쪽돌림을 하고, 팔꿈치는 구부려 손등이 허리 엉치부위에 닿음
	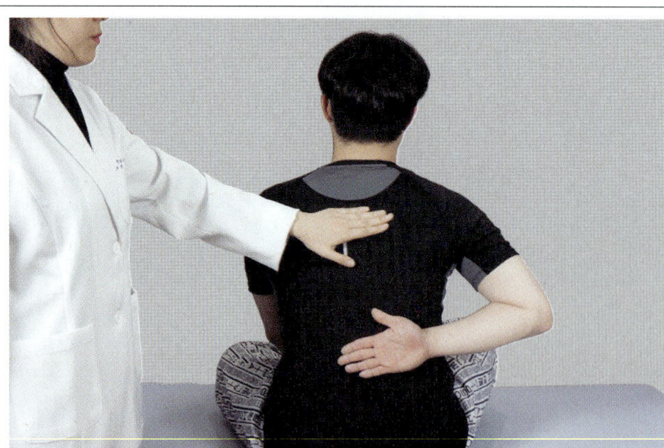
	P(2): 중력을 최소화한 자세에서 전체 관절가동범위를 움직인다.
	T(1): 관절 운동은 없으나, 근수축을 촉진할 수 있다.
	Z(0): 근수축 반응이 없다.

3 어깨뼈 벌림근(Scapular abductor)

(1) 앞톱니근(Serratus anterior)

근육	이는곳(origin)	닿는곳(insertion)	지배신경(nerve)	작용(action)
앞톱니근	1~9번째 갈비뼈의 위가쪽면	어깨뼈의 안쪽모서리	긴가슴신경	어깨뼈의 벌림, 위쪽돌림, 내밈

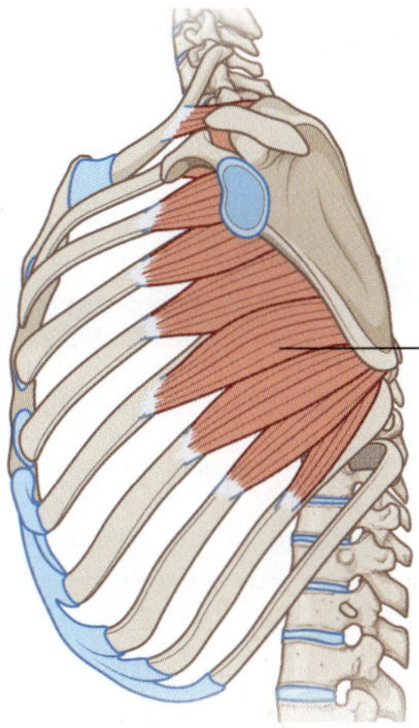

그림 4-16 앞톱니근

■ 측정

- 고정부위: 필요 시 어깨 위를 고정한다.
- 움직임: 어깨뼈를 벌림, 위쪽돌림한다.
- 저항: 위팔뼈 먼쪽에서 어깨뼈 모음 방향으로 적용한다.
- 촉진: 갈비뼈에서 겨드랑이를 따라 어깨뼈의 가쪽모서리의 앞가쪽에서 앞톱니근을 촉진한다.
- 보상작용: 어깨뼈의 벌림 전에 나타나는 위팔뼈의 수평모음에 주의하여 측정, 위등세모근, 아래등세모근의 대상작용으로 몸통 돌림이 일어날 수 있으므로 주의하여 측정한다.

	중력 대항(Against gravity)
시작자세	팔꿉관절은 펴고 어깨관절을 90° 굽히고 바로누운 자세
사진	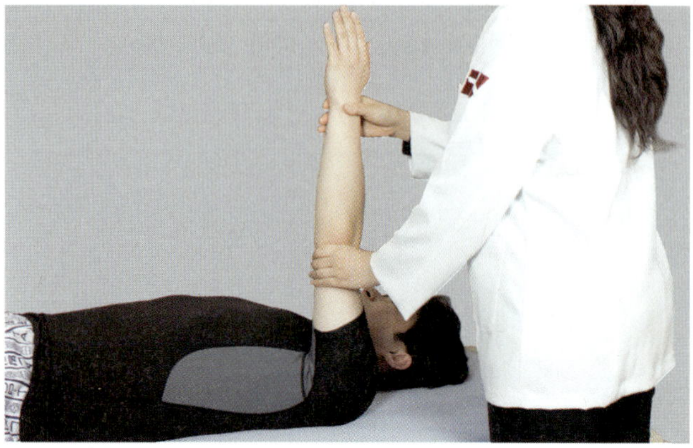
등급	N(5): 최대 저항에 대항하며 관절운동범위 전체를 유지한다.
	G(4): 중등도 저항에 대항하며 관절운동범위 전체를 유지한다.
	F(3): 저항이 없는 상태에서 중력에 대항하며 관절운동범위 전체를 유지한다.
	중력 최소(Gravity minimized)
시작자세	검사자가 팔을 지지하여 어깨관절을 90° 굽힘하고 앉은 자세
사진	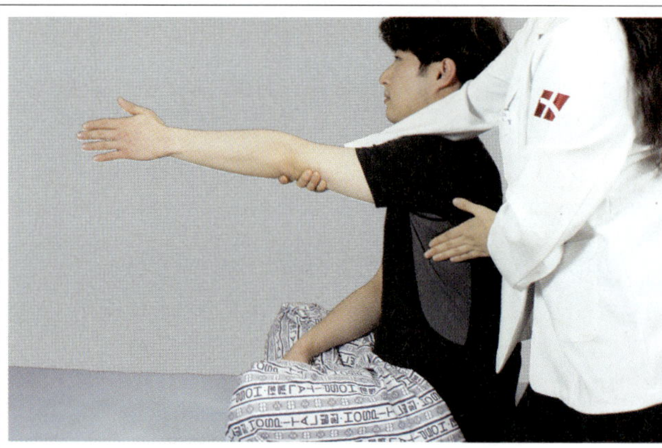
등급	P(2): 앉은 자세에서 전체 관절가동범위를 움직인다.
	T(1): 관절 운동은 없으나, 근수축을 촉진할 수 있다.
	Z(0): 근수축 반응이 없다.

4 어깨관절 굽힘근(Shoulder flexor)

(1) 앞어깨세모근(Anterior deltoid), 부리위팔근(Coracobrachialis)

근육	이는곳(origin)	닿는곳(insertion)	지배신경(nerve)	작용(action)
앞어깨세모근	빗장뼈의 가쪽 1/3	위팔뼈의 어깨세모근 거친면	겨드랑신경	어깨관절의 굽힘, 안쪽돌림, 수평모음
부리위팔근	어깨뼈의 부리돌기	위팔뼈 몸통의 앞안쪽면	근육피부신경	어깨관절의 굽힘, 모음

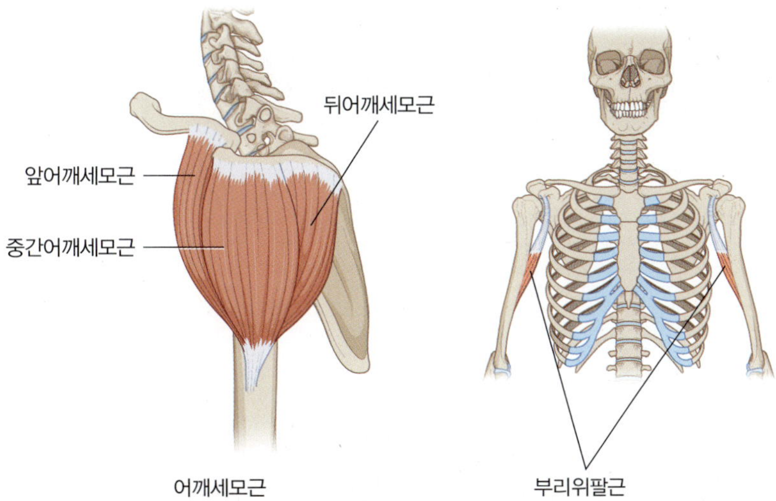

그림 4-17 앞어깨세모근과 부리위팔근

■ 측정

- 고정부위: 어깨를 고정한다.
- 움직임: 어깨관절을 굽힘한다.
- 저항: 위팔뼈의 먼쪽에서 아래(폄)방향으로 적용한다.
- 촉진: 앞어깨세모근은 빗장뼈의 봉우리끝 바로 아래(앞쪽)에서 촉진한다.
- 유의사항: 어깨 굽힘과 벌림의 중간쯤에서 어깨뼈면에서 팔의 들림을 어깨면(scaption)이라고 한다. 이 움직임은 어깨 굽힘이나 벌림보다 기능면에서 좀 더 흔하게 사용된다. 어깨면은 어깨세모근과 가시위근에 의해 수행된다. 팔을 이마면에서 30°~45° 앞쪽으로 놓는 것을 빼고는 어깨 굽힘에 사용되었던 방법과 비슷하게 검사한다.

	중력 대항(Against gravity)
시작자세	팔꿉관절을 펴고 어깨관절을 90°로 굽힘하고 바로 앉은 자세
사진	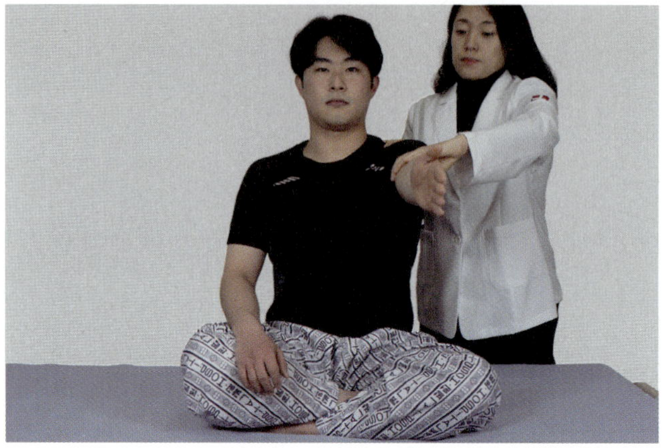
등급	N(5): 최대 저항에 대항하며 관절운동범위 전체를 유지한다.
	G(4): 중등도 저항에 대항하며 관절운동범위 전체를 유지한다.
	F(3): 저항이 없는 상태에서 중력에 대항하며 관절운동범위 전체를 유지한다.
	중력 최소(Gravity minimized)
시작자세	검사하고자 하는 팔을 위로 하고 옆으로 누운 자세
사진	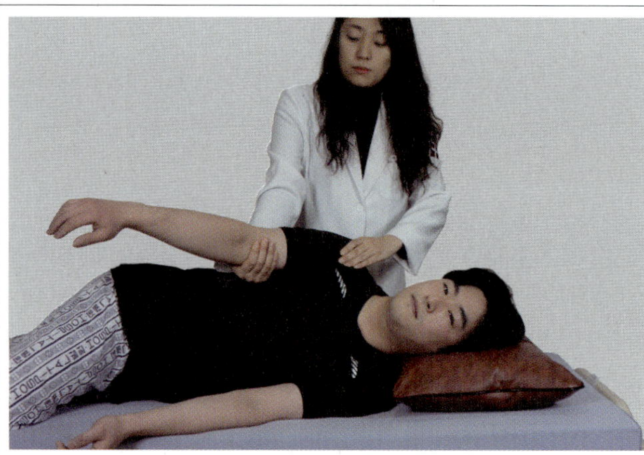
등급	P(2): 옆으로 누운 자세에서 전체 관절가동범위를 움직인다.
	T(1): 관절 운동은 없으나, 근수축을 촉진할 수 있다.
	Z(0): 근수축 반응이 없다.

5 어깨관절 폄근(shoulder extensor)

(1) 넓은등근(Latissimus dorsi), 큰원근(Teres major), 뒤어깨세모근(Posterior deltoid)

근육	이는곳(origin)	닿는곳(insertion)	지배신경(nerve)	작용(action)
넓은등근	T7-T12의 가시돌기, 등허리근막, 엉덩뼈 능선의 뒤쪽 1/3, 9~12번째 갈비뼈, 어깨뼈의 아래각	위팔뼈 결절사이고랑의 바닥	가슴등신경	어깨관절의 폄, 모음, 안쪽돌림, 어깨뼈의 내림
큰원근	어깨뼈 아래각, 가쪽모서리의 아래쪽	위팔뼈 결절사이고랑의 안쪽모서리	아래어깨밑신경	어깨관절의 폄, 모음, 안쪽돌림
뒤어깨세모근	어깨뼈 가시	위팔뼈의 세모근거친면	겨드랑신경	어깨관절의 폄, 가쪽돌림, 수평벌림

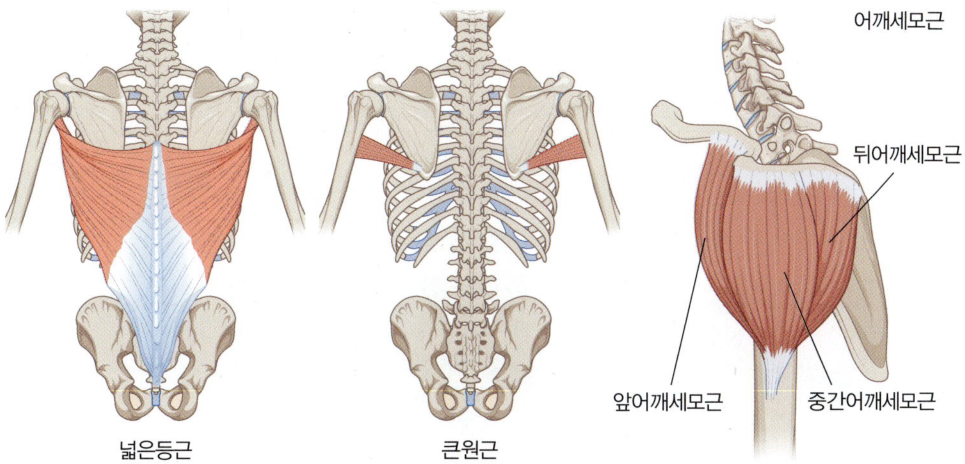

그림 4-18 넓은등근, 큰원근, 뒤어깨세모근

■ 측정

- 고정부위: 어깨를 고정한다.
- 움직임: 어깨관절을 폄한다.
- 저항: 위팔뼈의 먼쪽에서 아래와 가쪽(굽힘)방향으로 적용한다.
- 촉진: 넓은등근은 겨드랑이의 뒤쪽 아래쪽에서 촉진, 큰원근은 어깨뼈의 아래각 부위에서 가쪽모서리를 따라 촉진, 뒤어깨세모근은 위팔뼈머리의 뒤쪽에서 촉진한다.

<table>
<tr><th></th><th>중력 대항(Against gravity)</th></tr>
<tr><td>시작자세</td><td>어깨관절을 모음, 안쪽돌림하여 엎드린 자세</td></tr>
<tr><td>사진</td><td>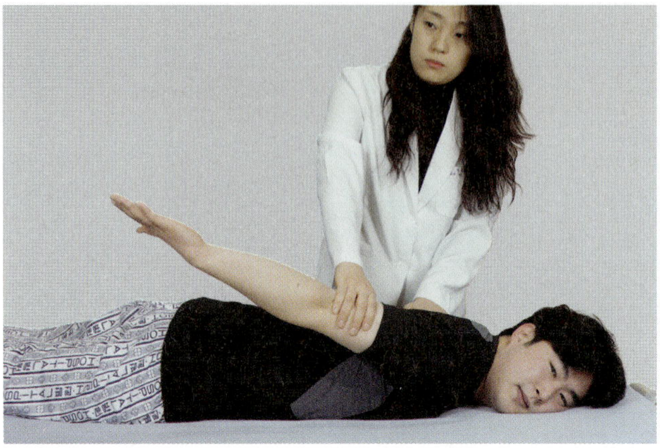</td></tr>
<tr><td rowspan="3">등급</td><td>N(5): 최대 저항에 대항하며 관절운동범위 전체를 유지한다.</td></tr>
<tr><td>G(4): 중등도 저항에 대항하며 관절운동범위 전체를 유지한다.</td></tr>
<tr><td>F(3): 저항이 없는 상태에서 중력에 대항하며 관절운동범위 전체를 유지한다.</td></tr>
<tr><th></th><th>중력 최소(Gravity minimized)</th></tr>
<tr><td></td><td>검사하고자 하는 팔을 위로 하고 옆으로 누운 자세</td></tr>
<tr><td></td><td>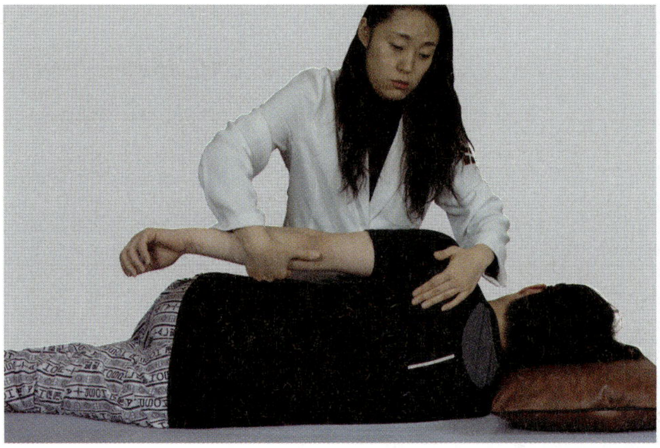</td></tr>
<tr><td></td><td>P(2): 옆으로 누운 자세에서 전체 관절가동범위를 움직인다.</td></tr>
<tr><td></td><td>T(1): 관절 운동은 없으나, 근수축을 촉진할 수 있다.</td></tr>
<tr><td></td><td>Z(0): 근수축 반응이 없다.</td></tr>
</table>

6 어깨관절 벌림근(Shoulder abductor)

(1) 중간어깨세모근(Middle deltoid), 가시위근(Supraspinatus)

근육	이는곳(origin)	닿는곳(insertion)	지배신경(nerve)	작용(action)
중간 어깨 세모근	봉우리의 위가쪽면	위팔뼈의 세모근 거친면	겨드랑신경	어깨관절의 벌림, 굽힘
가시 위근	어깨뼈의 위가시오목	위팔뼈 큰결절의 위면	어깨위신경	어깨관절의 벌림

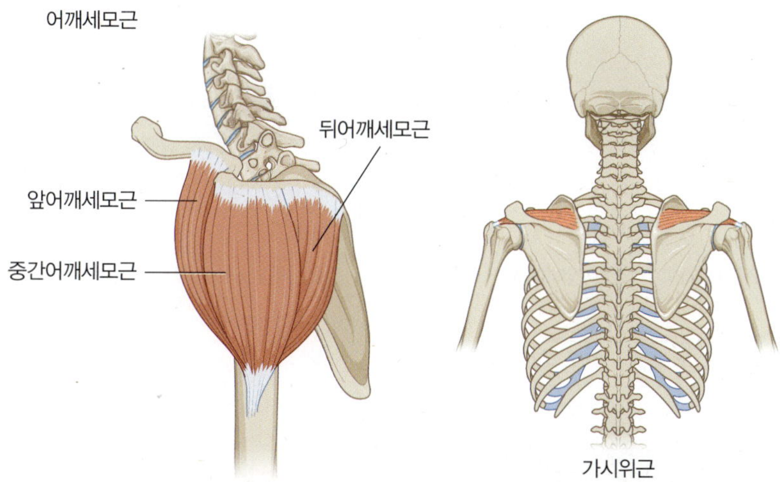

그림 4-19 중간어깨세모근과 가시위근

■ 측정

- 고정부위: 어깨를 고정한다.
- 움직임: 어깨관절을 벌림한다.
- 저항: 위팔뼈의 먼쪽에서 아래(모음)방향으로 적용한다.
- 촉진: 중간어깨세모근은 어깨뼈 봉우리를 확인하고, 팔의 위쪽 1/3에서 바깥쪽을 촉진한다.
- 유의사항: 위팔두갈래근(긴갈래)의 작용이 일어날 수 있으므로, 팔꿉관절을 약간 굽힘하여 측정한다.

<table>
<tr><th></th><th>중력 대항(Against gravity)</th></tr>
<tr><td>시작자세</td><td>팔꿉관절을 펴고 어깨관절을 90° 벌림하고 바로 앉은 자세</td></tr>
<tr><td>사진</td><td>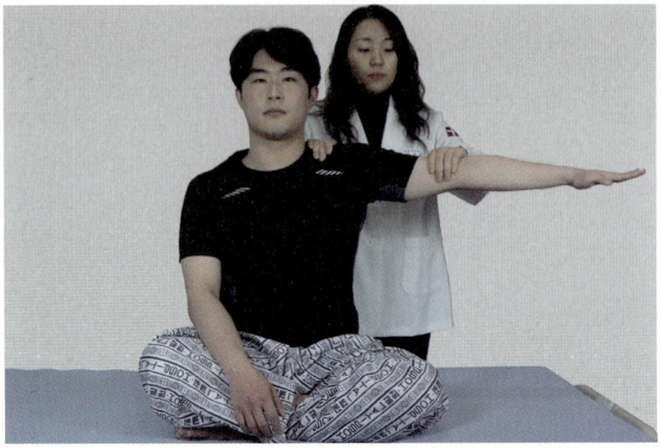</td></tr>
<tr><td rowspan="3">등급</td><td>N(5): 최대 저항에 대항하며 관절운동범위 전체를 유지한다.</td></tr>
<tr><td>G(4): 중등도 저항에 대항하며 관절운동범위 전체를 유지한다.</td></tr>
<tr><td>F(3): 저항이 없는 상태에서 중력에 대항하며 관절운동범위 전체를 유지한다.</td></tr>
<tr><th></th><th>중력 최소(Gravity minimized)</th></tr>
<tr><td>시작자세</td><td>바로 누운 자세</td></tr>
<tr><td>사진</td><td>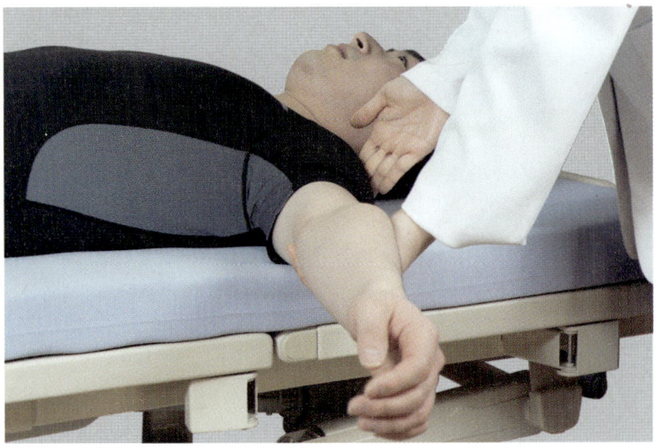</td></tr>
<tr><td rowspan="3">등급</td><td>P(2): 바로 누운 자세에서 전체 관절가동범위를 움직인다.</td></tr>
<tr><td>T(1): 관절 운동은 없으나, 근수축을 촉진할 수 있다.</td></tr>
<tr><td>Z(0): 근수축 반응이 없다.</td></tr>
</table>

7 어깨관절 가쪽돌림근(Shoulder external rotator)

(1) 가시아래근(Infraspinatus), 작은원근(Teres minor)

근육	이는곳(origin)	닿는곳(insertion)	지배신경(nerve)	작용(action)
가시 아래근	어깨뼈의 아래가시오목	위팔뼈 큰결절의 중간면	어깨위신경	어깨관절의 가쪽돌림
작은 원근	어깨뼈의 가쪽모서리	위팔뼈 큰결절의 아래면	겨드랑신경	어깨관절의 가쪽돌림, 모음

■ 측정

- 고정부위: 위팔뼈의 먼쪽 및 어깨뼈를 고정한다.
- 움직임: 어깨관절을 가쪽돌림한다.
- 저항: 손목의 등쪽에서 아래(안쪽돌림)방향으로 적용한다.
- 촉진: 가시아래근은 어깨뼈가시 바로 아래의 어깨뼈 몸통에서 촉진, 작은원근은 어깨뼈의 가쪽모서리에서 촉진한다.
- 유의사항: 팔꿈치가 펴지고 아래팔이 뒤침되었다면 이런 움직임으로 위팔뼈의 가쪽돌림을 도와줄 수 있으므로 팔꿉관절은 90° 굽힘, 아래팔은 중립으로 측정한다.

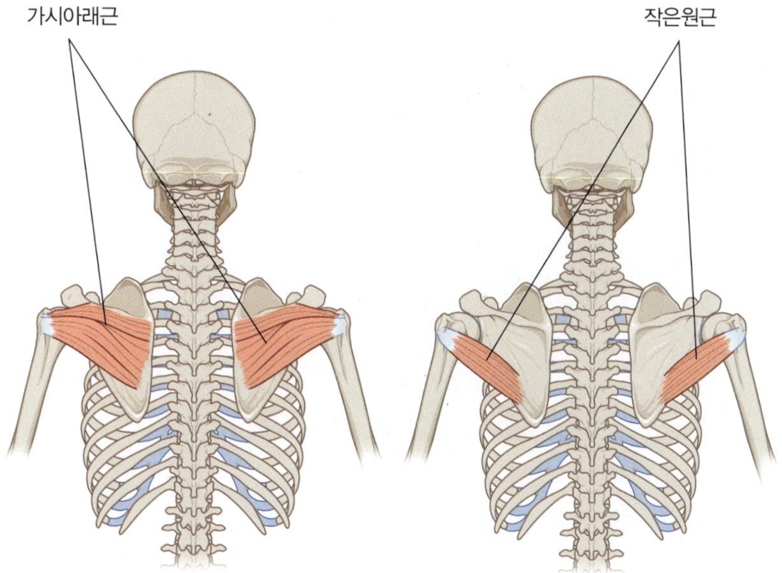

그림 4-20 가시아래근과 작은원근

	중력 대항(Against gravity)
시작자세	어깨관절 90° 벌림, 팔꿉관절 90° 굽힘, 아래팔을 중립하고 엎드린 자세
사진	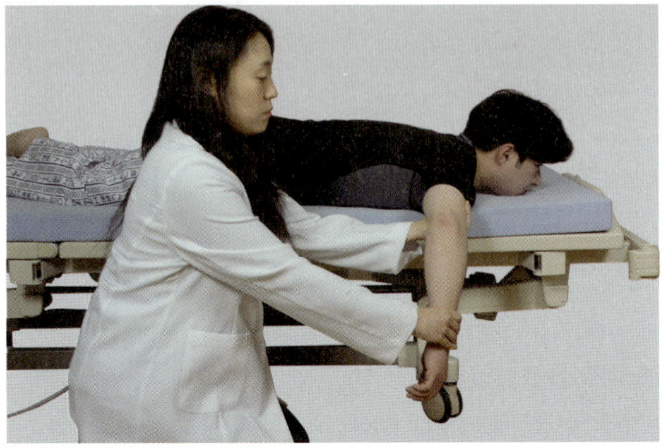
등급	N(5): 최대 저항에 대항하며 관절운동범위 전체를 유지한다.
	G(4): 중등도 저항에 대항하며 관절운동범위 전체를 유지한다.
	F(3): 저항이 없는 상태에서 중력에 대항하며 관절운동범위 전체를 유지한다.
	중력 최소(Gravity minimized)
시작자세	어깨관절 모음, 팔꿉관절 90° 굽힘, 아래팔을 중립하고 앉은 자세
사진	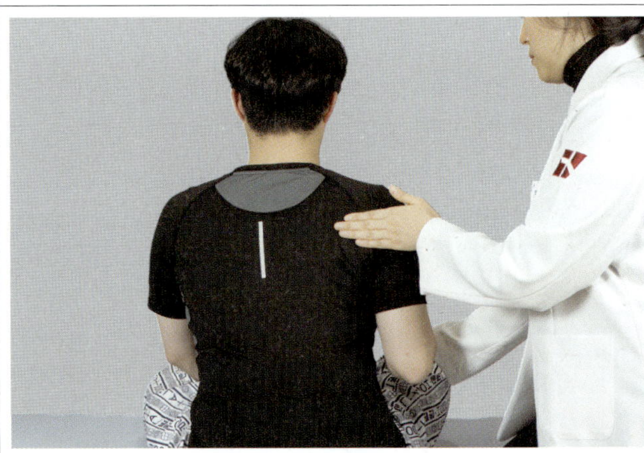
등급	P(2): 앉은 자세에서 전체 관절가동범위를 움직인다.
	T(1): 관절 운동은 없으나, 근수축을 촉진할 수 있다.
	Z(0): 근수축 반응이 없다.

8 어깨관절 안쪽돌림근(Shoulder internal rotator)

(1) 어깨밑근(Subscapularis), 큰가슴근(Pectoralis major), 넓은등근(Latissimus dorsi)

근육	이는곳(origin)	닿는곳(insertion)	지배신경(nerve)	작용(action)
어깨밑근	어깨뼈의 어깨밑오목	위팔뼈의 작은 결절	위어깨밑신경, 아래어깨밑신경	어깨관절의 안쪽돌림
큰가슴근	• 빗장갈래: 빗장뼈의 안쪽 절반의 앞쪽면 • 복장갈래: 복장뼈자루, 복장뼈 몸통의 가쪽 테두리, 1~7번째 갈비연골	위팔뼈의 큰결절의 능선	• 빗장갈래: 가쪽가슴근신경 • 복장갈래: 가쪽가슴근신경, 안쪽가슴근신경	• 빗장갈래: 어깨관절의 안쪽돌림, 굽힘, 수평모음 • 복장갈래: 어깨관절의 안쪽돌림, 모음, 어깨뼈의 내림
넓은등근	T7~T12의 가시돌기, 등허리근막, 엉덩뼈능선의 뒤쪽 1/3, 9~12번째 갈비뼈, 어깨뼈의 아래각	위팔뼈 결절사이고랑의 바닥	가슴등신경	어깨관절의 폄, 모음, 안쪽돌림, 어깨뼈의 내림

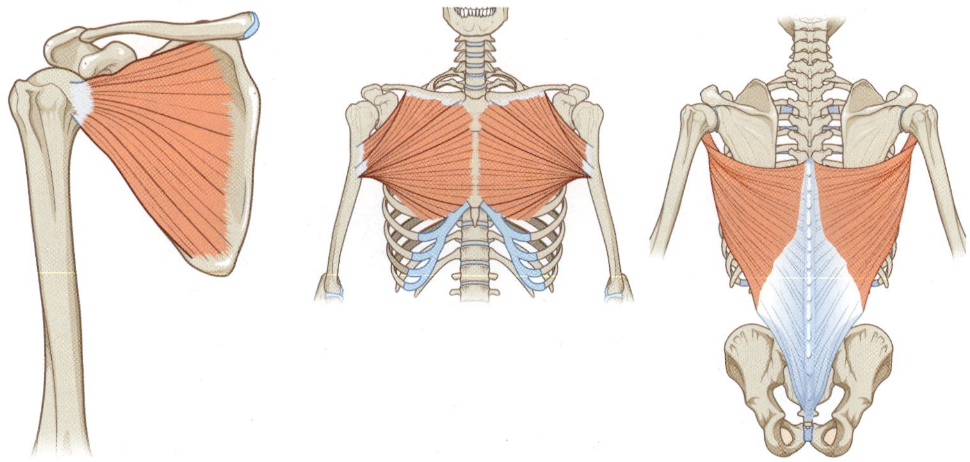

그림 4-21 어깨밑근, 큰가슴근, 넓은등근

■ 측정

- 고정부위: 위팔뼈의 먼쪽 및 어깨뼈를 고정한다.
- 움직임: 어깨관절을 안쪽돌림한다.
- 저항: 손목의 바닥쪽에서 아래(가쪽돌림)방향으로 적용한다.
- 촉진: 어깨밑근, 큰가슴근은 겨드랑이 깊은 부분에서 촉진한다.
- 유의사항: 팔꿈치가 펴지고 아래팔이 엎침되었다면 이런 움직임으로 위팔뼈의 안쪽돌림을 도와줄 수 있으므로 팔꿉관절은 90° 굽힘, 아래팔은 중립으로 측정한다. 몸통을 회전한다면 중력이 위팔뼈에 작용해 안쪽돌림하므로 주의하여 측정한다.

	중력 대항(Against gravity)
시작자세	어깨관절 90° 벌림, 팔꿉관절 90° 굽힘, 아래팔 중립하고 엎드린 자세
사진	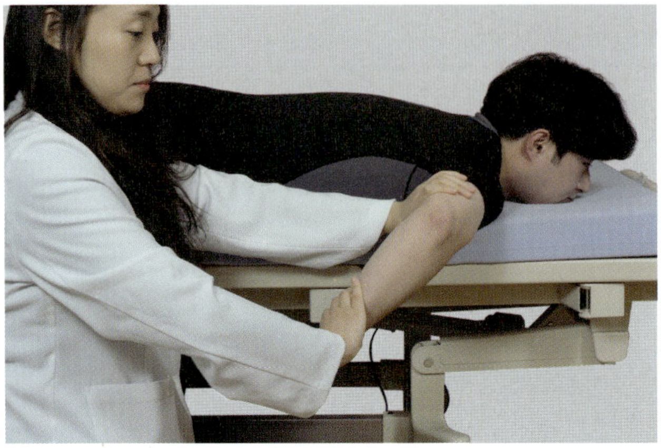
등급	N(5): 최대 저항에 대항하며 관절운동범위 전체를 유지한다.
	G(4): 중등도 저항에 대항하며 관절운동범위 전체를 유지한다.
	F(3): 저항이 없는 상태에서 중력에 대항하며 관절운동범위 전체를 유지한다.
	중력 최소(Gravity minimized)
시작자세	어깨관절 모음, 팔꿉관절 90° 굽힘, 아래팔 중립하고 앉은 자세
사진	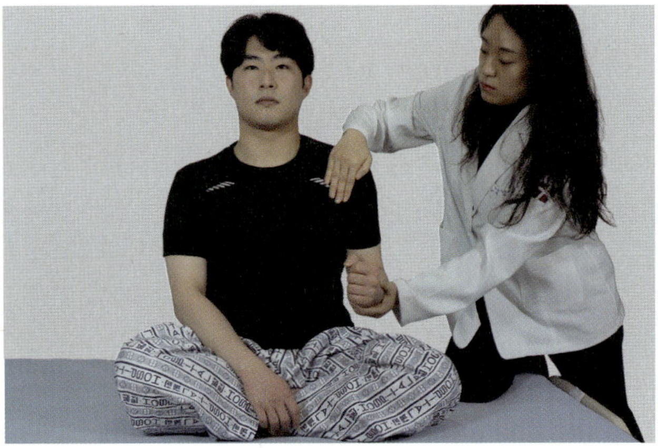
등급	P(2): 앉은 자세에서 전체 관절가동범위를 움직인다.
	T(1): 관절 운동은 없으나, 근수축을 촉진할 수 있다.
	Z(0): 근수축 반응이 없다.

9 어깨관절 수평벌림근(Shoulder horizontal abductor)

(1) 뒤어깨세모근(Posterior deltoid), 가시아래근(Infraspinatus)

근육	이는곳(origin)	닿는곳(insertion)	지배신경(nerve)	작용(action)
뒤어깨세모근	어깨뼈 가시	위팔뼈의 세모근거친면	겨드랑신경	어깨관절의 폄, 가쪽돌림, 수평벌림
가시아래근	어깨뼈의 아래 가시오목	위팔뼈 큰결절의 중간면	어깨위신경	어깨관절의 가쪽돌림

■ 측정

- 고정부위: 어깨를 고정한다.
- 움직임: 어깨관절을 수평벌림한다.
- 저항: 위팔뼈의 먼쪽에서 아래(수평모음)방향으로 적용한다.
- 촉진: 뒤어깨세모근은 위팔뼈머리의 뒤쪽에서 촉진, 가시아래근은 어깨뼈가시 바로 아래의 어깨뼈 몸통에서 촉진한다.
- 유의사항: 위팔세갈래근의 보상작용을 방지하기 위해 팔꿈치를 90° 굽힘하여 측정한다.

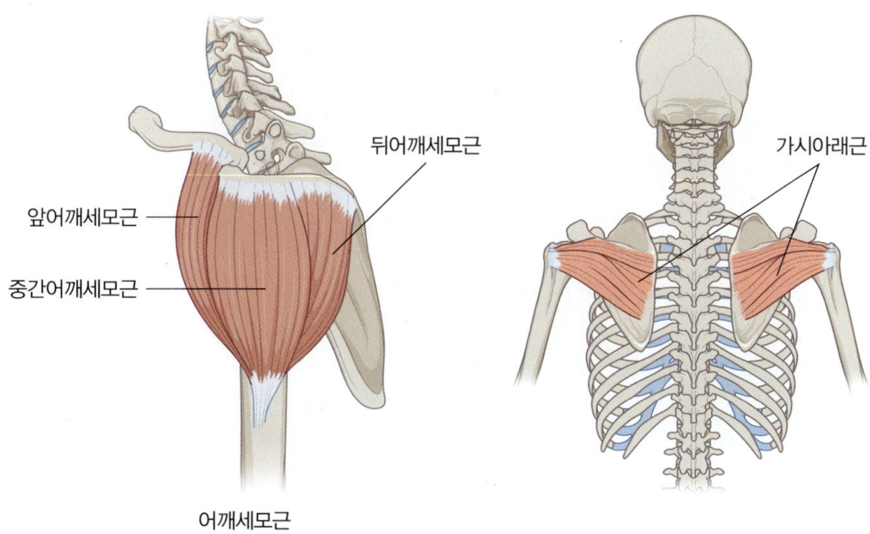

그림 4-22 뒤어깨세모근과 가시아래근

	중력 대항(Against gravity)
시작자세	어깨관절 90° 벌림, 팔꿉관절 90° 굽힘, 아래팔 중립하여 엎드린 자세
사진	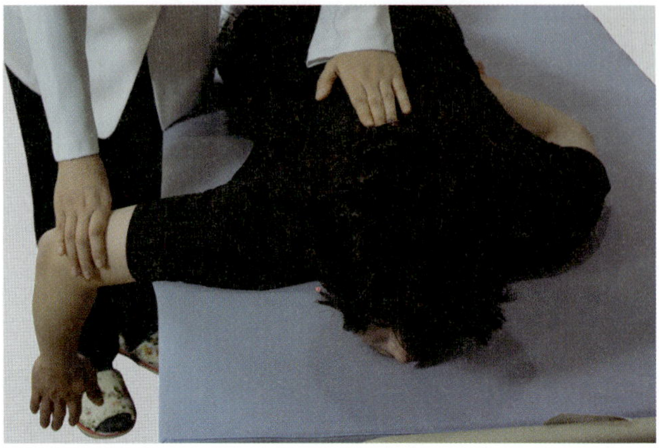
등급	N(5): 최대 저항에 대항하며 관절운동범위 전체를 유지한다.
	G(4): 중등도 저항에 대항하며 관절운동범위 전체를 유지한다.
	F(3): 저항이 없는 상태에서 중력에 대항하며 관절운동범위 전체를 유지한다.
	중력 최소(Gravity minimized)
시작자세	어깨관절 모음, 팔꿉관절 90° 굽힘, 아래팔 중립하여 앉은 자세
사진	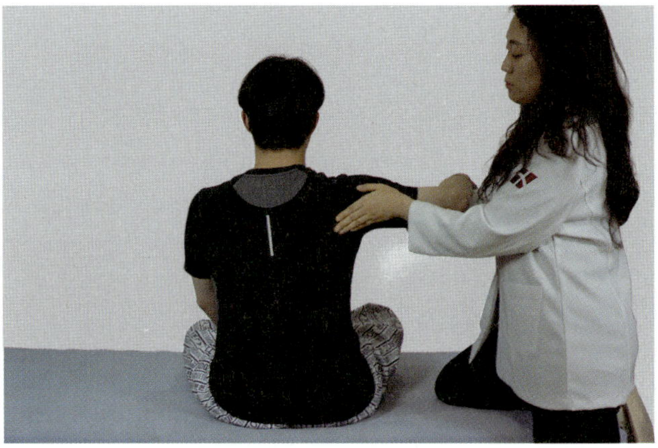
등급	P(2): 앉은 자세에서 전체 관절가동범위를 움직인다.
	T(1): 관절 운동은 없으나, 근수축을 촉진할 수 있다.
	Z(0): 근수축 반응이 없다.

10 어깨관절 수평모음근(Shoulder horizontal adductor)

(1) 큰가슴근(Pectoralis major), 앞어깨세모근(Anterior deltoid), 부리위팔근(Coracobrachialis)

근육	이는곳(origin)	닿는곳(insertion)	지배신경(nerve)	작용(action)
큰가슴근	• 빗장갈래: 빗장뼈의 안쪽 절반의 앞쪽면 • 복장갈래: 복장뼈자루, 복장뼈 몸통의 가쪽테두리, 1~7번째 갈비연골	위팔뼈 큰결절의 능선	• 빗장갈래: 가쪽가슴근신경 • 복장갈래: 가쪽가슴근신경, 안쪽가슴근신경	• 빗장갈래: 어깨관절의 안쪽돌림, 굽힘, 수평모음 • 복장갈래: 어깨관절의 안쪽돌림, 모음, 어깨뼈의 내림
앞어깨세모근	빗장뼈의 가쪽 1/3	위팔뼈의 어깨세모근거친면	겨드랑신경	어깨관절의 굽힘, 안쪽돌림, 수평모음
부리위팔근	어깨뼈의 부리돌기	위팔뼈 몸통의 앞안쪽면	근육피부신경	어깨관절의 굽힘, 모음

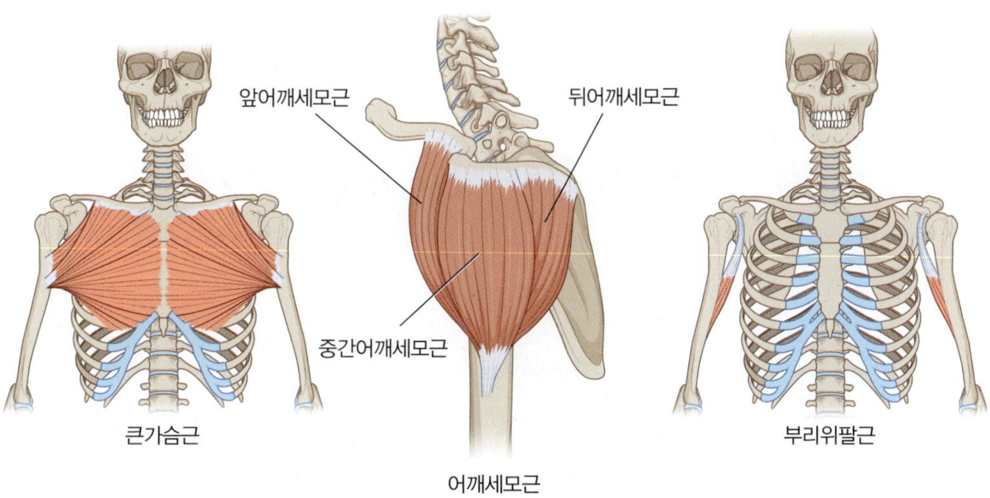

그림 4-23 큰가슴근, 앞어깨세모근, 부리위팔근

■ 측정

- 고정부위: 어깨를 고정한다.
- 움직임: 어깨관절을 수평모음한다.
- 저항: 위팔뼈의 먼쪽에서 가쪽(수평벌림)방향으로 적용한다.
- 촉진: 큰가슴근은 겨드랑이 깊은 부분에서 촉진, 앞어깨세모근은 빗장뼈의 봉우리끝 바로 아래(앞쪽)에서 촉진한다.
- 유의사항: 몸통이 적절히 고정되지 않는다면 반대쪽 몸통의 회전이 보상작용을 하므로 주의하여 측정한다.

	중력 대항(Against gravity)
시작자세	어깨관절 90° 벌림, 팔꿉관절 90° 굽힘, 아래팔 중립하여 누운 자세
사진	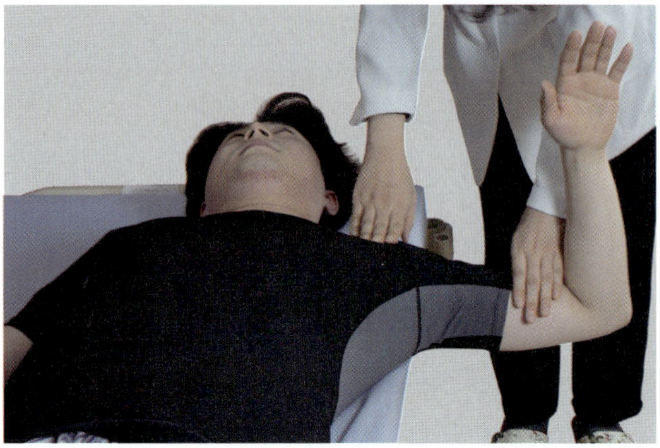
등급	N(5): 최대 저항에 대항하며 관절운동범위 전체를 유지한다.
	G(4): 중등도 저항에 대항하며 관절운동범위 전체를 유지한다.
	F(3): 저항이 없는 상태에서 중력에 대항하며 관절운동범위 전체를 유지한다.
	중력 최소(Gravity minimized)
시작자세	어깨관절 모음, 팔꿉관절 90° 굽힘, 아래팔을 중립하고 앉은 자세
사진	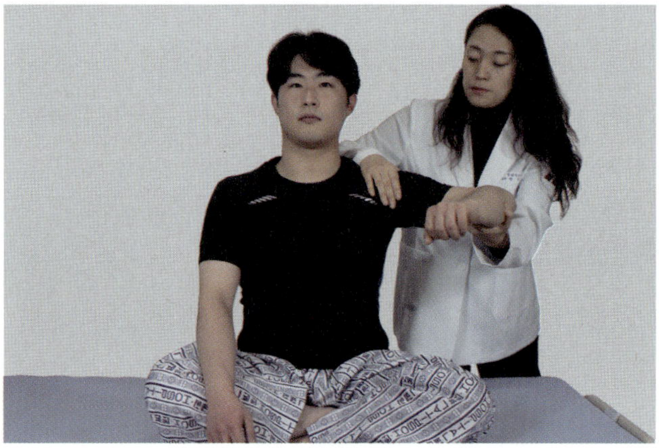
등급	P(2): 앉은 자세에서 전체 관절가동범위를 움직인다.
	T(1): 관절 운동은 없으나, 근수축을 촉진할 수 있다.
	Z(0): 근수축 반응이 없다.

04 특수검사

1 아플레이 긁기검사(Apley's Scratch Test)

• 시작자세: 정면을 보고 서거나 앉는다.
• 검사방법:
① 피검사자에게 한쪽 팔을 뒤로 넘겨 반대쪽 어깨뼈의 위쪽모서리에 대도록 한다.

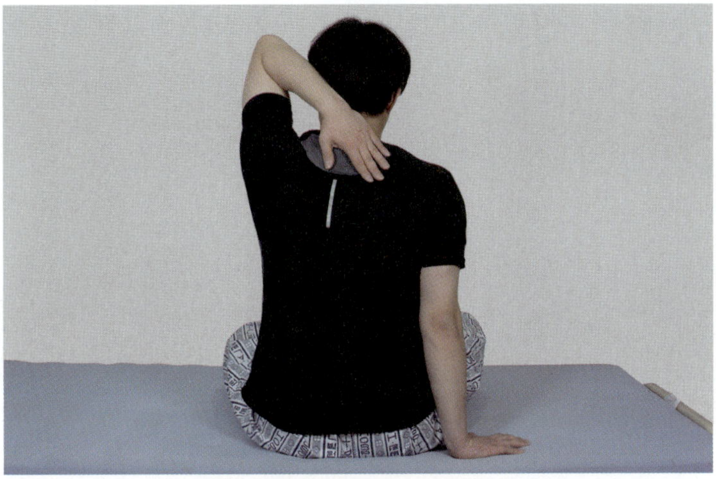
그림 4-24 아플레이 긁기검사 1

② 한쪽 팔을 뒤로 넘겨 반대쪽 어깨뼈의 아래각에 대도록 한다.

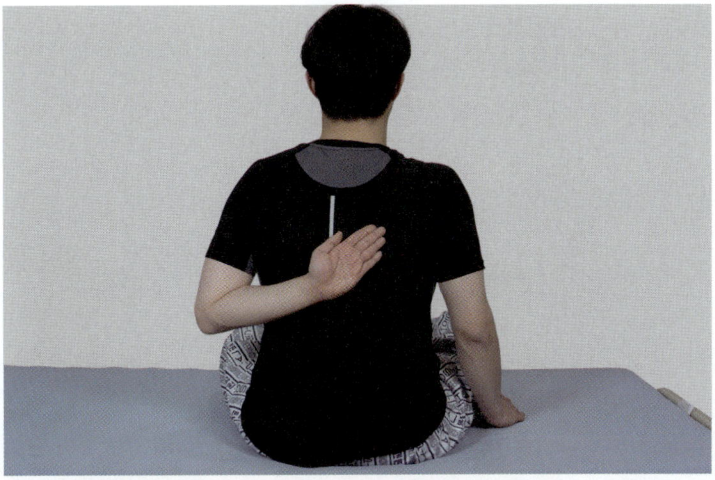
그림 4-25 아플레이 긁기검사 2

• 검사결과: 위쪽모서리나 아래각에 닿기가 어렵다면, 어깨관절에 문제가 있음을 의미한다. ① 검사의 경우, 어깨관절의 벌림, 가쪽돌림, ② 검사의 경우, 어깨관절의 모음, 안쪽돌림을 검사하는데, 움직임 제한 시 각각의 움직임에 대한 관절운동범위를 검사해야 한다.

2 탈구 검사(Apprehension test)

- 시작자세: 정면을 보고 서거나 앉는다.
- 검사방법: 어깨관절을 90° 벌림하고 팔꿉관절을 90° 굽힌한 상태에서 어깨관절을 가쪽돌림한다.
- 검사결과: 가쪽돌림 시 불안한 느낌이나 얼굴을 찡그리는 등의 걱정스러운 표정이 나타나면 탈구의 가능성이 있는 것으로 의심된다.

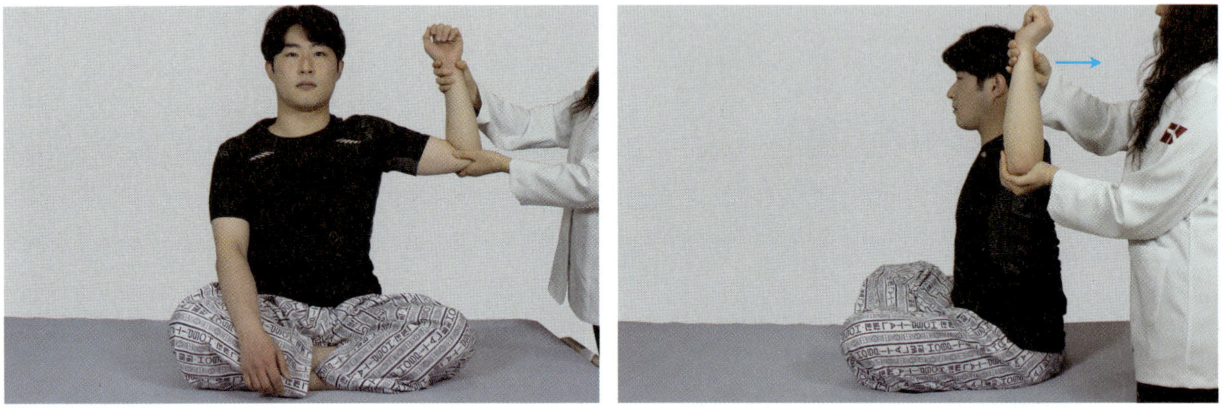

그림 4-26 탈구 검사

3 팔 떨어뜨리기 검사(Drop arm test)

- 시작자세: 정면을 보고 서거나 앉는다.
- 검사방법: 어깨관절을 150° 벌림한 상태에서 천천히 내리도록 한다.
- 검사결과: 부드럽고 율동적으로 모을 수 없다면, 돌림근띠의 손상을 의심할 수 있다. 갑작스런 통증이나 어깨세모근의 수축이 일어나거나 팔을 벌린 상태를 유지하지 못한다면, 돌림근띠 중 가시위근의 손상을 의심할 수 있다.

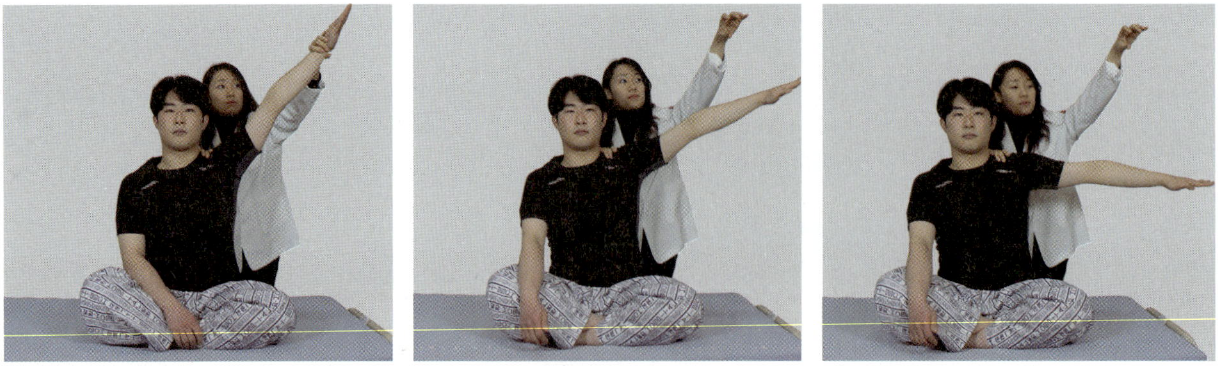

그림 4-27 팔 떨어뜨리기 검사

4 요르가손 검사(Yergason test)

- 시작자세: 정면을 보고 서거나 앉는다.
- 검사방법: 위팔은 몸통에 붙이고 팔꿉관절 90° 굽힘, 아래팔을 엎침한 상태에서 뒤침할 때 한 손으로 저항을 제공한다. 다른 손은 결절사이고랑을 촉지한다.
- 검사결과: 결절사이고랑에서 딸가닥하는 소리가 나면 위팔두갈래근의 부분 어긋남을 의심할 수 있고, 통증이 심하면 위팔두갈래근 긴갈래의 힘줄집염을 의심할 수 있다.

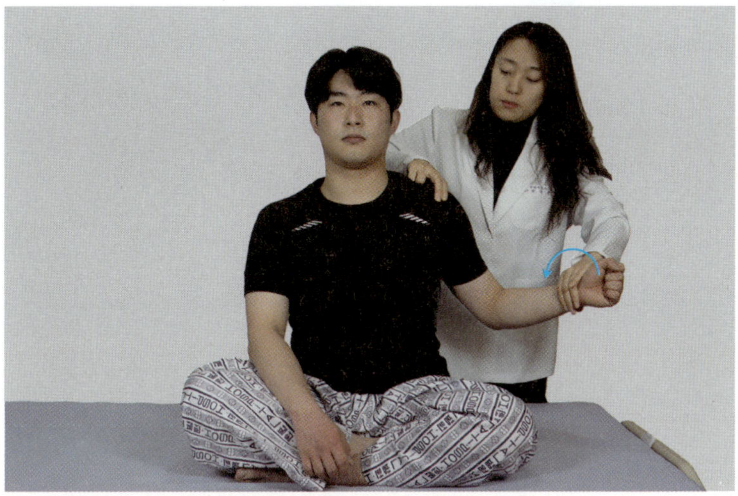

그림 4-28 요르가손 검사

5 호스킨 케네디 검사(Hawkins-kennedy test)

- 시작자세: 정면을 보고 서거나 앉는다.
- 검사방법: 어깨관절을 90° 굽힘, 팔꿉관절 90° 굽힘한 상태에서 어깨관절의 안쪽돌림시킨다.
- 검사결과: 통증이 있다면 어깨충돌증후군(shoulder impingement syndrome)을 의심할 수 있다.

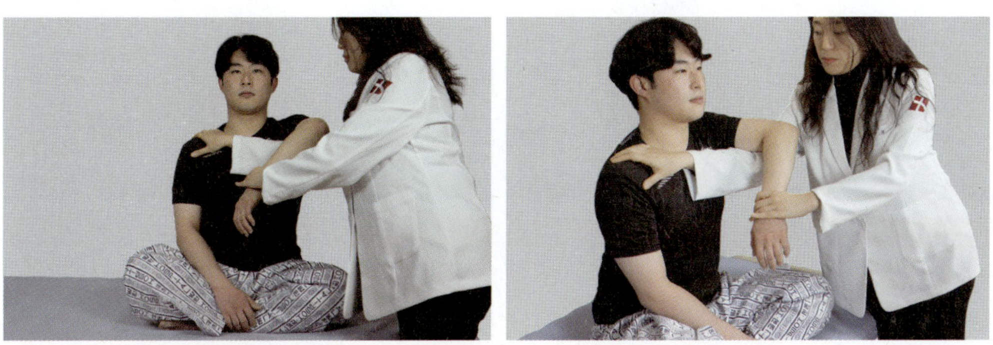

그림 4-29 호스킨 케네디 검사

6 가시위근 활검사

- 시작자세: 정면을 보고 서거나 앉는다.
- 검사방법: 어깨관절을 벌리도록 하며, 저항을 준다.
- 검사결과: 10~20°에서 통증이 발생하였다가, 20~90°에서는 통증이 사라지고, 90° 이상에서 통증이 있다면, 가시위근의 손상 또는 가시위근힘줄염을 의심할 수 있다.

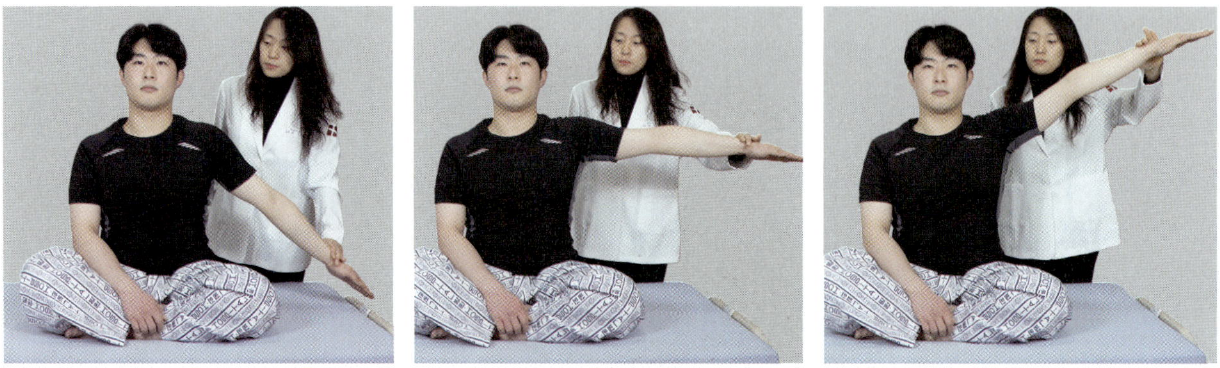

그림 4-30 가시위근 활검사

7 락우드 검사(Rockwood test)

- 시작자세: 정면을 보고 앉는다.
- 검사방법: 어깨관절을 45°, 90°, 120° 벌림한 상태에서 가쪽돌림시킨다.
- 검사결과: 90°에서 통증과 불안감을 보이거나, 45°와 120°에서 약간의 불안감과 통증이 있다면 관절주머니의 앞쪽 부분의 불안정성을 의심할 수 있다.

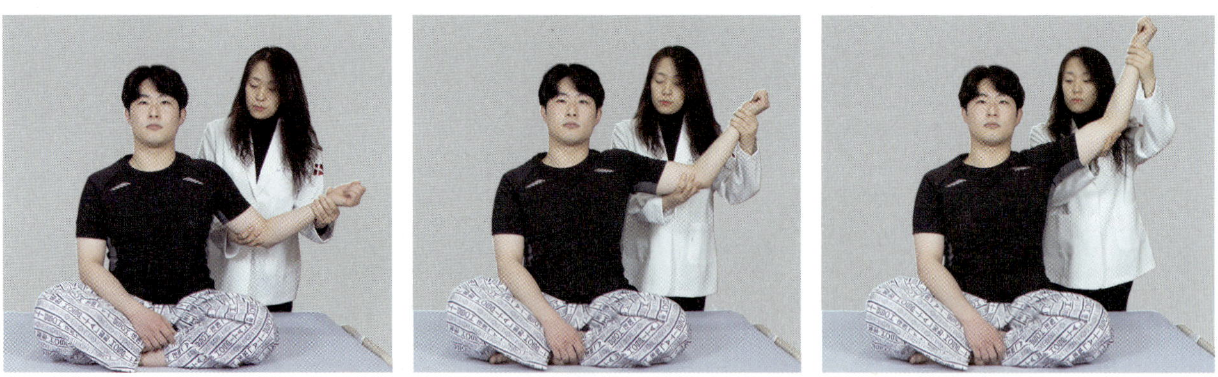

그림 4-31 락우드 검사

8 휘긴 검사(Feagin test)

- 시작자세: 정면을 보고 앉는다.
- 검사방법: 팔꿉관절은 편 상태에서 어깨관절을 90° 벌림하도록 한다. 검사자의 몸에 피검사자의 팔을 완전히 지지하도록 한 다음 어깨세모근을 잡고 위팔뼈머리를 아랫방향으로 압력을 제공한다.
- 검사결과: 통증과 불안감을 보이는 경우, 어깨관절의 아래쪽의 불안정성을 의심할 수 있다.

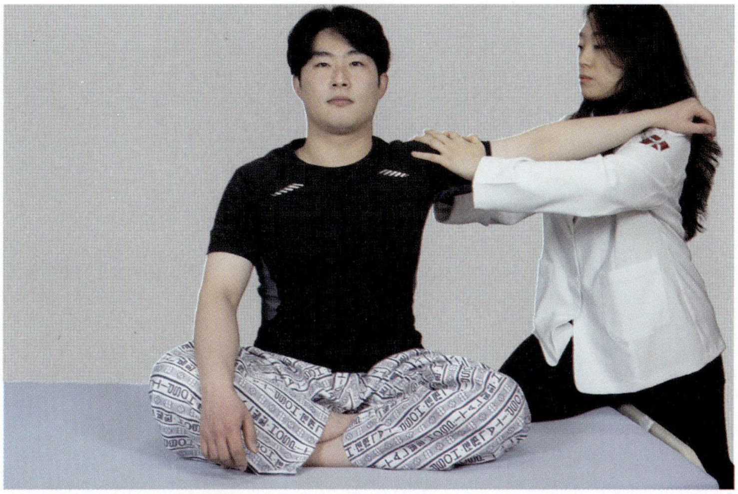

그림 4-32 휘긴 검사

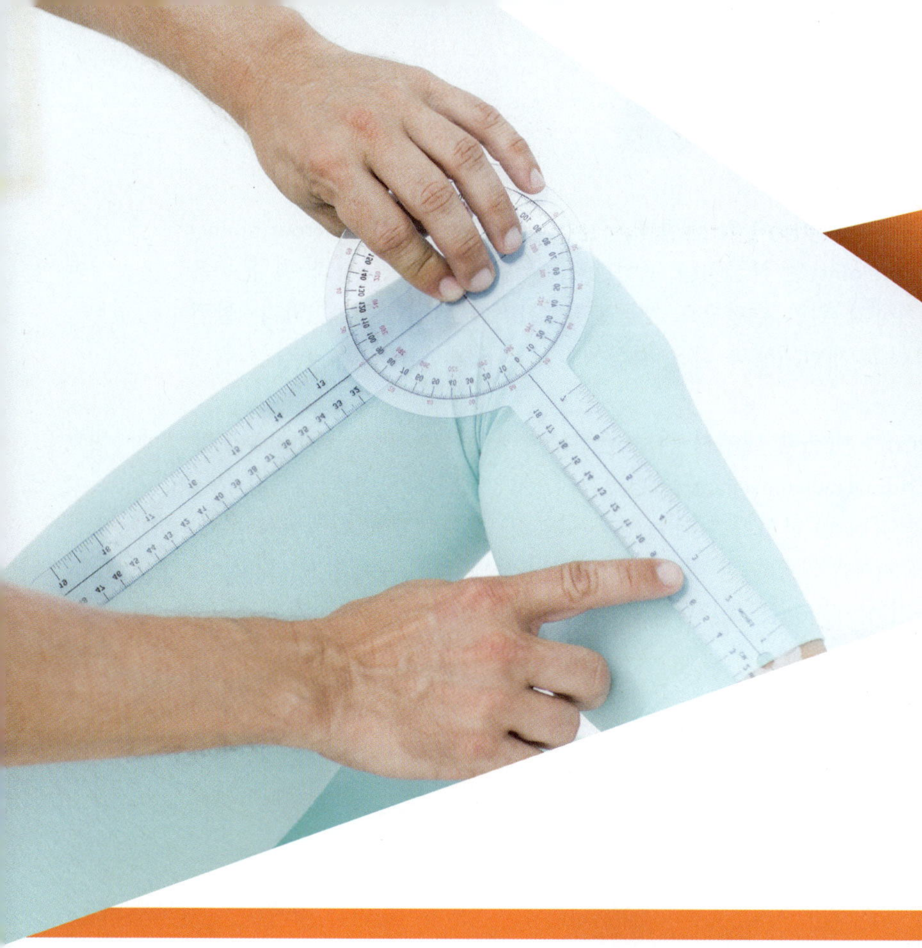

CHAPTER 05

Measurement & Assessment

팔꿉관절과 아래팔 (Elbow joint and Forearm)

01 구조와 기능

02 관절운동범위검사(Range of motion test)

03 맨손근력검사(Manual muscle test)

04 특수검사

팔꿉괄절과 아래팔은 3개의 뼈와 4개의 관절로 구성된다. 위팔자관절(humeroular joint)와 위팔노관절(humeroradial joint)은 팔꿈치를 구성한다. 팔꿈치에서의 굽힘과 폄 운동은 팔의 기능적 길이를 조절하기 위한 수단으로 제공된다. 이러한 기전은 음식 먹기, 물건 집기, 도구 사용하기 그리고 개인위생과 같은 일상생활에서 사용하는 많은 동작을 위해 사용된다.

노뼈(radius)와 자뼈(ulna)는 아래팔 내에서 서로 관절하여 몸쪽노자관절(proximal redioulnar joint)과 먼쪽노자관절(distal radioulnar joint)을 형성한다. 이런 관절들로 어깨에서의 운동 없이 손바닥을 위로 향하게(뒤침) 하거나 아래로 향하게(엎침) 할 수 있다. 뒤침(supination)과 엎침(pronation)은 팔꿈치에서의 굽힘과 폄을 동반하거나 동반 없이 수행할 수 있다. 팔꿈치와 아래팔관절 사이의 상호작용은 효율적인 손의 배치 범위를 크게 증가시킨다.

01 구조와 기능

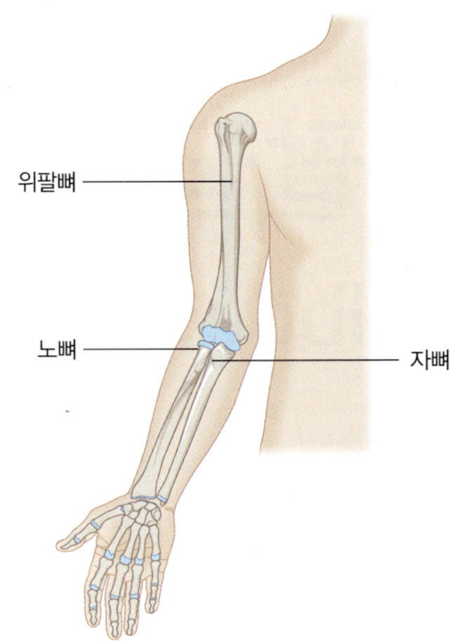

그림 5-1 팔꿉관절과 아래팔

1 뼈와 관절

(1) 위팔뼈(Humerus)

위팔뼈의 먼쪽 끝부분에서 안쪽에 있는 도르래(trochlea)가 자뼈와 위팔자관절(humeroulnar joint)을 형성한다. 도르래 위에 있는 갈고리오목(coronoid fossa)은 팔꿉관절을 완전히 굽혔을 때 자뼈의 갈고리돌기(coronoid process)와 맞닿는다. 도르래에서 가쪽으로는 작은머리(capitulum)가 있어 노뼈머리(radial head)와 관절을 이루어 위팔노관절을 형성한다. 위팔뼈의 안쪽과 가쪽에는 위관절융기(epicondyle)가 현저하게 돌출되어 있다.

(2) 자뼈(Ulna)

팔꿈치머리돌기(olecranon process)는 자뼈의 크고 굵은 몸쪽 끝부분을 형성하고 있으며 팔꿈치의 뒷면에서 가장 "뾰족한 끝(point)" 에 해당하는 곳으로, 거친 뒷면은 위팔세갈래근의 부착부위이다. 갈고리돌기(coronoid process)는 몸쪽자뼈의 앞면에서 날카롭게 돌출된 구조이다. 자뼈의 도르래패임(trochlear notch)은 팔꿈치머리의 앞쪽 끝부분과 갈고리돌기 사이에 위치된 턱과 같이 생긴 큰 돌기이다. 이 오목한 도르래패임은 상반되게 생긴 위팔뼈의 도르래와 견고하게 관절하여 위팔자관절을 형성한다. 자뼈 먼쪽에 자뼈머리(ulnar head)가 위치하며, 이 부분에는 쉽게 촉진할 수 있는 붓돌기(styloid process)가 있다.

(3) 노뼈(Radius)

노뼈의 몸쪽 끝부분은 작기 때문에 팔꿈치의 구조적 성분으로서는 비교적 기여가 적다. 그러나 먼쪽 끝부분은 커서, 손목관절의 대부분을 구성한다. 노뼈머리(radial head)는 노뼈의 가장 몸쪽 끝 부위에 위치된 원반과 같은 구조이다. 관절연골은 노뼈머리 테두리의 약 280°를 덮고 있다. 노뼈머리의 테두리는 자뼈의 노패임과 관절하여 몸쪽노자관절(proximal radioulnar joint)을 형성한다.

노뼈머리의 위면을 노뼈머리오목(fovea)이라 하며, 얕게 패인 컵 모양과 같은 함몰부위이다. 연골이 덧대어 있는 이 오목한 노뼈머리오목은 위팔뼈의 작은머리(acpitulum)와 관절하여 위팔노관절을 형성한다. 위팔두갈래근은 몸쪽노뼈의 앞-안쪽 가장자리에 위치된 거칠한 부위인 노뼈 거친면(radial tuberosity)에 부착한다. 노뼈의 먼쪽 끝 부위는 손목뼈들과 관절하여 손목에서의 노손목관절(radiocarpal joint)을 형성한다.

2 기능적 움직임

(1) 팔꿉관절 굽힘(Elbow flexion)

시상면에서 위팔뼈의 안쪽과 가쪽 위관절융기를 통과하는 축을 기준으로 아래팔을 몸쪽으로 당기면 굽힘 운동이 나타난다.

(2) 팔꿉관절 폄(Elbow extension)

시상면에서 위팔뼈의 안쪽과 가쪽 위관절융기를 통과하는 축을 기준으로 아래팔을 몸에서 멀어지게 하면 폄 운동이 나타난다.

(3) 엎침(Pronation)

노뼈머리에서 자뼈머리를 통과하는 돌림축을 기준으로 상대적으로 자뼈는 고정되어 있고 노뼈가 몸 안쪽으로 돌림운동을 하며 나타난다.

(4) 뒤침(Supination)

노뼈머리에서 자뼈머리를 통과하는 돌림축을 기준으로 상대적으로 자뼈는 고정되어 있고 노뼈가 몸 안쪽에서 몸 바깥쪽으로 돌림운동을 하며 나타난다.

02 관절운동범위검사(Range of motion test)

1 팔꿉관절 굽힘(Elbow flexion)

- 정상 각도: 135~150°
- 시작자세: 바로 누운 자세에서 팔꿉관절을 완전히 편다.
- 끝자세: 팔꿉관절을 완전히 굽힌다.
- 측정: 각도계의 중심축은 위팔뼈의 가쪽위관절융기에 두고, 고정팔은 위팔뼈 가쪽 중심선(어깨봉우리의 중심)에 둔다. 이동팔은 노뼈의 가쪽 중심선(노뼈머리와 노뼈의 붓돌기의 연장선)과 평행하게 한다.
- 유의사항: 시작자세에서 팔은 몸통 가까이 두고, 팔꿉관절을 0°로 완전히 펼 수 있도록 위팔뼈의 먼쪽에 수건 등을 대고 벌림(abduction)되지 않도록 펌하고, 아래팔 부위는 완전 뒤침(pronation)하여 손바닥이 천장을 향하도록 한다. 끝자세에서 검사자는 손으로 위팔뼈를 고정하고 아래팔을 최대한 위팔에 붙이도록 팔꿉관절을 굽힌다.

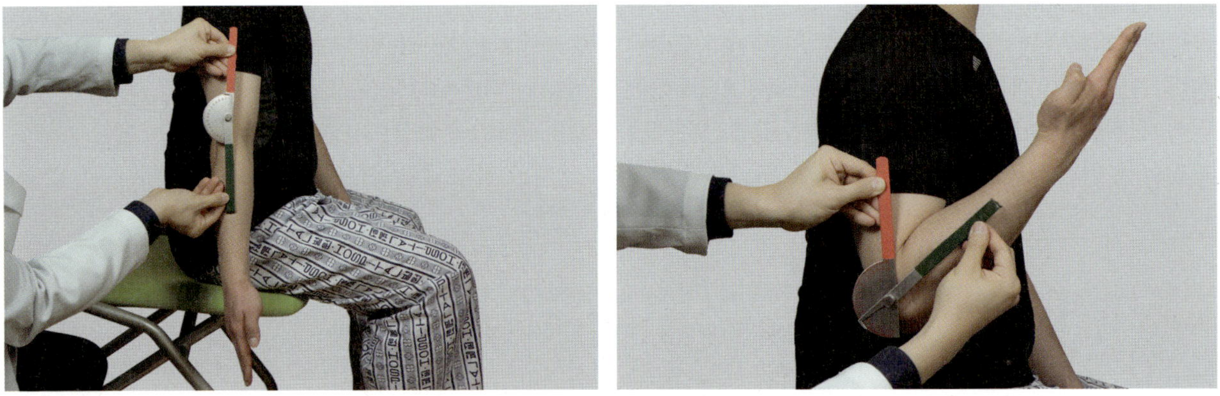

그림 5-2 팔꿉관절 굽힘

2 팔꿉관절 폄(Elbow extension)

- 정상 각도: 0~5°
- 시작자세: 바로 누운 자세에서 팔꿉관절을 최대한 굽힌다.
- 끝자세: 아래팔을 최대한 폄한 자세를 취한다.
- 측정: 각도계의 중심축은 위팔뼈의 가장 중심선(어깨봉우리의 중심)에 두고, 고정팔은 위팔뼈의 가쪽위관절융기에 둔다. 이동팔은 노뼈의 가쪽 중심선(노뼈머리와 노뼈 붓돌기의 연장선)에 평행하게 한다.
- 유의사항: 시작자세는 바로 누운 자세에서 팔은 몸통 가까이 두고, 팔꿉관절을 완전히 폄하고, 아래팔 부위는 완전 뒤침하여 손바닥이 천장을 향하도록 한다. 끝자세에서 검사자는 손으로 위팔뼈를 고정하고 아래팔을 최대로 편다.

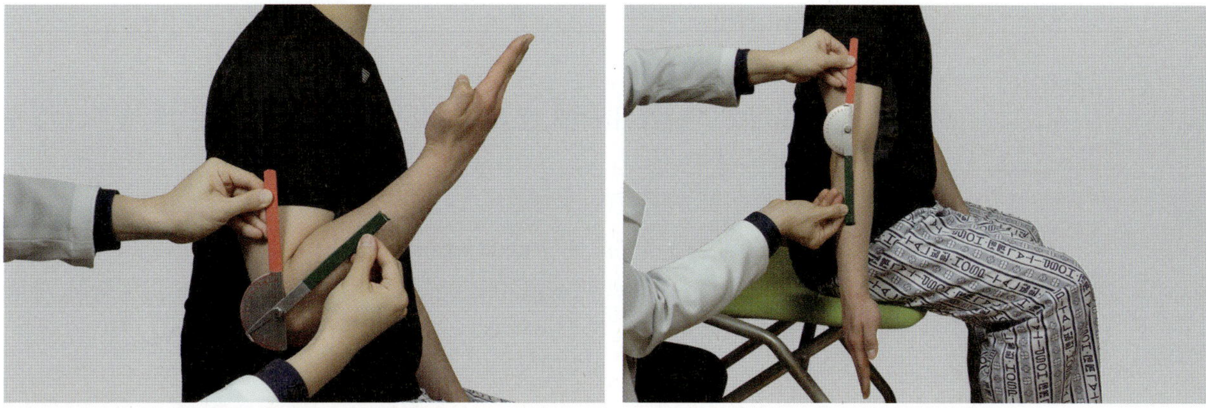

그림 5-3 팔꿉관절 폄

3 엎침(Pronation)

- 정상 각도: 80~90°
- 시작자세: 바로 앉은 자세에서 팔을 몸통에 밀착시키고, 팔꿉관절은 90° 굽힘하며 아래팔은 중립자세를 한다.
- 끝자세: 아래팔 부위를 엎침한다.
- 측정: 각도계의 중심축은 노뼈붓돌기(radius styloid process) 가쪽 또는 셋째 손허리뼈 머리 끝에 두고, 고정팔은 손목관절(wrist joint) 뒤쪽에서 위팔뼈(humerus) 세로 축과 평행하게 둔다. 이동팔은 자뼈와 노뼈붓돌기 사이 또는 고정팔과 180° 위치에 둔다.
- 유의사항: 시작자세는 바로 앉은 자세에서 몸통 옆에 밀착시키고 어깨는 굽힘, 폄, 모음, 돌림이 일어나지 않은 0° 자세를 취한다. 팔꿉관절은 90°로 굽힘하고, 아래팔을 받치고, 엄지손가락이 천장을 향하게 하는 엎침과 뒤침의 중간 자세를 취한다. 끝자세 시 검사자는 노뼈의 먼쪽을 잡고 손바닥이 바닥쪽을 향하도록 아래팔 부위를 엎침한다.

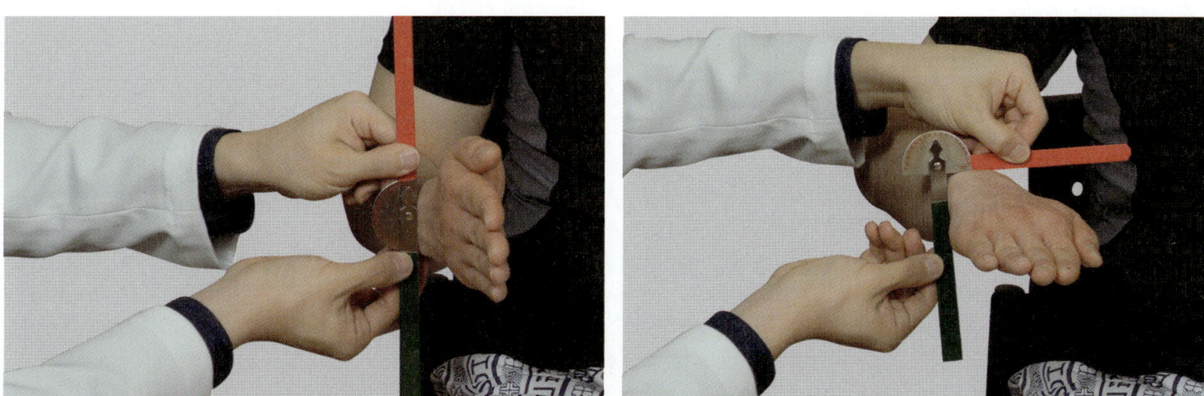

그림 5-4 엎침

4 뒤침(Supination)

- 정상 각도: 80~90°
- 시작자세: 바로 앉은 자세에서 팔을 몸통에 밀착시키고, 팔꿉관절은 90° 굽힘하며 아래팔은 중립자세를 취한다.
- 끝자세: 아래팔 부위를 뒤침한다.
- 측정: 각도계의 중심축은 자뼈붓돌기(ulnar styloid process) 안쪽 또는 셋째 손허리뼈머리 끝에 두고, 고정팔은 손목관절(wrist joint) 앞쪽에서 위팔뼈(humerus) 긴 축과 평행하게 둔다. 이동팔은 손목의 몸쪽, 앞쪽 또는 고정팔과 180° 위치에 둔다.
- 유의사항: 시작자세는 앉은 자세에서 몸통 옆에 밀착시키고 어깨는 굽힘, 폄, 모음, 돌림이 일어나지 않은 중립 자세를 취한다. 팔꿉관절은 90°로 굽힘하고, 아래팔을 받치고, 엄지손가락이 천장을 향하게 하는 중립 자세를 취한다. 끝자세 시 검사자는 노뼈의 먼쪽을 잡고 손바닥이 바닥쪽을 향하도록 아래팔 부위를 뒤침한다.

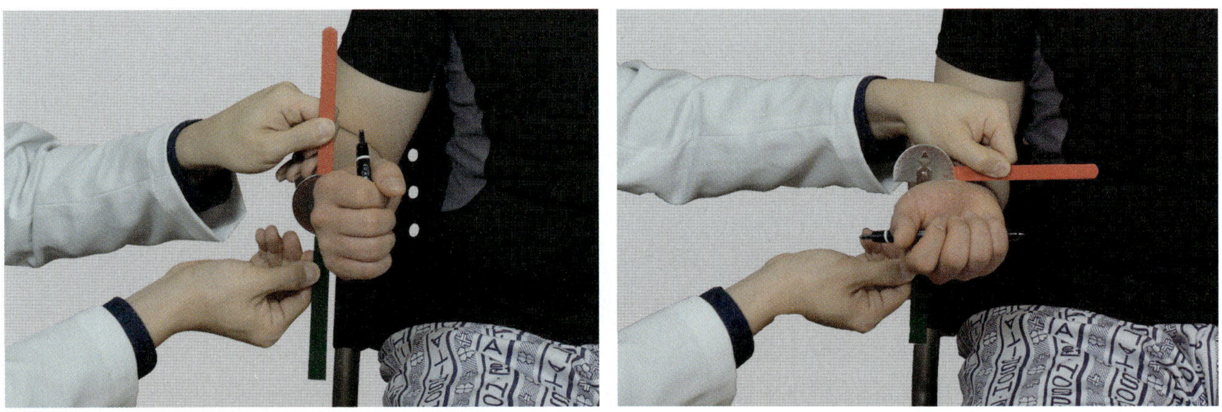

그림 5-5 뒤침

03 맨손근력검사(Manual muscle test)

1 팔꿉관절 굽힘근(Elbow flexor)

(1) 위팔두갈래근(Biceps brachii), 위팔근 (Brachialis), 위팔노근(Brachioradialis)

근육	이는곳(origin)	닿는곳(insertion)	지배신경(nerve)	작용(action)
위팔두갈래근 • 짧은갈래 • 긴갈래	• 어깨뼈(부리돌기, 꼭대기) • 어깨뼈(관절위결절)	노뼈(노뼈거친면) 두갈래근 널힘줄	근피부신경	• 팔꿉관절 굽힘 • 아래팔 뒤침
위팔근	위팔뼈(번쪽 1/2의 앞쪽 몸통), 근육사이막	자뼈 (갈고리돌기와 거친면)	근피부신경	팔꿉관절 굽힘
위팔노근	위팔뼈(관절융기의 가쪽, 몸쪽 2/3), 근육사이막	노뼈(몸쪽의 먼쪽 끝에서 붓돌기까지)	노신경	팔꿉관절 굽힘

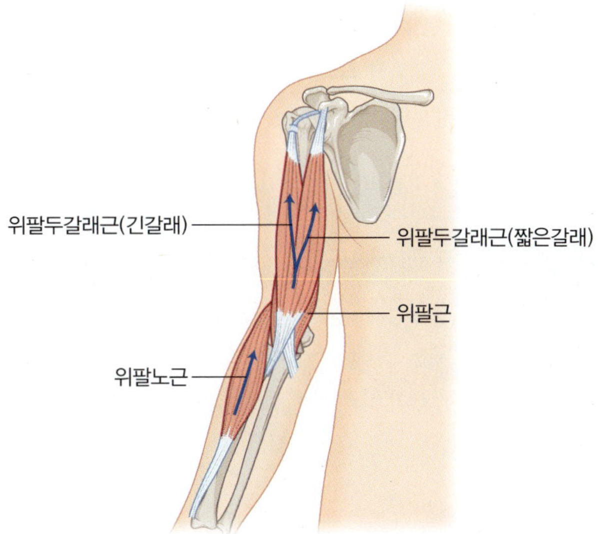

그림 5-6 팔꿉관절 굽힘근

■ 측정

• 고정부위: 팔꿈치 부위를 고정한다.
• 움직임: 아래팔 뒤침, 엎침, 중립 자세에서 팔꿉관절을 굽힌다.
• 저항: 손목을 펌 방향으로 누르면서 적용한다.
• 촉진: 위팔두갈래근(biceps brachii)의 앞쪽 1/3 지점을 촉진한다.
• 보상작용: 어깨를 올리거나, 위팔이 움직이지 않도록 주의한다.

	중력 대항(Against gravity)
시작자세	• N, G: 검사대 앉은 자세. • F: 검사대 앉은 자세. 피검사자의 팔꿈치 부위 고정.
사진	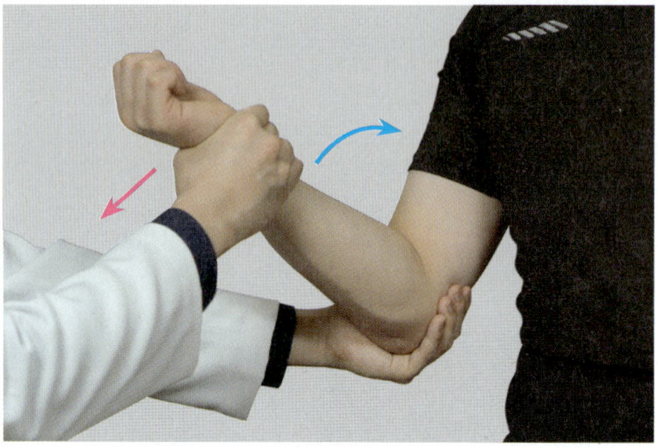
등급	N(5): 최대 저항에 대항하며 관절운동범위 전체를 유지한다.
	G(4): 중등도 저항에 대항하며 관절운동범위 전체를 유지한다.
	F(3): 저항이 없는 상태에서 중력에 대항하며 관절운동범위 전체를 유지한다.
	중력 최소(Gravity minimized)
시작자세	P, T, Z: 누운 자세. 어깨관절 90° 벌림.
사진	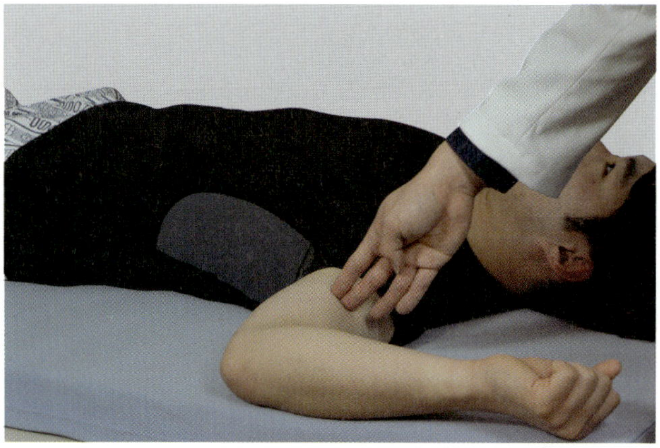
등급	P(2): 중력을 최소로 한 자세에서 전체 관절가동범위를 움직인다.
	T(1): 관절 운동은 없으나, 근수축을 촉진할 수 있다.
	Z(0): 근수축 반응이 없다.

2 팔꿉관절 폄근(Elbow extensor)

(1) 위팔세갈래근(Triceps brachii), 팔꿈치근(Anconeus)

근육	이는곳(origin)	닿는곳(insertion)	지배신경(nerve)	작용(action)
위팔세갈래근 • 긴갈래 (long head) • 가쪽갈래 (lateral head) • 안쪽갈래 (medial head)	어깨뼈(관절아래 결절) • 위팔뼈(몸통, 빗가장자리, 뒷면), 가쪽 근사이막 • 위팔뼈(몸통: 뒤쪽면의 전체 근육), 관절사이막, 안쪽과 가쪽의 근육사이막 • 위팔뼈(몸통: 뒤쪽면의 전체 근육), 관절사이막, 안쪽과 가쪽의 근육사이막	자뼈(팔꿈치머리 돌기, 위면)	노신경	팔꿈관절 폄
팔꿈치근	위팔뼈 가쪽 위 관절융기	팔꿈치오목 가쪽면 및 자뼈 뒷면의 위 1/4	노신경	팔꿈관절 폄

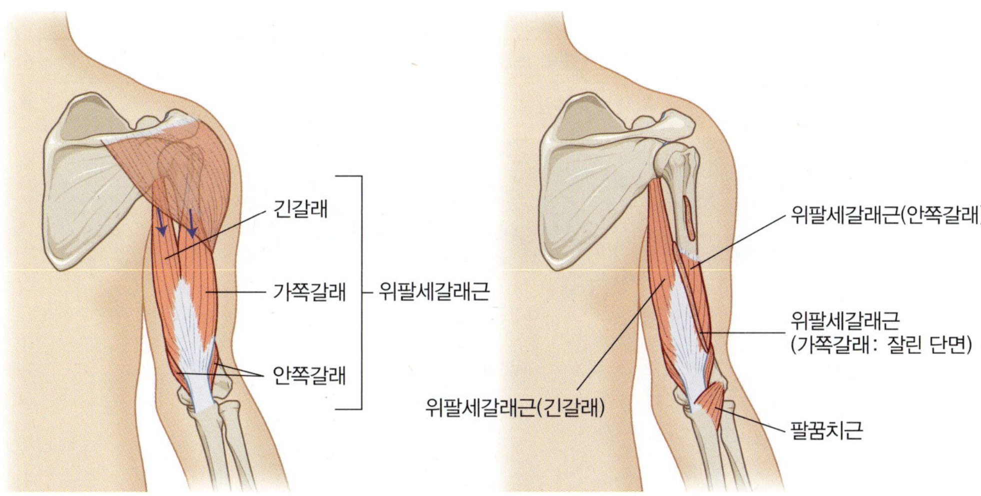

그림 5-7 팔꿉관절 폄근

■ 측정

- 고정부위: 엎드린 자세에서 위팔을 고정, 앉은 자세에서 어깨관절을 90° 굽힘 상태에서 위팔을 고정한다.
- 움직임: 팔꿉관절을 편다.
- 저항: 손목의 손등쪽(굽힘) 방향으로 적용한다.
- 촉진: 팔꿈치돌기(olecranon process) 바로 윗부분에서 팔의 뒤쪽에서 위팔세갈래근을 촉진한다.
- 보상작용: 어깨가 움직이거나, 위팔이 고정되지 않고 움직이지 않도록 주의한다.

<table>
<tr><th></th><th>중력 대항(Against gravity)</th></tr>
<tr><td>시작자세</td><td>• N, G: 엎드려 누운 자세. 어깨관절 90° 벌림.
• F: 엎드려 누운 자세. 어깨관절 90° 벌림.</td></tr>
<tr><td>사진</td><td>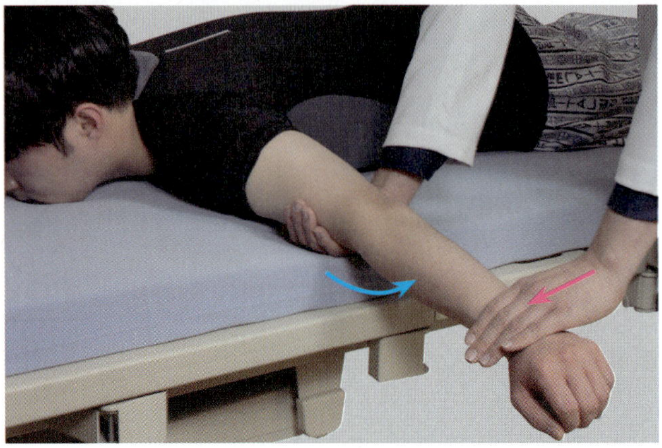</td></tr>
<tr><td rowspan="3">등급</td><td>N(5): 최대 저항에 대항하며 관절운동범위 전체를 유지한다.</td></tr>
<tr><td>G(4): 중등도 저항에 대항하며 관절운동범위 전체를 유지한다.</td></tr>
<tr><td>F(3): 저항이 없는 상태에서 중력에 대항하며 관절운동범위 전체를 유지한다.</td></tr>
<tr><th></th><th>중력 최소(Gravity minimized)</th></tr>
<tr><td>시작자세</td><td>P, T, Z: 바르게 누운 자세. 어깨관절 90° 벌림. 팔꿉관절 90° 굽힘.</td></tr>
<tr><td>사진</td><td>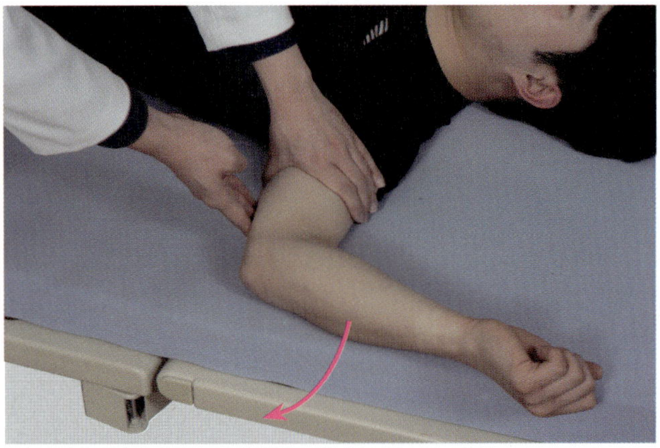</td></tr>
<tr><td rowspan="3">등급</td><td>P(2): 중력을 최소로 한 자세에서 전체 관절가동범위를 움직인다.</td></tr>
<tr><td>T(1): 관절 운동은 없으나, 근수축을 촉진할 수 있다.</td></tr>
<tr><td>Z(0): 근수축 반응이 없다.</td></tr>
</table>

3 아래팔 엎침근(Forearm pronator)

(1) 원엎침근(Pronator teres), 네모엎침근(Pronator quadratus)

근육	이는곳(origin)	닿는곳(insertion)	지배신경(nerve)	작용(action)
원엎침근 • 위팔뼈머리 • 자뼈머리	• 위팔뼈(위팔뼈 안쪽 관절융기), 굽힘근의 이는곳 공동힘줄 • 자뼈(갈고리돌기 안쪽)	노뼈(외측면의 가운데부분)	정중신경	팔꿉관절 굽힘, 아래팔 엎침
네모엎침근	자뼈(앞쪽 먼쪽 1/4 부분), 근육널힘줄	노뼈(몸통, 먼쪽의 앞면)	정중신경	아래팔 엎침

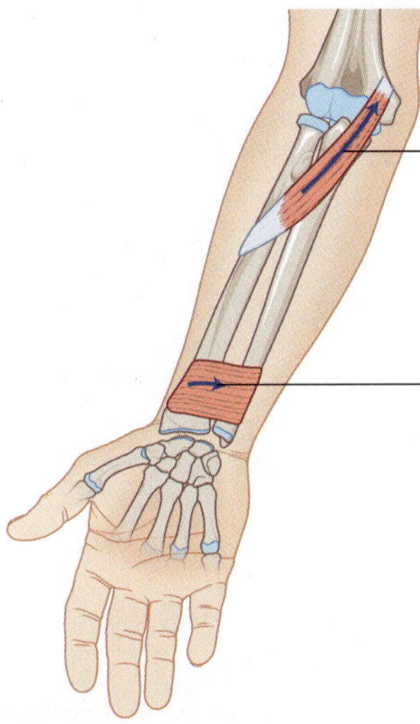

그림 5-8 아래팔 엎침근

■ 측정

- 고정부위: 앉은 자세에서 팔꿉관절을 90° 굽힘 상태에서 아래팔은 뒤침 상태, 검사자는 팔꿉관절을 지지한다.
- 움직임: 아래팔을 엎침한다.
- 저항: 아래팔의 먼쪽 부분에서 뒤침 방향으로 적용한다.
- 촉진: 원엎침근을 촉진한다.
- 보상작용: 손목을 굽히거나, 어깨를 과하게 들지 않도록 주의한다.

	중력 대항(Against gravity)
시작자세	N, G, F: 앉은 자세. 팔꿈관절 90° 굽힘. 아래팔 뒤침.
사진	아래팔 엎침(N, G) 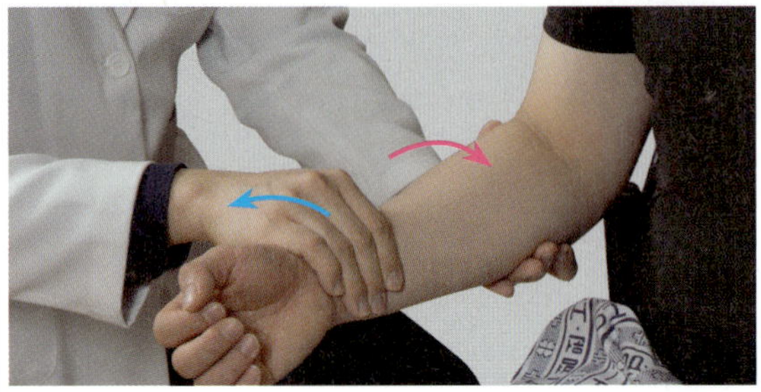 아래팔 엎침(F) 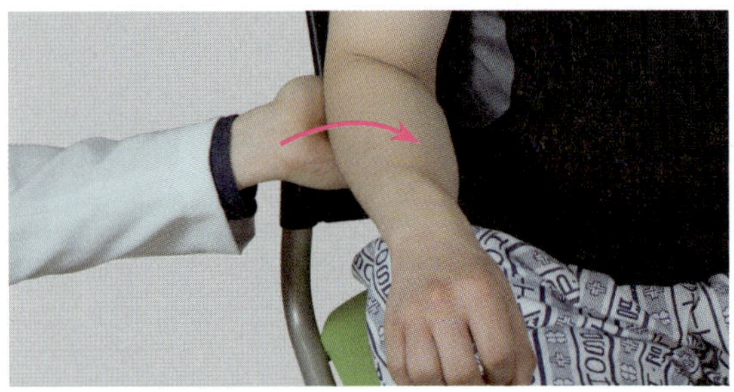
등급	N(5): 최대 저항에 대항하며 관절운동범위 전체를 유지한다.
	G(4): 중등도 저항에 대항하며 관절운동범위 전체를 유지한다.
	F(3): 저항이 없는 상태에서 중력에 대항하며 관절운동범위 전체를 유지한다.
	중력 최소(Gravity minimized)
시작자세	P, T, Z: 앉은 자세. 팔꿈관절 90° 굽힘. 어깨관절 45~90° 굽힘
사진	아래팔 엎침(P, T, Z) 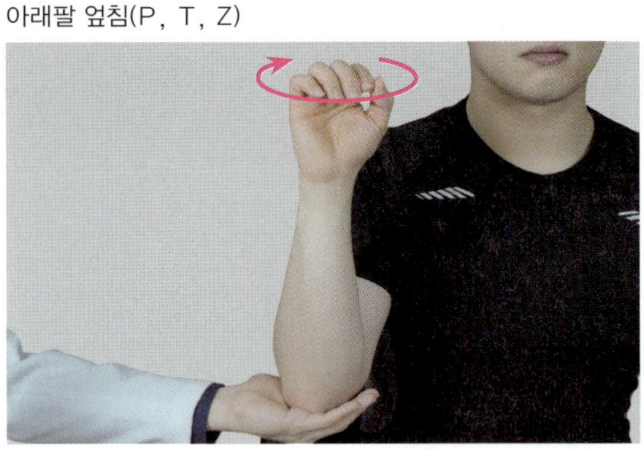
등급	P(2): 중력을 최소로 한 자세에서 전체 관절가동범위를 움직인다.
	T(1): 관절 운동은 없으나, 근수축을 촉진할 수 있다.
	Z(0): 근수축 반응이 없다.

4 아래팔 뒤침근(Forearm supinator)

(1) 손뒤침근(Supinator), 위팔두갈래근(Biceps brachii)

근육	이는곳(origin)	닿는곳(insertion)	지배신경(nerve)	작용(action)
손뒤침근	위팔뼈(가쪽위관절기), 자뼈(엎침근 능선)	노뼈(몸쪽 1/3의 가쪽면)	노신경	아래팔 뒤침
위팔두갈래근 • 짧은갈래 • 긴갈래	어깨뼈(부리돌기, 꼭대기) 어깨뼈(관절위결절)	노뼈(노뼈거친면) 두갈래근 널힘줄	근피부신경	아래팔 뒤침

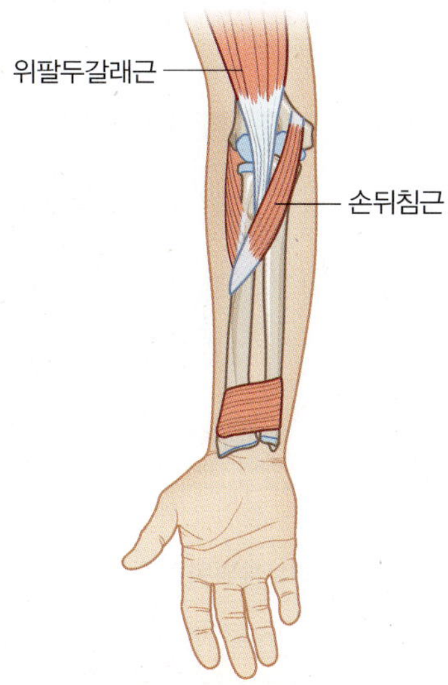

그림 5-9 아래팔 뒤침근

■ 측정

- 고정부위: 팔꿈치를 지지한다.
- 움직임: 아래팔을 뒤침한다.
- 저항: 손등에 적용한다.
- 촉진: 아래팔 뒤쪽 노뼈머리 먼쪽에서 뒤침근을 촉진한다.
- 유의사항: 손목을 굽히거나, 어깨를 과하게 들지 않도록 주의한다.

	중력 대항(Against gravity)
시작자세	N, G, F: 앉은 자세. 팔꿈관절 90° 굽힘.
사진	아래팔 뒤침(N, G) 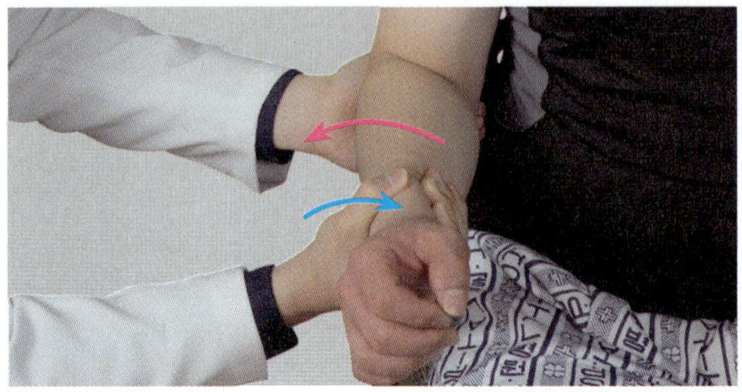 아래팔 뒤침(F) 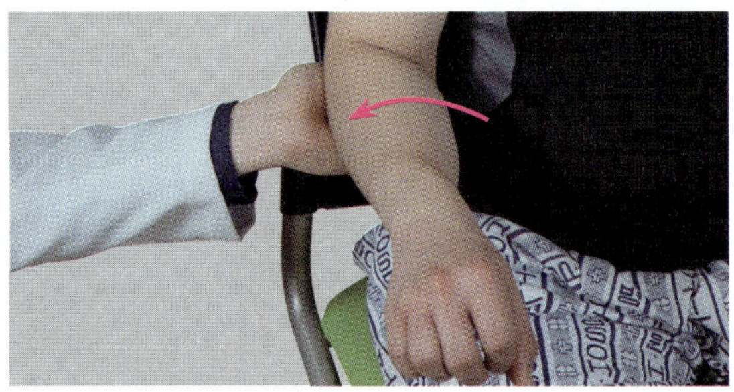
등급	N(5): 최대 저항에 대항하며 관절운동범위 전체를 유지한다.
	G(4): 중등도 저항에 대항하며 관절운동범위 전체를 유지한다.
	F(3): 저항이 없는 상태에서 중력에 대항하며 관절운동범위 전체를 유지한다.
	중력 최소(Gravity minimized)
시작자세	P, T, Z : 앉은 자세. 팔꿈관절 90° 굽힘. 어깨관절 45~90° 굽힘.
사진	아래팔 뒤침(P, T, Z) 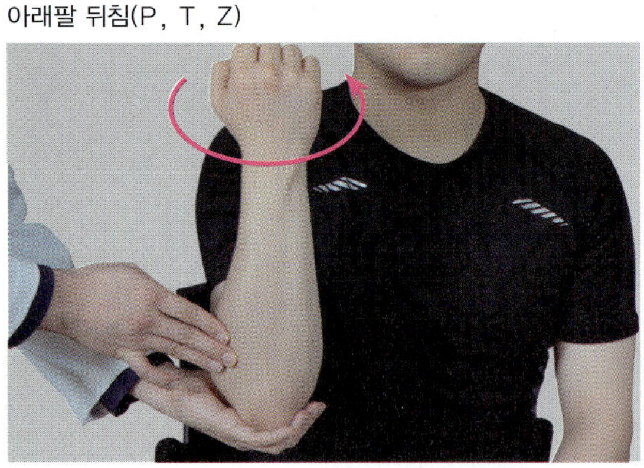
등급	P(2): 옆으로 누운 자세에서 전체 관절가동범위를 움직인다.
	T(1): 관절 운동은 없으나, 근수축을 촉진할 수 있다.
	Z(0): 근수축 반응이 없다.

04 특수검사

1 팔꿈치 굽힘검사(Elbow flexion test)

(1) 검사목적

팔꿈치터널증후군(cubital tunnel syndrome)의 자신경 압박검사

(2) 검사방법

자세	사진
앉거나 선 자세, 어깨 및 양쪽 팔꿈치는 굽힘, 손목은 완전 폄, 3분간 자세를 유지한다.	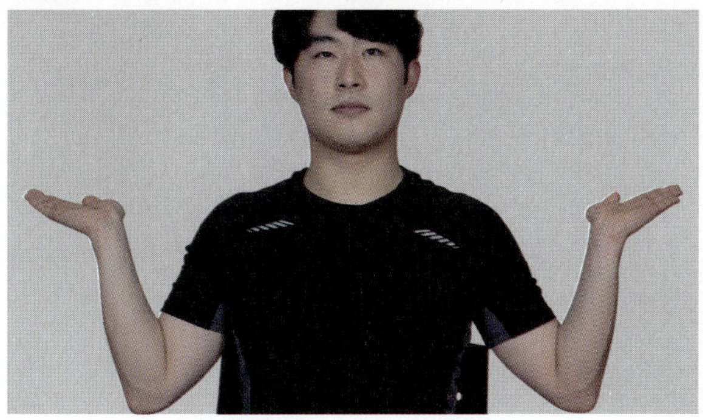

(3) 반응

양성반응: 자신경(ulnar n.)을 따라 통증, 저린감을 유발한다.

2 팔꿈치 안쪽곁인대 검사(Cubitus valgus stress test)

(1) 검사목적

팔꿈치 안쪽 불안정성검사

(2) 검사방법

자세	사진
어깨(10~20° 굽힘)는 편안히 두고 아래팔을 뒤침자세를 한다. 팔꿈치는 10~20° 굽히고, 검사자는 아래팔과 팔꿈치를 위·아래로 잡는다. 밖굽음력(valgus stress)를 주며 통증을 확인한다.	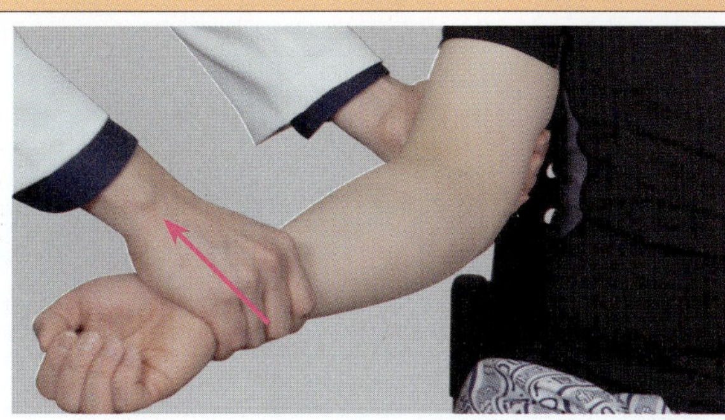

(3) 반응

안쪽 곁인대(medical collateral ligament)의 긴장 및 통증을 유발한다.

3 팔꿈치 가쪽곁인대 검사(Cubitus varus stress test)

(1) 검사목적

팔꿈치 가쪽 불안정성검사

(2) 검사방법

자세	사진
어깨 안쪽돌림하고 아래팔은 완전 뒤침을 한다. 검사자는 아래팔과 팔꿈치를 위 · 아래로 잡는다. 팔꿈치는 20~30° 굽힘 상태로 안굽음력(eversion)을 주면서 통증을 확인한다.	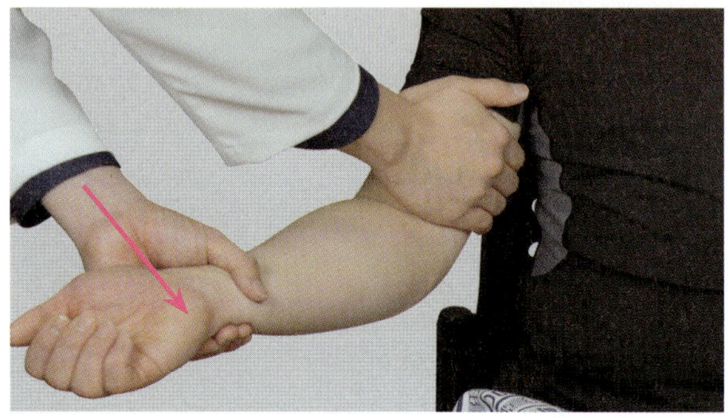

(3) 반응

가쪽곁인대(lateral collateral ligament)의 견인성 긴장 및 압박성 통증을 유발한다.

4 노뼈 뒤가쪽 회전 불안정 검사(Posterior lateral rotarary instability test)

(1) 검사목적

팔꿈치 불안정성검사

(2) 검사방법

자세	사진
팔꿈치는 완전 폄하고, 어깨를 머리위로 굽힘, 아래팔은 뒤침함, 검사자는 손목, 팔꿈치를 잡음, 팔꿈치 굽힘	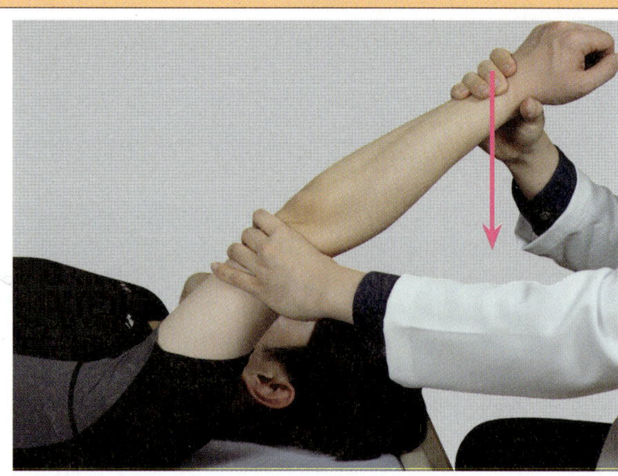

(3) 반응

자뼈위팔뼈 관절(ulnarhumeral joint)의 회전성 아탈구와 노뼈머리뒤가쪽 탈구(posterolateral dislocation of radius head)를 유발한다.

5 테니스팔꿉증검사(Tennis elbow test)

(1) 검사목적

가쪽 위관절융기검사

(2) 검사방법

자세	사진
주먹을 쥐고, 아래팔은 엎침, 손목관절은 노쪽 치우침(radial deviation)을 한다. 피검사자는 손목을 폄한다. 검사자는 팔꿈치를 고정하고, 다른 손으로 손목관절의 굽힘방향으로 저항을 준다.	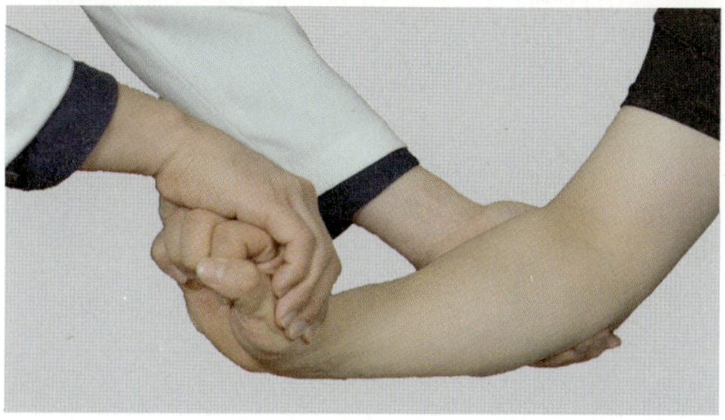

(3) 반응

가쪽 위관절융기(lateral epicondyle) 주위에 통증을 유발한다.

6 골퍼팔꿉 검사(Golfer's elbow test)

(1) 검사목적

안쪽 위관절융기 검사

(2) 검사방법

자세	사진
주먹을 쥐고 아래팔을 뒤침하고, 손목을 굽힘한다. 검사자는 팔꿈치를 고정하고, 다른 손으로 손목관절의 폄 방향으로 저항을 준다.	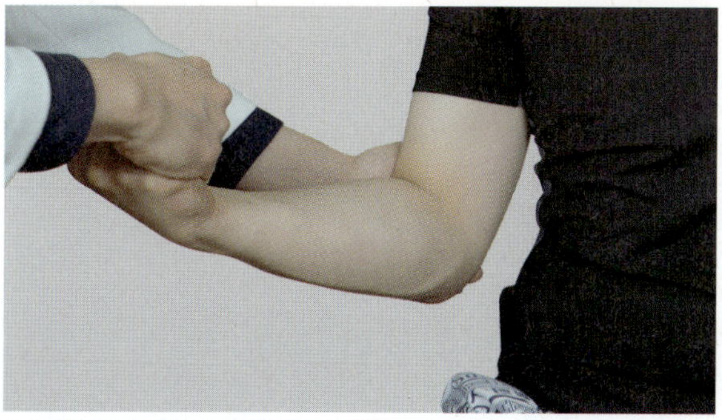

(3) 반응

안쪽 위관절융기(medial epicondyle) 주위에 통증을 유발한다.

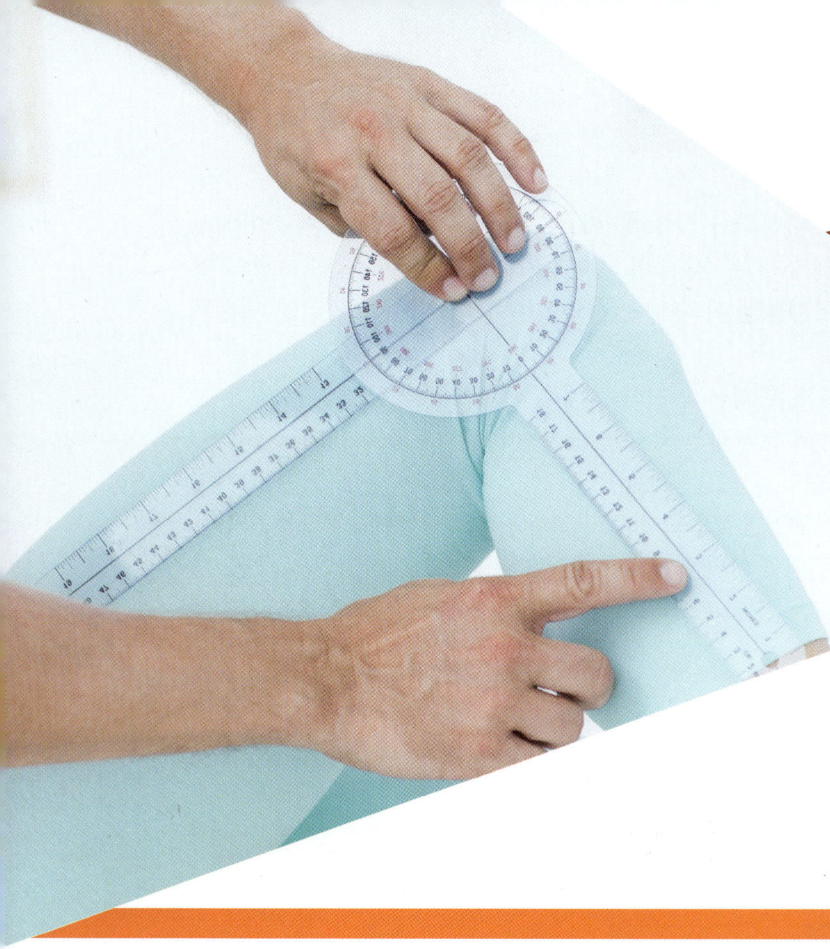

CHAPTER 06

Measurement & Assessment

손목관절과 손 (Wrist joint and Hand)

01 구조와 기능

02 관절운동범위검사(Range of motion test)

03 맨손근력검사(Manual muscle test)

04 특수검사

손목은 8개의 작은 손목뼈들로 구성되어 있으며, 이 손목뼈들은 아래팔과 손 사이에서 하나의 집단을 이루고 있다. 아래팔과 손목뼈들은 손이 움직일 수 있는 공간으로서의 역할을 한다. 여러 작은 손목뼈사이관절들 이외에도, 손목에는 두 개의 주요 관절인 노손목관절과 손목뼈중간관절이 있다.

손은 눈과 유사하게, 자신의 주변 환경을 인지하는 매우 중요한 감각기관이다. 또한 손은 아주 복잡한 운동행위들을 할 때 일차적인 촉감을 느끼는 기관이기도 하며, 손은 몸짓, 접촉, 촉감 등 다양한 감각을 표현할 수 있는 기관이다. 29개의 근육이 손에 있는 19개의 뼈와 19개의 관절을 움직인다. 생체역학적으로 이런 구조들은 아주 숙련된 동작에 영향을 미친다. 손은 기능학적 뻗기와 집기를 비롯해서 쥐기를 잘 할 수 있어 다양한 도구를 사용할 수 있다. 그러므로 정교한 움직임이 가능하도록 하는 신체에서 중요한 구조라고 할 수 있다.

01 구조와 기능

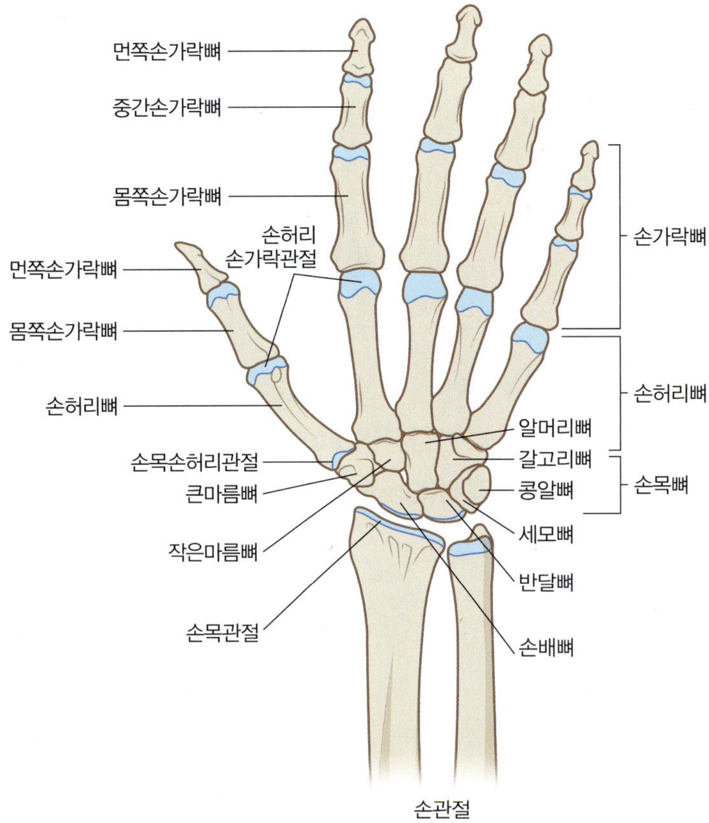

그림 6-1 손목관절과 손

1 뼈와 관절

(1) 손목뼈(Carpal bone)

몸쪽열에는 노쪽에서 자쪽 방향으로 손배뼈(scaphoid), 반달뼈(lunate), 세모뼈(triquetrum), 콩알뼈(pisiform)가 있으며, 먼쪽열에는 큰마름뼈(trapezium), 작은마름뼈(trapezoid), 알머리뼈(capitate), 갈고리뼈(hamate)가 있다.

(2) 손허리뼈(Metacarpals bone)

한쪽 손의 손허리뼈는 각 손가락마다 하나씩 총 5개가 있다.

(3) 손가락뼈(Phalanges bone)

한쪽 손의 손가락뼈는 총 14개가 있으며, 몸쪽과 먼쪽 손가락뼈 두 개로 구성된 엄지손가락을 제외하고 나머지 손가락은 몸쪽, 중간, 그리고 먼쪽의 3개로 구성되어 있다.

2 기능적 움직임

(1) 손목관절 굽힘(Wrist flexion)

손을 중립자세에서 손바닥 쪽으로 움직여 손목관절의 각도를 줄이는 운동이다. 손목관절 굽힘근육들은 손으로 물건을 잡을 때 적절한 굽힘과 폄 근육을 조절하여 손의 기능적인 움직임을 구성한다.

(2) 손목관절 폄(Wrist extension)

손을 중립자세에서 손등 쪽으로 움직여 손목관절의 각도를 줄이는 운동이다. 손목관절 폄근육들은 손으로 물건을 놓을 때 적절한 굽힘과 폄 근육을 조절하여 기능적인 손의 움직임을 구성한다.

(3) 손목관절 노쪽 치우침(Wrist radial deviation)

손목관절이 노쪽으로 움직여서 각도를 줄이는 운동이다.

(4) 손목관절 자쪽 치우침(Wrist ulnar deviation)

손목관절이 자쪽으로 움직여서 각도를 줄이는 운동이다.

(5) 손가락관절 굽힘(Finger flextion)

손을 사용하거나 손으로 물건을 잡을 때, 적절함 굽힘을 유도하여 손 안에서의 기능적인 움직임을 구성한다. 손허리손가락관절 굽힘(metacarphalangeal joint flexion), 몸쪽 손가락사이관절 굽힘(proximal interphalangeal joint flexion), 먼쪽 손가락뼈사이관절 굽힘(distal interphalangeal joint flexion), 엄지손가락 손목손허리관절 굽힘(thumb carpometacarpal flexion), 엄지손가락 손가락뼈사이관절 굽힘(thumb interphalangeal joint flexion)이 있다.

(6) 손가락관절 폄(Finger extension)

손으로 잡은 물건을 놓거나, 적절함 폄을 유도하여 손 안에서의 기능적인 움직임을 구성한다. 손허리손가락관절 폄(metacarphalangeal joint extension), 몸쪽 손가락뼈사이관절 폄(proximal interphalangeal joint extension), 먼쪽 손가락뼈사이관절 폄(distal interphalangeal joint extension), 엄지손가락 손목손허리관절 폄(thumb carpometacarpal extension), 엄지손가락 손가락뼈사이관절 폄(thumb interphalangeal joint extension)이 있다.

(7) 손허리손가락관절 벌림(Metacarpophalangeal joint abduction)

손으로 큰 물건을 잡을 때, 손을 최대한 벌려서 굽힘하기 위해 손가락을 중앙에서 최대한 밖으로 멀어지도록 각도를 늘리는 운동이다.

(8) 엄지손가락 손목손허리관절 벌림(Thumb carpometacarpal abduction)

원기둥 모형이나 엄지와 나머지 손가락 사이에 물건을 잡을 때 사용하며, 엄지를 손바닥에서 각도가 늘어나도록 하는 운동이다.

(9) 맞섬(Opposition)

엄지손가락과 다른 손가락의 바닥(pad)을 붙이는 운동이다.

02 관절운동범위검사(Range of motion test)

1 손목관절 굽힘(Wrist flexion)

- 정상 각도: 80°
- 시작자세: 앉은 자세에서 아래팔을 엎침한 자세로 테이블에 올려 놓고 손목 중립자세로 시작한다.
- 끝자세: 손목을 최대한 아래로 굽힌다.

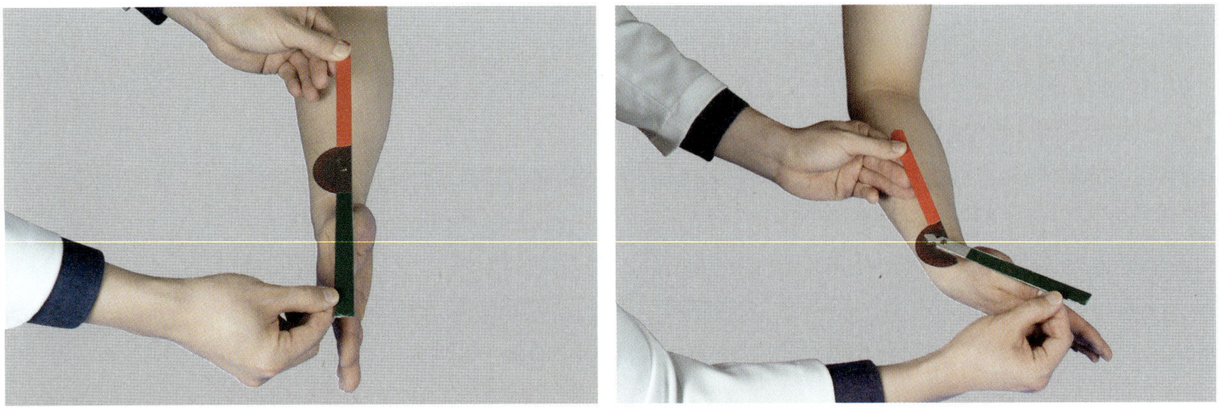

그림 6-2 손목관절 굽힘

• 측정: 각도계의 중심축은 자뼈 붓돌기에 두고, 고정팔은 자뼈의 가쪽 정중선에 둔다. 이동팔은 다섯 뻰째 손허리뼈 가쪽 중심선에 둔다.
• 유의사항: 손목의 노쪽, 자쪽 치우침이 일어나지 않도록 확인한다. 손가락을 최대한 굽혀서 손목의 굽힘에 영향이 가지 않도록 편안하게 이완상태로 측정한다.

2 손목관절 폄(Wrist extension)

• 정상 각도: 70°
• 시작자세: 앉은 자세에서 아래팔을 엎침한 자세로 테이블에 올려 놓고 손목 중립자세로 시작한다.
• 끝자세: 손목을 최대한 위로 폄을 한다.
• 측정: 각도계의 중심축은 자뼈 붓돌기에 두고, 고정팔은 자뼈의 가쪽 중심선에 둔다. 이동팔은 다섯째손허리뼈 가쪽 중심선에 둔다.
• 유의사항: 손목의 노쪽, 자쪽 치우침이 일어나지 않도록 확인한다. 손가락을 최대한 굽혀서 손목의 굽힘에 영향이 가지 않도록 편안하게 이완상태로 측정한다.

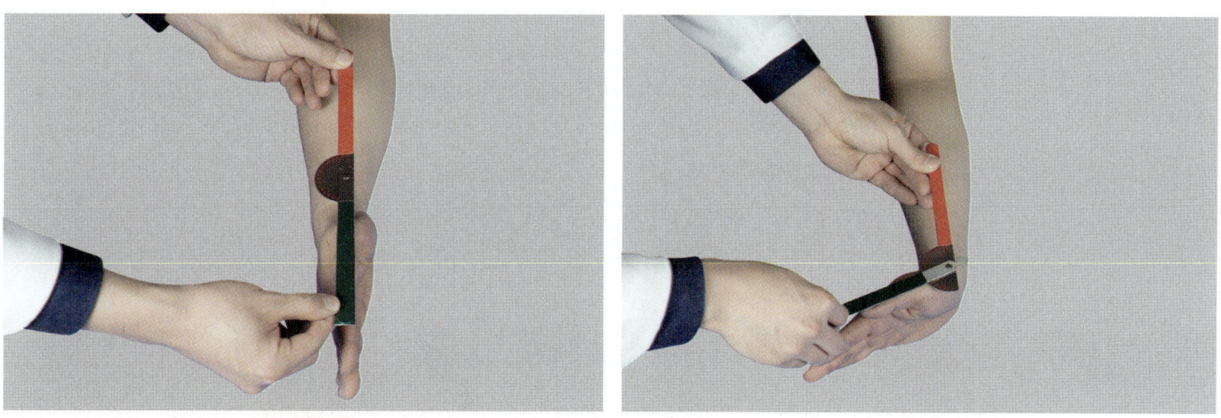

그림 6-3 손목관절 폄

3 손목관절 노쪽치우침(Wrist radial deviation)

• 정상 각도: 20°
• 시작자세: 앉은 자세에서 아래팔을 엎침한 자세로 테이블에 올려 놓고 손목 중립자세로 시작한다.
• 끝자세: 손목을 노쪽으로 치우치도록 한다.
• 측정: 각도계의 중심축은 손등 쪽에서 말머리뼈의 중심에 두고, 고정팔은 손등 쪽에서 위팔뼈의 가쪽관절융기를 향한 아래팔의 중심선에 둔다. 이동팔은 손등 쪽에서 셋째손허리뼈의 중심선에 둔다.
• 유의사항: 손목의 움직임으로 굽힘, 폄이나 손가락의 굽힘, 아래팔의 움직임이 일어나지 않도록 유의한다.

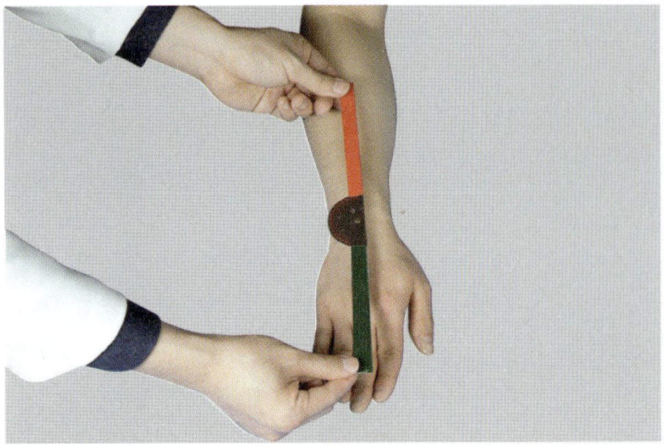

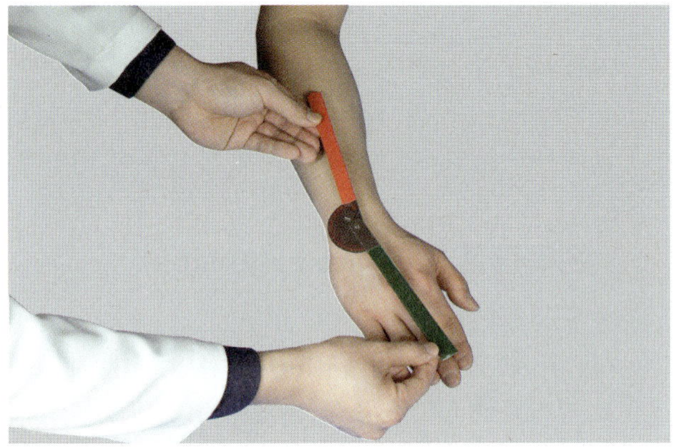

그림 6-4 손목관절 노쪽치우침

4 손목관절 자쪽 치우침(Wrist ulnar deviation)

- 정상 각도: 30°
- 시작자세: 앉은 자세에서 아래팔을 엎침한 자세로 테이블에 올려 놓고 손목은 중립자세로 시작한다.
- 끝자세: 손목을 자쪽으로 치우치도록 한다.
- 측정: 각도계의 중심축은 손등 쪽에서 말머리뼈의 중심에 두고, 고정팔은 손등 쪽에서 위팔뼈의 위관절융기를 향한 아래팔의 중심선에 둔다. 이동팔은 손등 쪽에서 셋째 손허리뼈의 중심선에 둔다.
- 유의사항: 손목의 노쪽, 자쪽 치우침이 일어나지 않도록 확인한다. 손가락을 최대한 굽혀서 손목의 굽힘에 영향이 가지 않도록 편안하게 이완한 상태로 측정한다.

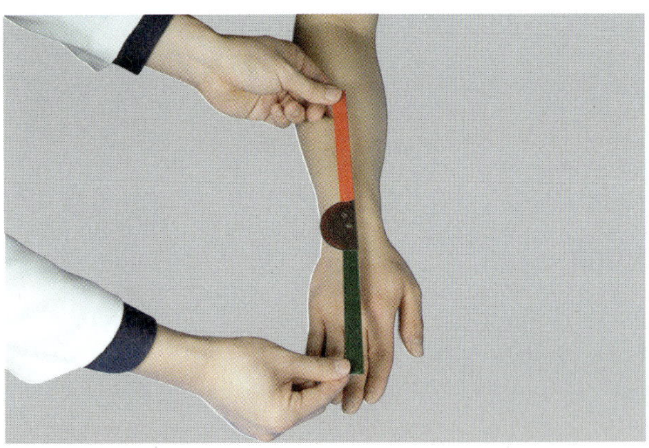

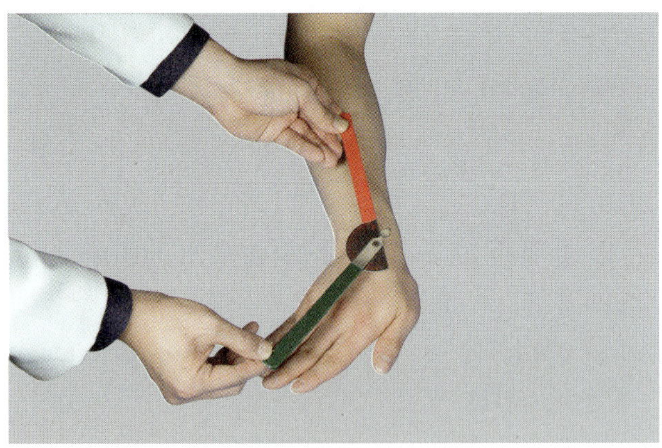

그림 6-5 손목관절 자쪽 치우침

5 손허리손가락관절 굽힘(Metacarpophalangeal joint flexion)

- 정상 각도: 90°
- 시작자세: 앉은 자세에서 아래팔은 중립자세로 테이블에 놓고, 손목은 중립으로 손가락은 이완한다.
- 끝자세: 손허리손가락관절을 굽힌다.
- 측정: 각도계의 중심축은 무릎뼈 앞쪽에 두고, 고정팔은 지지면과 수직하게 둔다. 이동팔은 정강뼈의 앞쪽 중심선과 평행하게 한다.
- 유의사항: 굽힘 시 긴손가락폄근의 신장으로 인해 굽힘각도가 감소되므로 손가락폄근은 이완한다.

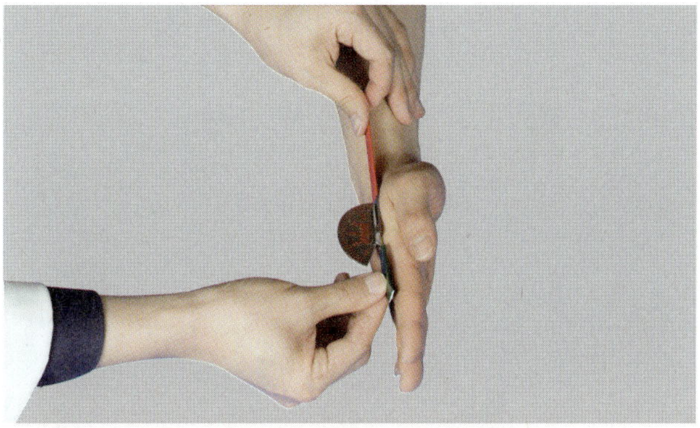
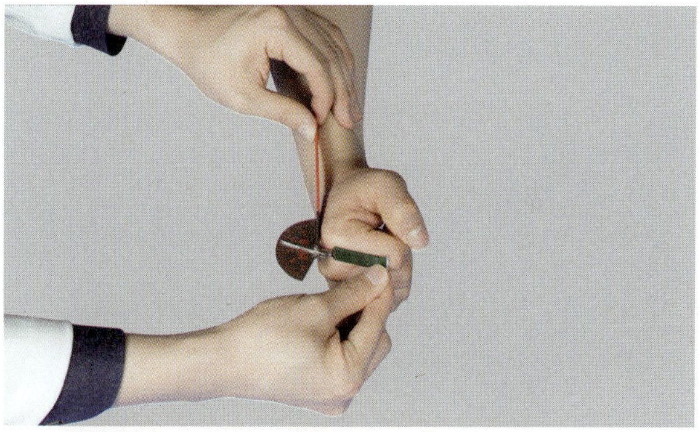

그림 6-6 손허리손가락관절 굽힘

6 손허리손가락관절 폄(Metacarpophalangeal joint extension)

- 정상 각도: 0~30(45)°
- 시작자세: 앉은 자세에서 아래팔은 중립자세로 테이블에 놓고, 손목은 중립으로 손가락은 이완한다.
- 끝자세: 손허리손가락관절을 폄한다.
- 측정: 각도계의 중심축은 손바닥 쪽 손허리관절에 두고, 고정팔은 손허리뼈 중심선과

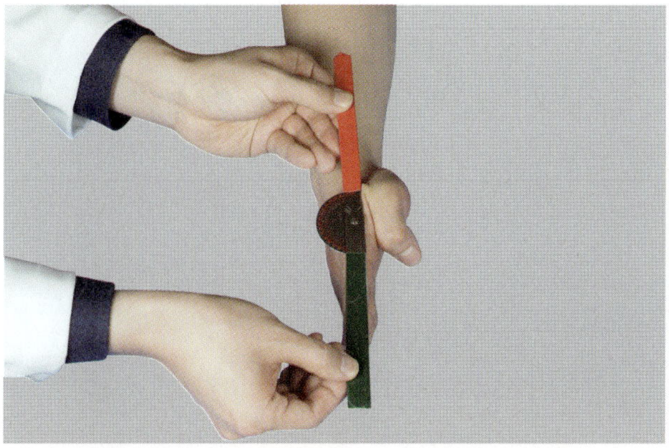
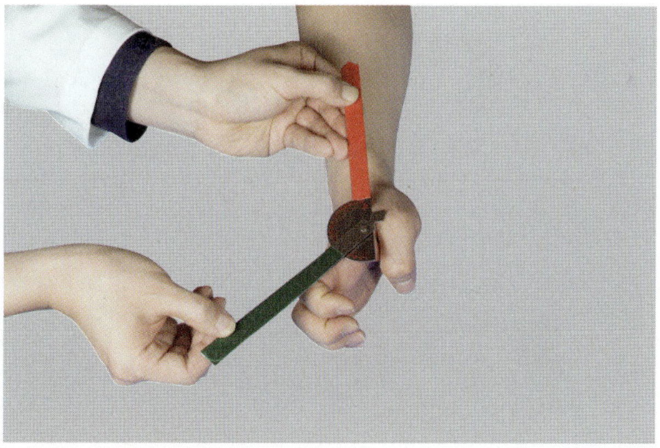

그림 6-7 손허리손가락관절 폄

평행하게 한다. 이동팔은 손바닥 쪽에서 몸쪽 손가락뼈 중심선에 둔다.

- 유의사항: 폄 시 깊은손가락굽힘근의 신장으로 인해 폄각도가 감소되므로 손가락굽힘근은 이완한다.

7 손허리손가락관절 벌림(Metacarpophalangeal joint abduction)

- 정상 각도: 0~25°
- 시작자세: 앉은 자세에서 아래팔은 중립자세로 테이블에 놓고, 손목은 중립으로 손가락은 이완한다.
- 끝자세: 손허리손가락관절을 벌림한다.
- 측정: 각도계의 중심축은 손등 쪽 손허리손가락관절에 두고, 고정팔은 손허리뼈 중심선에 평행하게 한다. 이동팔은 손등 쪽에서 몸쪽 손가락뼈 중심선에 둔다.

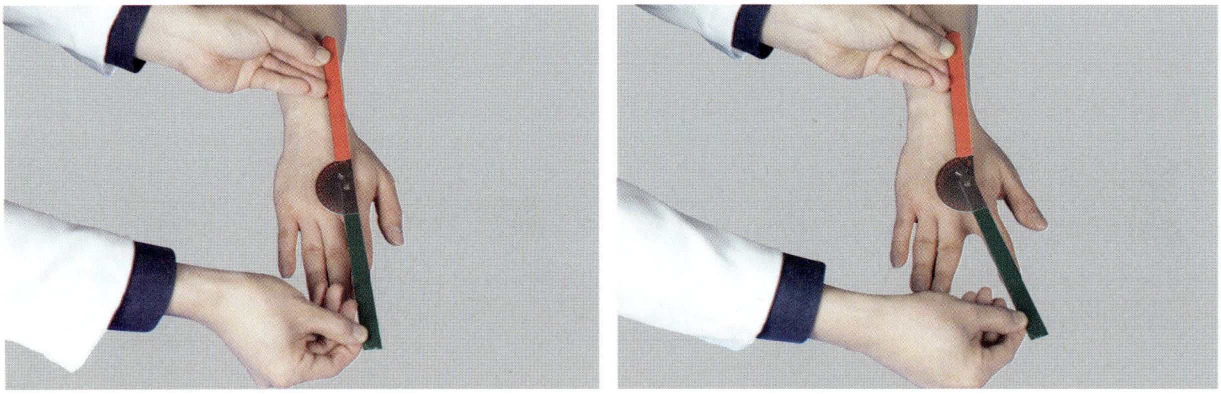

그림 6-8 손허리손가락관절 벌림

8 몸쪽 손가락뼈사이관절 굽힘(Proximal interphalangeal joint flexion)

- 정상 각도: 0~110°
- 시작자세: 앉은 자세에서 아래팔은 중립자세로 테이블에 놓고, 손목은 중립으로 손가락은 이완한다.

그림 6-9 몸쪽 손가락뼈사이관절 굽힘

- 끝자세: 손가락뼈사이관절을 굽힌한다.
- 측정: 각도계의 중심축은 몸쪽 손가락뼈사이관절의 등쪽면에 두고, 고정팔은 몸쪽 손가락뼈의 긴 축과 평행하게 한다. 이동팔은 중간 손가락뼈의 긴 축에 평행하게 한다.
- 유의사항: 손 전체가 굽힘되지 않도록 하고, 아래팔이 움직이지 않도록 주의한다. 손가락관절 측정 시에는 손가락 전용 관절측정각도계를 사용한다.

9 먼쪽 손가락뼈사이관절 굽힘(Distal interphalangeal joint flexion)

- 정상 각도: 0~80°
- 시작자세: 앉은 자세에서 아래팔은 중립자세로 테이블에 놓고, 손목은 중립자세로 손가락은 이완한다.
- 끝자세: 먼쪽 손가락뼈사이관절을 굽힘한다.
- 측정: 각도계의 중심축은 먼쪽 손가락뼈사이관절의 등쪽면에 두고, 고정팔은 중간 손가락뼈의 긴 축과 평행하게 한다. 이동팔은 먼쪽 손가락뼈의 긴 축에 평행하게 한다.
- 유의사항: 손 전체가 굽힘되지 않도록 하고, 아래팔이 움직이지 않도록 주의한다.

그림 6-10 먼쪽 손가락뼈사이관절 굽힘

10 엄지손가락 손목손허리관절 폄/노뼈 벌림(Thumb carpometacarpal joint of thumb extension/radial abduction)

- 정상 각도: 0~50°
- 시작자세: 앉은 자세에서 아래팔은 엎침으로 놓고, 손목은 중립을 하고, 손가락은 이완한다. 엄지손가락은 검지손가락에 붙인 상태로 유지한다.
- 끝자세: 엄지손가락을 폄한다.
- 측정: 각도계의 중심축은 엄지손가락 손허리뼈의 바닥에 CMC관절 등쪽 표면 위에 두고, 고정팔은 노뼈의 긴 축과 평행하게, 이동팔은 엄지손가락 손허리뼈와 평행하게 한다.
- 유의사항: 엄지손가락을 제외한 다른 손 전체가 굽힘되지 않도록 하고, 아래팔이 움직이지 않도록 주의한다.

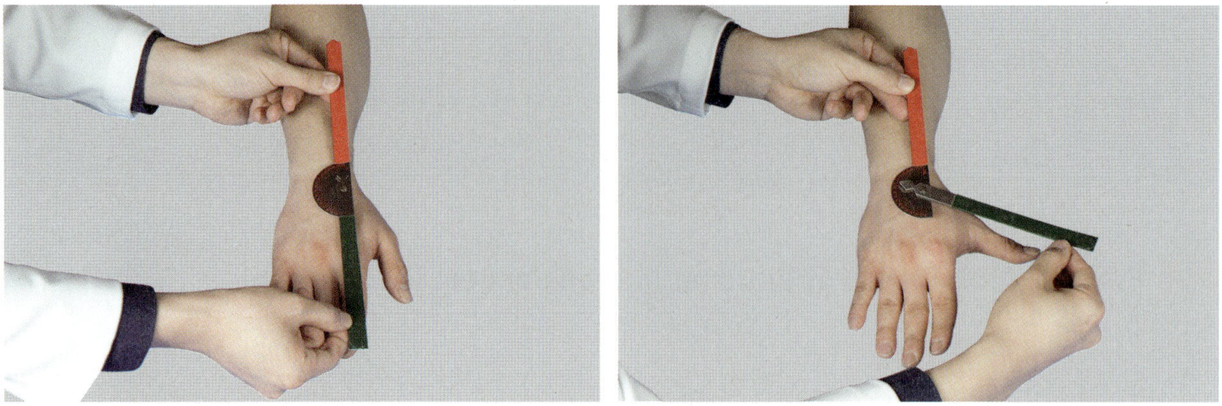

그림 6-11 엄지손가락 손목손허리관절 폄/노뼈 벌림

11 엄지손가락 손목손허리뼈 벌림/손바닥 벌림(Carpometacarpal joint of thumb abduction/palmar abduction)

- 정상 각도: 0~50°
- 시작자세: 앉은 자세에서 아래팔은 중립으로 놓고, 손목은 중립으로 손가락은 이완한다. 엄지손가락은 검지손가락에 붙인 상태로 유지한다.
- 끝자세: 엄지손가락을 손바닥 방향으로 굽힌다.
- 측정: 각도계의 중심축은 엄지손가락과 두 번째 손가락 중간에 두고, 고정팔은 노뼈의 긴 축과 평행하게, 이동팔은 엄지손가락 두 번째 손가락손허리뼈와 평행하게 한다.
- 유의사항: 엄지손가락 외의 다른 손가락이 굽힘되지 않도록 하고, 아래팔이 움직이지 않도록 주의한다.

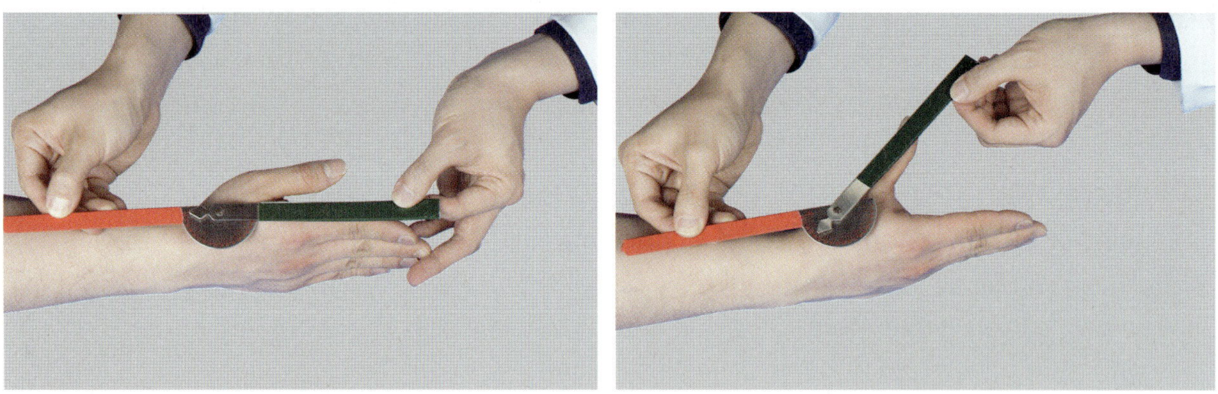

그림 6-12 엄지손가락 손목손허리뼈 벌림/손바닥 벌림

12 엄지손가락 손허리손가락관절 굽힘(Metacarpophalangeal joint of thumb flexion)

- 정상 각도: 0~50°
- 시작자세: 앉은 자세에서 아래팔은 45° 엎침으로 테이블에 놓고, 손목은 중립으로 손가락은 이완한다.

- 끝자세: 엄지손가락을 손 중앙으로 최대한 굽힘한다.
- 측정: 각도계의 중심축은 엄지손가락 손허리손가락관절의 등쪽면에 두고, 고정팔은 엄지손가락 손허리뼈 등쪽에 평행하게 한다. 이동팔은 먼쪽 손가락뼈의 긴 축에 평행하게 한다.
- 유의사항: 손 전체가 굽힘되지 않도록 하고, 손목과 아래팔이 움직이지 않도록 주의한다.

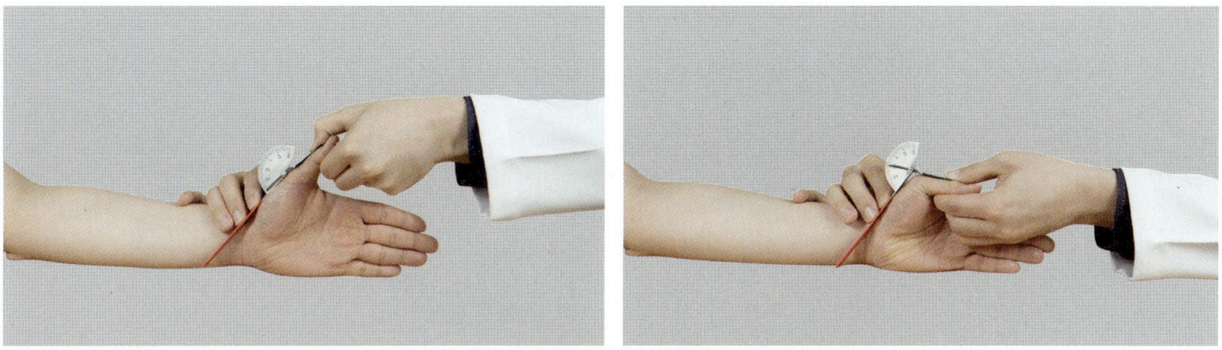

그림 6-13 엄지손가락 손허리손가락관절 굽힘

13 엄지손가락뼈사이관절 굽힘(Interphalangeal joint of thumb flexion)

- 정상 각도: 굽힘-0~90°
- 시작자세: 앉은 자세에서 아래팔은 45° 엎침으로 테이블에 놓고, 손목은 중립으로 손가락은 이완한다.
- 끝자세: 엄지손가락을 손 중앙으로 최대한 굽힘한다.
- 측정: 각도계의 중심축은 엄지손가락뼈사이관절의 등쪽면에 두고, 고정팔은 첫마디뼈 위에 평행하게 한다. 이동팔은 끝마디뼈와 평행하게 한다.
- 유의사항: 손 전체가 굽힘되지 않도록 하고, 손목과 아래팔이 움직이지 않도록 주의한다.

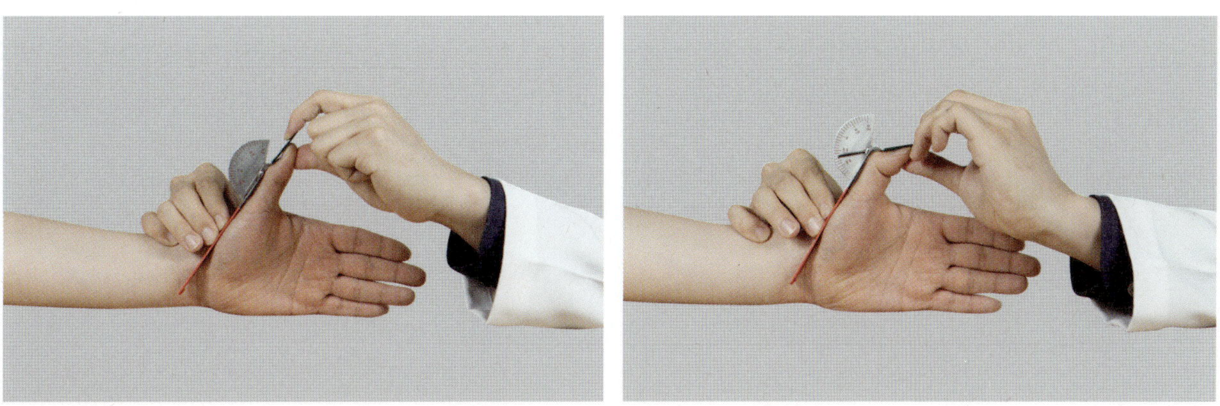

그림 6-14 엄지손가락뼈사이관절 굽힘

14 맞섬(Opposition)

- 시작자세: 앉은 자세에서 아래팔은 45°로 뒤침하여 테이블에 놓고, 손목은 중립으로 손가락은 이완한다.
- 끝자세: 엄지손가락과 다섯 번째 손가락을 맞섬한다.
- 측정: 자로 엄지손가락 끝의 중앙과 다섯 번째 손가락 끝의 중앙 사이의 거리를 측정한다.
- 유의사항: 손목과 아래팔이 움직이지 않도록 주의한다.

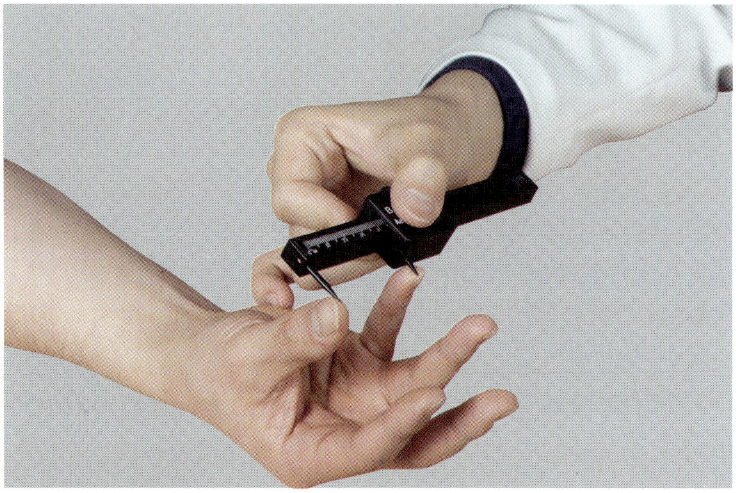

그림 6-15 맞섬

03 맨손근력검사(Manual muscle test)

1 손목관절 굽힘근(Wrist flexor)

(1) 자쪽손목굽힘근(Flexor carpi ulnaris), 노쪽손목굽힘근(Flexor carpi radialis)

근육	이는곳(origin)	닿는곳(insertion)	지배신경(nerve)	작용(action)
자쪽 손목 굽힘근	위팔뼈의 안쪽위관절융기(위팔갈래), 팔꿈치머리와 자뼈의 몸쪽 2/3(자뼈 갈래)	콩알뼈, 갈고리뼈, 다섯째손허리뼈 바닥	자신경 (C7~T1)	손목관절 굽힘, 자쪽치우침
노쪽 손목 굽힘근	위팔뼈의 안쪽위관절융기	둘째와 셋째 손허리뼈 바닥(손바닥 쪽)	정중신경 (C6~C8)	손목관절 굽힘, 노쪽치우침

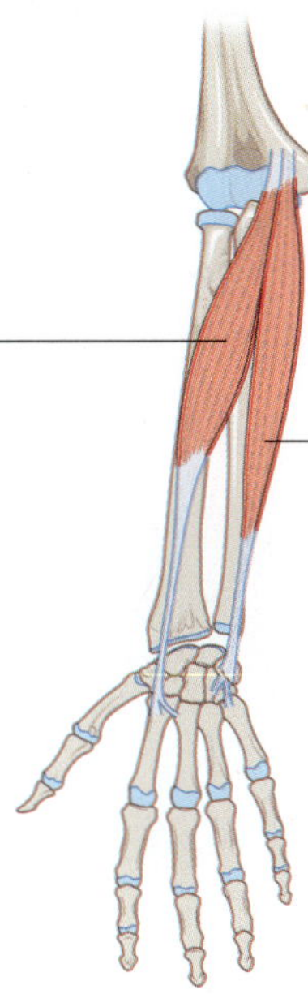

그림 6-16 손목관절 굽힘근

■ 측정

- 고정부위: 아래팔을 고정한다.
- 움직임: 손목관절을 굽힌다.
- 저항: 엄지두덩(thenar eminence)부위 먼쪽손목을 잡고 손목 폄방향으로 저항을 적용한다.
- 촉진: 위팔뼈의 안쪽위관절융기를 찾아 각 근육의 닿는 곳을 향해 손가락을 밀면서 각각의 근육을 촉진한다.
- 보상작용: 손가락관절 굽힘이 일어날 수 있으므로 손가락굽힘근을 이완한 상태에서 검사를 수행한다.

	중력 대항(Against gravity)
시작자세	아래팔 뒤침.
사진	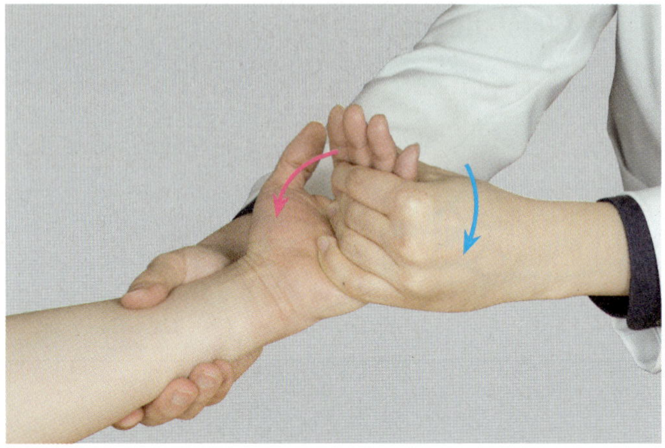 손목 굽힘(F) 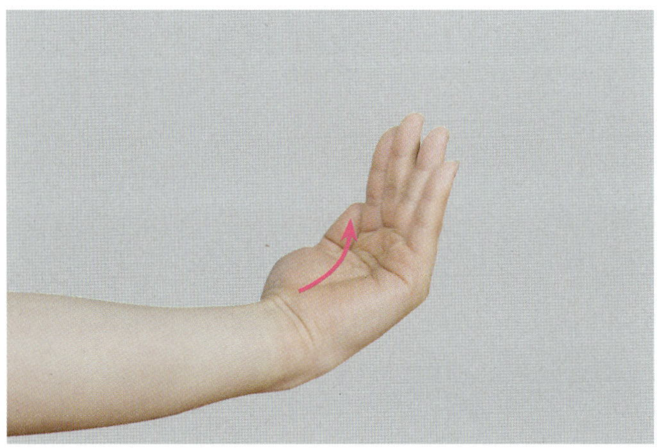
등급	N(5): 최대 저항에 대항하며 관절운동범위 전체를 유지한다.
	G(4): 중등도 저항에 대항하며 관절운동범위 전체를 유지한다.
	F(3): 저항이 없는 상태에서 중력에 대항하며 관절운동범위 전체를 유지한다.

	중력 최소(Gravity minimized)
시작자세	아래팔 중립 자세.
사진	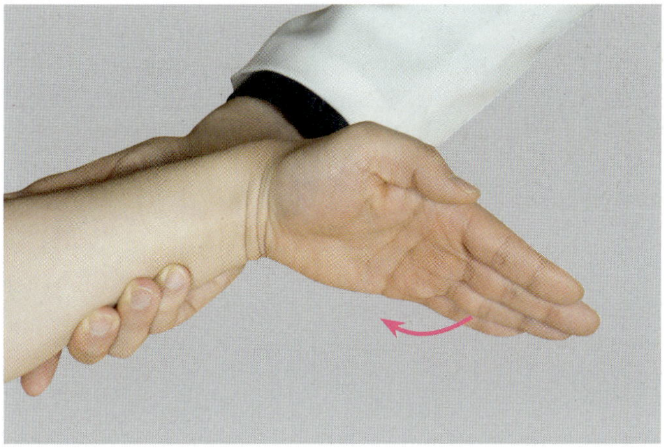 목 굽힘(T, Z) 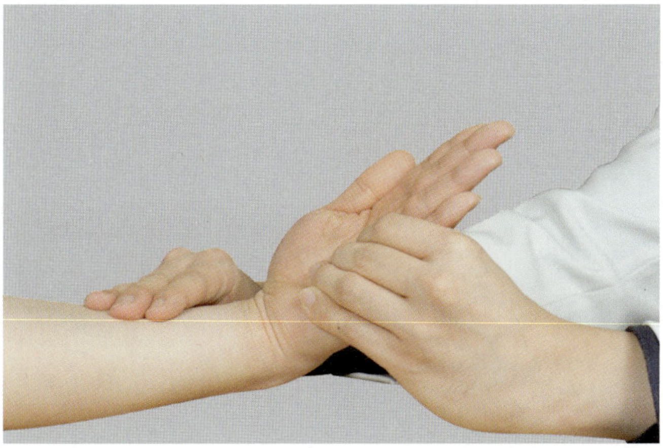
등급	P(2): 중력을 최소로 한 자세에서 전체 관절가동범위를 움직인다.
	T(1): 관절 운동은 없으나, 근수축을 촉진할 수 있다.
	Z(0): 근수축 반응이 없다.

2 손목관절 폄근(Wrist extensor)

(1) 자쪽손목폄근(Extensor carpi ulnaris), 긴노쪽손목폄근(Extensor carpi radialis longus), 짧은노쪽손목폄근(Extensor carpi radialis brevis)

근육	이는곳(origin)	닿는곳(insertion)	지배신경(nerve)	작용(action)
자쪽 손목폄근	위팔뼈의 가쪽 위관절융기(위팔갈래), 자뼈 뒷면	다섯째손허리뼈 바닥(손등 쪽)	노신경(C6~8)	손목관절 폄, 자쪽 치우침
긴 노쪽 손목폄근	위팔뼈의 가쪽관절융기 위 능선	둘째손허리뼈 바닥(손등 쪽)	노신경(C5, C6)	손목관절 폄, 노쪽 치우침
짧은 노쪽 손목폄근	위팔뼈의 가쪽 위관절융기	셋째손허리뼈 바닥(손등 쪽)	노신경(C7, C8)	손목관절 폄, 노쪽 치우침

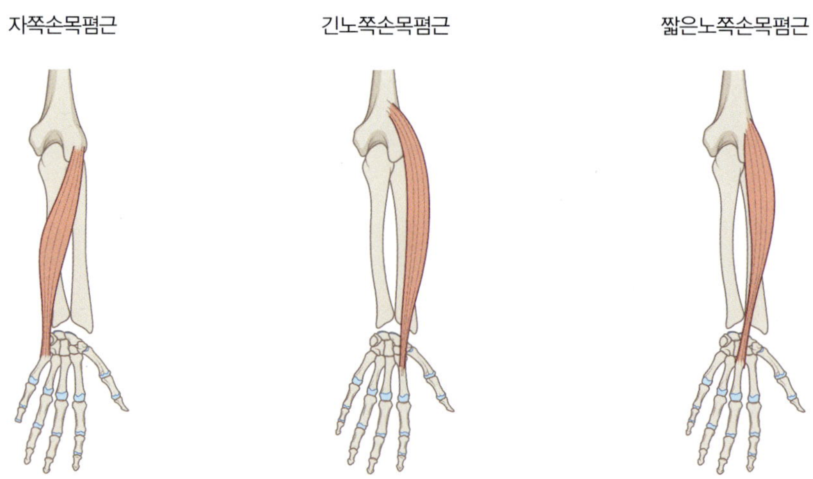

그림 6-17 손목관절 폄근

■ 측정

- 고정부위: 아래팔을 고정한다.
- 움직임: 손목관절을 편다.
- 저항: 손목 가까운 쪽에 손등을 잡고 손목 굽힘 방향으로 저항을 적용한다.
- 촉진: 손목을 약간 폄 상태로 고정하고 긴노쪽손목폄근은 손등 둘째손허리뼈에 있는 힘줄을 촉진하고, 짧은노쪽손목폄근은 손등 표면의 셋째손허리뼈에 있는 힘줄을 촉진하며 자쪽손목폄근은 손등 표면의 다섯째손허리뼈 몸쪽과 자뼈붓돌기 위에 있는 힘줄을 촉진한다.
- 보상작용: 손가락관절 폄근이 일어날 수 있으므로 손가락 폄근을 이완한 상태에서 검사를 수행한다.

	중력 대항(Against gravity)
시작자세	아래팔 엎침.
사진	손목 폄(N, G) 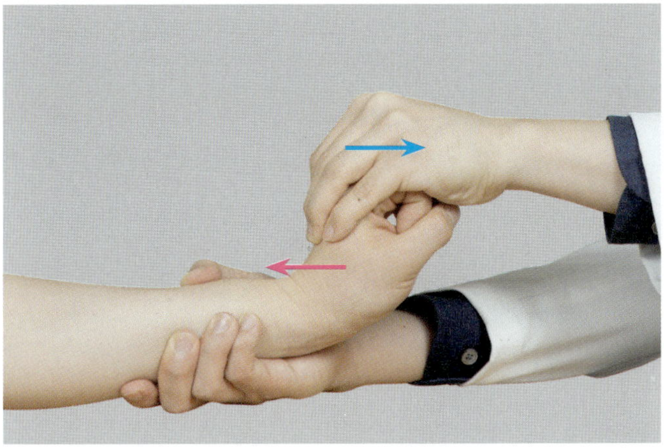 손목 폄(F) 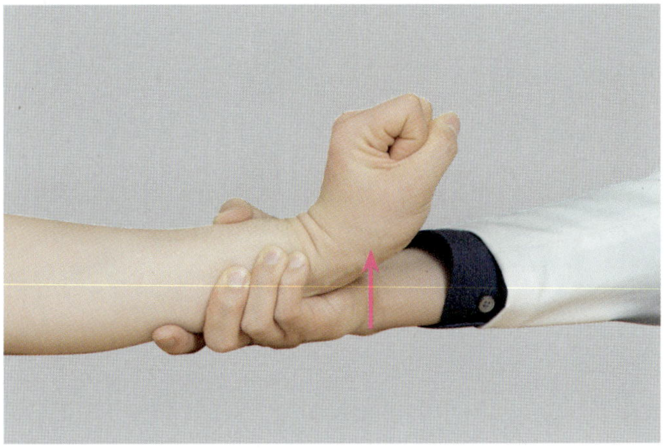
등급	N(5): 최대 저항에 대항하며 관절운동범위 전체를 유지한다.
	G(4): 중등도 저항에 대항하며 관절운동범위 전체를 유지한다.
	F(3): 저항이 없는 상태에서 중력에 대항하며 관절운동범위 전체를 유지한다.

	중력 최소(Gravity minimized)
시작자세	아래팔 중립.
사진	손목 폄(P) 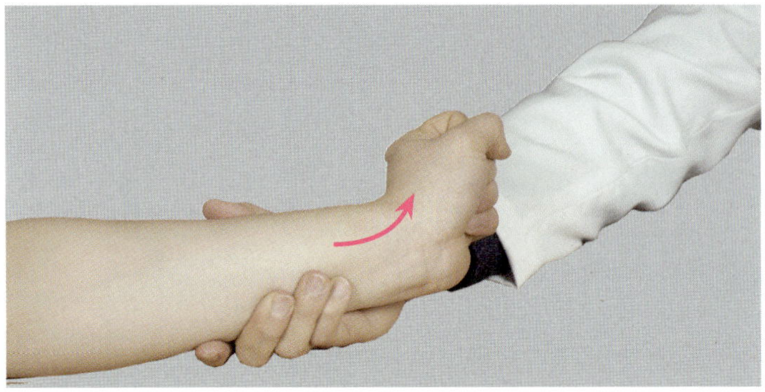 손목 폄(T, Z) 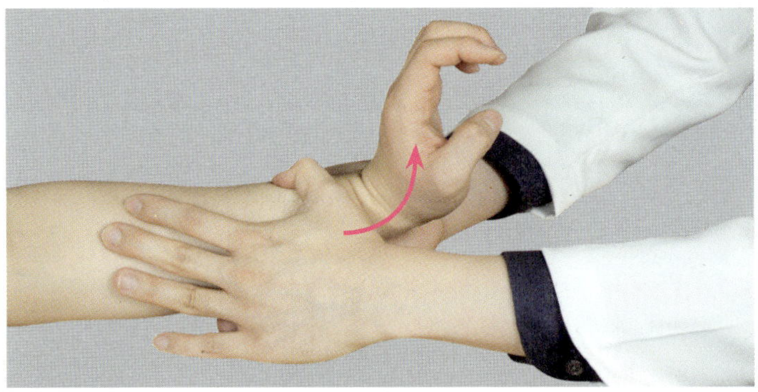 긴노쪽손목폄근 짧은노쪽손목폄근 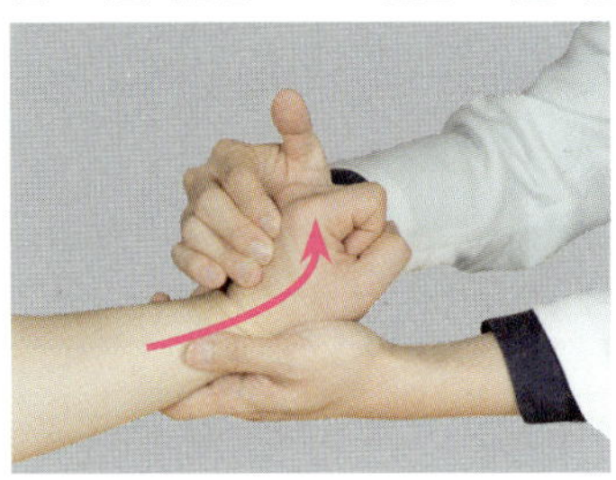 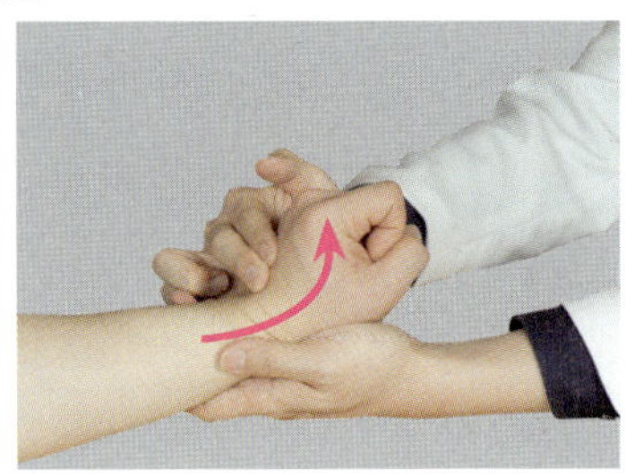 자쪽손목폄근 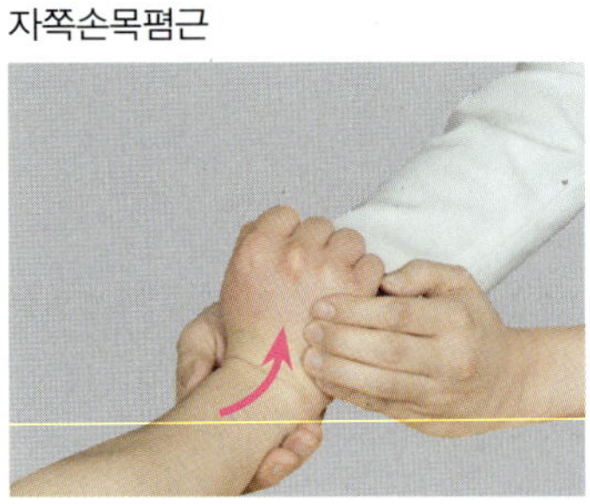
등급	P(2): 중력을 최소로 한 자세에서 전체 관절가동범위를 움직인다.
	T(1): 관절 운동은 없으나, 근수축을 촉진할 수 있다.
	Z(0): 근수축 반응이 없다.

3 손허리손가락관절 굽힘근(Metacarpophalangeal flexor)

(1) 벌레근(Lumbricals)

근육	이는곳(origin)	닿는곳(insertion)	지배신경(nerve)	작용(action)
벌레근	깊은손가락굽힘근의 먼쪽 힘줄	2~5번째 손가락 마디뼈의 노쪽머리 쪽면 폄근널힘줄	정중신경(노쪽 2번째 손가락, C6, C7) 자신경(자쪽 2번째 손가락, C6, C7)	손허리손가락관절 중 둘째에서 다섯째 손가락 굽힘과 손가락뼈사이관절 폄

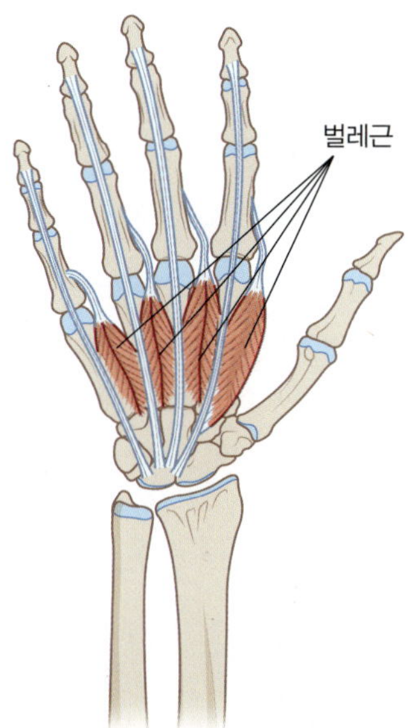

그림 6-18 손허리손가락관절 굽힘근

■ 측정

- 고정부위: 손허리뼈를 고정한다.
- 움직임: 손허리손가락관절을 굽힘한다.
- 저항: 손가락들의 몸쪽 손가락뼈에서 손허리손가락관절을 펴는 방향으로 저항을 적용한다.
- 촉진: 첫째벌레근은 둘째손허리뼈 몸통의 앞가쪽면을 촉진한다.
  둘째벌레근은 셋째손허리뼈의 앞가쪽면을 촉진한다.
  셋째벌레근은 셋째와 넷째 손허리뼈 사이를 촉진한다.
  넷째벌레근은 넷째와 다섯째 손허리뼈 사이를 촉진한다.
- 보상작용: 긴손가락굽힘근들의 보상작용으로 손허리손가락관절 굽힘과 함께 손가락뼈사이관절의 굽힘이 일어날 수 있으므로 손가락뼈사이관절을 완전히 폄한 상태에서 검사를 수행한다.

	중력 대항(Against gravity)
시작자세	아래팔 뒤침.
사진	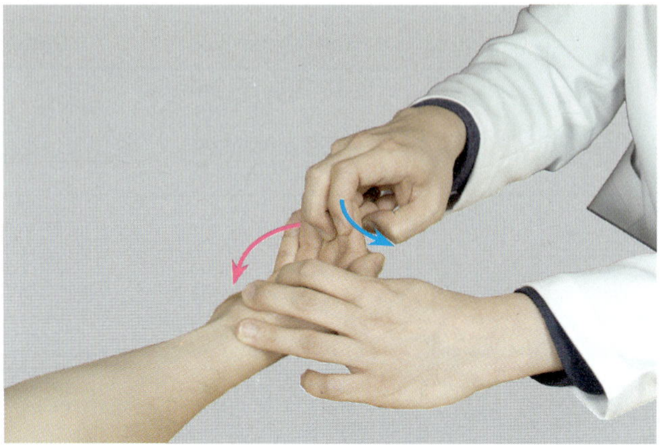
등급	N(5): 최대 저항에 대항하며 관절운동범위 전체를 유지한다.
	G(4): 중등도 저항에 대항하며 관절운동범위 전체를 유지한다.
	F(3): 저항이 없는 상태에서 중력에 대항하며 관절운동범위 전체를 유지한다.
	중력 최소(Gravity minimized)
시작자세	아래팔 중립.
사진	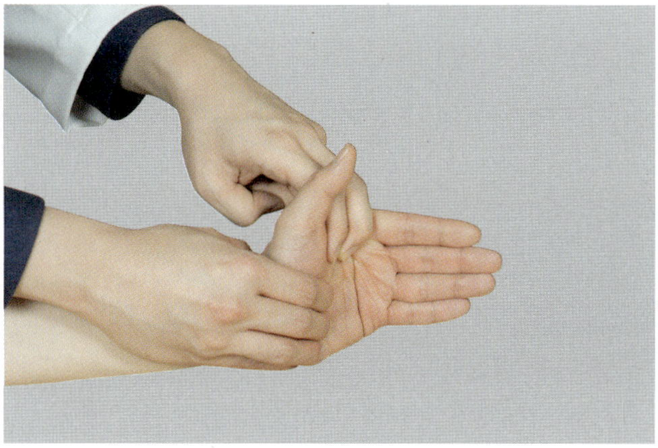
등급	P(2): 중력을 최소화한 자세에서 전체 관절가동범위를 움직인다.
	T(1): 관절 운동은 없으나, 근수축을 촉진할 수 있다.
	Z(0): 근수축 반응이 없다.

4 몸쪽 손가락뼈사이관절 굽힘근(Proximal interphalangeal flexor)

(1) 얕은손가락굽힘근(Flexor digitorum superficialis)

근육	이는곳(origin)	닿는곳(insertion)	지배신경(nerve)	작용(action)
얕은손가락 굽힘근	자뼈와 노뼈의 앞쪽 그리고 공통 굽힘근 힘줄을 경유한 위팔의 안쪽위관절융기	둘째에서 다섯째 손가락의 중간 손가락뼈바닥	정중신경(C7-T1)	몸쪽 손가락뼈 사이관절을 굽힘

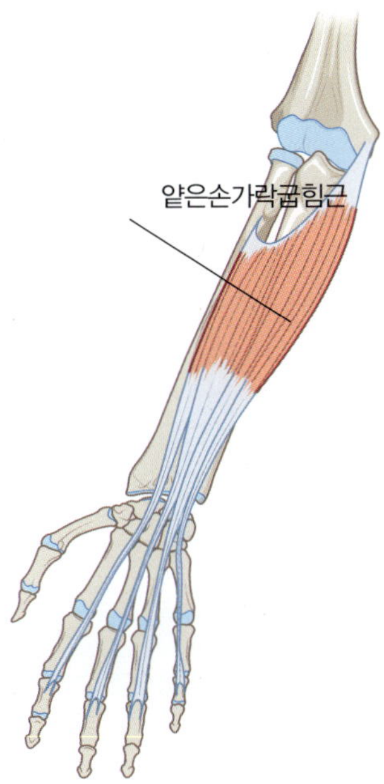

그림 6-19 몸쪽 손가락뼈사이관절 굽힘근

■ 측정

- 고정부위: 검사하지 않는 나머지 손가락과 검사하는 손가락의 몸쪽 손가락뼈를 고정한다.
- 움직임: 몸쪽 손가락뼈사이관절을 굽힘한다.
- 저항: 중간 손가락뼈의 바닥 쪽에 폄 방향으로 저항을 적용한다.
- 촉진: 손을 피검사자의 몸쪽 아래팔 안쪽 위와 위팔의 안쪽위관절융기의 약간 먼쪽과 앞쪽에 놓고 촉진한다.
- 보상작용: 깊은손가락굽힘근의 보상작용으로 먼쪽 손가락뼈사이관절의 굽힘이 동시에 일어날 수 있으므로 먼쪽 손가락뼈사이관절의 폄을 유지한 상태로 검사를 수행한다.

	중력 대항(Against gravity)
시작자세	아래팔 뒤침. 손목 중립. 손가락 손허리곤가락관절 굽힘자세.
사진	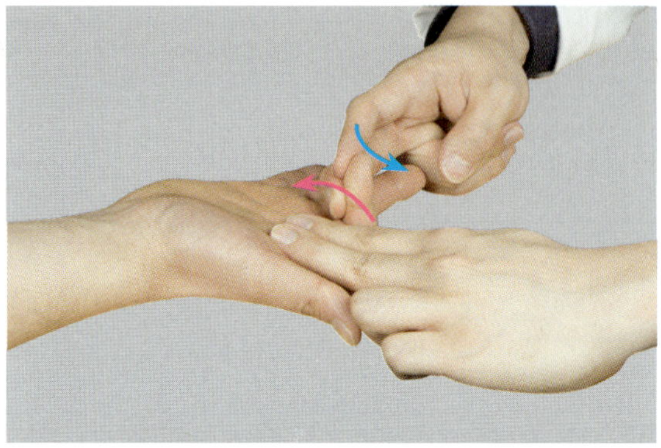 손허리손가락관절 굽힘(F) 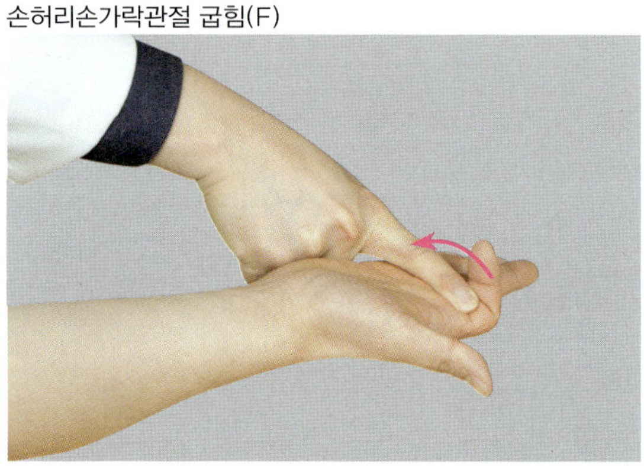
등급	N(5): 최대 저항에 대항하며 관절운동범위 전체를 유지한다.
	G(4): 중등도 저항에 대항하며 관절운동범위 전체를 유지한다.
	F(3): 저항이 없는 상태에서 중력에 대항하며 관절운동범위 전체를 유지한다.
	중력 최소(Gravity minimized)
시작자세	아래팔 중립자세.
사진	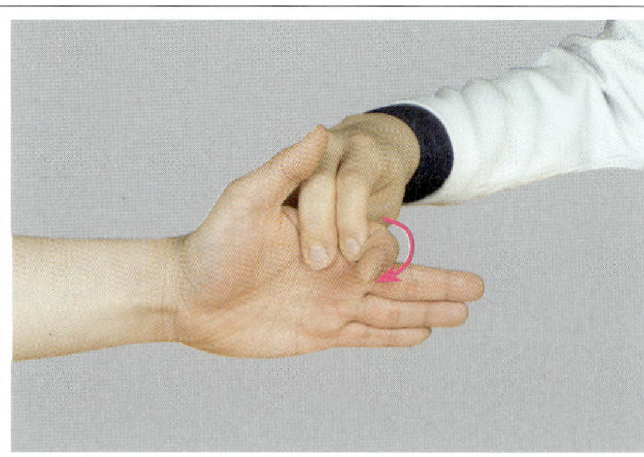
등급	P(2): 중력을 최소로 한 자세에서 전체 관절가동범위를 움직인다.
	T(1): 관절 운동은 없으나, 근수축을 촉진할 수 있다.
	Z(0): 근수축 반응이 없다.

5 먼쪽 손가락뼈사이관절 굽힘근(Distal interphalangeal flexor)

(1) 깊은손가락굽힘근(Flexor digitorum profundus)

근육	이는곳(origin)	닿는곳(insertion)	지배신경(nerve)	작용(action)
깊은손가락굽힘근	자뼈의 안쪽과 앞쪽	둘째에서 다섯째 먼쪽 손가락뼈 바닥	노쪽1/2: 정중신경 (C8, T1) 자쪽1/2: 자신경 (C8, T1)	먼쪽 손가락뼈 사이관절을 굽힘

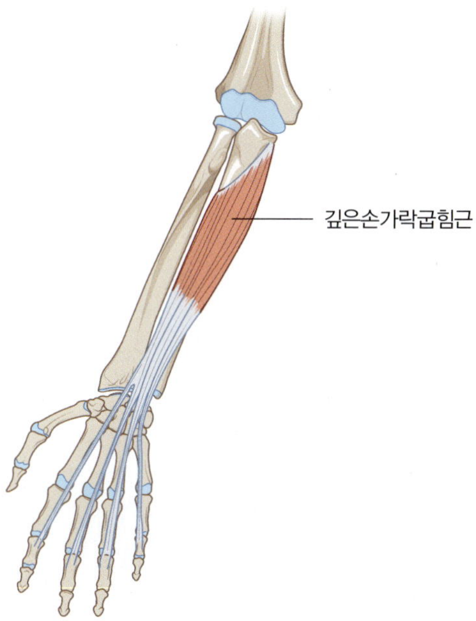

그림 6-20 먼쪽 손가락뼈사이관절 굽힘근

■ 측정

- 고정부위: 검사하는 손가락의 중간 손가락뼈를 고정한다.
- 움직임: 먼쪽 손가락뼈사이관절을 굽힘한다.
- 저항: 먼쪽 손가락뼈의 바닥쪽에 폄 방향으로 저항을 적용한다.
- 촉진: 손을 피검사자의 몸쪽 아래팔 안쪽, 위팔뼈의 안쪽위관절융기의 약간 먼쪽과 뒤쪽, 그리고 자뼈의 몸쪽 가까이 놓고 촉진한다.
- 보상작용: 힘줄반응(tenodesis)에 의한 보상작용으로 손목이 중립 자세를 유지하지 못하고 손목 폄과 함께 손가락 굽힘이 일어날 수 있으므로 손목을 중립 자세로 수행한다.

	중력 대항(Against gravity)
시작자세	아래팔 뒤침. 손목 중립. 검사할 손허리손가락 관절, 몸쪽 손가락뼈사이관절 편한 자세.
사진	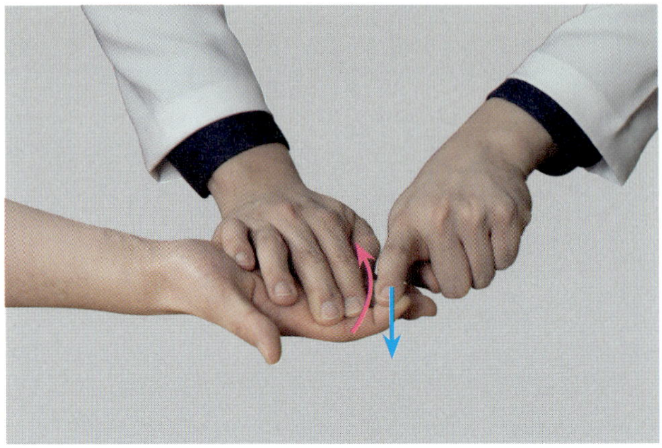
등급	N(5): 최대 저항에 대항하며 관절운동범위 전체를 유지한다.
	G(4): 중등도 저항에 대항하며 관절운동범위 전체를 유지한다.
	F(3): 저항이 없는 상태에서 중력에 대항하며 관절운동범위 전체를 유지한다.
	중력 최소(Gravity minimized)
시작자세	아래팔 중립자세.
사진	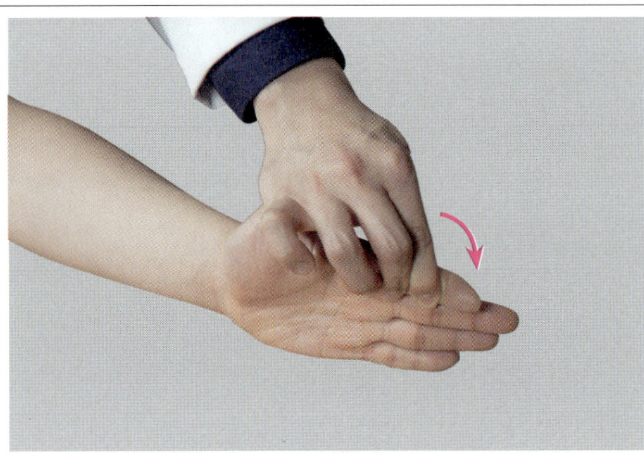
등급	P(2): 중력을 최소로 한 자세에서 전체 관절가동범위를 움직인다.
	T(1): 관절 운동은 없으나, 근수축을 촉진할 수 있다.
	Z(0): 근수축 반응이 없다.

6 손허리손가락관절 폄근(Metacarpophalangeal extensor)

(1) 손가락폄근(Extensor digitorum), 집게폄근(Extensor indicis), 새끼폄근(Extensor digiti minimi)

근육	이는곳(origin)	닿는곳(insertion)	지배신경(nerve)	작용(action)
손가락 폄근	위팔뼈의 가쪽 위관절융기	둘째에서 다섯째 먼쪽 손가락뼈(손등 쪽)	노신경 (C6~8)	손허리손가락관절, 몸쪽 및 먼쪽 손가락뼈사이관절에서 손가락을 폄
집게폄근	자뼈 뒤쪽	둘째 먼쪽 손가락 뼈(손등 쪽)	노신경 (C6~8)	손허리손가락관절, 몸쪽 및 먼쪽 손가락뼈사이관절에서 둘째 손가락을 폄
새끼폄근	위팔뼈의 가쪽 위관절융기	다섯째 먼쪽 손가락뼈(손등쪽)	노신경 (C6~8)	손허리손가락관절, 몸쪽 및 먼쪽 손가락뼈사이관절 손가락을 폄

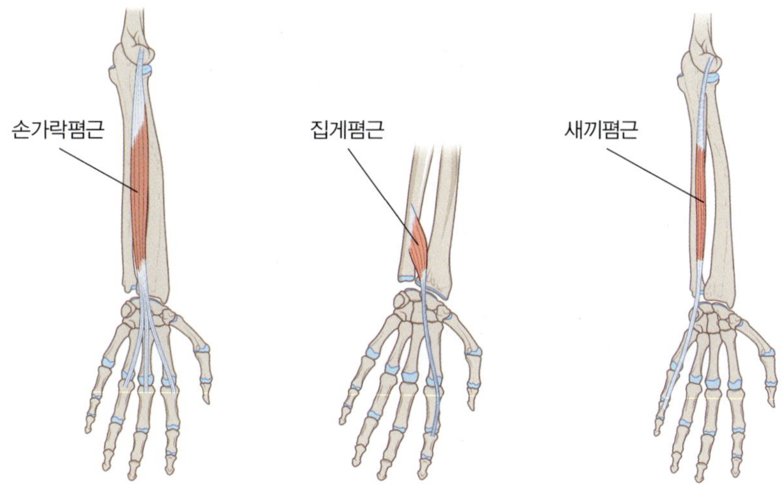

그림 6-21 손허리손가락관절 폄근

■ 측정

- 고정부위: 손허리뼈를 고정한다.
- 움직임: 검사하는 손가락을 폄한다.
- 저항: 몸쪽 손가락뼈의 등쪽면에 굽힘 방향으로 저항을 적용한다.
- 촉진: 손가락폄근과 새끼폄근은 촉진할 손을 피검사자의 뒤쪽 아래팔의 몸쪽 중앙에 놓고 촉진한다. 집게폄근은 촉진할 손을 아래팔의 먼쪽 손등쪽에 위치하고 촉진한다.
- 보상작용: 힘줄반응(tenodesis)에 의한 보상작용으로 손목이 중립 자세를 유지하지 못하고 손목 폄과 함께 손가락 굽힘이 일어날 수 있으므로 손목을 중립 자세에 두고 수행한다.

	중력 대항(Against gravity)
시작자세	아래팔 엎침. 손목 중립. 검사할 손가락의 손허리 관절, 손가락뼈사이관절 이완.
사진	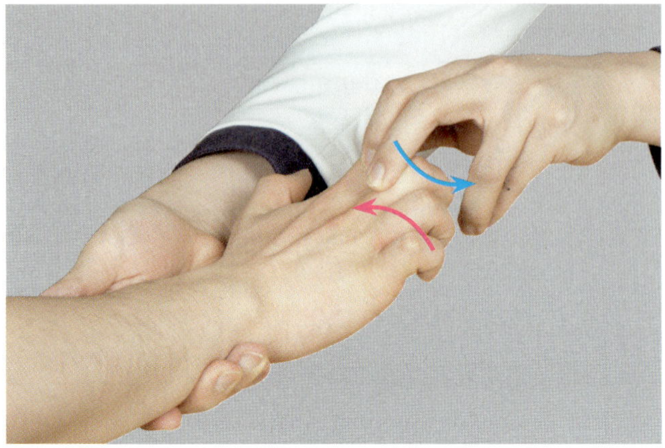
등급	N(5): 최대 저항에 대항하며 관절운동범위 전체를 유지한다.
	G(4): 중등도 저항에 대항하며 관절운동범위 전체를 유지한다.
	F(3): 저항이 없는 상태에서 중력에 대항하며 관절운동범위 전체를 유지한다.
	중력 최소(Gravity minimized)
시작자세	아래팔 중립.
사진	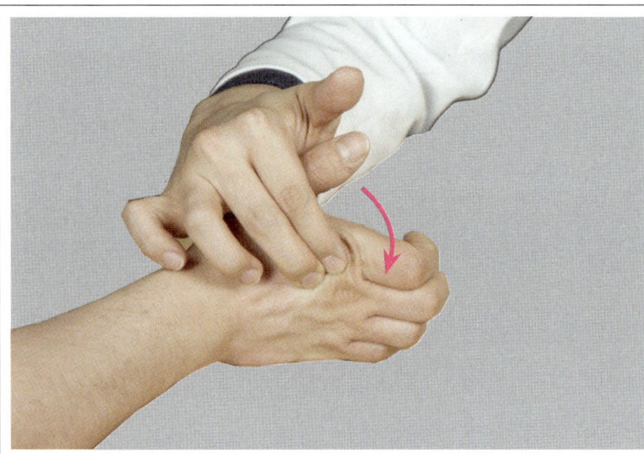
등급	P(2): 중력을 최소로 한 자세에서 전체 관절가동범위를 움직인다.
	T(1): 관절 운동은 없으나, 근수축을 촉진할 수 있다.
	Z(0): 근수축 반응이 없다.

7 손가락 벌림근(Finger abductor)

(1) 등쪽뼈사이근(Dorsal interossei), 새끼벌림근(Abductor digiti minimi)

근육	이는곳(origin)	닿는곳(insertion)	지배신경(nerve)	작용(action)
등쪽 뼈사이근	손허리뼈	둘째, 셋째, 넷째 손가락의 몸쪽 손가락뼈에서 가운데손가락으로부터 먼쪽 면	자신경 (C8, T1)	손가락벌림근
새끼 벌림근	콩알뼈	새끼손가락의 몸쪽 손가락뼈	자신경 (C8, T1)	손가락벌림근

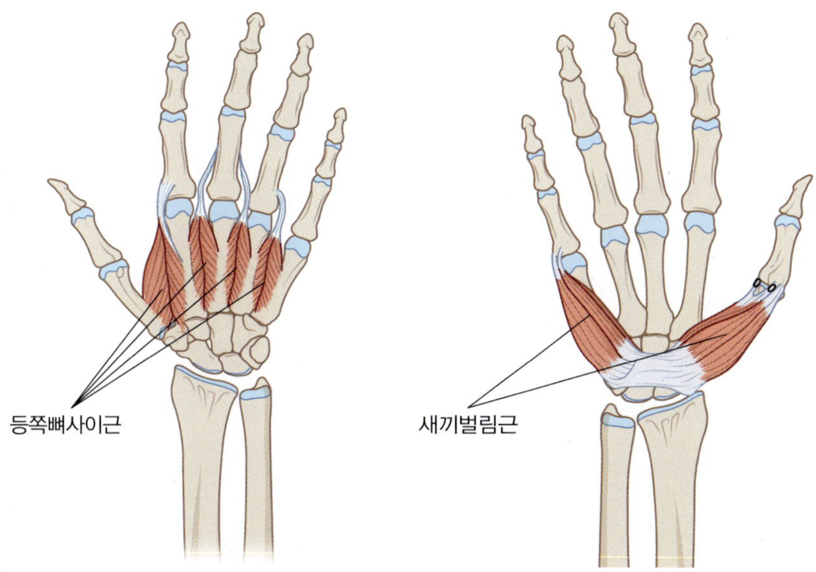

그림 6-22 손가락 벌림근

■ 측정

- 고정부위: 손허리뼈를 고정한다.
- 움직임: 손가락 벌림을 한다.
- 저항: 손가락의 먼쪽 손가락뼈에 모음 방향으로 저항을 적용한다.
- 촉진: 등쪽뼈사이근
    - 넷째등쪽뼈사이근은 손등 쪽에서 넷째와 다섯째 손허리뼈 사이를 촉진한다.
    - 셋째등쪽뼈사이근은 셋째와 넷째 손허리뼈 사이를 촉진한다.
    - 둘째등쪽뼈사이근은 둘째와 셋째 손허리뼈 사이를 촉진한다.
    - 첫째등쪽뼈사이근의 촉진은 손등 쪽의 엄지손가락 샅공간(web space), 특히 둘째손허리뼈에 대하여 촉진한다.
    - 새끼벌림근은 촉진하는 손을 새끼두덩(hypothenar)의 안쪽면에 놓고 촉진한다.

	중력 대항(Against gravity)
시작자세	아래팔을 중립 자세로 자쪽 모서리를 검사대 위에 놓은 자세
사진	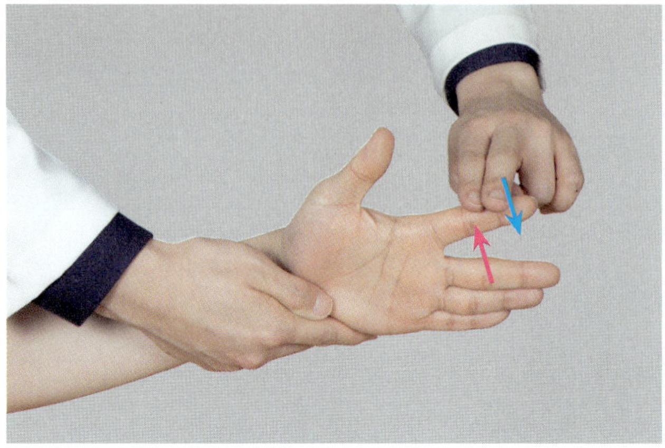
등급	N(5): 최대 저항에 대항하며 관절운동범위 전체를 유지한다.
	G(4): 중등도 저항에 대항하며 관절운동범위 전체를 유지한다.
	F(3): 저항이 없는 상태에서 중력에 대항하며 관절운동범위 전체를 유지한다.
	중력 최소(Gravity minimized)
시작자세	아래팔을 엎침하여 손바닥쪽을 검사대 위에 놓고 손가락을 이완한 자세
사진	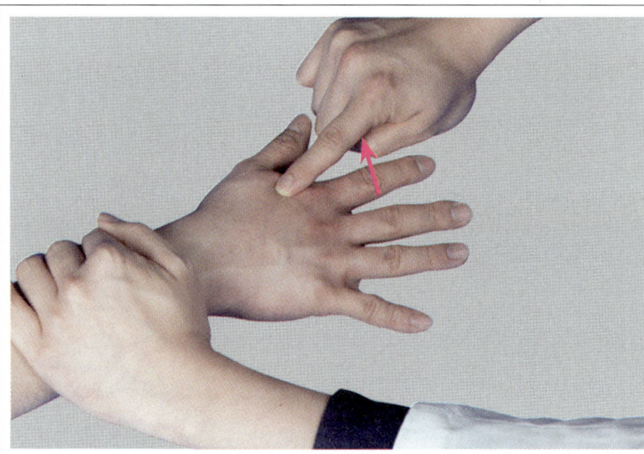
등급	P(2): 중력을 최소로 한 자세에서 전체 관절가동범위를 움직인다.
	T(1): 관절 운동은 없으나, 근수축을 촉진할 수 있다.
	Z(0): 근수축 반응이 없다.

8 손가락모음근(Finger adductor)

근육	이는곳(origin)	닿는곳(insertion)	지배신경(nerve)	작용(action)
바닥쪽 뼈사이근	둘째, 넷째, 다섯째 손허리뼈	둘째, 넷째, 다섯째 손가락의 몸쪽 손가락뼈에서 가운데손가락쪽 면	자신경 (C8, T1)	손허리손가락관절 중 둘째에서 넷째 손가락을 모음

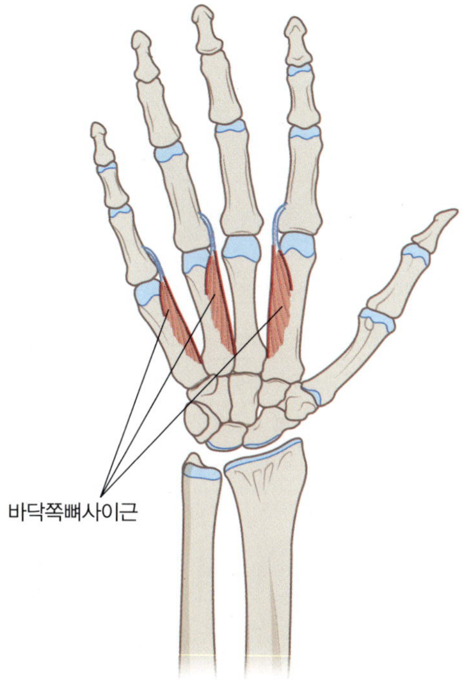

그림 6-23 손가락모음근

	중력 대항(Against gravity)
시작자세	아래팔 중립자세.
사진	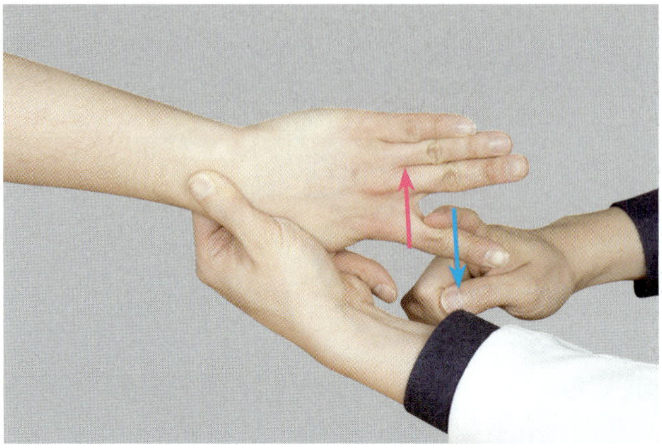
등급	N(5): 최대 저항에 대항하며 관절운동범위 전체를 유지한다.
	G(4): 중등도 저항에 대항하며 관절운동범위 전체를 유지한다.
	F(3): 저항이 없는 상태에서 중력에 대항하며 관절운동범위 전체를 유지한다.
	중력 최소(Gravity minimized)
시작자세	아래팔 엎침. 손가락 이완.
사진	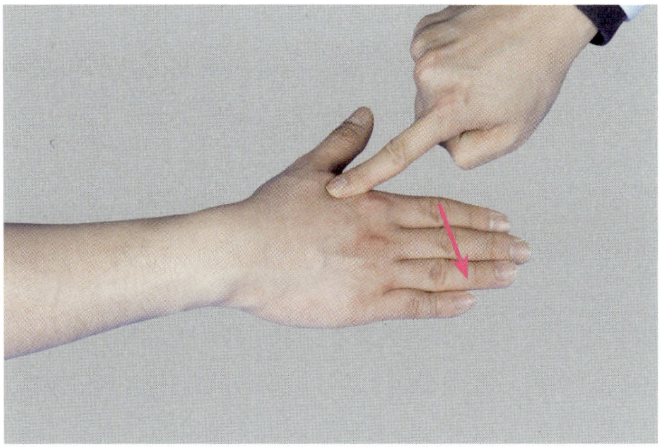
등급	P(2): 중력을 최소로 한 자세에서 전체 관절가동범위를 움직인다.
	T(1): 관절 운동은 없으나, 근수축을 촉진할 수 있다.
	Z(0): 근수축 반응이 없다.

9 엄지손가락 손허리손가락관절 굽힘근(Thumb metacarpophalangeal flexor)

(1) 짧은엄지굽힘근(Flexor pollicis brevis)

근육	이는곳(origin)	닿는곳(insertion)	지배신경(nerve)	작용(action)
짧은엄지 굽힘근	큰마름뼈, 손목 굽힘근 지지띠의 얕은 부분과 제1손허리뼈 자쪽의 깊은 부분	엄지의 첫마디뼈바닥	정중신경 (C8, T1)	엄지 첫마디뼈의 굽힘

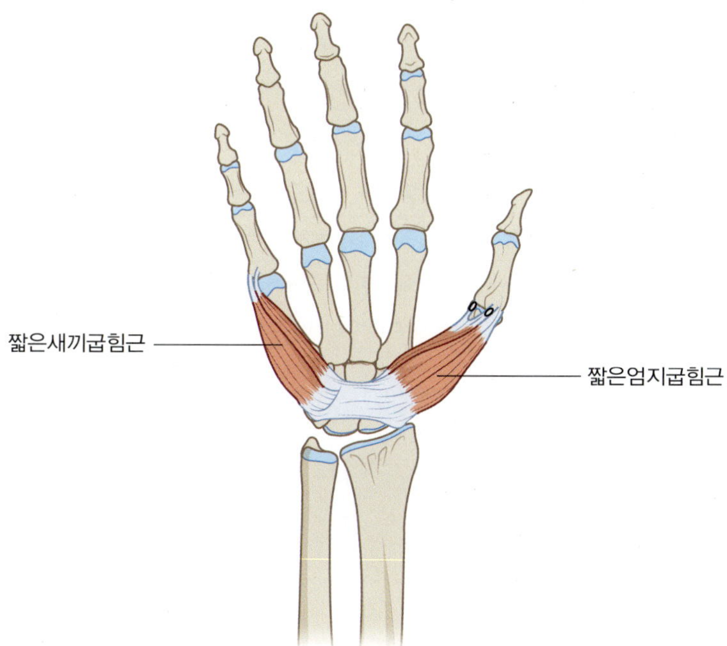

짧은엄지굽힘근

그림 6-24 엄지손가락 손허리손가락관절 굽힘근

	중력 대항(Against gravity)
시작자세	아래팔 뒤침. 손가락 이완 자세.
사진	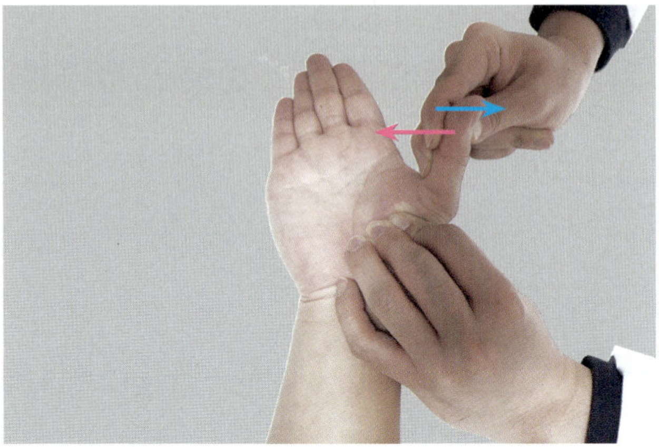
등급	N(5): 최대 저항에 대항하며 관절운동범위 전체를 유지한다.
	G(4): 중등도 저항에 대항하며 관절운동범위 전체를 유지한다.
	F(3): 저항이 없는 상태에서 중력에 대항하며 관절운동범위 전체를 유지한다.
	중력 최소(Gravity minimized)
시작자세	아래팔 뒤침. 손가락 이완 자세.
사진	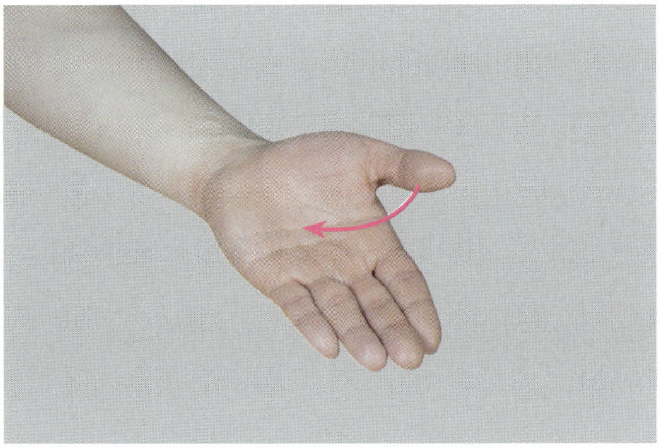
등급	P(2): 중력을 최소로 한 자세에서 전체 관절가동범위를 움직인다.
	T(1): 관절 운동은 없으나, 근수축을 촉진할 수 있다.
	Z(0): 근수축 반응이 없다.

10 엄지손가락 손허리손가락관절 폄근(Thumb metacarpophalangeal extensor)

(1) 짧은엄지폄근(Extensor pollicis brevis)

근육	이는곳(origin)	닿는곳(insertion)	지배신경(nerve)	작용(action)
짧은엄지 폄근	노뼈의 등쪽면과 뼈사이막 먼쪽	엄지 첫마디뼈의 바닥면	노신경 (C7, C8)	엄지의 폄 및 벌림

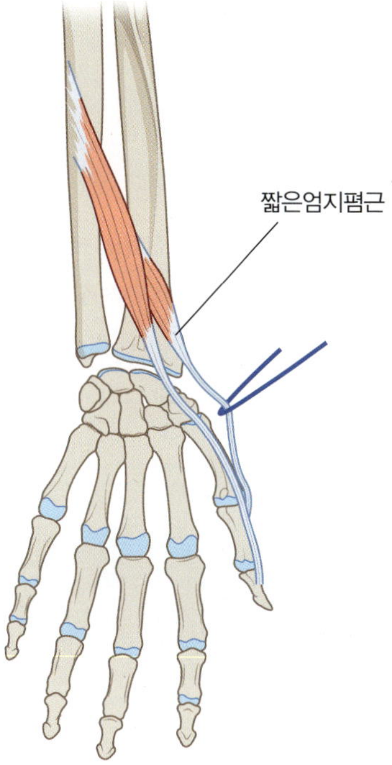

그림 6-25 엄지손가락 손허리손가락관절 폄근

	중력 대항(Against gravity)
시작자세	아래팔 중립자세.
사진	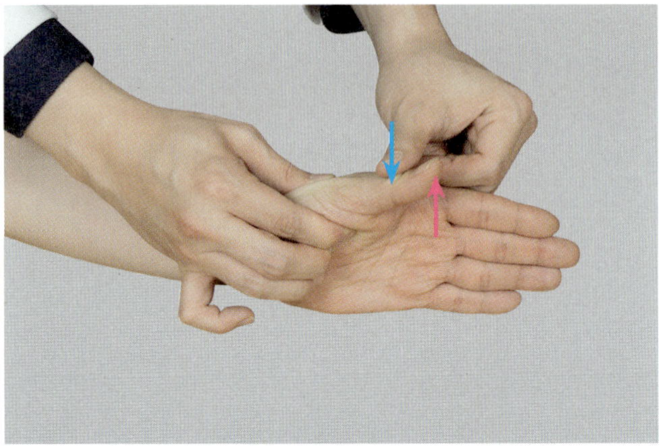
등급	N(5): 최대 저항에 대항하며 관절운동범위 전체를 유지한다.
	G(4): 중등도 저항에 대항하며 관절운동범위 전체를 유지한다.
	F(3): 저항이 없는 상태에서 중력에 대항하며 관절운동범위 전체를 유지한다.
	중력 최소(Gravity minimized)
시작자세	아래팔 뒤침.
사진	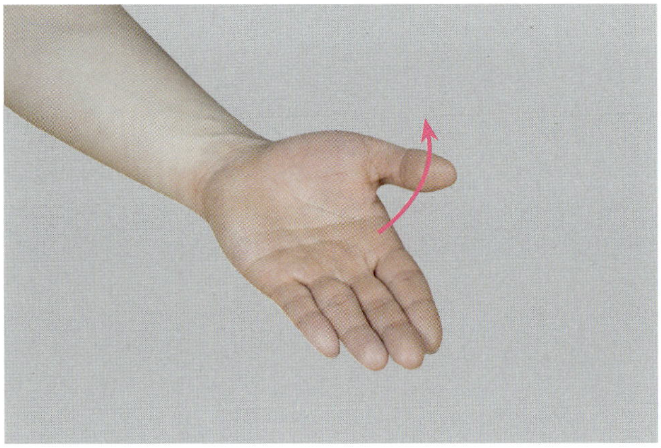
등급	P(2): 중력을 최소로 한 자세에서 전체 관절가동범위를 움직인다.
	T(1): 관절 운동은 없으나, 근수축을 촉진할 수 있다.
	Z(0): 근수축 반응이 없다.

11 엄지손가락 뼈사이관절 굽힘근(Thumb interphalangeal flexor)

(1) 긴엄지굽힘근(Flexor pollicis longus)

근육	이는곳(origin)	닿는곳(insertion)	지배신경(nerve)	작용(action)
긴엄지 굽힘근	노뼈 앞면의 중간 1/3과 뼈사이막	엄지 먼쪽손가락바닥	정중신경 (C8, T1)	엄지손가락사이관절에서 끝마디뼈의 굽힘

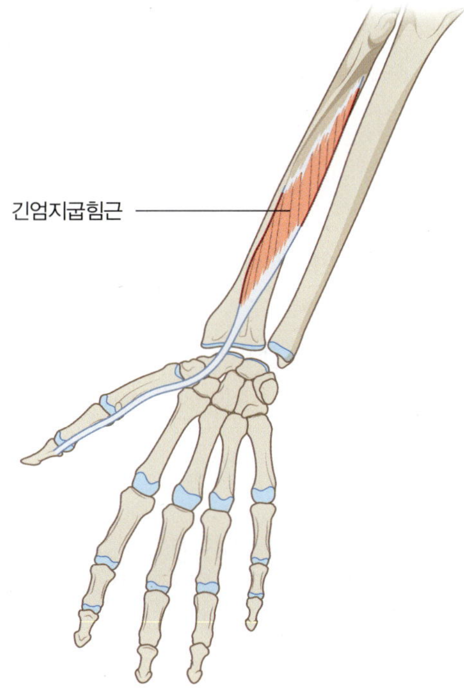

그림 6-26 엄지손가락 뼈사이관절 굽힘근

	중력 대항(Against gravity)
시작자세	아래팔 뒤침.
사진	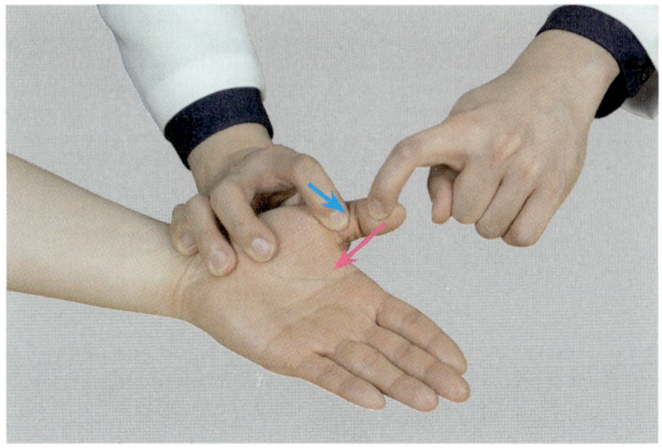
등급	N(5): 최대 저항에 대항하며 관절운동범위 전체를 유지한다.
	G(4): 중등도 저항에 대항하며 관절운동범위 전체를 유지한다.
	F(3): 저항이 없는 상태에서 중력에 대항하며 관절운동범위 전체를 유지한다.
	중력 최소(Gravity minimized)
시작자세	아래팔 뒤침.
사진	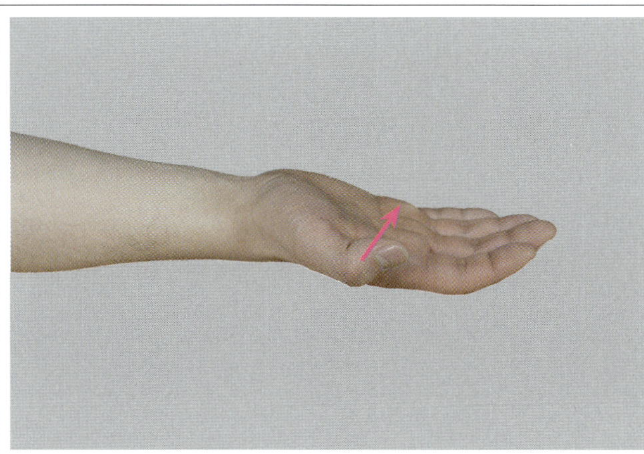
등급	P(2): 중력을 최소로 한 자세에서 전체 관절가동범위를 움직인다.
	T(1): 관절 운동은 없으나, 근수축을 촉진할 수 있다.
	Z(0): 근수축 반응이 없다.

12 엄지손가락 뼈사이관절 폄근(Thumb interphalangeal extensor)

(1) 긴엄지폄근(Extensor pollicis longus)

근육	이는곳(origin)	닿는곳(insertion)	지배신경(nerve)	작용(action)
긴엄지 폄근	자뼈의 뒷면과 뼈사이막 중간 1/3	엄지 끝마디뼈의 바닥	노신경(C7, C8)	엄지의 끝마디뼈를 폄

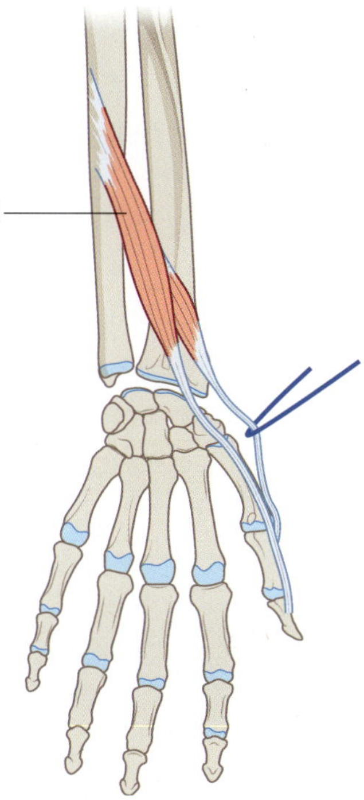

그림 6-27 엄지손가락 뼈사이관절 폄근

	중력 대항(Against gravity)
시작자세	아래팔 중립 자세.
사진	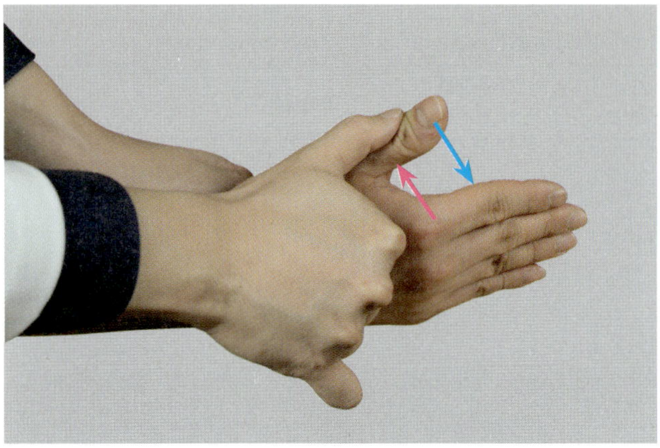
등급	N(5): 최대 저항에 대항하며 관절운동범위 전체를 유지한다.
	G(4): 중등도 저항에 대항하며 관절운동범위 전체를 유지한다.
	F(3): 저항이 없는 상태에서 중력에 대항하며 관절운동범위 전체를 유지한다.
	중력 최소(Gravity minimized)
시작자세	아래팔 뒤침.
사진	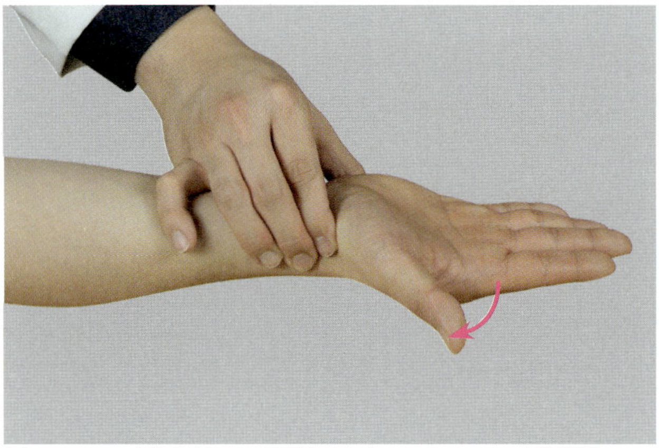
등급	P(2): 중력을 최소로 한 자세에서 전체 관절가동범위를 움직인다.
	T(1): 관절 운동은 없으나, 근수축을 촉진할 수 있다.
	Z(0): 근수축 반응이 없다.

13 엄지손가락 벌림근(Thumb abductor)

(1) 긴엄지벌림근(Abductor pollicis longus), 짧은엄지벌림근(Abductor pollicis brevis)

근육	이는곳(origin)	닿는곳(insertion)	지배신경(nerve)	작용(action)
긴엄지 벌림근	노뼈와 자뼈 뒤쪽	엄지손가락의 손허리뼈 바닥(가쪽면)	노신경(C7, C8)	손목손허리 관절에서 엄지손가락을 벌림
짧은엄지 벌림근	굽힘근 지지대, 손배뼈 및 큰마름뼈	엄지손가락의 몸쪽 손가락뼈 바닥(가쪽면)	정중신경(C7, C8)	손목손허리 관절에서 엄지손가락을 벌림

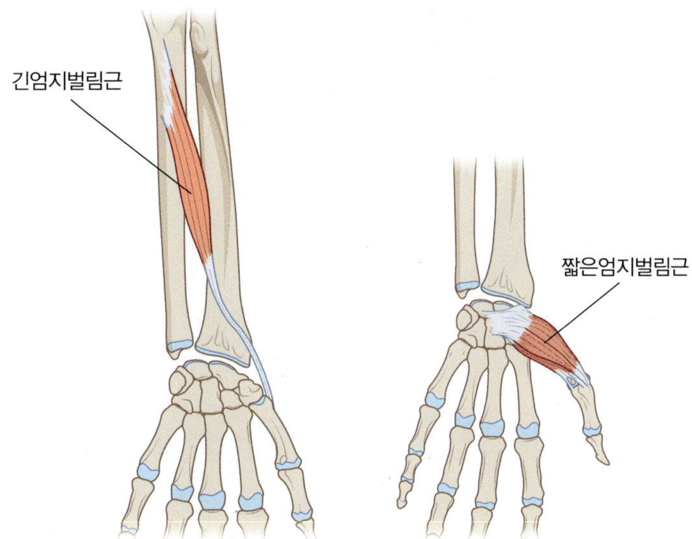

그림 6-28 엄지손가락 벌림근

■ 측정

- 고정부위: 긴엄지벌림근은 몸쪽손가락뼈를 고정한다.
  짧은엄지벌림근은 손허리뼈를 고정한다.
- 움직임: 손허리손가락관절과 손가락뼈사이관절에서 엄지손가락 벌림을 한다.
- 저항: 엄지손가락의 몸쪽 손가락뼈 쪽과 먼쪽 손가락뼈에 모음방향으로 저항을 적용한다.
- 촉진: 긴엄지벌림근은 해부학적 코담배갑의 경계에서 근육의 힘줄을 찾아 촉진한다.
  짧은엄지벌림근은 엄지두덩의 가쪽면을 촉진한다.
- 보상작용: 엄지손가락 폄근의 보상작용으로 폄이 일어날 수 있으므로 주의한다.

	중력 대항(Against gravity)
시작자세	아래팔 뒤침. 손가락 중립. 엄지손가락 모음.
사진	엄지손가락 벌림근(N, G, F) 1) 엄지 노쪽벌림(thumb radial abductor) 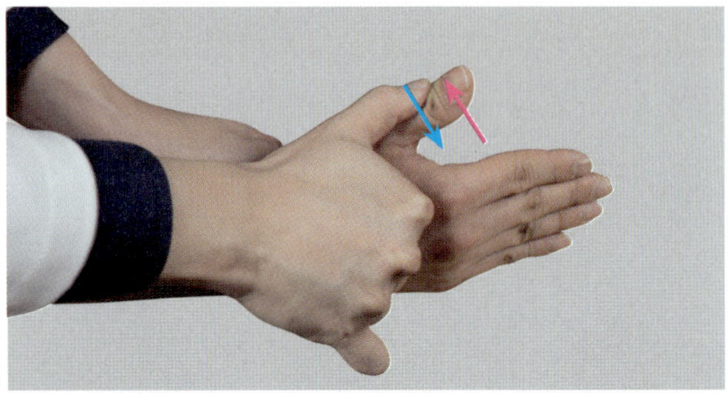 2) 엄지 바닥쪽벌림(thumb palmar abductor) 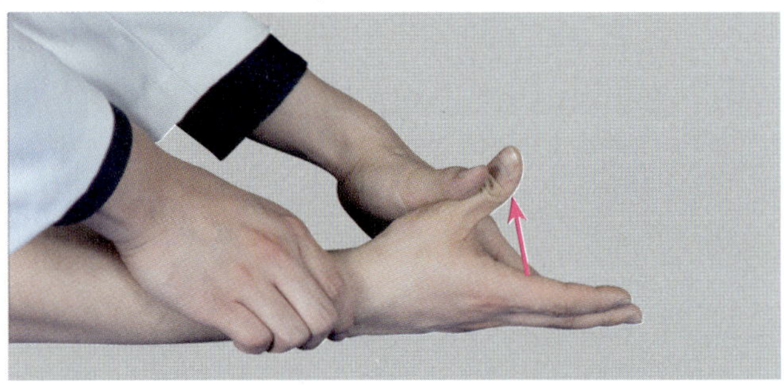
등급	N(5): 최대 저항에 대항하며 관절운동범위 전체를 유지한다.
	G(4): 중등도 저항에 대항하며 관절운동범위 전체를 유지한다.
	F(3): 저항이 없는 상태에서 중력에 대항하며 관절운동범위 전체를 유지한다.

	중력 최소(Gravity minimized)
시작자세	아래팔 뒤침. 손가락 중립. 엄지손가락 모음.
사진	엄지손가락 벌림근(P, T, Z) 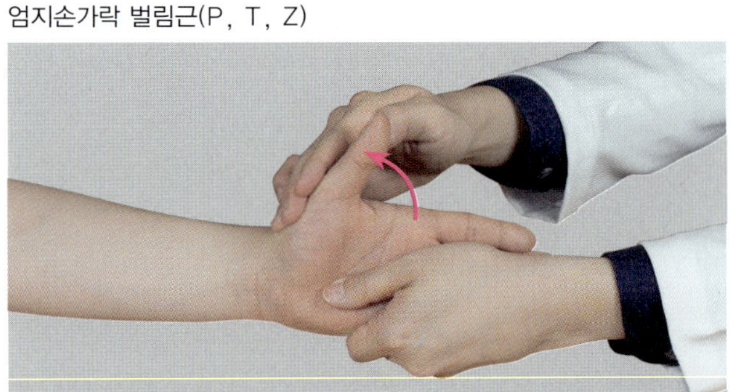
등급	P(2): 중력을 최소로 한 자세에서 전체 관절가동범위를 움직인다.
	T(1): 관절 운동은 없으나, 근수축을 촉진할 수 있다.
	Z(0): 근수축 반응이 없다.

14 엄지손가락 모음근(Thumb adductor)

(1) 엄지모음근(Adductor pollicis)

근육	이는곳(origin)	닿는곳(insertion)	지배신경(nerve)	작용(action)
엄지 모음근	• 가로갈래: 제3손허리뼈 몸통으로부터 기시함 • 빗갈래: 제2손허리뼈의 밑동의 앞, 작은 마름뼈 및 알머리뼈로부터 기시함	엄지의 첫마디뼈 바닥의 자쪽면에 부착함	자신경(C8, T1)	손목허리관절에서 엄지 모음

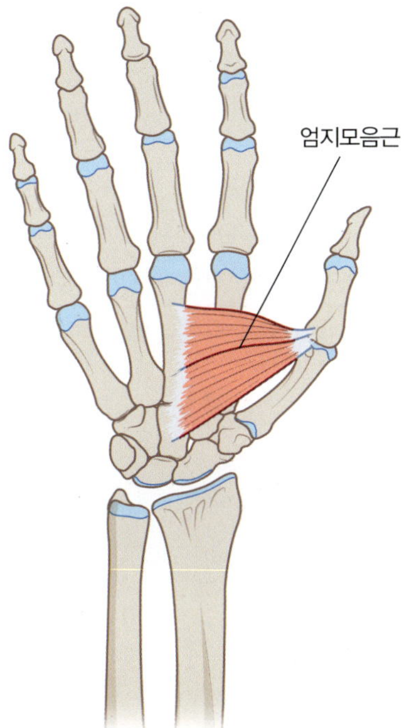

그림 6-29 엄지손가락 모음근

	중력 대항(Against gravity)
시작자세	아래팔을 엎침 자세
사진	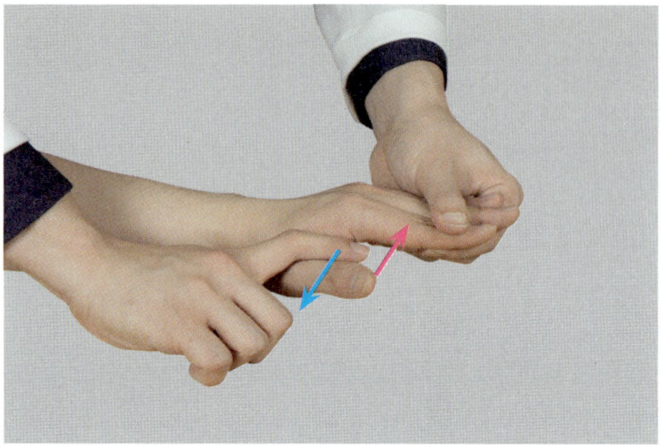
등급	N(5): 최대 저항에 대항하며 관절운동범위 전체를 유지한다.
	G(4): 중등도 저항에 대항하며 관절운동범위 전체를 유지한다.
	F(3): 저항이 없는 상태에서 중력에 대항하며 관절운동범위 전체를 유지한다.
	중력 최소(Gravity minimized)
시작자세	아래팔 중립 자세
사진	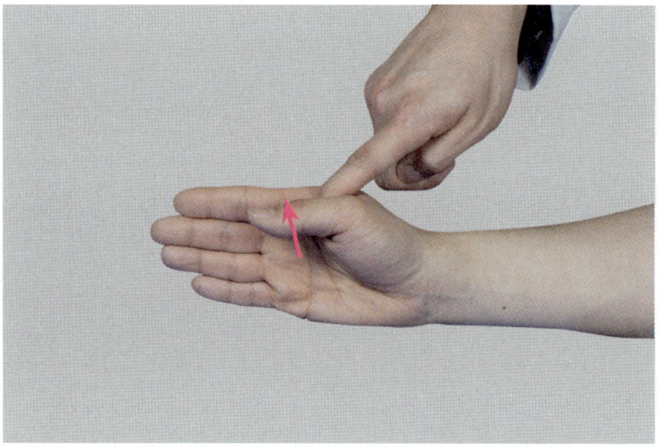
등급	P(2): 중력을 최소로 한 자세에서 전체 관절가동범위를 움직인다.
	T(1): 관절 운동은 없으나, 근수축을 촉진할 수 있다.
	Z(0): 근수축 반응이 없다.

15 엄지손가락과 새끼손가락의 맞섬근(Opponens pollicis-digiti minimi)

(1) 엄지맞섬근(Opponens pollicis), 새끼맞섬근(Apponens digiti minimi)

근육	이는곳(origin)	닿는곳(insertion)	지배신경(nerve)	작용(action)
엄지 맞섬근	굽힘근지지대와 큰마름뼈	첫째손허리 (앞가쪽면)	정중신경(C8, T1)	손목손허리관절에서 엄지손가락의 맞섬
새끼 맞섬근	굽힘근지지대와 갈고리뼈	다섯째손허리뼈 (앞안쪽면)	자신경(C8, T1)	손목손허리 관절에서 새끼손가락의 맞섬

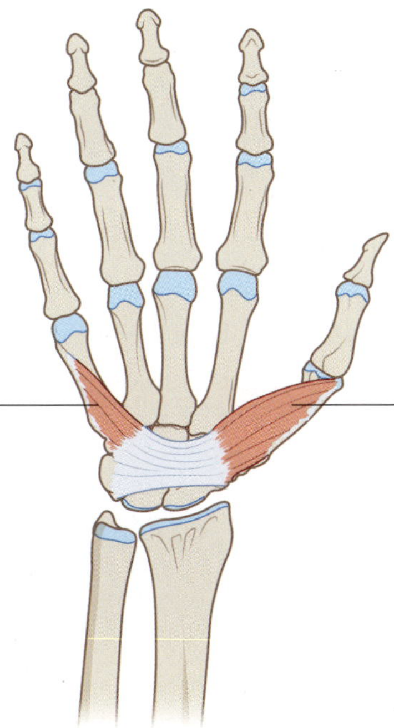

그림 6-30 엄지손가락과 새끼손가락의 맞섬근

■ 측정

- 고정부위: 손등 면에서 손목을 잡아 손을 고정한다.
- 움직임: 손목손허리관절에서 엄지손가락과 새끼손가락을 맞섬한다.
- 저항: 엄지맞섬근은 첫째손허리뼈의 머리쪽을 가쪽돌림, 폄, 모음 방향으로 밀어서 저항을 적용한다.
  새끼맞섬근은 다섯째손허리뼈의 손바닥면을 안쪽돌림 방향으로 밀어서 저항을 적용한다.
- 촉진: 엄지맞섬근은 엄지손가락 손허리뼈를 둥글게 감아 구부리고 엄지두덩의 가장 가쪽면에서 촉진한다.
  새끼맞섬근은 새끼두덩의 가장 안쪽면에서 갈고리뼈의 갈고리 면쪽에서 촉진한다.
- 보상작용: 맞섬 시 엄지손가락이 새끼손가락의 끝이나 바닥면이 아닌 손바닥 쪽에서 새끼손가락과 닿게 되는데, 이는 맞섬이 아닌 엄지손가락 굽힘에 의한 것이므로 주의한다.

<table>
<tr><th></th><th>중력 대항(Against gravity)</th></tr>
<tr><td>시작자세</td><td>아래팔 뒤침. 손목 중립.</td></tr>
<tr><td>사진</td><td>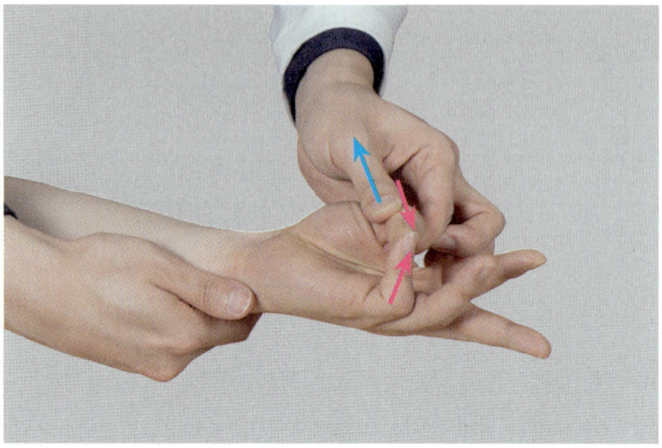</td></tr>
<tr><td rowspan="3">등급</td><td>N(5): 최대 저항에 대항하며 관절운동범위 전체를 유지한다.</td></tr>
<tr><td>G(4): 중등도 저항에 대항하며 관절운동범위 전체를 유지한다.</td></tr>
<tr><td>F(3): 저항이 없는 상태에서 중력에 대항하며 관절운동범위 전체를 유지한다.</td></tr>
<tr><th></th><th>중력 최소(Gravity minimized)</th></tr>
<tr><td>시작자세</td><td>아래팔 뒤침. 손목 중립.</td></tr>
<tr><td>사진</td><td>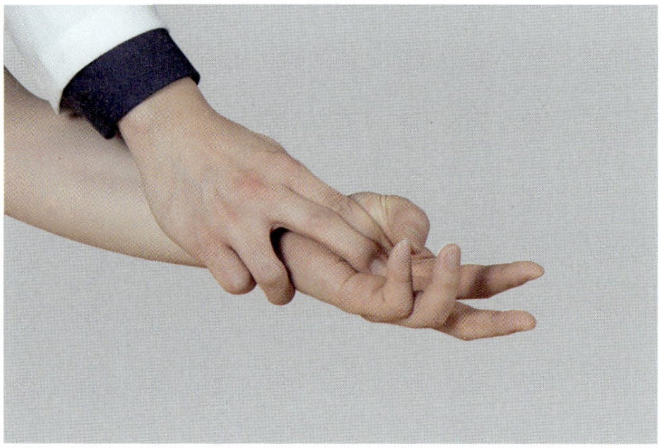</td></tr>
<tr><td rowspan="3">등급</td><td>P(2): 중력을 최소로 한 자세에서 전체 관절가동범위를 움직인다.</td></tr>
<tr><td>T(1): 관절 운동은 없으나, 근수축을 촉진할 수 있다.</td></tr>
<tr><td>Z(0): 근수축 반응이 없다.</td></tr>
</table>

04 특수검사

1 머피 징후(Murphy's sign)

(1) 검사목적

반달뼈(lunate)의 탈구 확인

(2) 검사방법

자세	사진
앉거나 선 자세, 주먹을 쥠, 셋째 손허리뼈 위치를 관찰한다	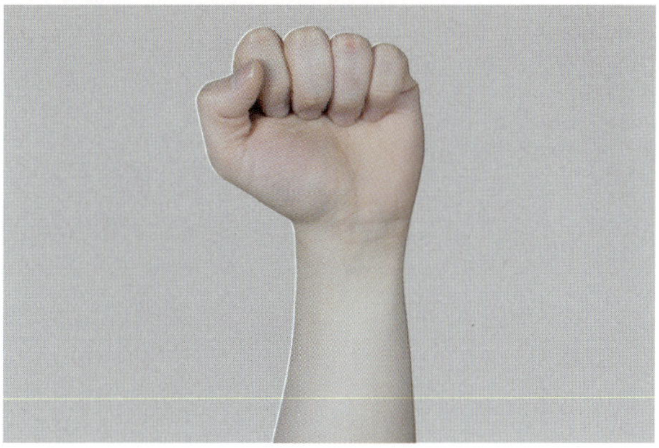

(3) 반응

셋째손허리뼈가 둘째와 넷째 손허리뼈와 같은 위치면 반달뼈의 탈구를 의미한다.

2 왓슨 검사(Watson test)

(1) 검사목적

손배뼈(scaphoid bone)의 아탈구 확인

(2) 검사방법

자세	사진
앉거나 선 자세, 주먹을 쥠, 검사자는 한 손은 먼쪽 노뼈손목관절에서 전완을 고정하고, 다른 손은 손배뼈를 잡는다. 손목을 자뼈측과 노뼈측으로 치우치는 동안 손배뼈를 전방, 후방으로 움직인다.	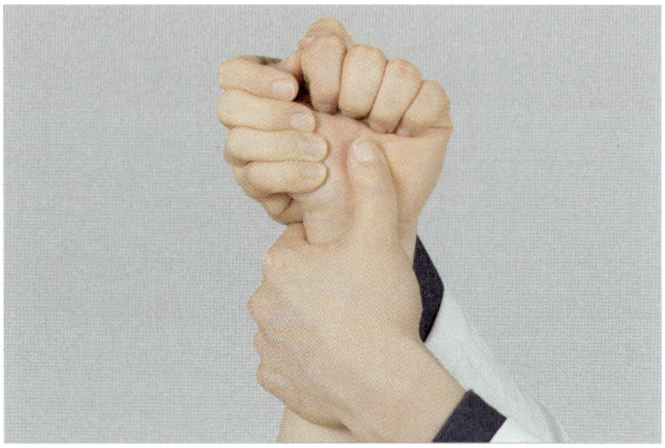

(3) 반응

손배뼈 부분에서 통증 또는 손목의 움직임의 부딪치는 소리가 있다.

3 핀켈스테인 검사(Finkelstein test)

(1) 검사목적

건초염(de Quervain's) 또는 호프만병(Hoffmann's disease), 엄지의 힘줄주위염(paratenonitis) 확인한다.

(2) 검사방법

자세	사진
앉거나 선 자세, 엄지를 안으로 해서 주먹을 쥠, 검사자는 한 손으로 피검사자 전완을 잡고, 다른 손으로 주먹을 잡는다. 손목을 자뼈측으로 치우치며 움직인다.	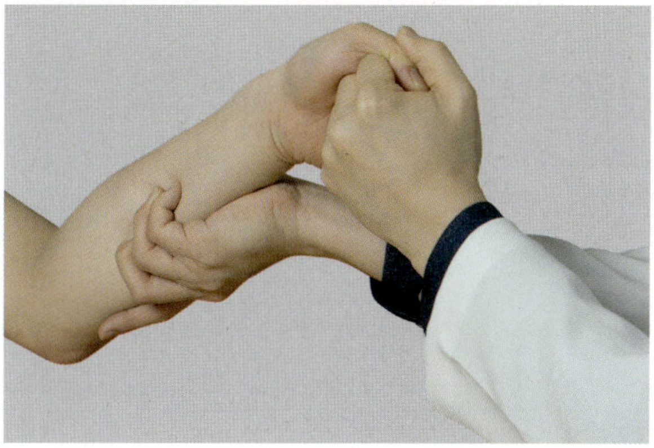

(3) 반응

긴엄지벌림근과 짧은엄지벌림근 힘줄의 먼쪽에서 발생하는 통증은 이 건의 건초염이다.

4 티넬 검사(Tinel sign)

(1) 검사목적

손목굴의 정중신경이나 기욘(Guyon)터널의 자신경에 대한 타진검사

(2) 검사방법

자세	사진
앉은 자세에서 손목관절 복측면에서 손목부위를 두드린다.	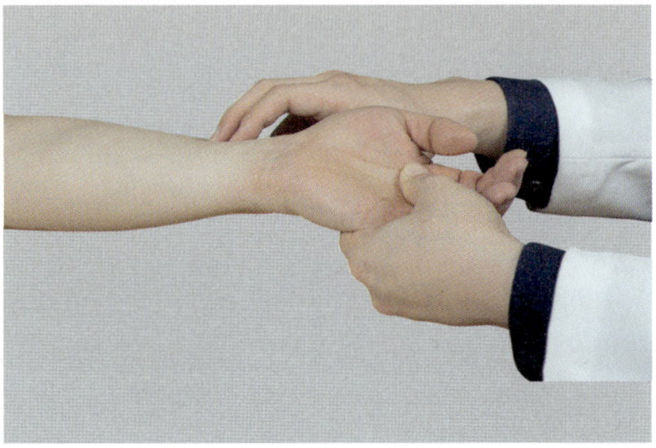

(3) 반응

손목굴 정중신경 압박(carpal tunnel syndrome)

→ 엄지, 둘째~넷째 손가락, 넷째손가락의 노뼈측 1/2 부위의 저림, 마비, 통증이 있다.

5 프로먼트 증후(Froment's sign)

(1) 검사목적

자신경 병변 검사

(2) 검사방법

자세	사진
앉은 자세에서 엄지와 둘째손가락 사이로 종이를 잡는다. 검사자는 종이를 잡아당긴다.	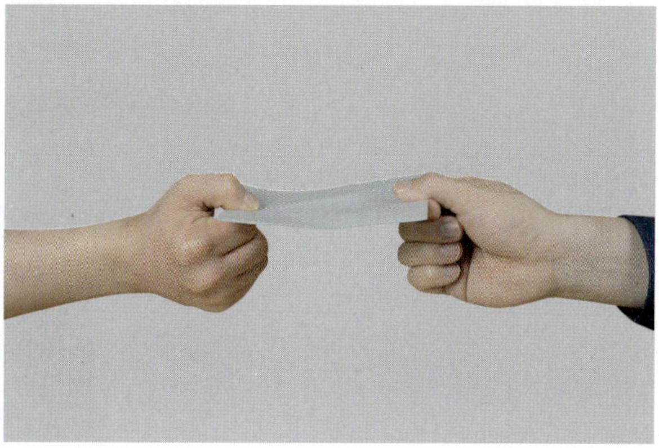

(3) 반응

- 엄지 DIP 관절의 굽힘: 자신경 손상 때문에 엄지벌림근(addctor pollicis muscle)의 마비 증상을 보인다.
- 엄지 DIP 관절의 폄: 자신경 압박의 증상을 보인다.

6 팔렌 검사(Phalen test)

(1) 검사목적

손목굴 내 정중신경의 압박검사

(2) 검사방법

자세	사진
앉은 자세에서 손목관절을 최대한 굽힘하여 두 손등을 완전히 접촉한다. 피검사자의 전완을 통해 지속적인 압박을 적용한다.	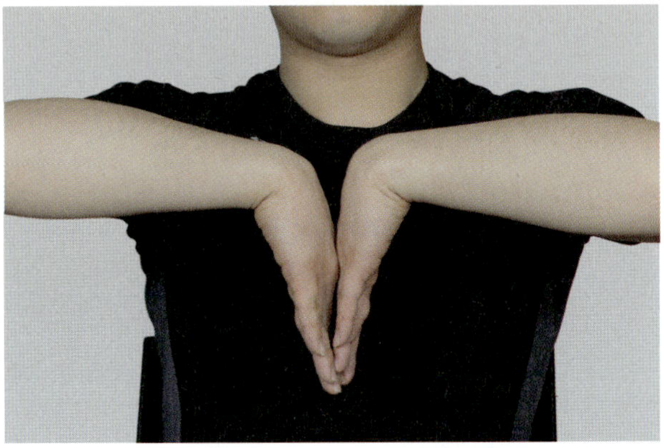

(3) 반응

손목굴 증후군 - 손가락의 정중신경 분포지역(엄지, 둘째~셋째 손가락, 넷째손가락 외측면)의 따끔거림, 저림이 있다.

7 번넬 리틀러 검사(Bunnel-Littler test)

(1) 검사목적

몸쪽 손가락뼈사이(PIP) 관절의 굽힘 제한이 손의 벌레근과 뼈사이근의 단축 문제인지 PIP 관절의 관절주머니의 구축인지 판별

(2) 검사방법

자세	사진
손허리손가락(MCP)관절을 폄한 상태에서 PIP 관절을 굽힐 때 굽힘이 잘 되는지 확인한다.	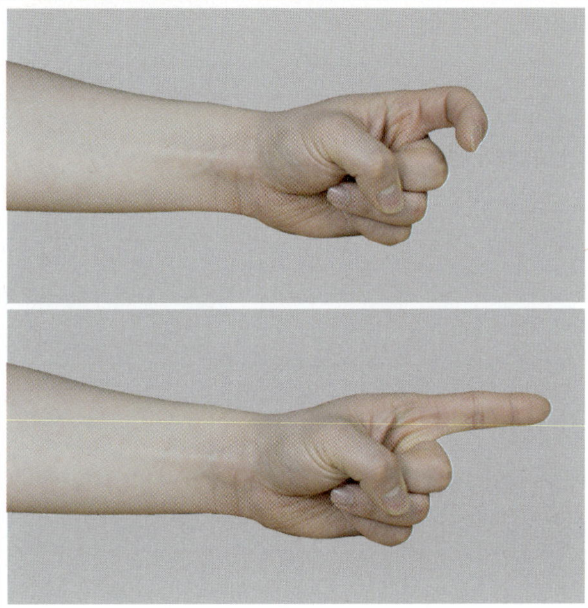

(3) 반응

MCP 관절을 폄한 상태에서 PIP 관절을 잘 굽힘할 수 없다. 그러나 MCP 관절을 굽힘 상태에서 PIP 관절의 굽힘이 잘 일어난다면 벌레근과 뼈사이근 단축이 원인으로 증상이 나타나는 것이다.

8 스웨터 손가락징후검사(Sweater finger sign test)

(1) 검사목적

깊은손가락굽힘근의 단열(rupture)을 검사하기 위해 실시

(2) 검사방법

자세	사진
피검사자에게 주먹을 쥐어보라고 한다.	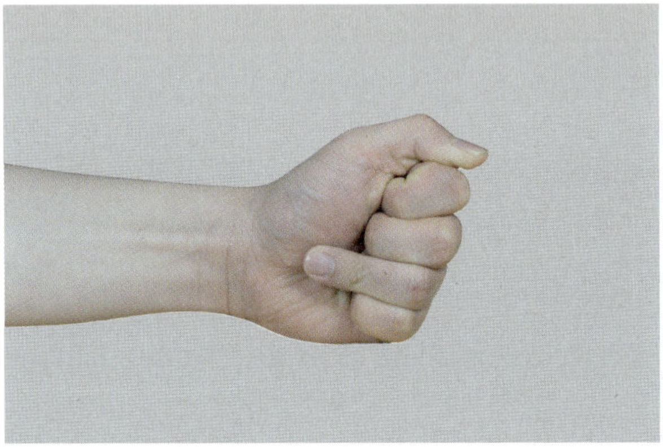

(3) 반응

손가락이 다 굽힘되지 않고 한 손가락의 먼쪽이 굽힘되지 않는다면 깊은손가락굽힘근의 단열을 의미(넷째손가락에서 주로 발생)한다.

9 알렌 검사(Allen's test)

(1) 검사목적

손목 부위에서 노동맥 및 자동맥의 혈류 흐름을 평가하여 폐색 유무 확인

(2) 검사방법

자세	사진
피검사자는 가능하면 빨리 주먹을 여러 번 쥐었다 펴기를 하고 나서 주먹을 꽉 쥐도록 한 상태에서 검사자는 두 손을 사용하여 노동맥과 자동맥 양쪽을 압박한다. 손을 편 뒤 동맥의 압박을 한쪽씩 풀어서 얼마나 빨리 손이 붉어지는지 관찰하고 다른 동맥도 같은 방법으로 검사한다.	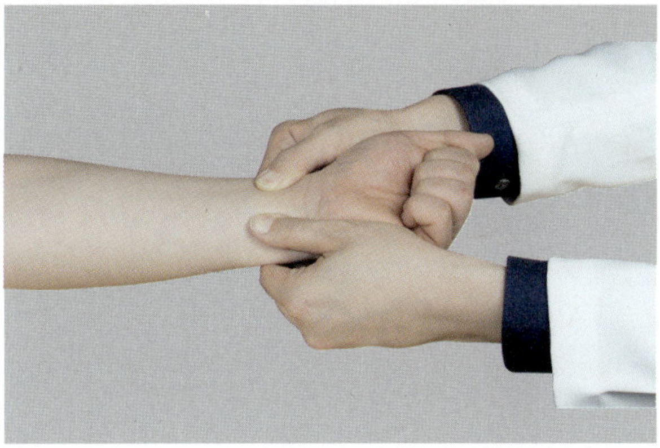

(3) 반응

노동맥과 자동맥을 각각 풀어주었을 때 붉어지는 정도나 속도의 차이가 있다면 혈관의 폐색 또는 순환장애를 의미한다.

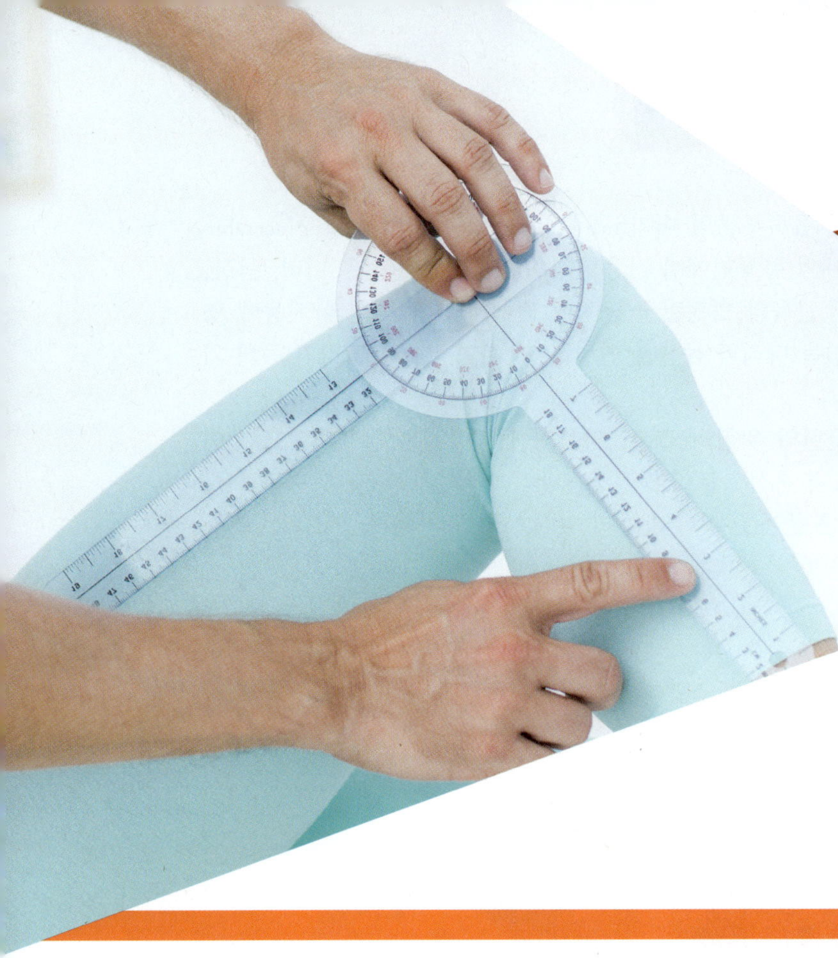

CHAPTER 07

Measurement & Assessment

엉덩관절(Hip joint)

01 구조와 기능
02 관절운동범위검사(Range of motion test)
03 맨손근력검사(Manual muscle test)
04 특수검사

엉덩관절(hip joint)은 넙다리뼈 몸쪽부분의 머리(head of femur)와 골반의 절구(acetabulum)로 형성된 3축성 관절로, 3개의 운동면에서 작용할 수 있다. 엉덩관절은 머리, 몸통, 팔의 무게를 지지하며, 허리골반 근육과 엉덩관절 근육이 전체 다리의 역학과 기능에 영향을 미친다. 다리이음뼈(골반대)는 다리와 몸통을 연결하고, 서기, 걷기, 달리기 등의 기능에 중요한 역할을 한다.

노인의 엉덩관절은 낙상 시 골절의 위험이 크고, 영아의 엉덩관절은 탈구의 가능성이 있다. 엉덩관절의 주변의 연부조직 손상으로 엉덩정강근막띠의 마찰증후군, 엉덩관절 굽힘 구축, 뒤넙다리근육의 긴장, 큰 돌기 주머니염 등이 있다.

01 구조와 기능

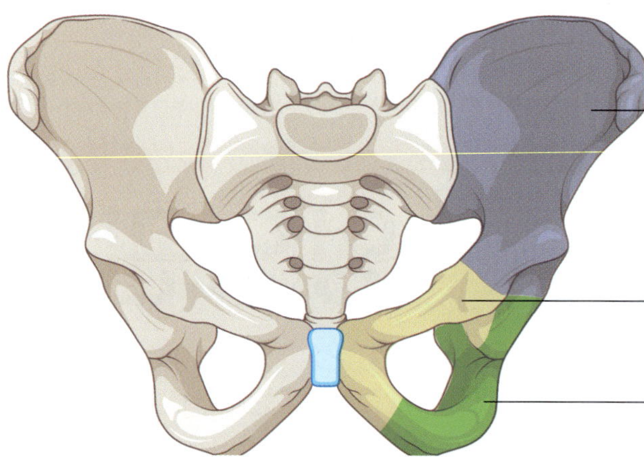

그림 7-1 엉덩관절

1 뼈와 관절

(1) 볼기뼈(Innominate bone, hip bone)

볼기뼈는 척추와 다리를 연결시키고 골반의 앞가쪽을 형성하는 뼈대이다. 성인의 볼기뼈는 엉덩뼈(ilium), 궁둥뼈(ischium), 두덩뼈(pubis)가 융합된 뼈이다. 좌우의 볼기뼈는 앞에서 두덩결합(symphysis pubis)으로 연결되어 있고, 뒤에서는 엉치엉덩관절인 엉치뼈의 귀바퀴면(articular surface)과 서로 연결되고 있다. 각 볼기뼈는 가쪽면에 깊게 파인 절구가 있어서 넙다리뼈 머리와 접하면서 엉덩관절을 형성한다. 골반(pelvis)은 좌우 한 쌍의 볼기뼈(hip bone)와 각각의 엉치뼈와 꼬리뼈로 형성된다(그림 7-1).

(2) 넙다리뼈(Femur)

넙다리뼈는 인체에서 가장 길고 큰 뼈로, 체중을 지지하며 볼기뼈절구에 지면의 반발력을 전달한다. 넙다리뼈 머리는 이마면에서 뼈몸통 축에 대하여 약 125~130° 정도의 경사각을 형성한다. 노인은 낙상으로 인하여 넙다리뼈 목 골절이 많이 발생한다.

2 기능적 움직임

(1) 굽힘(Flexion)

넙다리를 앞으로 움직여 엉덩관절의 각도를 줄이는 운동이다. 엉덩관절 굽힘근육들은 보행 시 디딤기가 끝날 때 엉덩관절 폄을 조절하고, 흔듦기를 시작하기 위해 동심성 수축을 한다.

(2) 폄(Extension)

굽힘과 반대되는 동작으로 넙다리를 중간위치 또는 뒤로 움직여 각도를 증가시키며 움직이는 운동이다. 엉덩관절 폄근은 큰볼기근이 일차적으로 시작하며, 초기 접지기 때 굽힘근의 모멘트를 조절한다.

(3) 벌림(Abduction)

넙다리를 가쪽으로 움직여 중심선으로부터 멀어지는 운동이다. 엉덩관절을 90° 굽힘상태에서 벌림시키면 수평벌림(horizontal abduction)이 된다. 엉덩관절 벌림근은 반대쪽 다리의 흔듦기 때 골반의 가쪽 경사를 조절한다.

(4) 모음(Adduction)

벌림과 반대되는 동작으로 넙다리를 안쪽으로 움직여 중심선 쪽으로 가까워지는 운동이다. 엉덩관절을 90° 굽힘상태에서 모음시키면 수평모음(horizontal adduction)이 된다.

(5) 안쪽돌림(Internal rotation)

다리 전체를 안쪽으로 돌리는 운동이다. 체중을 지지했을 때 안쪽돌림은 비지지 쪽의 엉덩뼈 능선이 수평면에서 앞쪽으로 돌림할 때 일어난다.

(6) 가쪽돌림(External rataion)

다리 전체를 가쪽으로 돌리는 운동이다. 체중 비지지 쪽의 엉덩뼈 능선이 수평면에서 뒤쪽으로 돌림할 때 일어난다.

02 관절운동범위검사(Range of motion test)

1 엉덩관절 굽힘(Hip flexion)

- 정상각도: 120°
- 시작자세: 바로 누운 자세에서 엉덩관절과 무릎관절을 편다.
- 끝자세: 넙다리뼈를 앞으로 최대한 굽힘 자세를 취한다.
- 측정: 각도계의 중심축은 넙다리뼈의 큰돌기에 두고, 고정팔은 골반 가쪽 중심선에 둔다. 이동팔은 바깥쪽 넙다리뼈의 긴 축과 평행하게 한다.

- 유의사항: 골반의 뒤 기울임(posterior tilt) 또는 돌림(rotation)이 일어나지 않게 고정하며, 골반의 움직임을 제한하기 위하여 반대쪽 다리는 굽힘을 방지한다. 뒤넙다리근의 긴장을 제거하기 위해 무릎을 굽혀 측정한다.

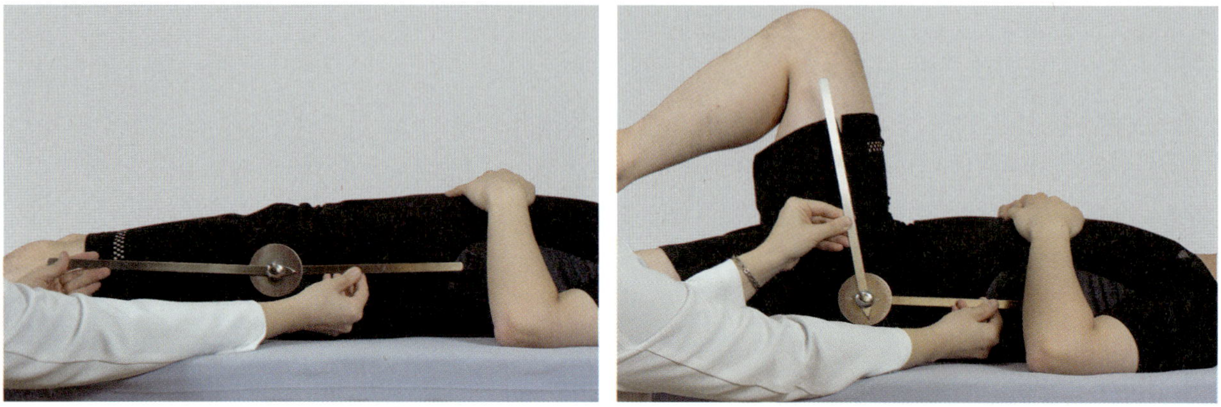

그림 7-2 엉덩관절 굽힘

2 엉덩관절 폄(Hip extension)

- 정상 각도: 20°
- 시작자세: 엎드린 자세에서 엉덩관절과 무릎관절을 폄한다. 바로 선 자세에서도 가능하다.
- 끝자세: 넙다리뼈를 최대한 폄한 자세를 취한다.
- 측정: 각도계의 중심축은 넙다리뼈의 큰돌기에 두고, 고정팔은 골반 가쪽 중심선에 둔다. 이동팔은 바깥쪽 넙다리뼈의 긴 축과 평행하게 한다.
- 유의사항: 골반의 앞 기울임(anterior tilt)이 일어나지 않게 고정하며, 넙다리곧은근의 긴장을 제거하기 위해 무릎을 편 상태로 측정한다.

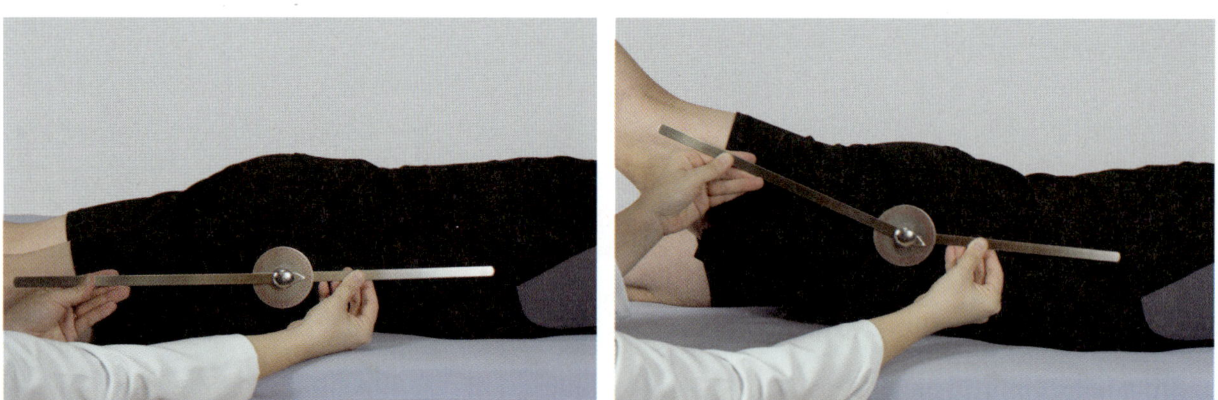

그림 7-3 엉덩관절 폄

3 엉덩관절 벌림(Hip abduction)

- 정상 각도: 40°
- 시작자세: 바로 누운 자세에서 엉덩관절과 무릎관절을 편한다.
- 끝자세: 넙다리뼈를 최대한 벌림한 자세를 취한다.
- 측정: 각도계의 중심축은 위앞엉덩뼈가시(ASIS)에 두고, 고정팔은 양쪽 위앞엉덩뼈가시 연결선에 둔다. 이동팔은 바깥쪽 넙다리뼈의 앞쪽 중심선과 평행하게 한다.
- 유의사항: 골반의 가쪽 기울임(lateral tilt) 또는 돌림(rotation)이 일어나지 않게 골반을 고정한다. 또한, 몸통의 가쪽 움직임과 넙다리뼈의 가쪽돌림을 방지한다.

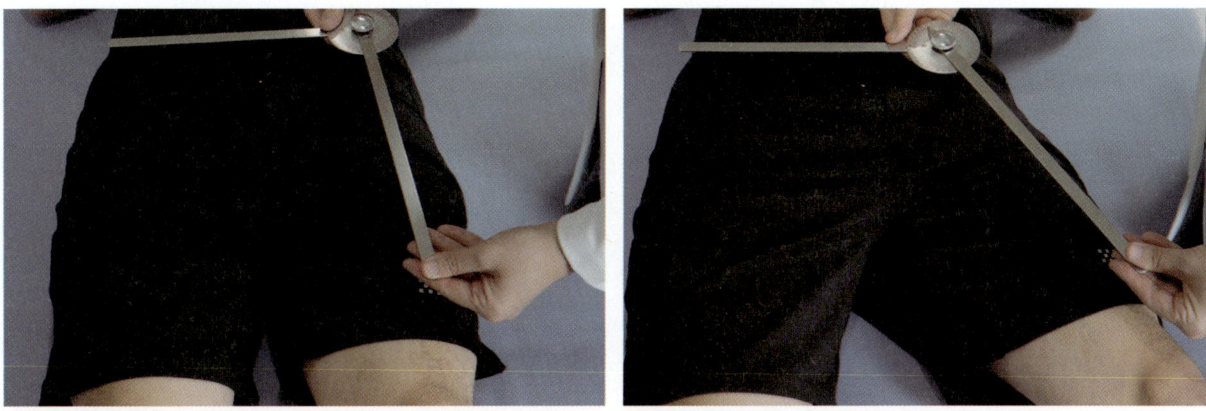

그림 7-4 엉덩관절 벌림

4 엉덩관절 모음(Hip adduction)

- 정상 각도: 20°
- 시작자세: 바로 누운 자세에서 엉덩관절과 무릎관절을 편한다.
- 끝자세: 넙다리뼈를 최대한 모음한 자세를 취한다.
- 측정: 각도계의 중심축은 위앞엉덩뼈가시(ASIS)에 두고, 고정팔은 양쪽 위앞엉덩뼈가시 연결선에 둔다. 이동팔은 바깥쪽 넙다리뼈의 앞쪽 중심선과 평행하게 한다.

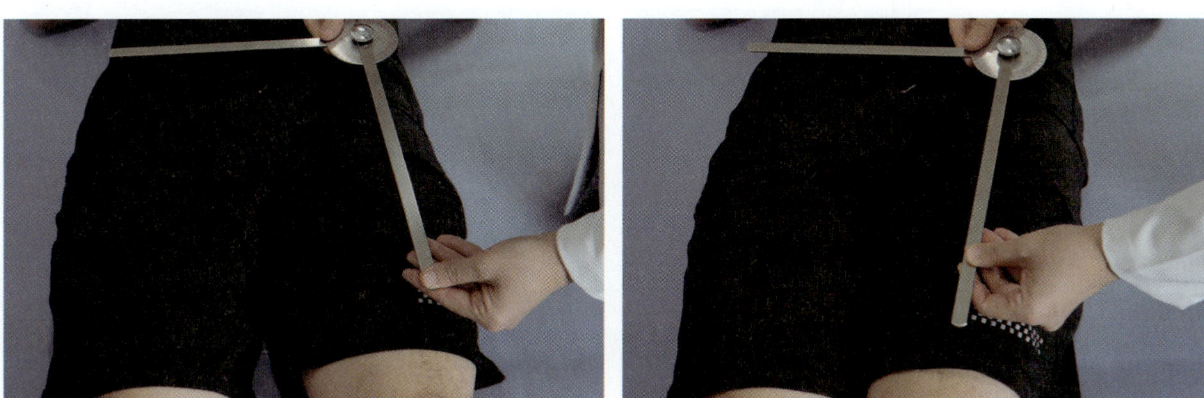

그림 7-5 엉덩관절 모음

- 유의사항: 골반의 가쪽 기울임(lateral tilt) 또는 돌림(rotation)이 일어나지 않게 골반을 고정한다. 또한, 넙다리뼈의 안쪽돌림을 방지한다.

5 엉덩관절 안쪽돌림(Hip internal rotation)

- 정상 각도: 45°
- 시작자세: 검사대에 걸터 앉은 자세에서 무릎을 90°로 굽힌다.
- 끝자세: 엉덩관절을 안쪽으로 돌린다.
- 측정: 각도계의 중심축은 무릎뼈 앞쪽에 두고, 고정팔은 지지면과 수직하게 둔다. 이동팔은 정강뼈의 앞쪽 중심선과 평행하게 한다.
- 유의사항: 엉덩관절의 벌림, 모음, 굽힘을 방지하기 위해 넙다리뼈 먼쪽 끝을 고정한다. 또한, 골반의 기울임과 돌림도 방지한다.

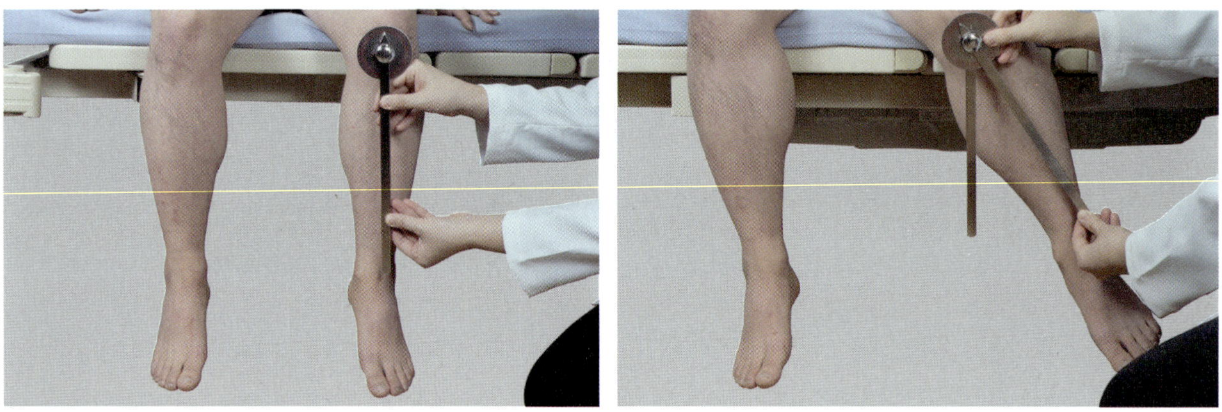

그림 7-6 엉덩관절 안쪽돌림

6 엉덩관절 가쪽돌림(Hip external rotation)

- 정상 각도: 45°
- 시작자세: 검사대에 걸터 앉은 자세에서 무릎을 90°로 굽힌다.

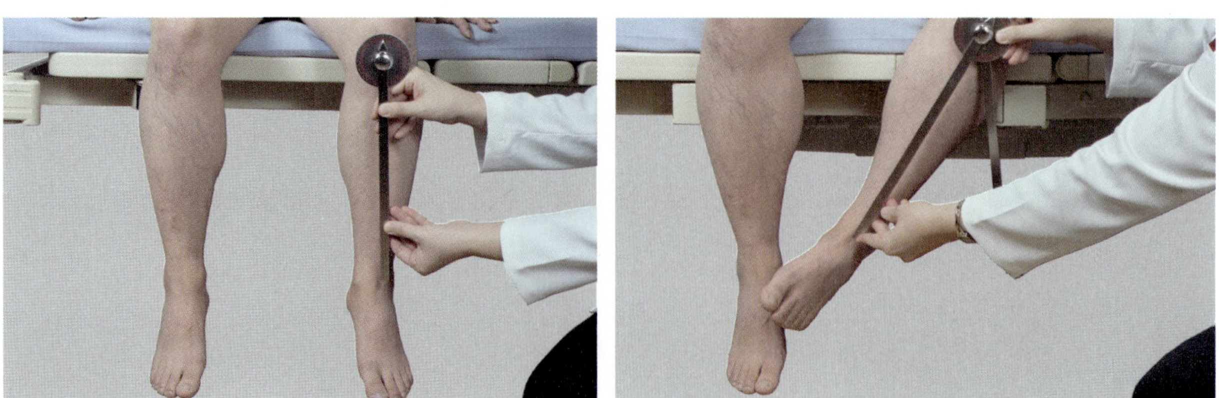

그림 7-7 엉덩관절 가쪽돌림

- 끝자세: 엉덩관절을 가쪽으로 돌림한다.
- 측정: 각도계의 중심축은 무릎뼈 앞쪽에 두고, 고정팔은 지지면과 수직하게 둔다. 이동팔은 정강뼈의 앞쪽 중심선과 평행하게 한다.
- 유의사항: 엉덩관절의 벌림, 모음, 굽힘을 방지하기 위해 넙다리뼈 먼쪽 끝을 고정한다. 또한, 골반의 기울임과 돌림도 방지한다.

03 맨손근력검사(Manual muscle test)

1 엉덩관절 굽힘근(Hip flexor)

(1) 큰허리근(Psoas major), 엉덩근(Iliacus)

근육	이는곳(origin)	닿는곳(insertion)	지배신경(nerve)	작용(action)
큰허리근	L1~L5 가로돌기, T12~L5	넙다리뼈 작은돌기	허리신경얼기 배쪽가지 (L1~L3)	엉덩관절 굽힘
엉덩근	엉덩뼈 오목 위, 뒤면	넙다리뼈 작은돌기	넙다리신경	엉덩관절 굽힘

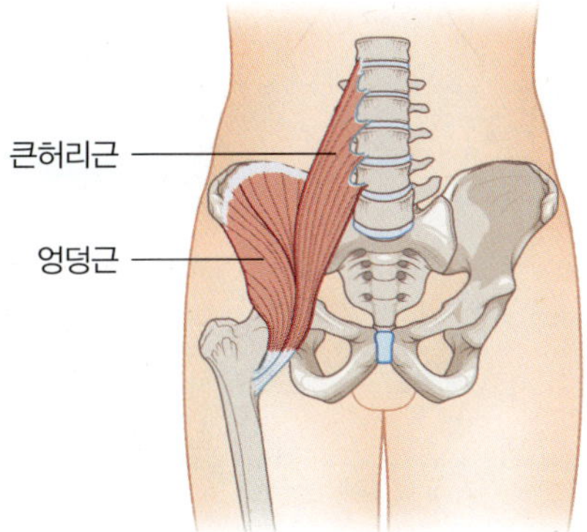

그림 7-8 엉덩관절 굽힘근

■ 측정

- 고정부위: 반대편 골반의 엉덩뼈 능선을 고정한다.
- 움직임: 엉덩관절 굽힘한다.
- 저항: 허벅지 앞쪽을 누르면서 적용한다.
- 촉진: 엉덩뼈 능선을 확인한 후, 샅인대 먼쪽부분의 큰허리근을 촉진한다.
- 보상작용: 골반의 앞뒤 경사는 엉덩관절 굽힘근의 길이 긴장에 영향을 미치므로 중립자세를 유지한다.

	중력 대항(Against gravity)
시작자세	검사대 모서리에 걸터앉은 자세
사진	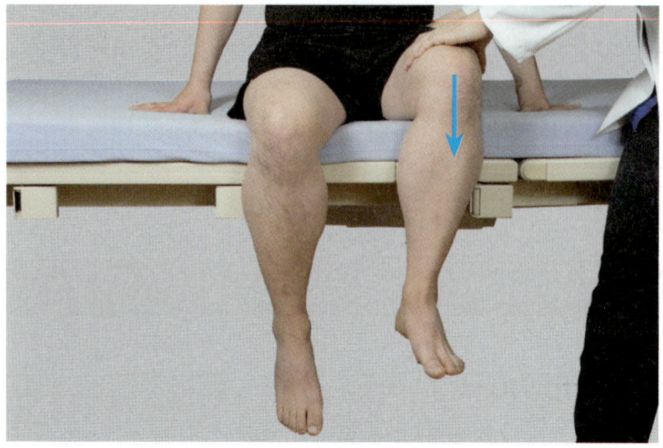
등급	N(5): 최대 저항에 대항하며 관절운동범위 전체를 유지한다.
	G(4): 중등도 저항에 대항하며 관절운동범위 전체를 유지한다.
	F(3): 저항이 없는 상태에서 중력에 대항하며 관절운동범위 전체를 유지한다.
	중력 최소(Gravity minimized)
시작자세	P: 검사하고자 하는 다리를 위로 하고 옆으로 누운 자세(sidelying) T, Z: 바로 누운 자세
사진	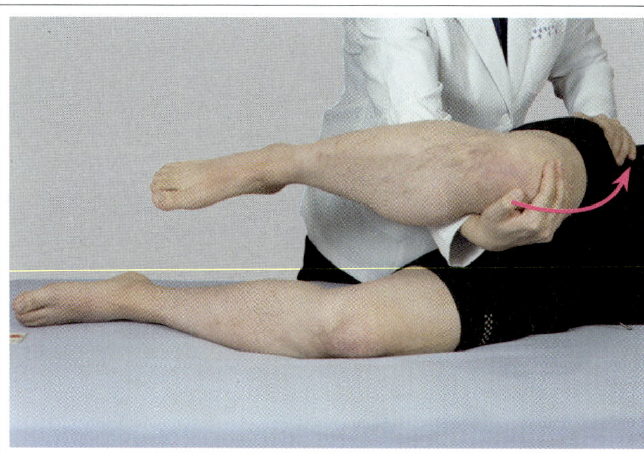
등급	P(2): 중력을 최소로 한 자세에서 전체 관절가동범위를 움직인다.
	T(1): 관절 운동은 없으나, 근수축을 촉진할 수 있다.
	Z(0): 근수축 반응이 없다.

(2) 넙다리빗근(Sartorious)

근육	이는곳(origin)	닿는곳(insertion)	지배신경(nerve)	작용(action)
넙다리빗근	위앞엉덩뼈가시	정강뼈 몸쪽 안쪽면	넙다리신경	엉덩관절 굽힘, 벌림, 바깥돌림

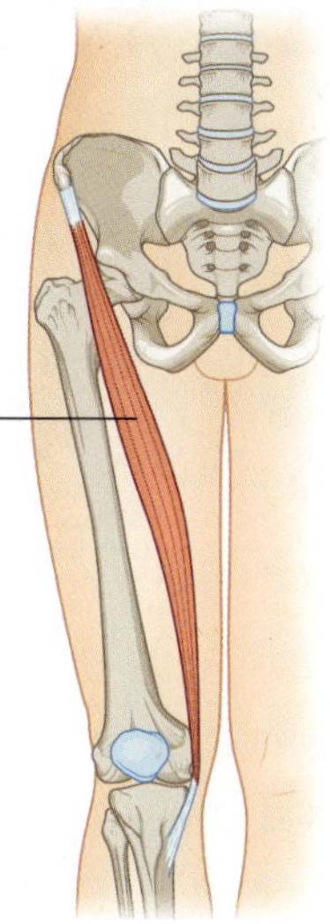

그림 7-9 넙다리빗근

■ 측정

- 고정부위: 무릎가쪽과 종아리의 먼쪽 앞을 고정한다.
- 움직임: 엉덩관절 굽힘, 벌림, 가쪽돌림한다.
- 저항: 종아리 먼쪽 앞안쪽면에서 엉덩관절 폄, 모음, 안쪽돌림 방향으로 적용한다.
- 촉진: 위앞엉덩뼈가시를 확인한 후, 넙다리삼각의 모서리를 따라 넙다리빗근을 촉진한다.
- 보상작용: 엉덩허리근과 넙다리곧은근의 보상작용은 순수한 엉덩관절 굽힌다.

<table>
<tr><th></th><th>중력 대항(Against gravity)</th></tr>
<tr><td>시작자세</td><td>검사대 모서리에 걸터앉은 자세</td></tr>
<tr><td>사진</td><td>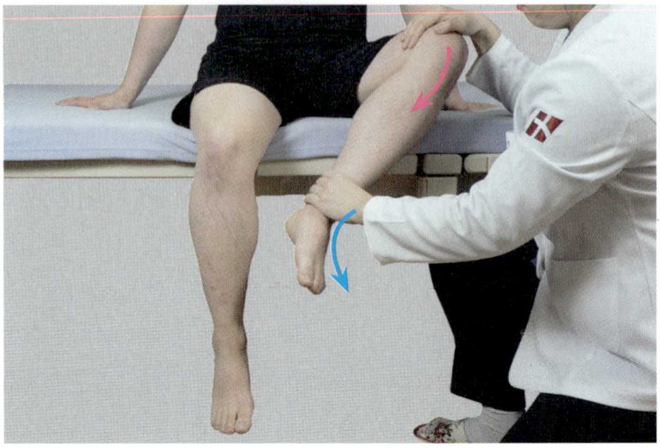</td></tr>
<tr><td rowspan="3">등급</td><td>N(5): 최대 저항에 대항하며 관절운동범위 전체를 유지한다.</td></tr>
<tr><td>G(4): 중등도 저항에 대항하며 관절운동범위 전체를 유지한다.</td></tr>
<tr><td>F(3): 저항이 없는 상태에서 중력에 대항하며 관절운동범위 전체를 유지한다.</td></tr>
<tr><th></th><th>중력 최소(Gravity minimized)</th></tr>
<tr><td>시작자세</td><td>바로 누운 자세</td></tr>
<tr><td>사진</td><td>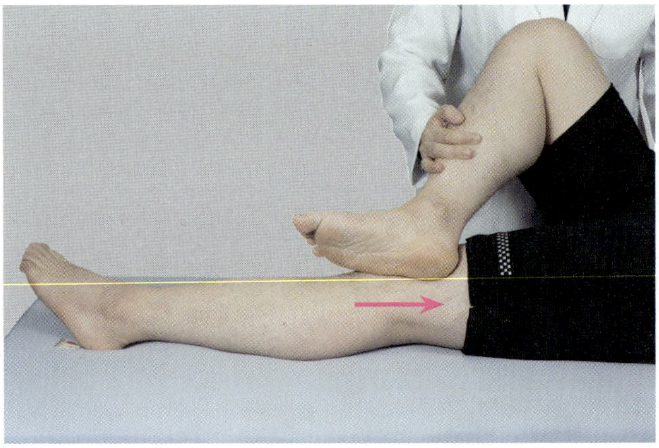</td></tr>
<tr><td rowspan="3">등급</td><td>P(2): 중력을 최소로 한 자세에서 전체 관절가동범위를 움직인다.</td></tr>
<tr><td>T(1): 관절 운동은 없으나, 근수축을 촉진할 수 있다.</td></tr>
<tr><td>Z(0): 근수축 반응이 없다.</td></tr>
</table>

2 엉덩관절 폄근(Hip extensor)

(1) 큰볼기근(Gluteus maximus), 넙다리뒤근(Hamstring)

근육	이는곳(origin)	닿는곳(insertion)	지배신경(nerve)	작용(action)
큰볼기근	엉덩뼈 뒤볼기선, 엉덩뼈능선, 엉치뼈, 꼬리뼈, 엉치결절인대	넙다리뼈 볼기근 거친면, 넙다리근막긴장근의 엉덩정강근막띠	아래볼기신경 (L1~L3)	엉덩관절 폄
반힘줄근	궁둥뼈 거친면	정강뼈 안쪽면, 거위발 근육	궁둥신경	엉덩관절 폄, 무릎관절 굽힘, 종아리 안쪽돌림
반막근	궁둥뼈 거친면	정강뼈 안쪽융기의 뒤안쪽면 무릎관절 빗오금인대		엉덩관절 폄, 무릎관절 굽힘, 종아리 안쪽돌림
넙다리 두갈래근 (긴갈래)	궁둥뼈 거친면	종아리뼈 머리, 정강뼈 가쪽융기		엉덩관절 폄, 무릎관절 굽힘, 종아리 가쪽돌림

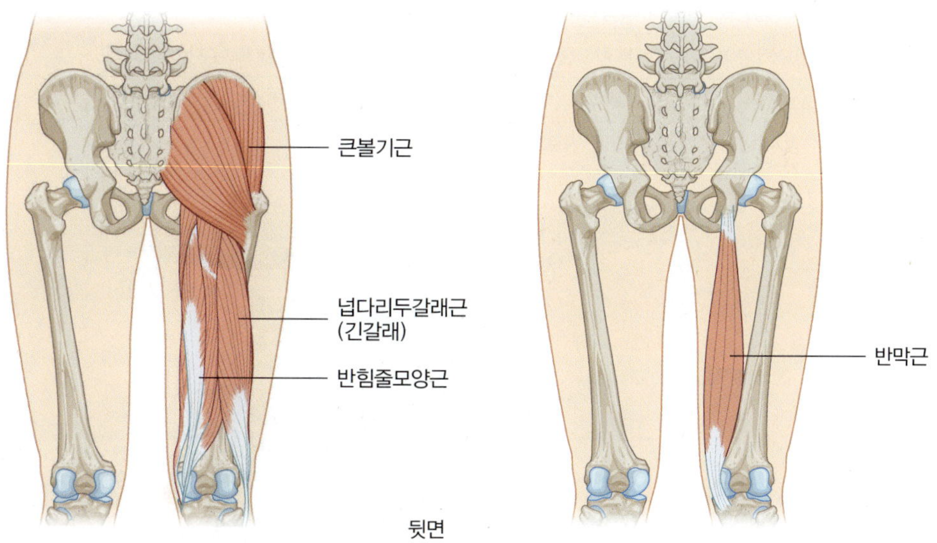

그림 7-10 엉덩관절 폄근

■ 측정

- 고정부위: 골반을 고정한다.
- 움직임: 엉덩관절 폄한다.
- 저항: 발목 위 뒤쪽에 저항을 가한다.
- 촉진: 큰볼기근은 엉치뼈 가쪽모서리를 확인한 후 가쪽과 먼쪽 방향으로 촉진하고, 넙다리뒤근은 오금면을 확인한 후 궁둥뼈 거친면을 올라가면서 촉진한다.
- 유의사항: 큰볼기근만 단독으로 중력대항단계를 측정할 때는 무릎을 90° 굽힘하고 엎드린 자세를 취한다. 엉덩관절 굽힘근 구축이 있으면, 몸통 위쪽 부위를 검사대 위에 엎드리고 선 자세를 취한다.

	중력 대항(Against gravity)
시작자세	엎드린 자세
사진	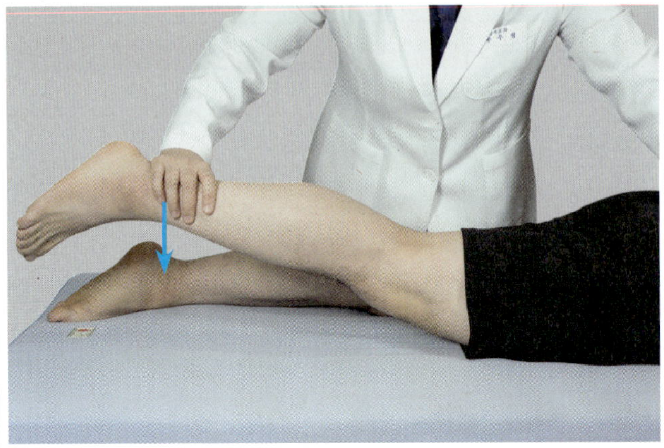
등급	N(5): 최대 저항에 대항하며 관절운동범위 전체를 유지한다.
	G(4): 중등도 저항에 대항하며 관절운동범위 전체를 유지한다.
	F(3): 저항이 없는 상태에서 중력에 대항하며 관절운동범위 전체를 유지한다.
	중력 최소(Gravity minimized)
시작자세	P: 검사하고자 하는 다리를 위로 하고 옆으로 누운 자세 T, Z: 엎드린 자세
사진	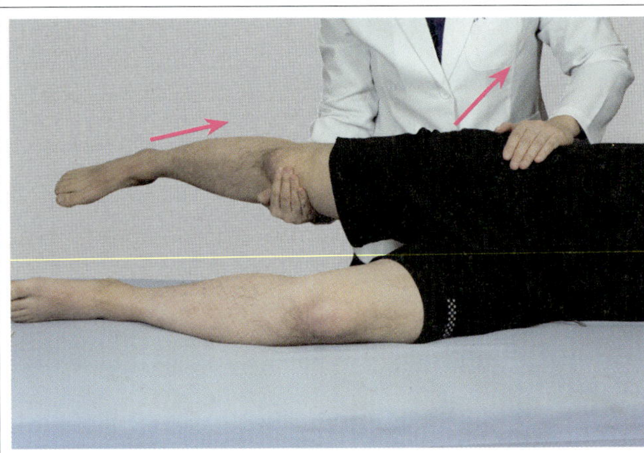
등급	P(2): 옆으로 누운 자세에서 전체 관절가동범위를 움직인다.
	T(1): 관절 운동은 없으나, 근수축을 촉진할 수 있다.
	Z(0): 근수축 반응이 없다.

3 엉덩관절 벌림근(Hip abductor)

(1) 중간볼기근(Gluteus medius), 작은볼기근(Gluteus minimus)

근육	이는곳(origin)	닿는곳(insertion)	지배신경(nerve)	작용(action)
중간볼기근	앞 · 뒤볼기근선, 엉덩뼈 가쪽면	넙다리뼈 큰돌기	위볼기신경	엉덩관절 벌림, 안쪽돌림
작은볼기근	엉덩뼈 가쪽면의 앞 볼기근선의 앞쪽	넙다리뼈 큰돌기 앞면		엉덩관절 벌림, 안쪽돌림

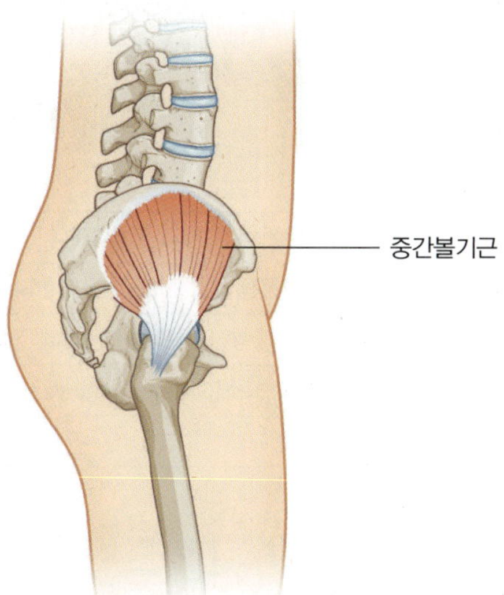

그림 7-11 엉덩관절 벌림근

■ 측정

- 고정부위: 골반을 고정한다.
- 움직임: 무릎을 편 채로 엉덩관절 벌림한다.
- 저항: 무릎의 가쪽에 저항을 가한다.
- 촉진: 엎드려 누운 자세에서 엉덩뼈 능선의 가쪽 모서리를 촉진한 후 넙다리뼈의 큰돌기 방향으로 촉진한다.
- 보상작용: 넙다리빗근의 보상작용에 의해 엉덩관절의 가쪽돌림과 벌림, 넙다리근막긴장근의 보상작용에 의해 엉덩관절의 안쪽돌림과 벌림, 가쪽 몸통근육의 보상작용에 의해 몸통을 골반 방향으로 당기면서 엉덩관절의 벌림을 제한한다.

	중력 대항(Against gravity)
시작자세	검사하는 다리를 위로 하고 옆으로 누운 자세
사진	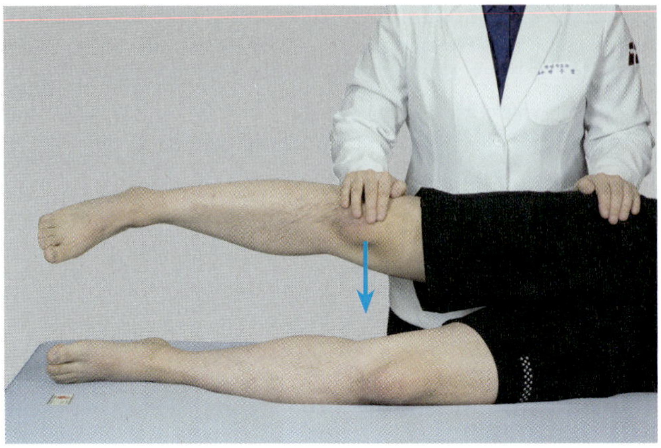
등급	N(5): 최대 저항에 대항하며 관절운동범위 전체를 유지한다.
	G(4): 중등도 저항에 대항하며 관절운동범위 전체를 유지한다.
	F(3): 저항이 없는 상태에서 중력에 대항하며 관절운동범위 전체를 유지한다.
	중력 최소(Gravity minimized)
시작자세	바로 누운 자세
사진	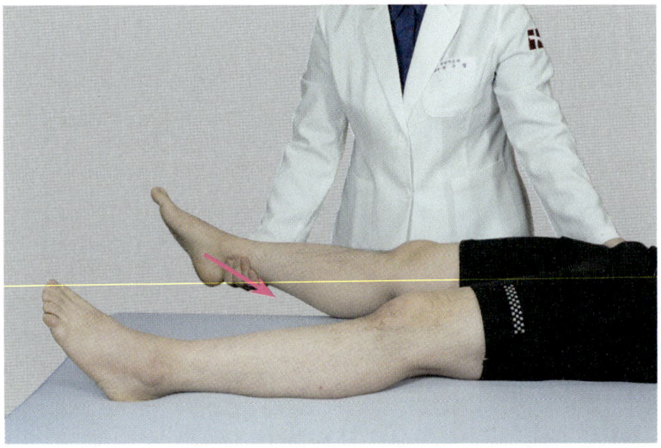
등급	P(2): 옆으로 누운 자세에서 전체 관절가동범위를 움직인다.
	T(1): 관절 운동은 없으나, 근수축을 촉진할 수 있다.
	Z(0): 근수축 반응이 없다.

4 엉덩관절 모음근(Hip adductor)

(1) 큰모음근(Adductor magnus), 짧은모음근(Adductor brevis), 긴모음근(Adductor longus), 두덩근(Pectineus), 두덩정강근(Gracilis)

근육	이는곳(origin)	닿는곳(insertion)	지배신경(nerve)	작용(action)
큰모음근	앞부분: 궁둥뼈와 두덩뼈 아래가지 뒷부분: 궁둥뼈결절	앞부분: 넙다리뼈 거친선 뒷부분: 넙다리뼈 안쪽관절융기 위의 모음근결절	앞부분: 폐쇄신경 뒷부분: 궁둥신경	엉덩관절 모음, 엉덩관절 굽힘, 엉덩관절 폄
짧은모음근	두덩뼈 아래가지	넙다리뼈 두덩선(pectineal)의 몸쪽부분	폐쇄신경	엉덩관절 모음, 엉덩관절 굽힘, 엉덩관절 가쪽돌림
긴모음근	두덩뼈 앞면	넙다리뼈 거친선의 중간 1/3		
두덩근	두덩뼈 위가지	넙다리뼈의 두덩뼈빗(pectineal line)	넙다리신경	
두덩정강근	두덩뼈 아래가지	정강뼈의 몸쪽 끝 앞 안쪽	폐쇄신경	엉덩관절 모음, 엉덩관절 굽힘, 무릎관절 굽힘, 무릎 관절 안쪽돌림

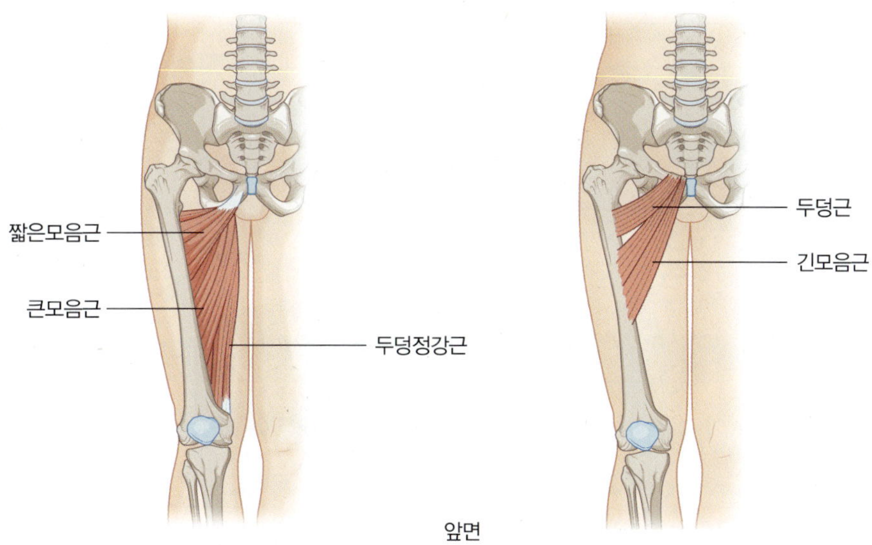

그림 7-12 엉덩관절 모음근

■ 측정

- 고정부위: 골반과 검사하지 않는 다리를 고정한다.
- 움직임: 무릎을 편 채로 엉덩관절을 모은다.
- 저항: 넙다리뼈 먼쪽의 안쪽면에 저항을 가한다.
- 촉진: 엉덩뼈 결절을 촉진한 후 안쪽넙다리융기를 향해 안쪽과 먼쪽 방향으로 촉진한다.
- 보상작용: 엉덩관절 굽힘근의 보상작용으로 나타나는 안쪽돌림을 제한한다.

	중력 대항(Against gravity)
시작자세	검사하는 다리를 아래로 하고 옆으로 누운 자세
사진	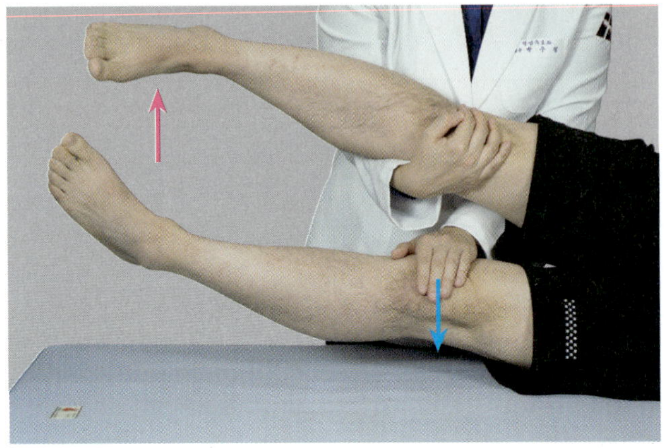
등급	N(5): 최대 저항에 대항하며 관절운동범위 전체를 유지한다.
	G(4): 중등도 저항에 대항하며 관절운동범위 전체를 유지한다.
	F(3): 저항이 없는 상태에서 중력에 대항하며 관절운동범위 전체를 유지한다.
	중력 최소(Gravity minimized)
시작자세	바로 누운 자세
사진	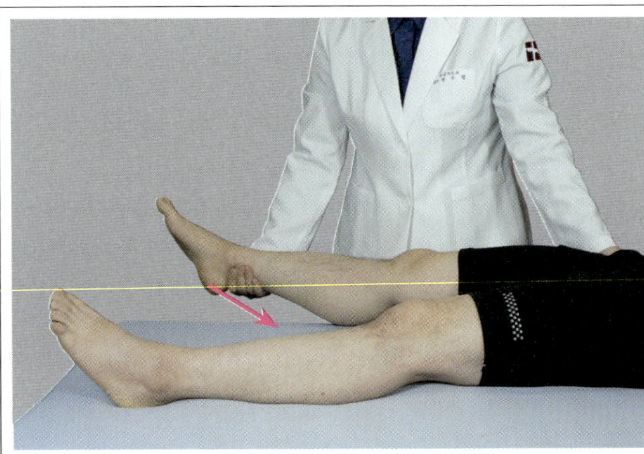
등급	P(2): 옆으로 누운 자세에서 전체 관절가동범위를 움직인다.
	T(1): 관절 운동은 없으나, 근수축을 촉진할 수 있다.
	Z(0): 근수축 반응이 없다.

5 엉덩관절 가쪽돌림근(Hip external rotator)

(1) 궁둥구멍근(Piriformis), 위쌍둥이근(Gemellus superior), 아래쌍둥이근(Gemellus inferior), 바깥폐쇄근(Obturator externus), 속폐쇄근(Obturator internus), 넙다리네모근(Quadratus femoris)

근육	이는곳(origin)	닿는곳(insertion)	지배신경(nerve)	작용(action)
궁둥구멍근	엉치뼈의 앞쪽면	넙다리뼈 큰돌기의 뒤 모서리	엉치신경얼기 (L5~S1, 2)	엉덩관절 가쪽 돌림, 벌림
위쌍둥이근	궁둥뼈가시	넙다리뼈 큰돌기의 안쪽	엉치신경얼기 (L5~S2)	엉덩관절 가쪽 돌림, 모음
아래쌍둥이근	궁둥뼈결절			
바깥폐쇄근	폐쇄구멍 골반뼈의 가쪽면	넙다리뼈의 거친면 오목		
속폐쇄근	폐쇄구멍 골반뼈의 안쪽면	넙다리뼈 큰돌기의 안쪽		
넙다리네모근	궁둥뼈결절	넙다리뼈 큰돌기와 작은돌기 사이 능선		

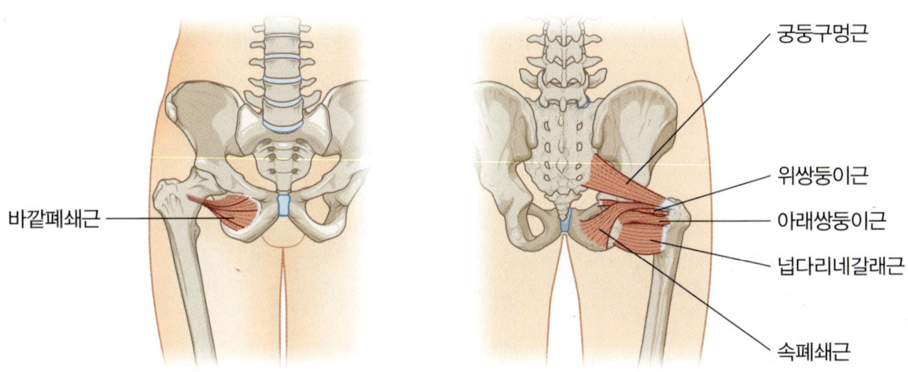

그림 7-13 엉덩관절 가쪽돌림근

■ 측정

- 고정부위: 넙다리 먼쪽의 가쪽면을 고정한다.
- 움직임: 무릎을 굽힌 채로 엉덩관절 가쪽돌림한다.
- 저항: 발목 안쪽 옆면에서 바깥쪽 방향에 저항을 가한다.
- 촉진: 넙다리뼈 큰돌기 방향으로 가쪽과 먼쪽으로 촉진한다.
- 보상작용: 반대쪽 골반의 올림, 엉덩관절 굽힘과 벌림, 무릎관절의 굽힘을 제한한다.

	중력 대항(Against gravity)
시작자세	앉은 자세
사진	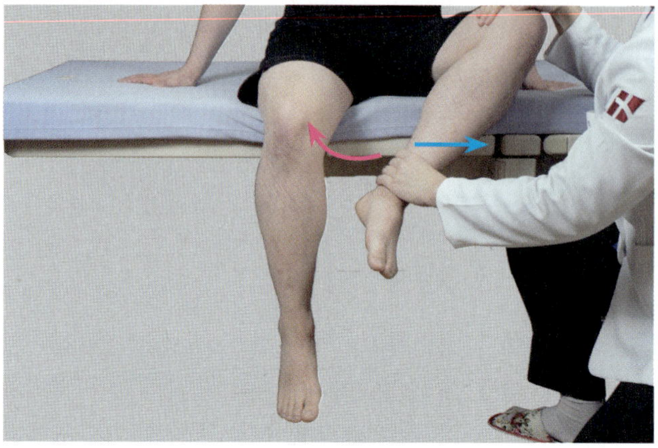
등급	N(5): 최대 저항에 대항하며 관절운동범위 전체를 유지한다.
	G(4): 중등도 저항에 대항하며 관절운동범위 전체를 유지한다.
	F(3): 저항이 없는 상태에서 중력에 대항하며 관절운동범위 전체를 유지한다.
	중력 최소(Gravity minimized)
시작자세	바로 누운 자세
사진	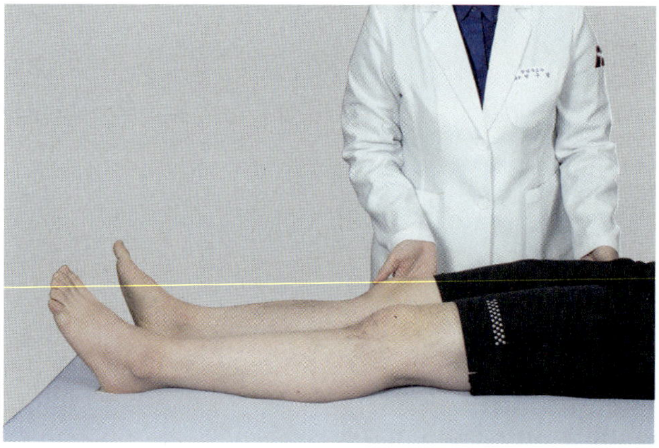
등급	P(2): 옆으로 누운 자세에서 전체 관절가동범위를 움직인다.
	T(1): 관절 운동은 없으나, 근수축을 촉진할 수 있다.
	Z(0): 근수축 반응이 없다.

6 엉덩관절 안쪽돌림근(Hip internal rotator)

(1) 넙다리근막긴장근(Tensor fascia lata), 중간볼기근 앞섬유, 작은볼기근 앞섬유

근육	이는곳(origin)	닿는곳(insertion)	지배신경(nerve)	작용(action)
넙다리근 막긴장근	위앞엉덩뼈가시, 뒤엉덩뼈 능선	엉덩정강근막띠	위볼기신경	엉덩관절 굽힘, 벌림, 안쪽돌림

■ 측정

- 고정부위: 골반을 고정한다.
- 움직임: 무릎을 굽힌 채로 엉덩관절을 안쪽돌림한다.
- 저항: 발목 안쪽 옆면에서 안쪽 방향에 저항을 가한다.
- 촉진: 넙다리뼈 큰돌기 방향으로 안쪽과 먼쪽으로 촉진한다.
- 보상작용: 같은 쪽 골반의 올림, 엉덩관절 폄, 무릎관절의 폄을 제한한다.

	중력 대항(Against gravity)
시작자세	앉은 자세
사진	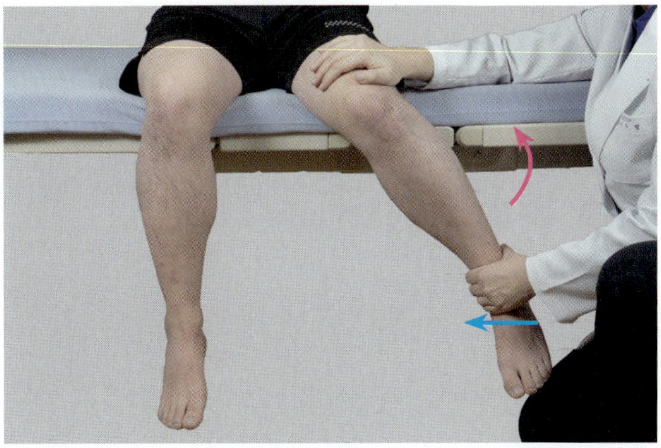
등급	N(5): 최대 저항에 대항하며 관절운동범위 전체를 유지한다.
	G(4): 중등도 저항에 대항하며 관절운동범위 전체를 유지한다.
	F(3): 저항이 없는 상태에서 중력에 대항하며 관절운동범위 전체를 유지한다.

	중력 최소(Gravity minimized)
시작자세	바로 누운 자세
사진	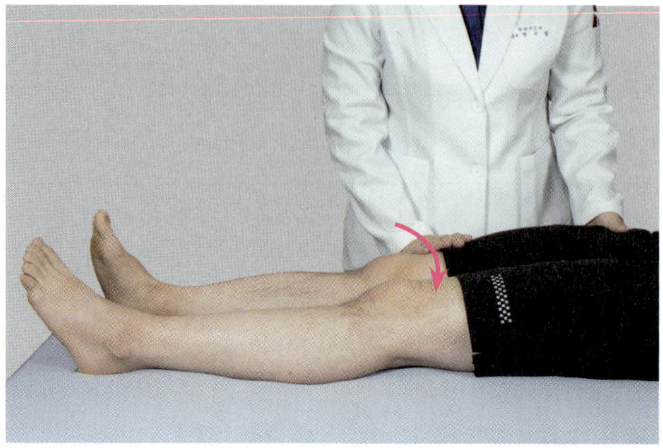
등급	P(2): 옆으로 누운 자세에서 전체 관절가동범위를 움직인다.
	T(1): 관절 운동은 없으나, 근수축을 촉진할 수 있다.
	Z(0): 근수축 반응이 없다.

04 특수검사

1 트렌델렌버그 징후 검사(Trendelenburg's test)

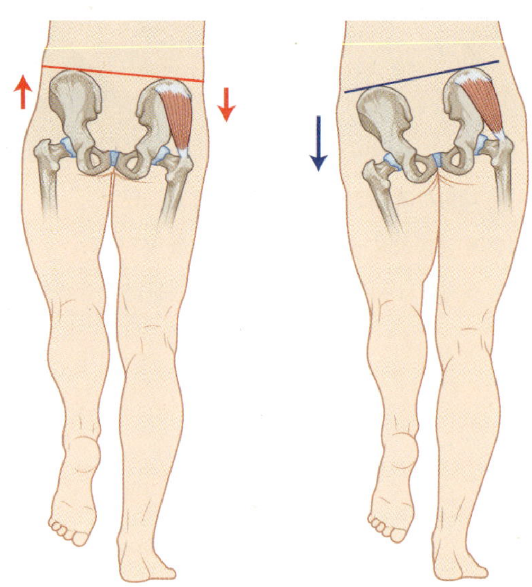

그림 7-14 트렌델렌버그 징후 검사

(1) 검사목적

중간볼기근의 근력검사

(2) 검사방법

피검사자는 선 자세를 취하고, 검사자는 위뒤엉덩뼈가시(PSIS)를 관찰한다. 피검사자는 검사하려는 한쪽 다리로 선다.

(3) 반응

검사하는 쪽 다리로 섰을 때 중간볼기근이 약화되어 있는 경우 골반이 위쪽으로 올라간다.

2 토마스 검사(Thomas test)

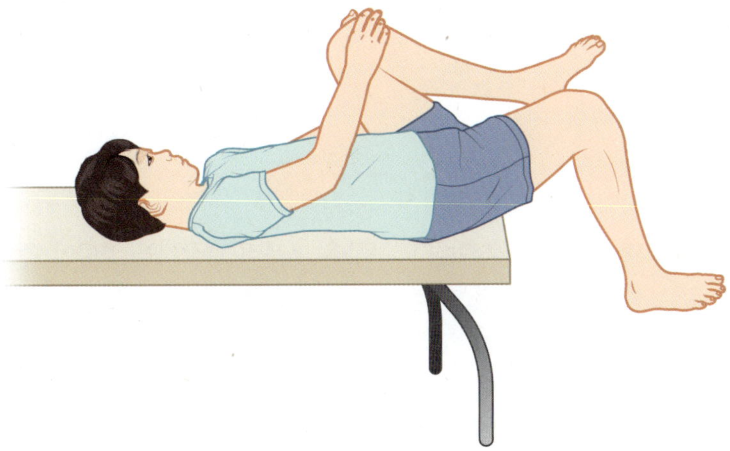

그림 7-15 토마스 검사

(1) 검사목적

엉덩관절 굽힘근의 단축검사

(2) 검사방법

피검사자는 한쪽 엉덩이 아랫부분을 검사대 가장자리에 걸치고 양쪽 엉덩관절과 무릎관절을 구부린 상태로 바로 눕는다.

(3) 반응

검사하는 다리쪽의 무릎관절이 70° 미만으로 구부러진 경우 넙다리곧은근의 단축, 엉덩관절이 굽힘 상태로 있는 경우 엉덩관절 굽힘근의 단축을 의심할 수 있다.

3 엘리 검사(Ely's test)

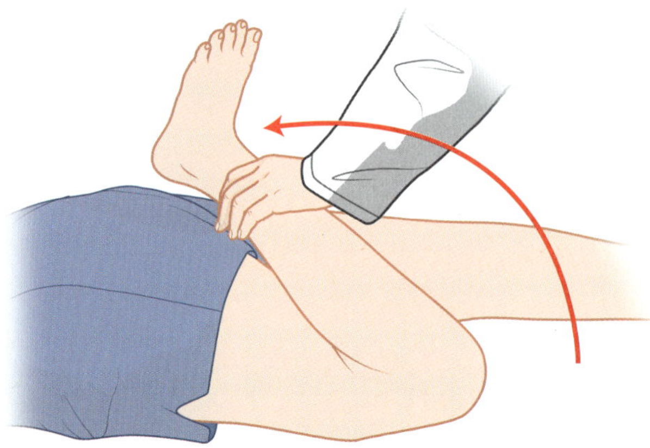

그림 7-16 엘리 검사

(1) 검사목적

넙다리곧은근의 단축검사

(2) 검사방법

피검사자는 엎드려 누운 자세를 취하고 무릎을 구부려 발꿈치를 엉덩이 쪽으로 움직인다.

(3) 반응

넙다리곧은근의 단축이 있는 경우 검사하는 쪽의 엉덩관절이 굽힘상태가 된다.

4 90–90° 뻗은 다리올림검사(90–90° Straight leg raising test)

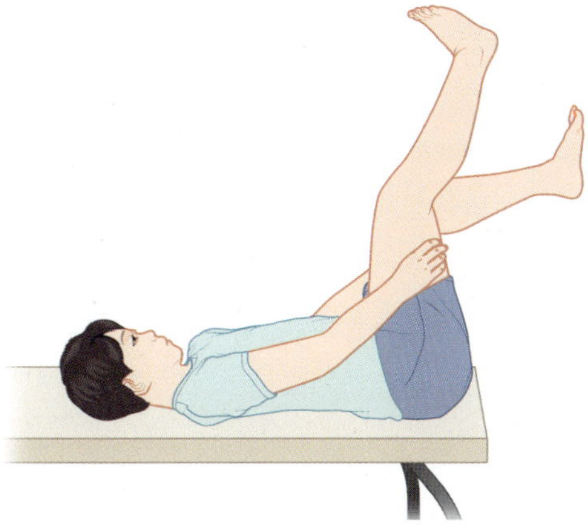

그림 7-17 90–90° 뻗은 다리올림검사

(1) 검사목적

넙다리뒤근의 구축 또는 제한을 평가, 요통 여부 확인 검사

(2) 검사방법

피검사자는 바로 누운 자세에서 무릎관절을 굽힘하고 엉덩관절을 90° 굽힘한 후 무릎관절을 능동적으로 편한다.

(3) 반응

넙다리뒤근(hamstring)의 단축이 있으면 엉덩관절을 구부리는 동안 허리에 통증이 발생하며, 허리에 문제가 있으면 엉덩관절을 약 70° 구부린 후에 요통이 발생한다. 검사자가 수동적으로 발등굽힘을 하는 동안 다리 아래쪽으로 통증이 발생한다면, 궁둥신경에 손상이 있는 것이다.

5 오버 검사(Ober's test)

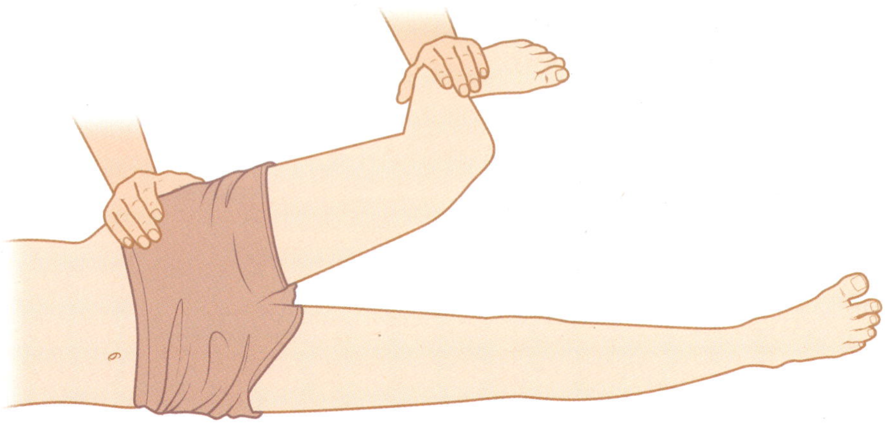

그림 7-18 오버 검사

(1) 검사목적

넙다리근막긴장근의 단축 평가

(2) 검사방법

검사자는 검사하고자 하는 다리를 위게 오게 하여 옆으로 눕게 하고, 허리 곡선을 평평하게 만들기 위해 아래 엉덩관절과 무릎관절을 구부린다. 피검사자의 뒤에 서서 골반과 넙다리뼈 큰돌기를 고정하면서 검사하고자 하는 다리부의 말단부를 잡고, 다리를 무릎에서 직각으로 구부린다.

(3) 반응

넙다리근막긴장근이 긴장되면, 피검사자는 다리를 벌림 자세를 유지하고, 외측의 무릎 통증을 경험한다.

6 페트릭 검사(Patrik test)

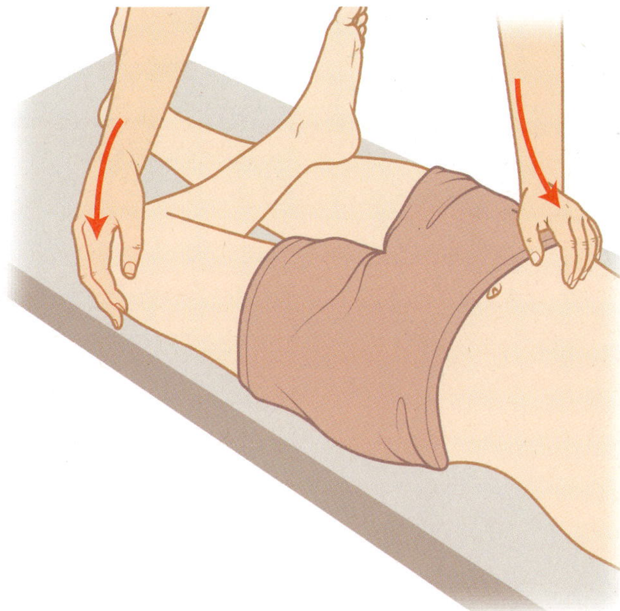

그림 7-19 페트릭 검사

(1) 검사목적

엉치엉덩관절의 기능 부전을 평가

(2) 검사방법

검사자는 검사할 다리를 굽혀서 무릎 위에 두고, 검사자는 검사쪽 다리를 잡고 다리의 무릎을 검사대를 향하여 내린다.

(3) 반응

검사하고자 하는 다리가 반대쪽 펴진 다리보다 위에 있으면 엉치엉덩관절의 손상을 의미한다.

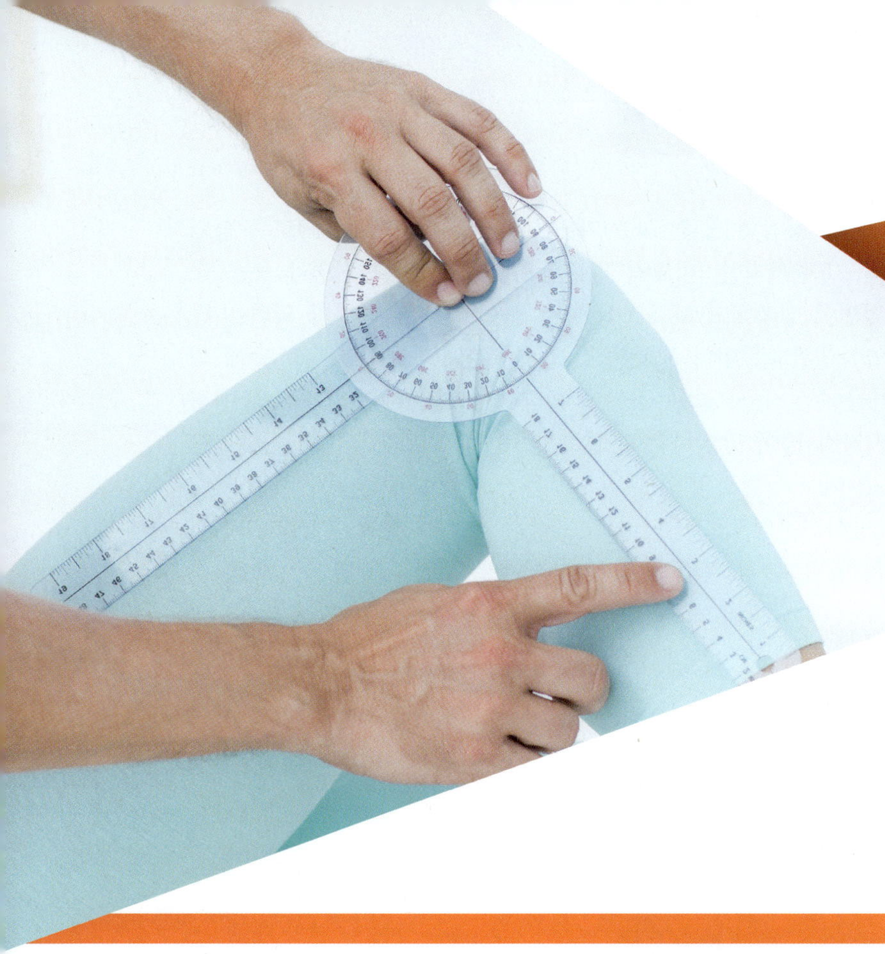

CHAPTER 08

Measurement & Assessment

무릎관절(Knee joint)

01 구조와 기능

02 관절운동범위검사(Range of motion test)

03 맨손근력검사(Manual muscle test)

04 특수검사

무릎관절(슬관절, knee joint)은 정강뼈(경골, tibia)와 넙다리뼈(대퇴골, femur)로 구성되어 있는 인체 내에서 가장 큰 관절이지만, 비교적 평평한 정강뼈 상단 관절면에 둥근 모양인 넙다리관절융기의 관절면이 접촉하므로 구조상 매우 불안정하다. 게다가 외력을 받기 쉬운 위치에 존재하여 일상생활활동이나 교통사고, 상해, 추락, 스포츠 손상 등에 의해 골절, 인대 손상, 반달연골 손상 등과 같은 외상이 흔하다. 또한, 다리의 관절 중에서 체중 지지(weight bearing)를 가장 많이 담당하는 관절로서, 관절 주위의 인대나 근육, 관절막 등의 연부조직(soft tissue)이 무릎관절의 안정성에 많은 영향을 미친다.

무릎관절의 손상은 단순 방사선사진으로 진단하기 어려운 경우가 많아 정확한 병변의 진단을 위해서는 피검사자의 병력, 손상 기전 등에 관한 체계별 문진과 정밀한 이학적 검사가 시행되어야 한다.

01 구조와 기능

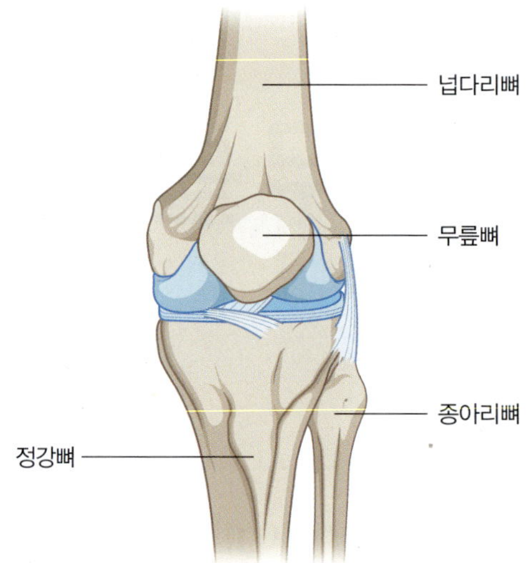

그림 8-1 무릎관절

1 뼈와 관절

무릎관절은 넙다리뼈(femur), 정강뼈(tibia), 무릎뼈(patella)로 구성되어 있으며, 정강넙다리관절(tibiofemoral joint)과 무릎넙다리관절(patellofemoral joint)로 구분할 수 있다(그림 8-1).

무릎관절은 걷기, 달리기, 등산하기 또는 앉은 위치에서 일어나기와 같은 일상적인 동작 동안 엉덩관절, 무릎, 그리고 발목 사이에서 상호작용이 일어나고 무릎을 가로지르는 근육의 2/3가 엉덩관절이나 발목관절도 가로지르고 있기 때문에 다른 관절들에 대해 독립적으로 움직이기는 어렵다. 따라서 무릎관절에 대한 측정 및 평가는 이러한 복잡한 해부학적 배열과 인접 관절의 운동사슬에 따른 생역학적 기능으로 인해 다른 운동사슬의 병인들을 배제하기 위해서 광범위한 검사를 시행하여야 한다.

(1) 넙다리뼈(Femur)

넙다리뼈(femur)는 인체에서 가장 긴 뼈이다. 이런 넙다리뼈의 형태와 튼튼한 발달은 근육들의 강력한 작용을 반영하는 것이며, 이는 걷기 동안에 기여한다. 넙다리뼈의 먼쪽 끝부위에는 큰 가쪽관절융기와 안쪽관절융기(lateral and medial condyle)가 있다. 각 관절융기에서 돌출되어 나온 가쪽위관절융기와 안쪽관절융기(lateral and medial epicondyle)는 곁인대들이 부착될 부위를 제공한다. 큰 융기사이패임(intercondylar notch)은 가쪽관절융기와 안쪽관절융기사이를 분리시키며, 십자인대들을 위한 통로를 형성한다.

(2) 정강뼈(Tibia)와 종아리뼈(Fibular)

종아리뼈(fibular)는 무릎에서의 직접적인 기능은 없지만, 정강뼈의 가쪽면을 받치고 있으며, 무릎은 수직정렬을 유지하는 데 도움이 된다. 종아리뼈머리(fibular head)는 넙다리두갈래근(biceps femoris)과 가쪽곁인대(lateral collateral ligament)를 위한 부착부위를 제공한다.

정강뼈(tibia)는 무릎과 발 사이에서 부하의 대부분을 전달한다. 정강뼈의 몸쪽 끝부위는 안쪽관절융기와 가쪽관절융기(medial and lateral condyle)에 의해 확장되어 있으며, 이 부위는 먼쪽 넙다리뼈와의 관절면을 형성한다. 돌출된 정강뼈거친면(tibial tuberosity)은 정강뼈 몸쪽 몸통의 앞면에 위치해 있으며, 무릎힘줄(patellar tendon)을 통해 넙다리네갈래근(quadriceps femoris)의 먼쪽부착부위를 제공한다.

(3) 무릎뼈(Patella)

무릎뼈는 세모 모양이며, 인체에서 가장 큰 종자뼈(sesamoid bone)로서 넙다리네갈래근의 힘줄에 묻혀 있다. 무릎뼈의 위쪽은 곡선의 바닥(base)이고 아래쪽은 뾰족한 꼭지(apex)이며, 무릎뼈의 앞면(anterior surface)은 모든 방향에서 볼록하다. 무릎뼈의 뒤관절면(posterior articular surface)은 두께 4~5mm 정도의 관절연골로 덮혀 있다. 안쪽관절면(medial facet)은 사람에 따라 뚜렷한 해부학적 차이를 보인다.

(4) 정강넙다리관절(Tibiofemoral joint)

인체에서 가장 큰 관절로, 자유도 2°를 가진 변형된 경첩관절(modified hinge joint)이다.

넙다리뼈의 몸통은 정강뼈를 향해 약간 안쪽으로 기울어져 125°의 자연스러운 경사각을 이룬다. 몸쪽 정강뼈의 관절면은 거의 수평을 향하고 있기 때문에, 무릎의 가쪽면은 약 170~175°의 각도를 형성한다. 이마면 내에서의 이러한 정상적인 정렬을 밖굽이무릎(genu valgum)이라 한다. 가쪽각도가 170° 이하일 때를 과도한 밖굽이무릎(excessive genu valgum, X자 다리) 또는 "충돌무릎(knock-knee)"이라 부른다(그림 8-2). 이와는 반대로 180° 이상일 때를 안굽이무릎(genu varum, O자 다리) 또는 "활모양다리(bow-leg)"라고 부른다(그림 8-2). 이처럼 이마면에서의 무릎 정렬에 주목할 필요가 있다.

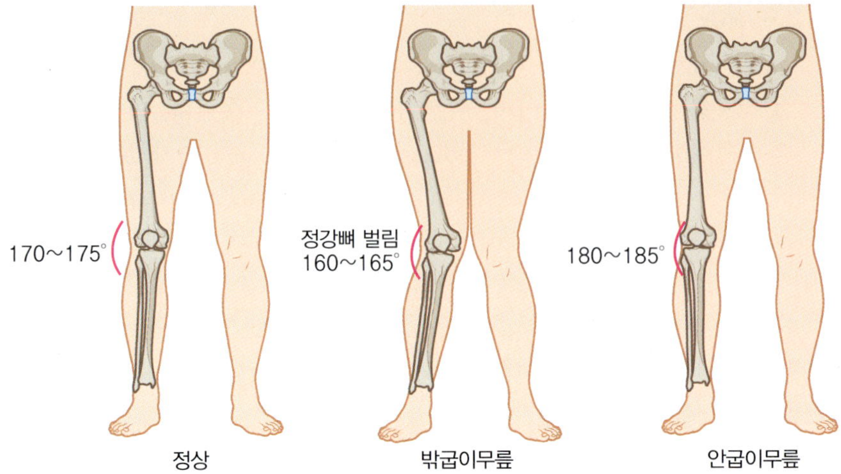

그림 8-2 과도한 밖굽이무릎과 안굽이무릎

정강뼈와 넙다리뼈 사이의 공간은 부분적으로 두 뼈의 일치성을 증가시키기 위해 두 개의 반달연골(menisci)로 채워져 있다(그림 8-3). 안쪽반달(medial meniscus)은 직경이 크고 C자 모양이며 앞쪽보다 뒤쪽이 두껍고, 가쪽반달(lateral meniscus)은 직경이 작고 O자 모양이며 일반적으로 전체 두께가 같다. 두 반달은 가쪽이 더 두껍고 안쪽 가장자리가 더 얇다. 정강뼈에 부착된 관상인대(coronary ligament)가 이들을 지지한다.

반달연골의 가쪽 1/3 영역은 주변 관절주머니를 뚫고 들어와 서로 연결된 무릎동맥들[(genicular arteries) 오금동맥(popliteal artery)의 가지]로부터 직접 혈액을 공급받고, 안쪽 2/3 영역은 무혈관영역으로 윤활액으로부터만 영양물질을 받는다. 반달연골의 손상 후 치유 가능성은 손상의 심각성은 물론 혈관분포와 직접적으로 연관되어 있다.

반달연골은 무릎관절에서 여러 가지 기능을 한다. 정강넙다리관절을 가로지르는 압박 스트레스를 감소시키고 관절연골에 대한 압력(단위면적당 힘)이 분산되도록 하여 연골마모를 감소시킨다. 관절연골에 대한 윤활작용, 고유감각 제공, 충격 흡수(반달 절제술은 무릎관절 충격 흡수량을 20% 감소시킨다) 작용을 하며, 관절의 일치성을 증가시킨다. 이러한 반달연골의 찢어짐은 무릎의 가장 흔한 손상으로, 관절의 마모와 분해를 유발하고 관절염의 발생 위험을 증가시켜 스트레스에 저항하는 능력을 상실시킨다. 따라서 무릎관절을 보호하고 위험요소를 줄이기 위해 다양한 검사를 시행하는 것이 바람직하다.

무릎관절의 인대들은 안전장치 역할을 하며, 뼈와 뼈 사이의 움직임이 적절하게 발생하도록 유도하는 작용을 한다. 예를 들어 십자인대(cruciate ligament)는 서로 교차되어 있고 무릎의 돌림 안정성을 제공한다(그림 8-3). 그중 앞십자인대(anterior cruciate ligament, ACL)는 넙다리뼈에 대해 정강뼈가 앞쪽으로 전위되는 것을 방지하고, 정강뼈의 가쪽돌림과 과다젖힘을 억제한다. 뒤십자인대(posterior cruciate ligament, PCL)는 넙다리뼈에 대해 정강뼈가 뒤쪽으로 전위되는 것을 막아주고, 폄과 과다젖힘을 억제한다.

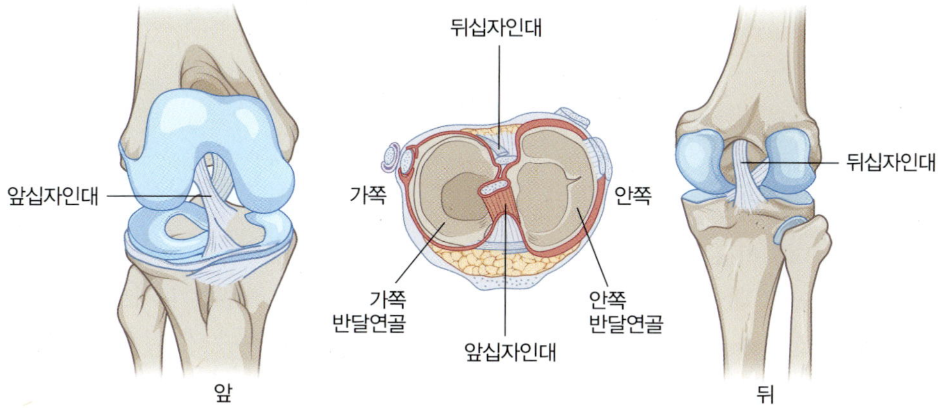

그림 8-3 십자인대와 반달연골

또한 곁인대(collateral ligament)는 이마면 내에서 과도한 무릎 동작을 제한한다(그림 8-4). 그중 안쪽곁인대(medial collateral ligament, MCL)는 밖굽이 힘(valgus force 또는 abduction force)에 대해 일차적인 저항을 제공한다. 이에 반해 가쪽곁인대(lateral collateral ligament, LCL)는 안굽이(모음) 힘(varus force 또는 adduction force)에 대해 일차적인 저항을 제공한다.

이처럼 무릎관절은 인체의 다른 어떤 관절보다도 인대에 의한 안정성(stability)이 크게 요구되기 때문에 인대검사는 매우 중요하고 필수적이다.

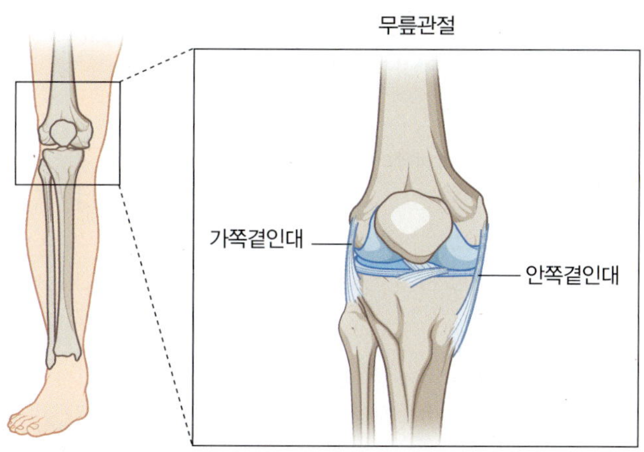

그림 8-4 안쪽/가쪽 곁인대

(5) 무릎넙다리관절(Patellofemoral joint)

무릎넙다리관절은 무릎뼈의 관절면과 넙다리뼈의 도르래고랑 사이에 있는 경계면이다. 무릎이 거의 펴진 상태에서 일어나는 넙다리뼈의 도르래고랑에 대한 무릎뼈 맞물림의 전반적인 감소는 무릎뼈의 만성적인 가쪽 탈구(또는 아탈구)를 유발하기도 한다.

무릎뼈를 정면에서 관찰하여 비교할 때 위치가 앞쪽으로 바르게 향하고 있는지, 가쪽/안쪽으로 기울었는지, 안/밖으로 돌아가 있는지를 주의 깊게 살펴보아야 한다. 또한 옆에서 관찰할 때 젖힌무릎(genu recurvatum)이 있는지, 한쪽/양쪽 무릎뼈가 정상보다 높은지(patella alta) 낮은지(patella baja 또는 patella infera)를 확인한다.

이러한 비정상적인 운동형상학이나 불안정성은 만성적인 무릎 앞쪽 통증과 관절 퇴행의 원인이 되기도 한다.

2 기능적 움직임

(1) 굽힘(Flexion)과 폄(Extension)

굽힘(flexion)과 폄(extension)은 안-가쪽 돌림축(medial-lateral axis of rotation)에 대해 시상면(sagittal plane) 내에서 일어난다. 굽힘은 굽힘근육의 두 부착부위가 서로 가까워지는 뼈의 운동이다. 폄은 굽힘의 반대 움직임으로 폄근육의 두 부착부위가 서로 멀어지는 뼈의 운동이다.

(3) 안쪽돌림(Medial rotation)과 가쪽돌림(Lateral rotation)

돌림(rotation)은 수직 돌림축(vertical axis of rotation)에 대해 수평면 내에서 일어난다. 안쪽돌림은 뼈의 앞면이 중간선을 향해 돌림운동하는 뼈 분절의 운동이고, 가쪽돌림은 뼈의 앞면이 중간선에서 멀어지도록 돌림하는 것이다.

02 관절운동범위검사(Range of motion test)

1 무릎관절 굽힘(Knee flexion)

- 정상 각도: 130~140°
- 시작자세: 엎드려 누운 자세(prone)에서 무릎관절을 굽힌다.
- 끝자세: 정강뼈를 넙다리뼈 쪽으로 최대한 굽힘 자세를 취한다.
- 측정: 각도계의 중심축은 넙다리뼈 가쪽관절융기에 두고, 고정팔은 넙다리뼈의 가쪽 중심선과 평행하게 둔다. 이동팔은 종아리뼈의 가쪽 중심선과 평행하게 한다.
- 유의사항: 엉덩관절 돌림과 폄, 무릎관절과 엉덩관절 돌림과 굽힘에 주의한다.

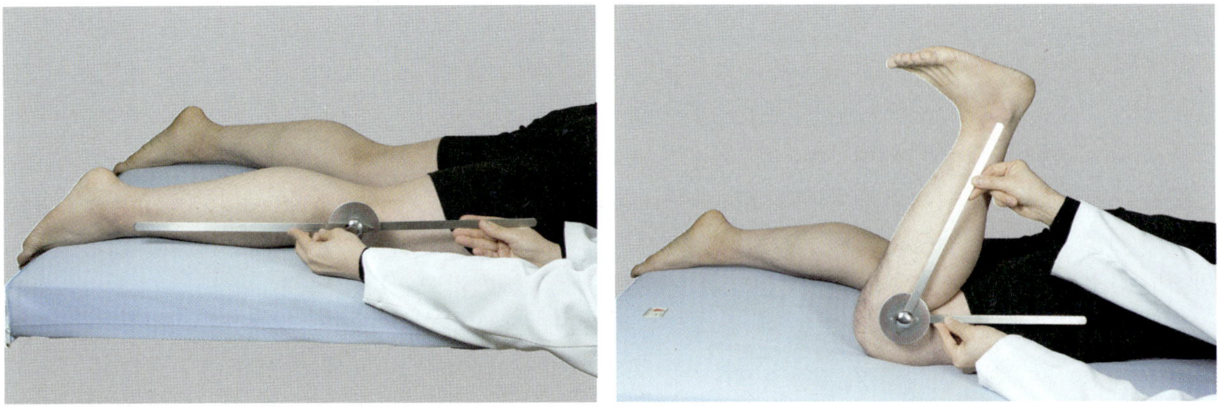

그림 8-5 무릎관절 굽힘

2 무릎관절 폄(hip extension)

- 정상 각도: 0°
- 시작자세: 침대 모서리에 걸터앉은 자세를 취한다.
- 끝자세: 정강뼈를 최대한 폄한 자세를 취한다.
- 측정: 각도계의 중심축은 넙다리뼈 가쪽관절융기에 두고, 고정팔은 넙다리뼈의 가쪽 정중선과 평행하게 둔다. 이동팔은 종아리뼈의 가쪽 정중선과 평행하게 한다.
- 유의사항: 넙다리뼈가 침대에서 들리지 않도록 주의한다.

03 맨손근력검사(Manual muscle test)

1 무릎관절 굽힘근(Hip flexor)

(1) 뒤넙다리근(Hamstring)-반힘줄근(Semitendinosus), 반막근(Semimembranosus), 넙다리두갈래근(Biceps femoris), 장딴지근(Gastrocnemius)

근육(muscle)		이는곳(origin)	닿는곳(insertion)	지배신경(nerve)	작용(action)
장딴지근		안쪽갈래-넙다리뼈 안쪽관절융기 뒤쪽면 가쪽갈래-넙다리뼈 가쪽관절융기 뒤쪽면	발꿈치뼈 융기	정강신경(S1, 2)	무릎관절 굽힘 발목관절 발바닥굽힘
뒤넙다리근	반힘줄근	궁둥뼈 결절	정강뼈의 몸쪽-안쪽면(거위발 그룹)	궁둥신경의 정강가지(L4~S3)	엉덩관절 폄 무릎관절 굽힘, 안쪽돌림
	반막근	궁둥뼈 결절	정강뼈 안쪽관절 융기의 뒷면	궁둥신경의 정강가지(L4~S3)	엉덩관절 폄 무릎관절 굽힘, 안쪽돌림
	넙다리두갈래근 • 긴갈래	궁둥뼈 결절	종아리뼈 머리	궁둥신경의 정강가지(L4~S3)	엉덩관절 폄 무릎관절 굽힘, 가쪽돌림
	넙다리두갈래근 • 짧은갈래	거친선(linea aspera)의 가쪽선	종아리뼈 머리	궁둥신경의 종아리가지(L4~S3)	무릎관절 굽힘, 가쪽돌림

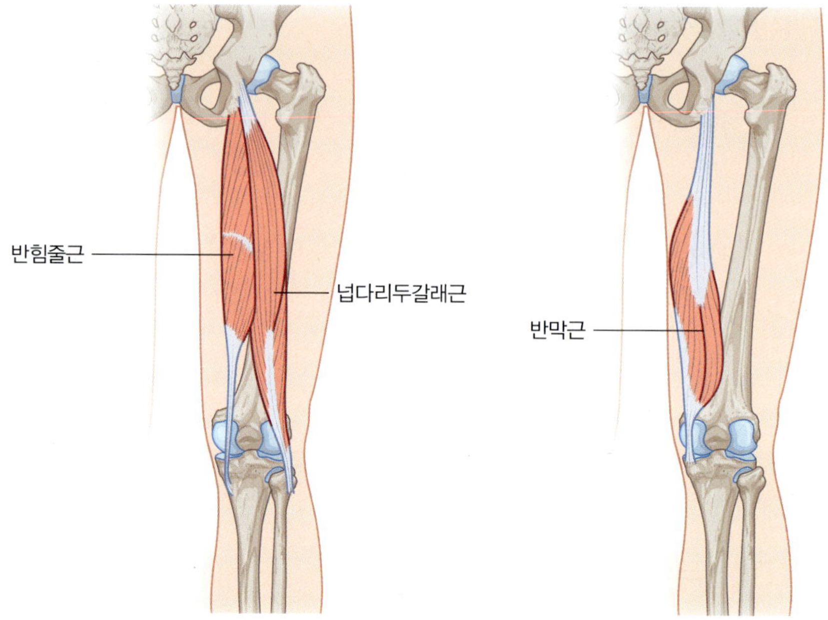

그림 8-6 무릎관절 굽힘근

■ 측정

- 고정부위: 먼쪽 넙다리뼈를 고정한다.
- 움직임: 무릎관절을 최대한 굽힘한다.
- 저항: 발목 바로 위를 누르면서 적용한다.
- 촉진: 무릎 뒤 안쪽 바깥쪽을 촉진한다.
- 보상작용: 엉덩관절 굽힘의 보상작용으로 검사하는 쪽 엉덩이가 들린다. 넙다리빗근 보상작용으로 엉덩관절 굽힘, 가쪽돌림, 두덩정강근 보상작용으로 엉덩관절 모음, 장딴지근 보상작용으로 강한 발바닥 굽힘이 일어난다.
- 유의사항: T, Z 검사에서 장딴지근이 약할 경우 무릎을 10° 굽힘한 상태에서 시작한다.

	중력 대항(Against gravity)
시작자세	엎드려 누운 자세(prone): 무릎을 45° 정도 굽힘한 상태에서 시작한다.
사진	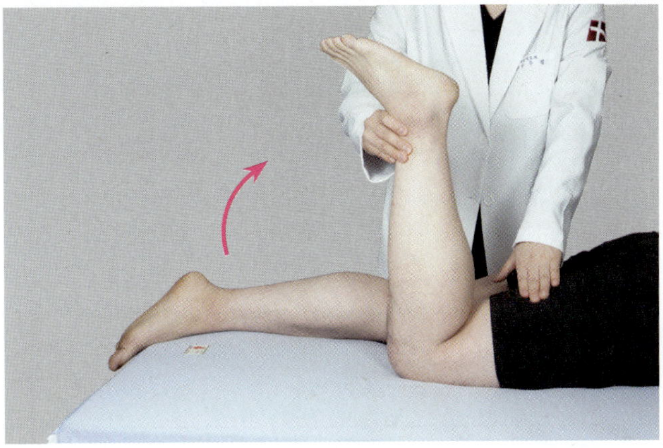
등급	N(5): 최대 저항에 대항하며 관절운동범위 전체를 유지한다.
	G(4): 중등도 저항에 대항하며 관절운동범위 전체를 유지한다.
	F(3): 저항이 없는 상태에서 중력에 대항하며 관절운동범위 전체를 유지한다.
	중력 최소(Gravity minimized)
시작자세	P: 옆으로 누운 자세(sidelying): 검사 다리를 검사자가 받쳐준다. T, Z: 바로 누운 자세(supine)
사진	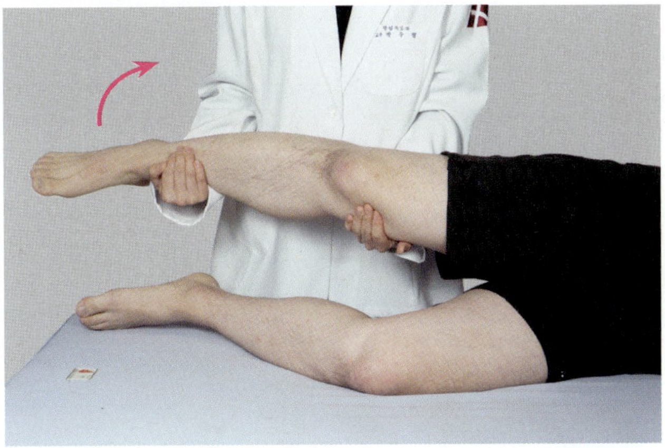
등급	P(2): 중력을 최소로 한 자세에서 전체 관절가동범위를 움직인다.
	T(1): 관절 운동은 없으나, 근수축을 촉진할 수 있다.
	Z(0): 근수축 반응이 없다.

2 무릎관절 폄근(Knee extensor)

(1) 넙다리네갈래근(Quadriceps)–넙다리곧은근(Rectus femoris), 안쪽넓은근(vastus medialis), 가쪽넓은근(vastus lateralis), 중간넓은근(vastus intermedius)

근육(muscle)	이는곳(origin)	닿는곳(insertion)	지배신경(nerve)	작용(action)
넙다리곧은근	아래앞엉덩뼈가시	정강뼈 거친면	넙다리신경	무릎관절 폄 엉덩관절 굽힘
안쪽넓은근	거친선(linea aspera)의 안쪽선과 넙다리뼈의 돌기사이선	정강뼈 거친면	넙다리신경	무릎관절 폄
가쪽넓은근	거친선의 가쪽선, 돌기사이선, 볼기근 거친면	정강뼈 거친면	넙다리신경	무릎관절 폄
중간넓은근	앞쪽 넙다리뼈몸통의 위쪽 2/3	정강뼈 거친면	넙다리신경	무릎관절 폄

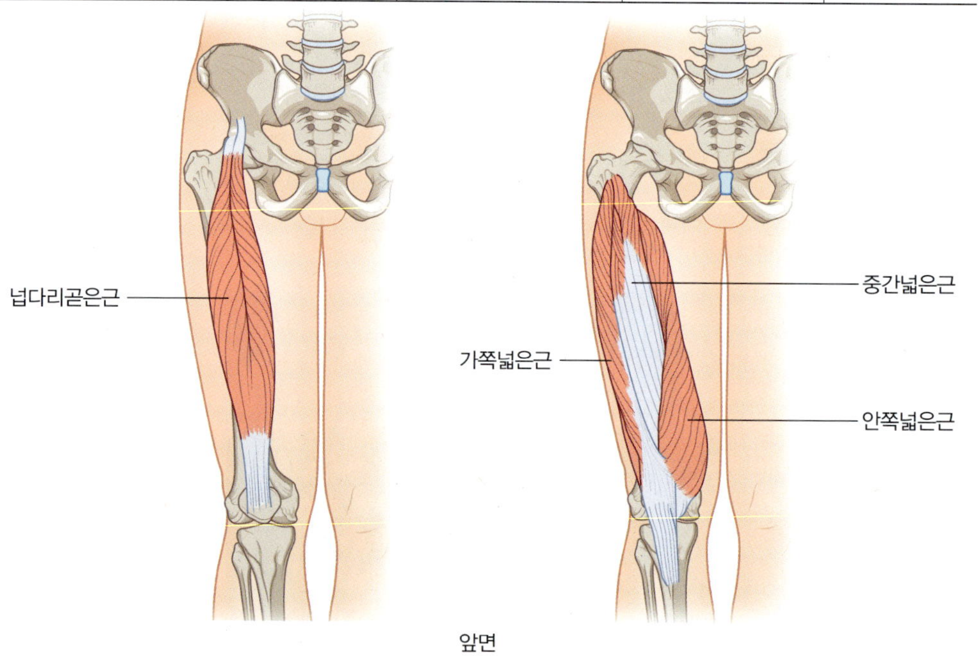

그림 8-7 무릎관절 폄근

■ 측정

- 고정부위: 먼쪽 넙다리뼈를 고정한다.
- 움직임: 무릎관절을 최대한 폄한다.
- 저항: 발목 바로 위에 적용한다.
- 촉진: 넙다리 앞면 혹은 무릎뼈와 정강뼈 거친면 사이를 촉진한다.
- 보상작용: 옆으로 누운 자세에서 안쪽돌림근이 대상작용을 할 수 있다. 안쪽넓은근이 마지막 10° 폄에 작용한다.

	중력 대항(Against gravity)
시작자세	검사대 모서리에 걸터앉은 자세
사진	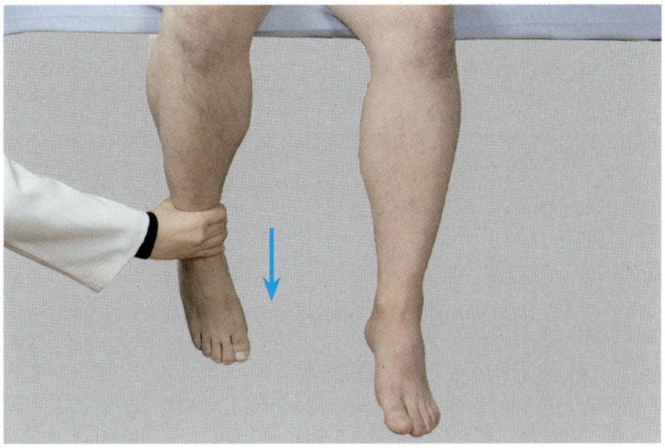
등급	N(5): 최대 저항에 대항하며 관절운동범위 전체를 유지한다.
	G(4): 중등도 저항에 대항하며 관절운동범위 전체를 유지한다.
	F(3): 저항이 없는 상태에서 중력에 대항하며 관절운동범위 전체를 유지한다.
	중력 최소(Gravity minimized)
시작자세	P: 옆으로 누운 자세(sidelying): 검사 다리를 검사자가 받쳐준다. T, Z: 바로 누운 자세(supine)
사진	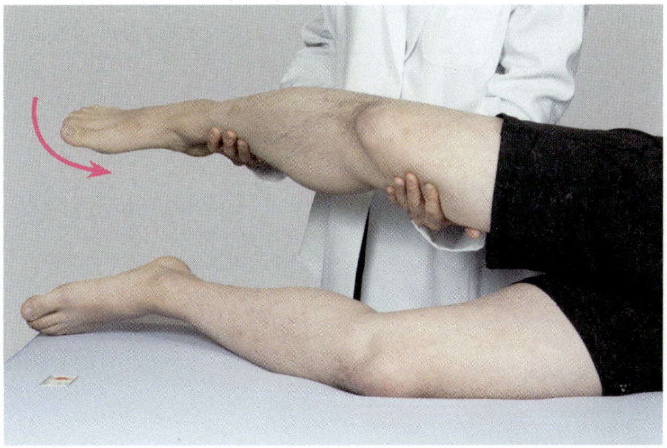
등급	P(2): 중력을 최소로 한 자세에서 전체 관절가동범위를 움직인다.
	T(1): 관절 운동은 없으나, 근수축을 촉진할 수 있다.
	Z(0): 근수축 반응이 없다.

3 무릎관절 안쪽돌림근과 가쪽돌림근

무릎관절 안쪽돌림근은 넙다리빗근(sartorius), 오금근(popliteus), 반힘줄근(semitendinosus), 반막근(semimembranosus), 두덩정강근(gracilis)이며, 가쪽돌림근은 엉덩정강띠(iliotibial band), 넙다리두갈래근(biceps femoris)이다.

근육(muscle)	이는곳(origine)	닿는곳(insertion)	지배신경(nerve)	작용(action)
오금근	넙다리뼈의 가쪽위 관절융기 뒤쪽면	정강뼈의 몸쪽-뒤쪽면	정강신경 (L5, S1)	무릎관절 굽힘, 안쪽돌림
엉덩정강근막띠	넙다리근막긴장근	정강뼈의 제르디결절	위볼기신경 (L4~S1)	• 무릎관절 굽힘, 안쪽돌림 • 엉덩관절 굽힘, 벌림, 가쪽돌림
두덩정강근	두덩뼈 몸통과 아래가지	정강뼈의 몸쪽-안쪽면	폐쇄신경 (L3, 4)	• 엉덩관절 굽힘, 모음 • 무릎관절 굽힘, 안쪽돌림
넙다리두갈래근	궁둥뼈결절	종아리뼈머리	궁둥신경 (L4~S3)	• 엉덩관절 폄 • 무릎관절 굽힘, 가쪽돌림
반힘줄근	궁둥뼈결절	정강뼈의 몸쪽-안쪽면 (거위발 그룹)	궁둥신경 (L4~S3)	• 엉덩관절 폄 • 무릎관절 굽힘, 안쪽돌림
반막근	궁둥뼈결절	정강뼈 안쪽관절 융기위 뒷면	궁둥신경 (L4~S3)	• 엉덩관절 폄 • 무릎관절 굽힘, 안쪽돌림
넙다리빗근	위앞엉덩뼈가시	정강뼈거친면 안쪽	넙다리신경 (L2, 3)	• 엉덩간절 굽힘, 벌림, 바깥돌림 • 무릎관절 굽힘, 안쪽돌림

04 특수검사

1 안쪽곁인대검사(Medial collateral ligament test)

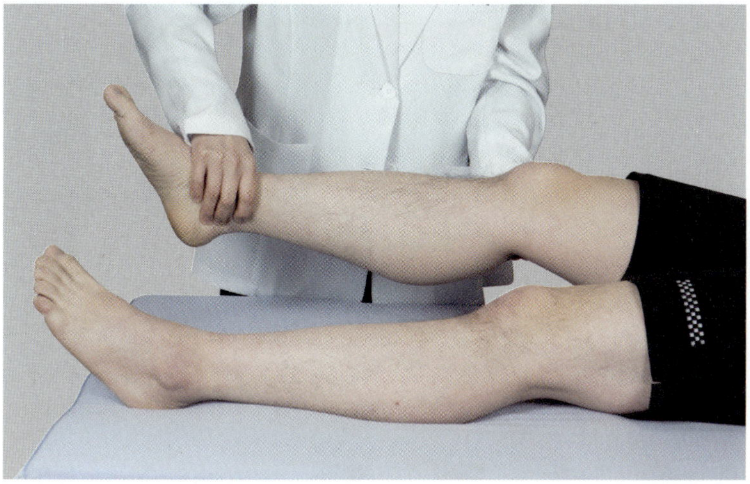

그림 8-8 안쪽곁인대검사

(1) 검사 목적

안쪽곁인대(MCL)의 안정성 검사

(2) 검사 방법

피검사자는 바로 누운 자세(supine)를 취한다. 검사자는 한 손으로 피검사자의 발목관절 안쪽을 감싸 쥐고 다른 손은 엄지두덩을 종아리뼈머리로 향하여 무릎관절의 바깥쪽을 잡는다.

무릎관절의 안쪽을 여는 것처럼 무릎관절을 가쪽에서 안쪽으로, 발목관절을 안쪽에서 가쪽으로 압력을 가한다(valgus stress test).

(3) 반응

무릎관절 안쪽의 통증이나 안쪽 관절선의 틈이 벌어져 증가된 움직임이 있다면 안쪽곁인대(MCL)의 손상을 의미한다. 곁인대는 무릎관절의 이마면(frontal plane)에서의 안정성을 제공하는 구조물이다. 특히 안쪽곁인대는 안쪽반달(medial muniscus), 관절주머니(articular capsule) 그리고 반막모양근(semimembranosus)의 힘줄 등과 해부학적으로 연결되어 있는 구조물로서, 손상 시 안쪽반달의 손상이 흔하게 동반된다.

2 가쪽곁인대검사(Lateral collateral ligament test)

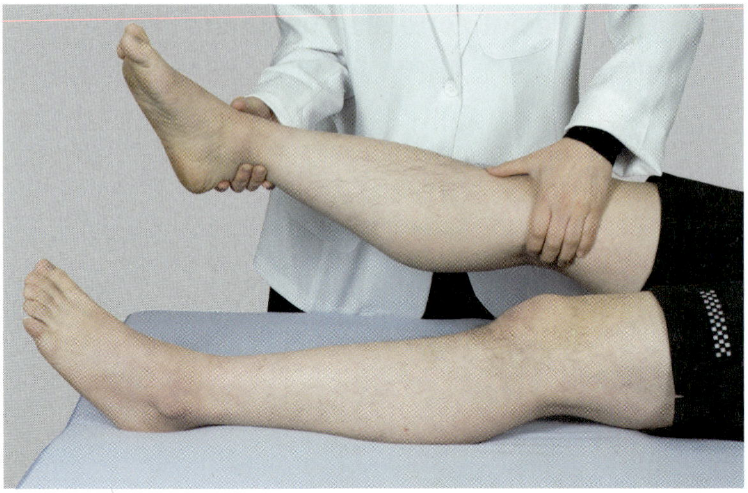

그림 8-9 varus stress test

(1) 검사목적

가쪽곁인대(LCL)의 안정성 검사

(2) 검사 방법

안쪽곁인대를 검사할 때와 반대로 한다. 피검사자는 바로 누운 자세(supine)를 취한다. 검사자는 한 손으로 피검사자의 발목관절 가쪽을 감싸 쥐고 다른 손은 엄지두덩을 종아리뼈머리로 향하여 무릎관절의 안쪽을 잡는다. 무릎관절의 가쪽을 여는 것처럼 무릎관절을 안쪽에서 가쪽으로, 발목관절을 가쪽에서 안쪽으로 압력을 가한다(varus stress test).

(3) 반응

무릎관절 가쪽의 통증이나 가쪽 관절선의 틈이 벌어져 증가된 움직임이 있다면 가쪽곁인대(LCL)의 손상을 의미한다. 가쪽곁인대는 무릎관절 가쪽에 있는 해부학적으로 독립적인 구조물이다. 또한 안쪽곁인대에 비해 강력하여 손상되는 경우는 드물다.

3 앞십자인대검사(Anterior cruciate ligament test)

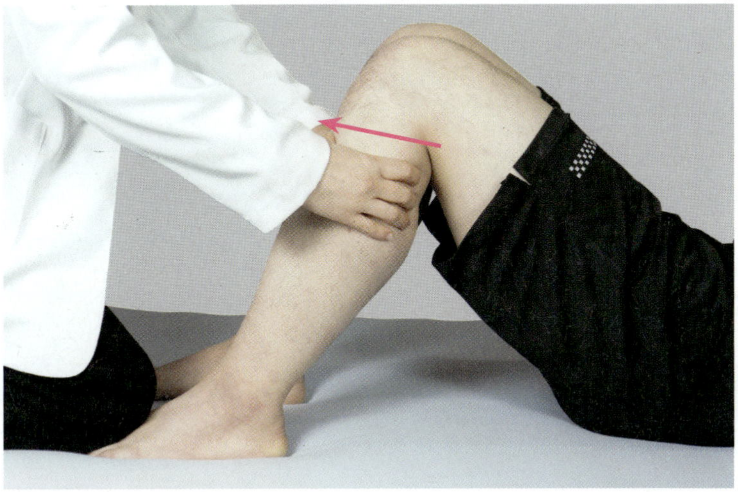

그림 8-10 앞쪽끌림검사

(1) 검사목적

앞십자인대(ACL)의 안정성 검사

(2) 검사 방법

피검사자는 무릎 굽혀 누운 자세(hooklying position)를 취한다. 엉덩관절을 45° 굽힘과 함께 무릎관절은 90° 굽힘하고 발목관절을 검사대에 고정한다(그림 8-10). 검사자는 무릎굽힘근(넙다리뒤근)이 이완되었는지 확인하기 위해 양쪽 손으로 몸쪽 정강뼈 주위를 감싸 쥔다. 그런 다음 정강뼈의 몸쪽 끝부위를 앞쪽으로 끌어당긴다(앞쪽끌림검사, anterior drawer test).

(3) 반응

정강뼈가 넙다리뼈 위에서 8mm(1/3 inch) 이상 앞쪽으로 미끄러지면 앞십자인대(ACL)의 찢어짐을 의심할 수 있다. 십자인대는 무릎관절의 관절주머니 속에 위치하고 있는 관절주머니속인대(intracapsular ligament)로서, 무릎관절에서 시상면(sagittal plane)에서의 안정성을 제공하는 구조물이다. 무릎관절의 완전 폄 자세에서 최대로 긴장되어 있는 앞십자인대는 안쪽곁인대(MCL), 안쪽반달(medial muniscus)과 동반손상이 흔하고, 특히 축구, 농구, 스키와 같은 스포츠 활동 시 흔히 손상된다. 이를 무릎관절의 불행 삼주징(unhappy triad)이라 부른다.

4 뒤십자인대검사(Posterior cruciate ligament test)

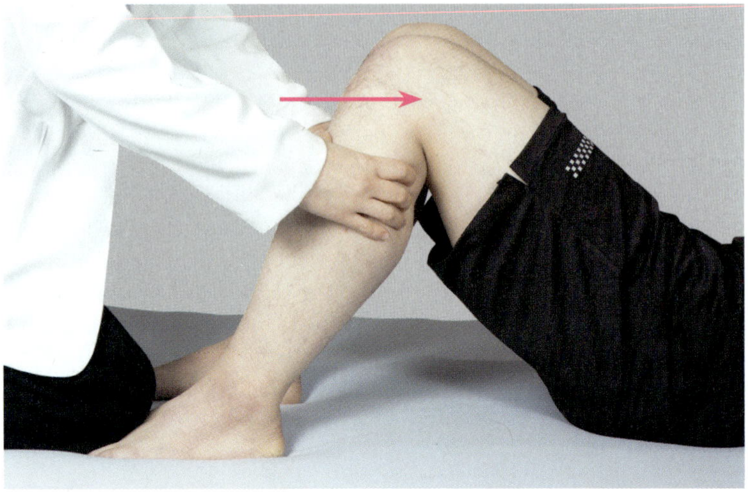

그림 8-11 뒤쪽끌림검사

(1) 검사목적

뒤십자인대(PCL)의 안정성 검사

(2) 검사 방법

앞십자인대의 시작자세와 동일하다. 피검사자는 무릎 굽혀 누운 자세(hooklying position)를 취한다. 엉덩관절을 45° 굽힘과 함께 무릎관절은 90° 굽힘하고 발목관절을 검사대에 고정한다. 검사자는 양쪽 손으로 몸쪽 정강뼈 주위를 감싸 쥐고 정강뼈의 뒤쪽으로 스트레스를 가한다(뒤쪽끌림검사, posterior drawer test).

(3) 반응

정강뼈가 넙다리뼈 위에서 8mm(1/3 inch) 이상 뒤쪽으로 미끄러지면 뒤십자인대(PCL)의 찢어짐을 의심할 수 있다. 뒤십자인대는 앞십자인대보다 손상 빈도는 드물지만 완전 굽힘 자세에서 최대로 긴장되어 있기 때문에 무릎관절의 과도한 굽힘 또는 젖힘(과신전, hyperextension) 동작이나, 자동차 사고와 같은 외력이 계기판 밑의 무릎관절을 가격하여 정강뼈가 뒤쪽으로 밀리게 되는 경우에 손상이 많이 발생한다.

5 맥머리 검사(McMurray's test)

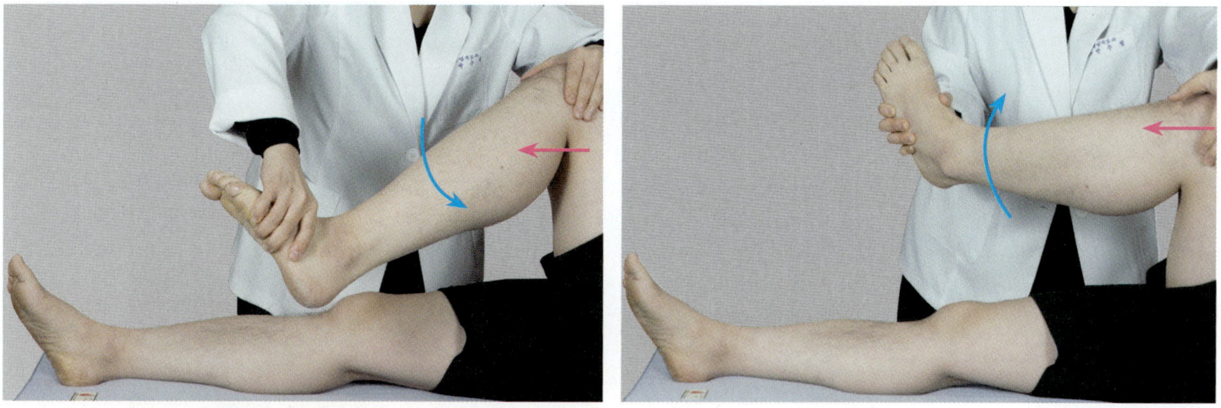

그림 8-12 맥머리 검사

(1) 검사목적

반달연골 손상 평가

(2) 검사 방법

피검사자는 바로 누운 자세(supine)를 취한다. 검사자는 한 손으로 검사하고자 하는 다리의 무릎관절을 90° 굽힘과 함께 엉덩관절을 굽힘하여 손으로 무릎뼈 위를 잡고 다른 한 손은 발을 잡는다(그림 8-12).

검사자가 무릎관절을 완전히 굽힘 상태에서 무릎관절을 가쪽돌림하여 밖굽이 스트레스를 가하면서 무릎관절을 폄시킨다(안쪽반달 손상). 그리고 검사자가 무릎관절을 완전히 굽힘 상태에서 무릎관절을 안쪽돌림하여 안굽이 스트레스를 가하면서 무릎관절을 폄시킨다(가쪽반달 손상).

(3) 반응

무릎관절 안쪽에서 손으로 느낄 수 있을 정도의 딸깍하는 소리나 통증이 나타나면 안쪽반달 손상을 의미한다. 그리고 무릎관절 가쪽에서 손으로 느낄 수 있을 정도의 딸깍하는 소리나 통증이 나타나면 가쪽반달 손상을 의미한다.

반달연골이 손상을 받으면 무릎관절 움직임이 원활하지 못하여 비정상적인 소리와 통증이 동반된다. 반달연골 손상검사에서 안쪽반달 손상을 검사하고자 할 때는 종아리를 가쪽돌림한 상태에서, 가쪽반달 손상을 검사하고자 할 때는 안쪽돌림 상태에서 시행한다.

6 아플레이 압박검사(Apley's compression test)

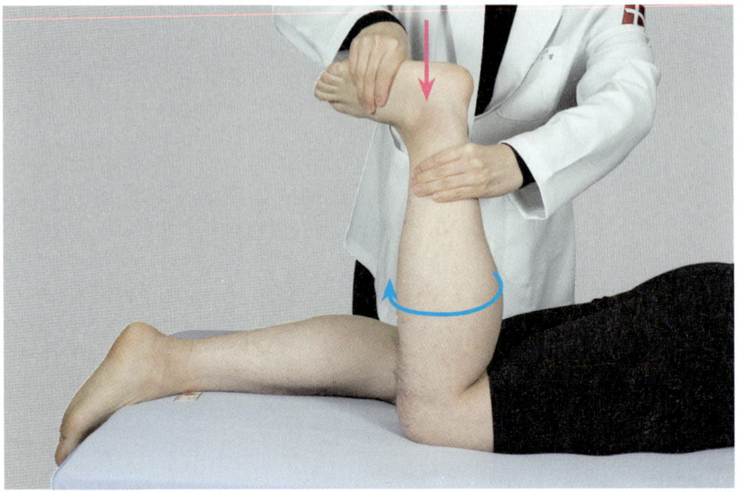

그림 8-13 아플레이 압박검사

(1) 검사목적

관절면의 반달연골 손상 또는 주위 인대 손상 감별진단

(2) 검사 방법

피검사자는 엎드려 누운 자세(prone)에서 무릎관절을 90° 굽힘시킨다. 검사자는 넓적다리 뒤쪽을 무릎으로 눌러 고정하고 한 손으로 발꿈치를 잡고 다른 한 손으로 발바닥을 잡는다(그림 8-13).

검사자는 손을 이용하여 발을 위에서 아래방향으로 압력을 가하면서 안쪽돌림 혹은 가쪽돌림으로 힘을 가한다.

(3) 반응

무릎관절의 안쪽돌림 시 통증이 나타나면 가쪽반달의 손상을 의미하고, 가쪽돌림 시 통증이 나타나면 안쪽반달의 손상을 의미한다. 압박검사를 통한 무릎관절의 통증 발생은 반달손상이나 곁인대 손상을 의미한다. 따라서 압박검사 후에 당김검사를 실시함으로써 감별진단을 할 수 있다. 무릎관절 압박 시 반달에 압력이 가해져 무릎관절의 움직임이 원활하지 못하여 무릎관절에서 비정상적인 소리와 통증이 동반된다. 류마티스 관절염(rheumatoid arthritis)이나 베이커 낭종(Baker's cyst) 등과 같이 무릎관절 내의 염증 역시 통증을 유발할 수 있으므로 감별진단이 필요하다.

7 아플레이 당김검사(Apley's distraction test)

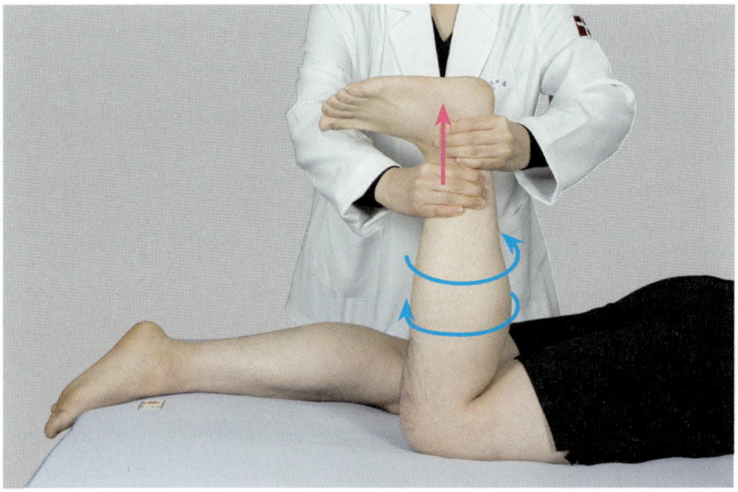

그림 8-14 아플레이 당김검사

(1) 검사목적

관절면의 반달연골 손상 또는 주위 인대 손상 감별진단

- 시작자세: 피검사자는 엎드려 누운 자세(prone)에서 무릎관절을 90° 굽힌다. 검사자는 넓적다리 뒤쪽을 무릎으로 눌러 고정하고 양쪽 손으로 발목을 잡는다(그림 8-14). 검사자는 양쪽 손을 이용하여 발목을 위 방향으로 올리면서 안쪽돌림 또는 가쪽돌림시킨다.

(3) 반응

안쪽돌림 시 통증이 나타나면 가쪽곁인대의 손상을 의미하고, 가쪽돌림 시 통증이 나타나면 안쪽곁인대의 손상을 의미한다. 만약 압박검사에서 통증이 발생하고 당김검사에서 통증이 발생하지 않았다면 반달연골의 손상을 의미한다. 이는 압박하면서 반달에 압력이 가해져 통증이 유발되지만 위방향으로 당겨서 검사(당김검사)를 할 경우에는 압력이 제거되기 때문이다.

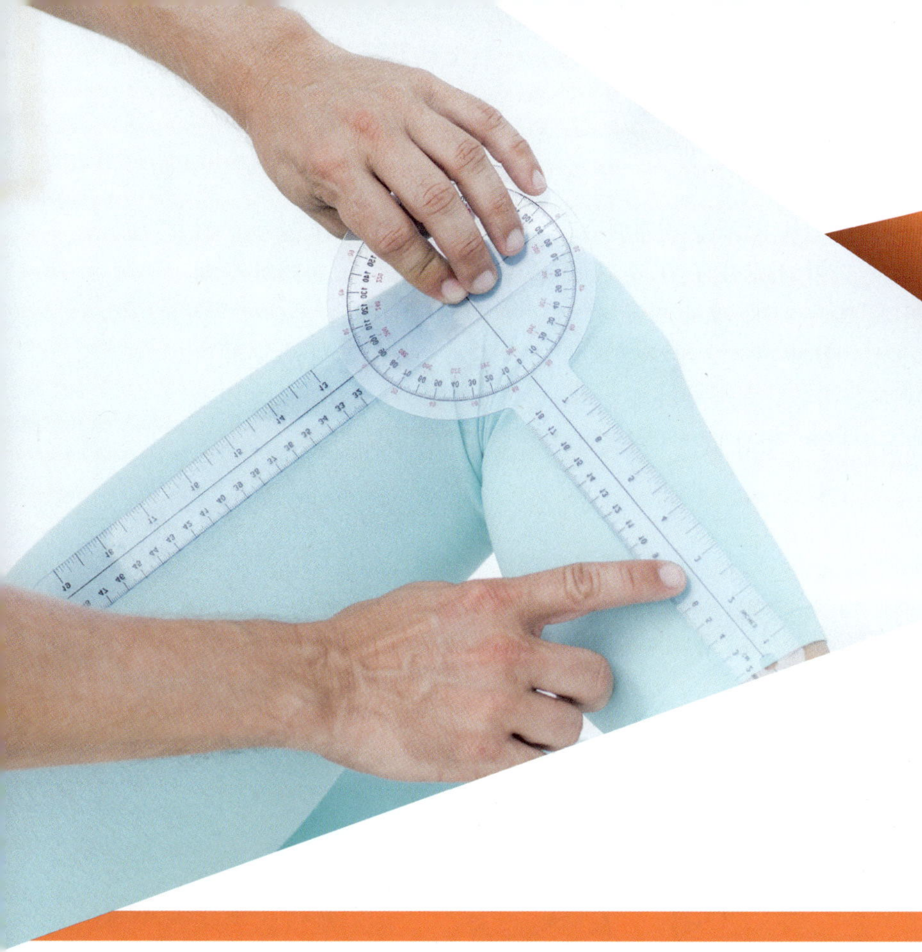

CHAPTER 09

Measurement & Assessment

발과 발목

01 구조와 기능

02 관절운동범위검사(Range of motion test)

03 맨손근력검사(Manual muscle test)

04 특수검사

발목(ankle joint)과 발(foot)은 인체 전체를 지지해주고 직립자세에서의 인간 활동을 가능하게 한다. 인간의 발은 인간이 기립하게 된 후 체중을 유지하고 보행을 하면서 발의 활이 발달한 것이 특징이다. 발은 무게 지지 활동 시 지면에 가해지는 힘을 분산시키는 역할을 하고, 유연성을 가지고 있어 고르지 못한 지면에 적응하는 역할을 수행한다. 또한 지렛대 역할을 하면서 체중을 이동시켜 보행하게 한다. 발의 다양한 생체역학적 변화로 인해 발과 하지의 통증이 유발되고, 정상보행이 어려워진다.

01 구조와 기능

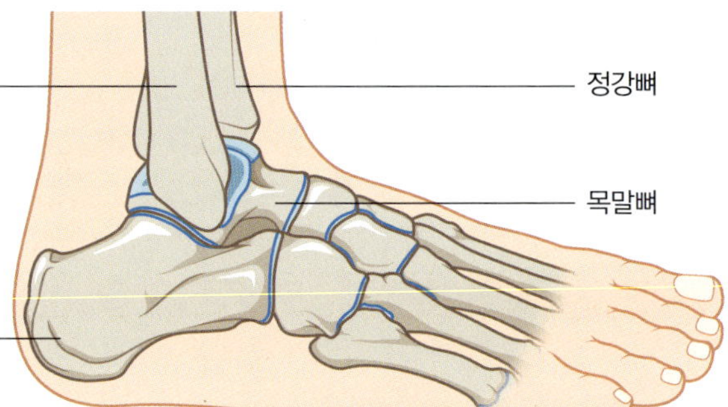

그림 9-1 발목과 발

1 뼈와 관절

발은 28개의 뼈와 55개의 관절로 이루어져 있다(그림 9-1).

발과 발목관절은 정강뼈(tibia)와 종아리뼈(fibular)의 먼쪽 뼈끝과 발목뼈(tarsals), 발허리뼈(metatarsals) 및 발가락뼈(phalanges)로 구성되어 있고, 많은 인대와 힘줄이 관절의 안정성을 제공하는 해부학적으로 복잡한 구조이다.

발목관절은 정강목말관절(tibiotalar joint or talocrual joint)을 말하는 것으로, 종아리와 발을 연결해주며, 발의 시상면의 운동을 담당하는 중요한 관절이다. 발목관절은 정강뼈와 종아리뼈의 몸쪽 관절면과 목말뼈(talus)의 도르래면(trochlear surface)으로 이루어져 있다. 그러나 발목관절의 움직임이 모두 정강목말관절에서 일어나는 것이 아니며, 목말밑관절(subtalar joint) 및 발목뼈사이관절(intertarsal joint)과 더불어 일련의 운동이 완성된다.

2 기능적 움직임

발목관절과 발에서의 운동은 특수한 용어로 명명한다. 발등굽힘(dorsiflexion)은 발을 위로 올려 발등과 정강뼈의 앞면이 가까워지는 움직임이고, 반대로 발바닥굽힘(plantar-flexion)은 발을 밑으로 내려 정강뼈의 앞면과 멀어지는 동작이다. 발에서의 발등굽힘은 손목에서의 손 굽힘과 상응한다.

안쪽번짐과 가쪽번짐은 발의 발목뼈사이관절에서 일어나는 특수한 운동이다. 안쪽번짐(inversion)은 발의 발바닥면을 인체의 중심선(midline) 쪽에서 안쪽으로 향하게 돌리는 움직임이고, 가쪽번짐(eversion)은 발의 발등을 인체의 중심선 쪽에서 바깥쪽으로 향하게 돌리는 움직임이다.

02 관절운동범위검사(Range of motion test)

1 발등굽힘(Dorsiflexion)

- 정상 각도: 20°
- 시작자세: 바로 누운 자세, 엎드린 자세, 앉은 자세에서 측정이 가능하다.
  ① 바로 누운 자세에서 무릎관절을 20~30° 굽힘하여 베개나 돌돌 말은 수건으로 지지한다.
  ② 엎드린 자세에서는 무릎을 90° 굽히고, 발은 중립상태를 취한다.
  ③ 앉은 자세에서도 무릎을 90° 굽히고, 발은 중립상태를 취한다.
- 끝자세: 발목관절을 발등 쪽으로 최대한 굽힘한 자세를 취한다.
- 측정: 각도계의 중심축은 가쪽복사뼈(lateral malleouls)에 두고, 고정팔은 종아리뼈 머리를 향하여 가쪽면의 중앙선에 평행하게 놓는다. 이동팔은 발꿈치뼈 가쪽면의 중앙선에 평행하게 둔다.

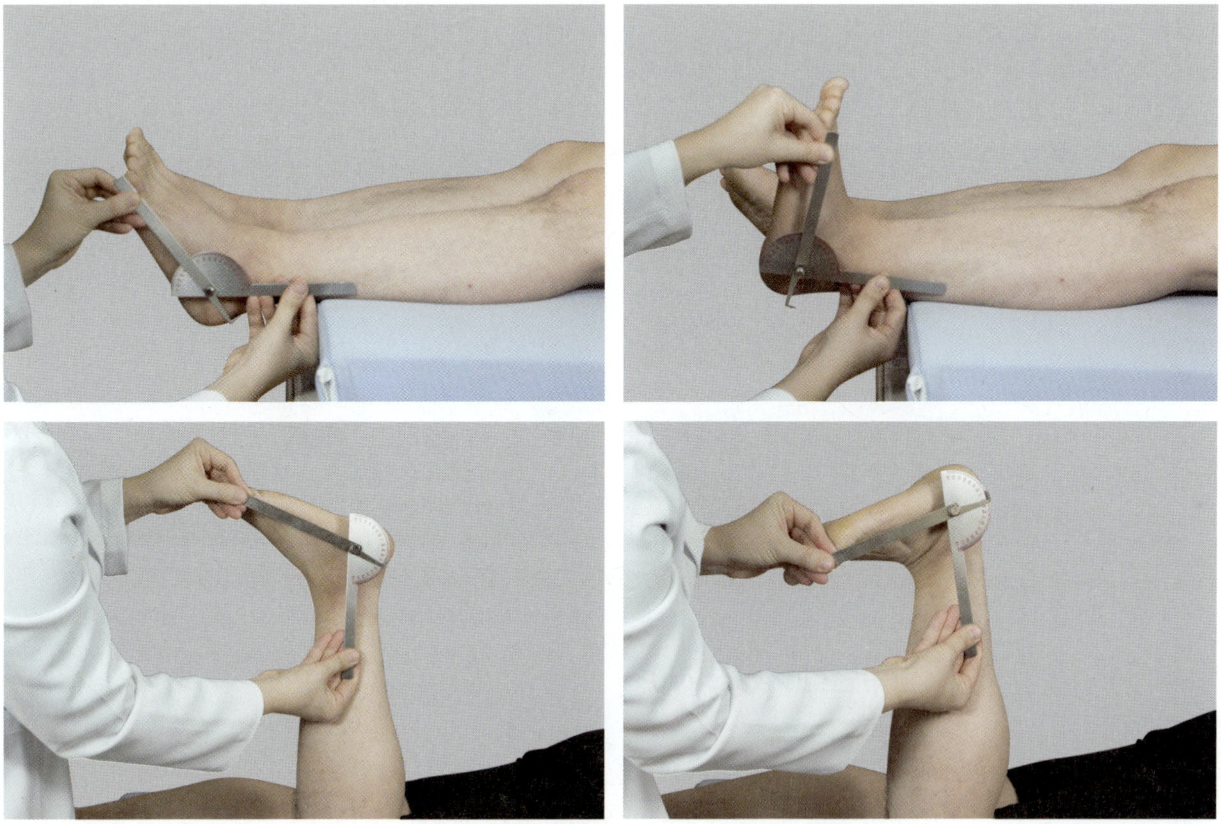

그림 9-2 발등굽힘

- 유의사항: 엉덩관절과 무릎관절 동작을 방지하기 위하여 정강뼈와 종아리뼈를 고정하고, 안쪽번짐과 가쪽번짐을 방지한다.

2 발바닥굽힘(Plantarflexion)

- 정상 각도: 50°
- 시작자세: 바로 누운 자세, 앉은 자세에서 측정이 가능하다. 발은 중립상태를 취한다.
- 끝자세: 발목관절을 발바닥 쪽으로 최대한 굽힘한 자세를 취한다.
- 측정: 각도계의 중심축은 가쪽복사뼈(lateral malleouls)에 두고, 고정팔은 종아리뼈 머리를 향하여 가쪽면의 중앙선에 평행하게 놓는다. 이동팔은 발꿈치뼈 가쪽면의 중앙선에 평행하게 둔다.
- 유의사항: 엉덩관절의 회전 및 발가락 굽힘을 방지하고, 안쪽번짐과 가쪽번짐을 방지한다.

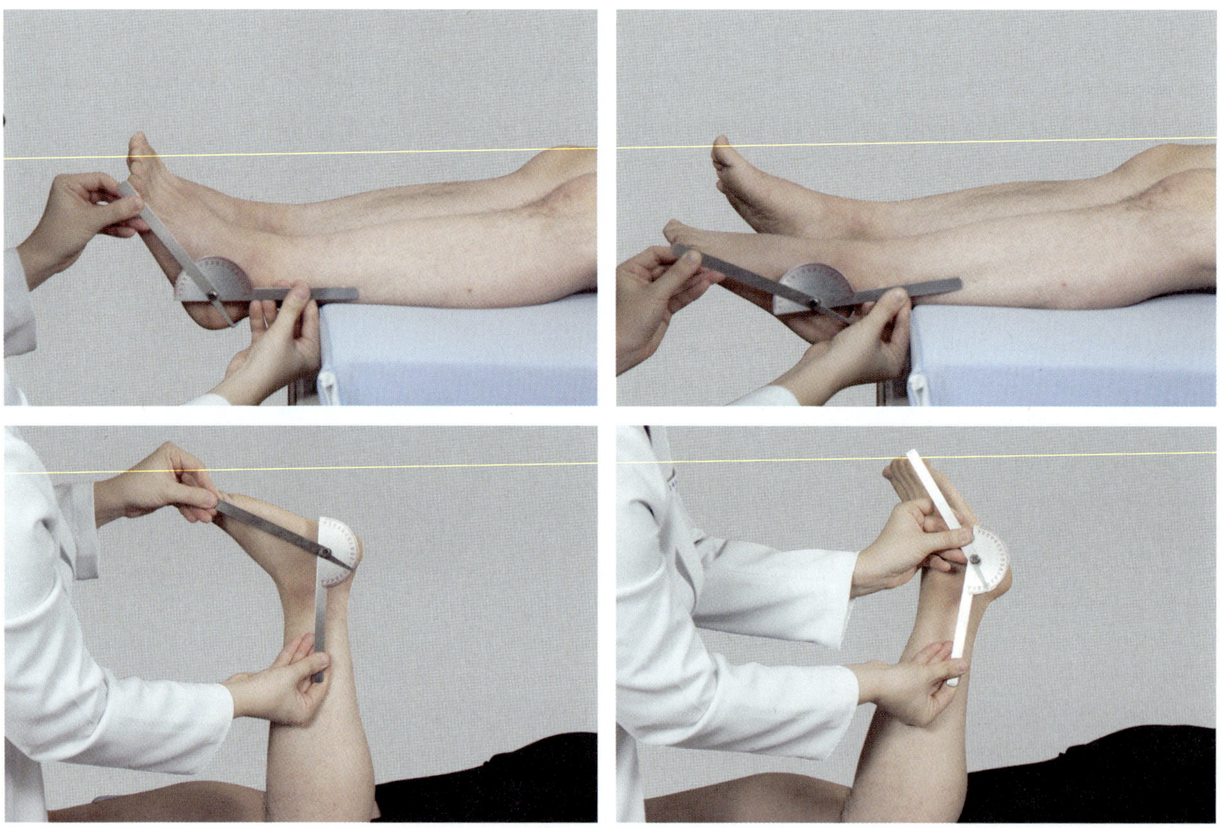

그림 9-3 발바닥굽힘

3 안쪽번짐(Inversion)

- 정상 각도: 30°
- 시작자세: 앉은 자세에서 발목을 이완한 상태로 무릎관절을 90° 굽힘한다.
- 끝자세: 발목뼈관절을 최대한 안쪽번짐한 자세를 취한다.

- 측정: 각도계의 중심축은 양쪽 복사 사이의 발목 중간 앞면에 위치시키고, 고정팔은 정강뼈 거친면을 기준으로 종아리뼈 앞쪽 중심선과 평행하도록 한다.
- 유의사항: 무릎관절의 가쪽돌림과 굽힘, 엉덩관절의 안쪽돌림과 모음을 방지하기 위해 정강뼈와 종아리뼈를 고정한다. 무릎의 안쪽돌림 또는 엉덩관절의 가쪽돌림 및 벌림이 일어나지 않도록 주의한다.

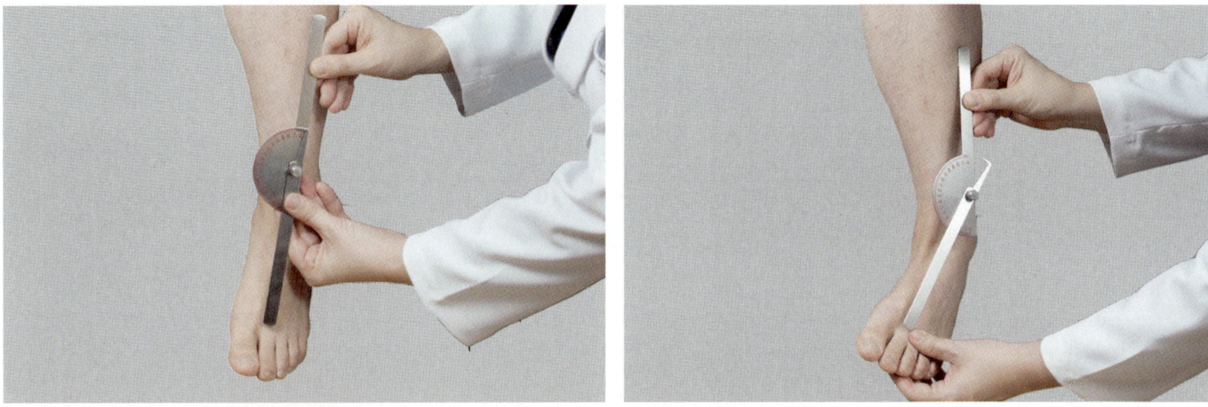

그림 9-4 안쪽번짐

4 가쪽번짐(Eversion)

- 정상 각도: 25°
- 시작자세: 앉은 자세에서 발목을 이완한 상태로 무릎관절을 90° 굽힌다.
- 끝자세: 발목뼈관절을 최대한 가쪽번짐한 자세를 취한다.
- 측정: 각도계의 중심축은 양쪽 복사 사이의 발목 중간 앞면에 위치시키고, 고정팔은 정강뼈 거친면을 기준으로 종아리뼈 앞쪽 중심선과 평행하도록 한다.
- 유의사항: 무릎관절의 가쪽돌림과 굽힘, 엉덩관절의 안쪽돌림과 모음을 방지하기 위해 정강뼈와 종아리뼈를 고정한다. 무릎의 가쪽돌림 또는 엉덩관절의 안쪽돌림 및 모음이 일어나지 않도록 주의한다.

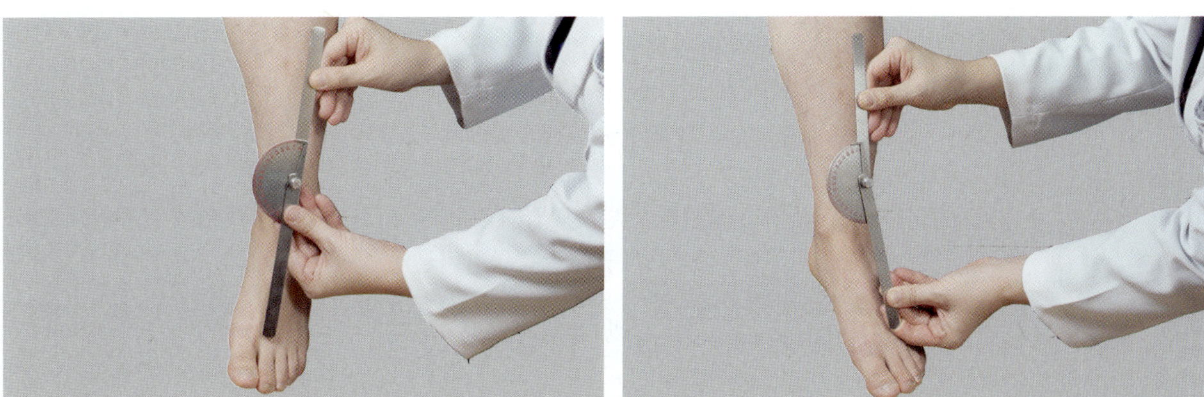

그림 9-5 가쪽번짐

03 맨손근력검사(Manual muscle test)

1 발바닥굽힘(Plantarflexion)

(1) 장딴지근(Gastrocnemius), 가자미근(Soleus)

근육(muscle)	이는곳(origine)	닿는곳(insertion)	지배신경(nerve)	작용(action)
장딴지근	넙다리뼈의 가쪽 및 안쪽관절융기의 바로 먼쪽 넙다리뼈 뒷면	발뒤꿈치힘줄을 통해서 발꿈치뼈에 부착	정강신경	발목관절 발바닥굽힘, 무릎굽힘
가자미근	종아리뼈 머리, 정강뼈의 위 1/2 뒷면			발목관절 발바닥굽힘

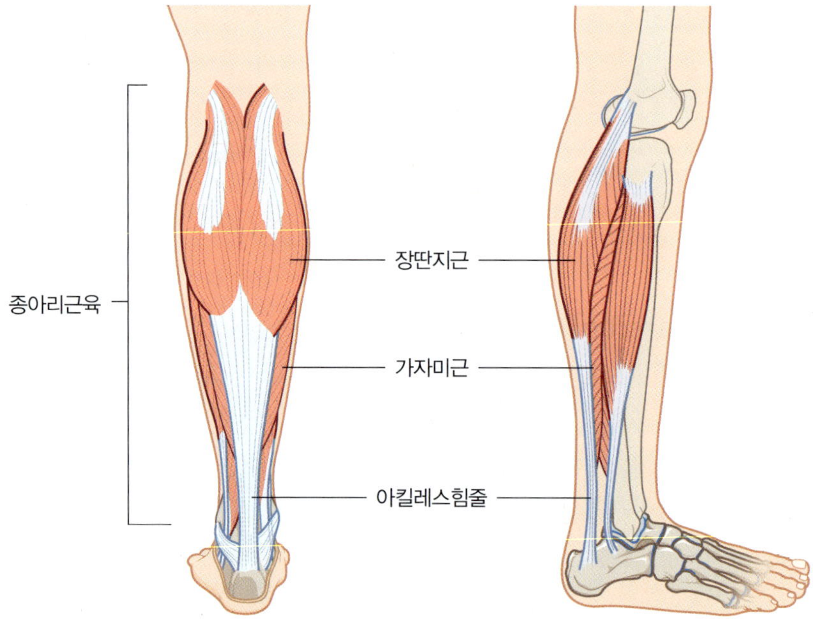

그림 9-6 장딴지근과 가자미근

■ 측정

- 움직임: 뒤꿈치 들어올림 혹은 발바닥굽힘을 한다.
- 저항: 자신의 체중 및 치료사의 수기 저항을 적용한다.
- 촉진: 발꿈치뼈 바로 위에서 아킬레스힘줄의 긴장도를 살피며 종아리 근육을 촉진한다.
- 보상작용: 긴엄지굽힘근과 긴발가락굽힘근의 작용으로 엎드린 자세에서 앞발의 발바닥굽힘이 동반되며, 긴종아리근과 짧은종아리근의 작용으로 발의 가쪽번짐이 동반된다. 뒤정강근은 안쪽번짐을 동반하고, 뒤정강근, 긴종아리근과 짧은종아리근 작용 시 발목 대신 앞발의 발바닥굽힘을 동반한다.

	중력 대항(Against gravity)
시작자세	무릎을 편 상태로 검사 다리에 선 자세 균형을 잡기 위하여 한두 손가락으로 검사대에 지지한다.
사진	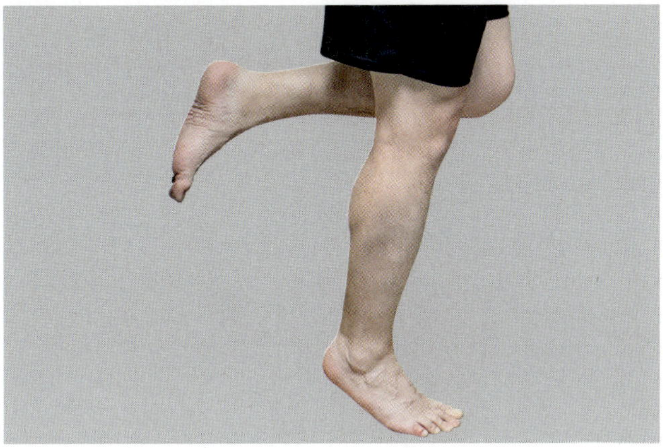
등급	N(5): 선 자세에서 발뒤꿈치를 4~5번 들어올린다.
	G(4): 선 자세에서 발뒤꿈치를 2~3번 들어올린다.
	F(3): 선 자세에서 발뒤꿈치를 충분히 들어올린다.
	중력 최소(Gravity minimized)
시작자세	바로 누운 자세
사진	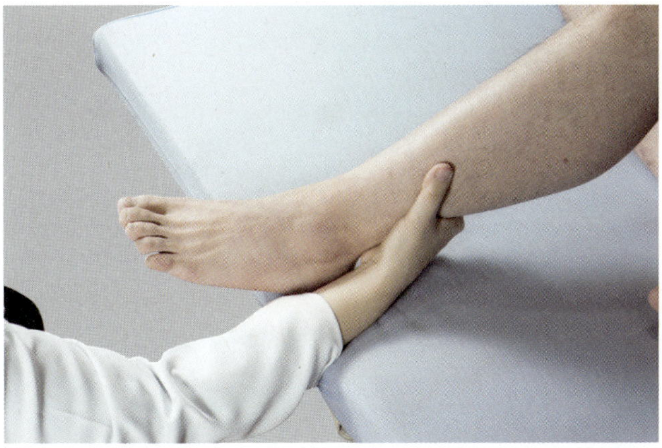
등급	P(2): 중력을 최소로 한 자세에서 전체 관절가동범위를 움직인다.
	T(1): 관절 운동은 없으나, 근수축을 촉진할 수 있다.
	Z(0): 근수축 반응이 없다.

2 발등굽힘(Dorsiflexion)과 안쪽번짐(Inversion)

(1) 앞정강근(Tibialis anterior)

근육 (muscle)	이는곳(origine)	닿는곳(insertion)	지배신경(nerve)	작용(action)
앞정강근	정강뼈 가쪽 몸통의 몸쪽 2/3	첫째발허리뼈, 안쪽과 발바닥면, 첫째쐐기뼈	깊은 종아리신경	발등굽힘과 안쪽번짐

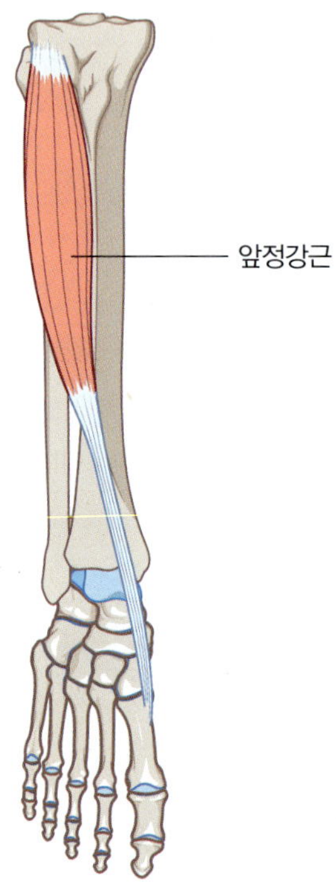

그림 9-7 앞정강근

■ 측정

- 고정부위: 발목관절 위 종아리를 고정한다.
- 움직임: 발등굽힘과 안쪽번짐을 한다.
- 저항: 발등 안쪽면에 발바닥굽힘과 가쪽번짐 방향으로 적용한다.
- 촉진: 정강뼈 앞쪽에 있는 앞정강근 힘줄을 촉진한다.
- 보상작용: 긴엄지폄근과 긴발가락폄근의 작용으로 발가락이 펴지면서 보상작용이 나타나므로 발가락 이완이 필요하다.

	중력 대항(Against gravity)
시작자세	무릎을 약간 구부린 상태에서 검사대 위에 걸터앉은 자세
사진	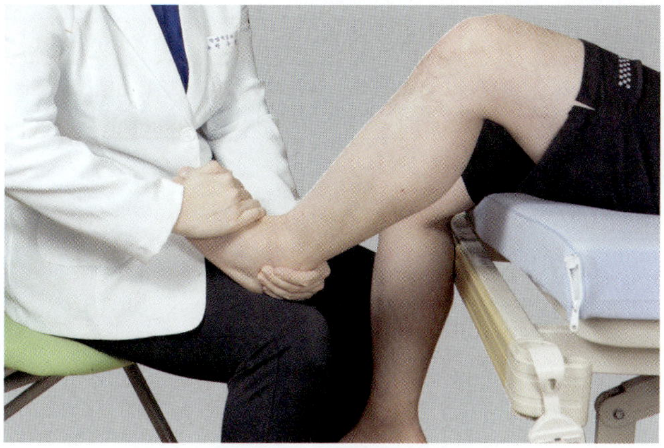
등급	N(5): 최대 저항에 대항하며 관절운동범위 전체를 유지한다.
	G(4): 중등도 저항에 대항하며 관절운동범위 전체를 유지한다.
	F(3): 저항이 없는 상태에서 중력에 대항하며 관절운동범위 전체를 유지한다.
	중력 최소(Gravity minimized)
시작자세	바로 누운 자세
사진	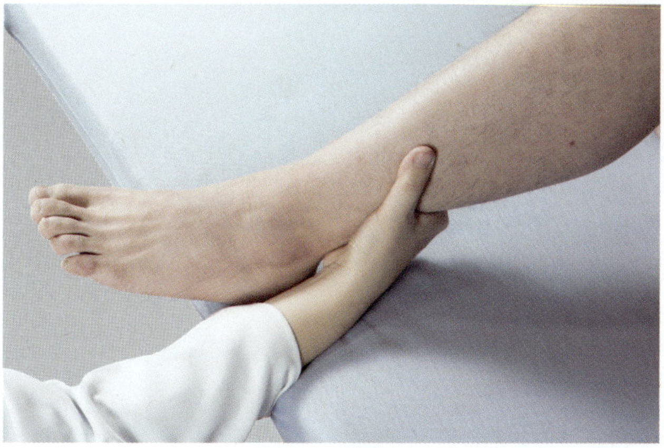
등급	P(2): 단지 부분적인 가동범위만 움직일 수 있다.
	T(1): 관절 운동은 없으나, 근수축을 촉진할 수 있다.
	Z(0): 근수축 반응이 없다.

3 안쪽번짐(Inversion)

(1) 뒤정강근(Tibialis posterior)

근육(muscle)	이는곳(origine)	닿는곳(insertion)	지배신경(nerve)	작용(action)
뒤정강근	정강뼈 종아리뼈의 뒷면, 뼈사이막	발배뼈, 쐐기뼈, 둘째~넷째 발허리뼈	정강신경	안쪽번짐

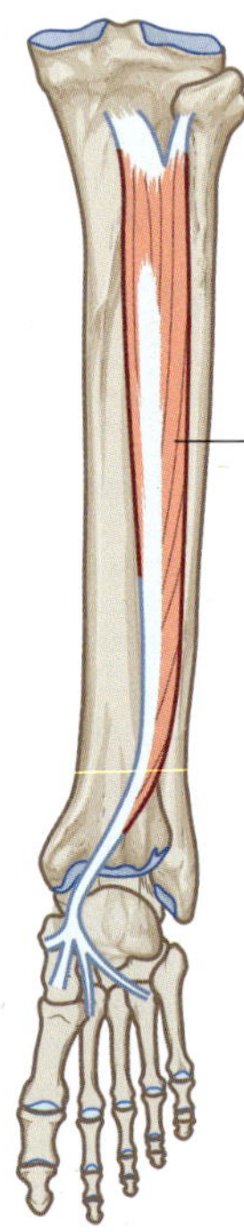

그림 9-8 뒤정강근

■ 측정

- 고정부위: 발목관절 위 종아리를 고정한다.
- 움직임: 발바닥굽힘과 안쪽번짐을 한다.
- 저항: 발등 안쪽 발등면에 발등굽힘과 가쪽번짐 방향으로 적용한다.
- 촉진: 발목의 안쪽복사뼈와 발배뼈(navicular bone) 사이를 촉진한다.
- 보상작용: 긴엄지굽힘근과 긴발가락굽힘근의 작용으로 발가락이 굽힘되면서 보상작용이 나타나므로 발가락 이완이 필요하다.

<table>
<tr><th></th><th>중력 대항(Against gravity)</th></tr>
<tr><td>시작자세</td><td>무릎을 약간 구부린 상태에서 검사대 위에 걸터앉은 자세</td></tr>
<tr><td>사진</td><td>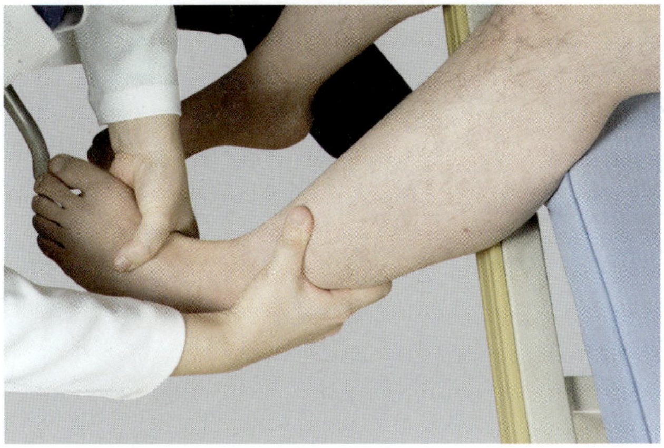</td></tr>
<tr><td rowspan="3">등급</td><td>N(5): 최대 저항에 대항하며 관절운동범위 전체를 유지한다.</td></tr>
<tr><td>G(4): 중등도 저항에 대항하며 관절운동범위 전체를 유지한다.</td></tr>
<tr><td>F(3): 저항이 없는 상태에서 중력에 대항하며 관절운동범위 전체를 유지한다.</td></tr>
<tr><th></th><th>중력 최소(Gravity minimized)</th></tr>
<tr><td>시작자세</td><td>바로 누운 자세</td></tr>
<tr><td>사진</td><td>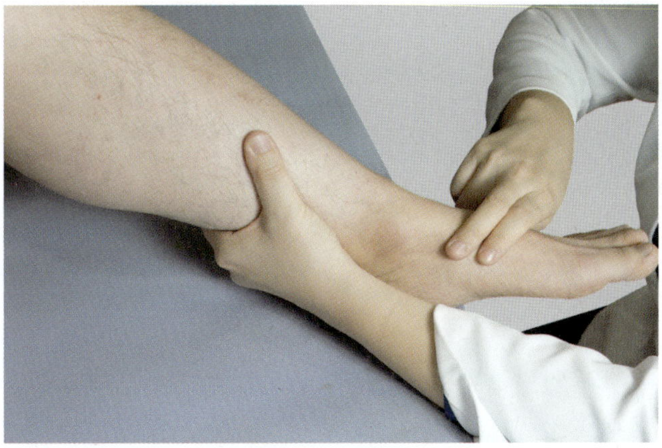</td></tr>
<tr><td rowspan="3">등급</td><td>P(2): 단지 부분적인 가동범위만 움직일 수 있다.</td></tr>
<tr><td>T(1): 관절 운동은 없으나, 근수축을 촉진할 수 있다.</td></tr>
<tr><td>Z(0): 근수축 반응이 없다.</td></tr>
</table>

4 가쪽번짐(Eversion)

(1) 긴종아리근(Peroneus longus), 짧은종아리근(Peroneus brevis)

근육(muscle)	이는곳(origine)	닿는곳(insertion)	지배신경(nerve)	작용(action)
긴종아리근	종아리뼈머리	첫째 발허리뼈의 바닥, 안쪽 쐐기뼈	얕은종아리신경	가쪽번짐과 발바닥굽힘
짧은종아리근	종아리뼈의 가쪽면 아래 1/3	다섯째 발허리뼈 바닥		

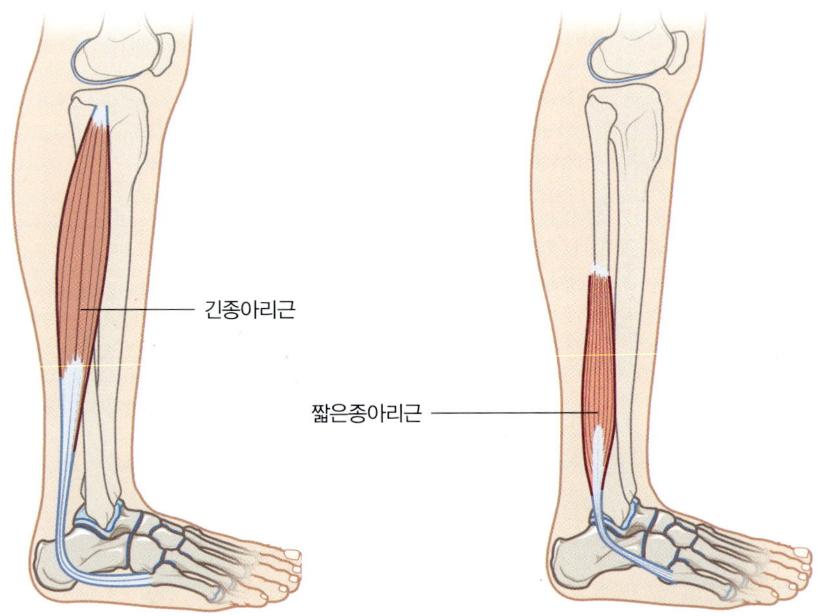

그림 9-9 긴종아리근, 짧은종아리근

■ 측정

- 고정부위: 발목관절 위 종아리를 고정한다.
- 움직임: 가쪽번짐을 한다.
- 저항: 발등 바깥쪽 발등면에 발등굽힘과 안쪽번짐 방향으로 적용한다.
- 촉진: 긴종아리근은 종아리뼈 바로 아래 위쪽 1/3 지점을 촉진하고, 짧은종아리근은 다섯번째 발허리뼈바닥의 몸쪽부에서 촉진한다.

	중력 대항(Against gravity)
시작자세	검사대 위에 걸터앉은 자세에서 발은 중립상태
사진	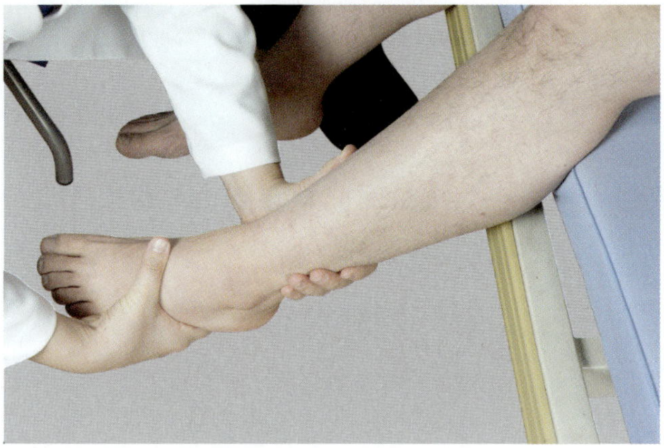
등급	N(5): 최대 저항에 대항하며 관절운동범위 전체를 유지한다.
	G(4): 중등도 저항에 대항하며 관절운동범위 전체를 유지한다.
	F(3): 저항이 없는 상태에서 중력에 대항하며 관절운동범위 전체를 유지한다.
	중력 최소(Gravity minimized)
시작자세	바로 누운 자세
사진	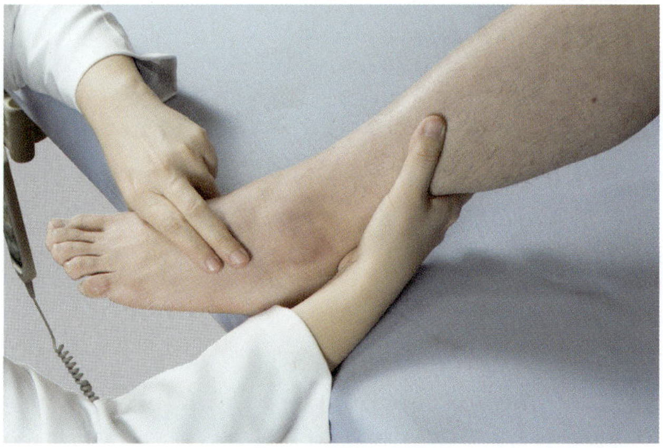
등급	P(2): 단지 부분적인 가동범위만 움직일 수 있다.
	T(1): 관절 운동은 없으나, 근수축을 촉진할 수 있다.
	Z(0): 근수축 반응이 없다.

04 특수검사

1 전방끌기검사(Anterior drawer test)

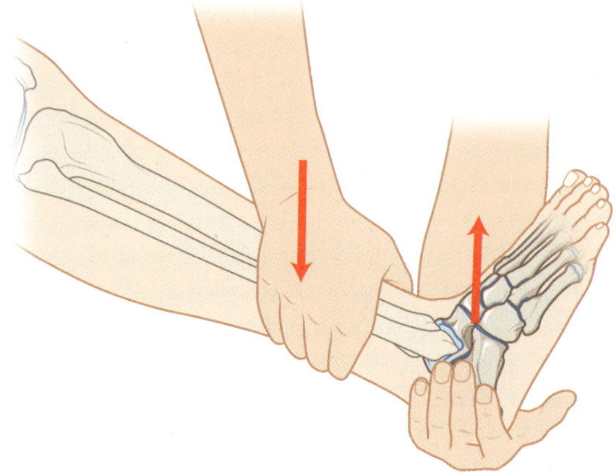

그림 9-10 전방끌기검사

(1) 검사목적

정강뼈와 목말뼈 사이의 앞쪽변위를 방해하는 구조의 완전성 평가

(2) 검사방법

피검사자는 바로 누운 자세나 앉은 자세로 발목은 이완하고 20° 정도 발바닥굽힘을 한다. 검사자는 한 손으로 먼쪽 종아리를 고정하고, 다른 손으로 발꿈치뼈를 잡고 발꿈치뼈를 앞으로 당겨 목말뼈에 닿도록 이동한다.

(3) 반응

정상적으로는 전방으로 움직임이 없다. 목말뼈가 앞으로 미끌어지거나 덜컥 하는 것이 느껴지는 전방 이동은 표피나 심부삼각인대, 앞목말종아리인대, 앞가쪽 손상으로 안쪽과 가쪽인대 불안정성을 나타낸다. 한면에만 불안정성과 이완이 있다면, 그 면만 앞쪽으로 이동한다.

2 안쪽번짐 스트레스 검사(Inversion stress test)

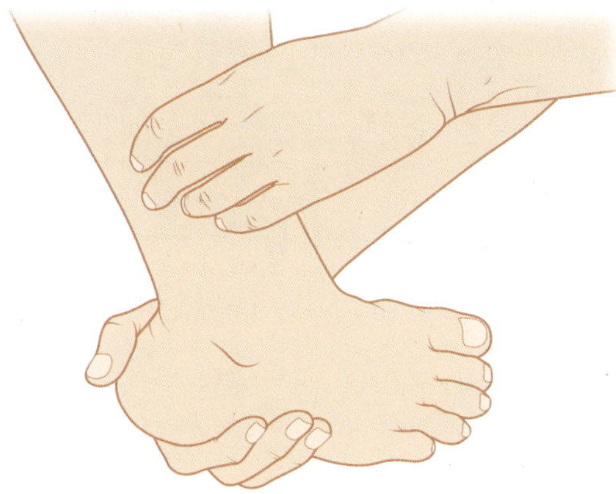

그림 9-11 안쪽번짐 스트레스 검사

(1) 검사목적

발목가쪽인대의 안정성 평가

(2) 검사방법

피검사자는 발목을 약간 발바닥굽힘하고 이완된 상태로 앉거나 바로 누운 자세를 취하고 검사자는 종아리를 고정하고 발꿈치뼈를 잡고 최대로 안쪽번짐한다. 고정하는 손으로 가쪽의 인대를 촉진한다.

(3) 반응

목말뼈 가쪽의 잠김(rocking)이나 간격(gapping)은 불안정성을 나타낸다.

3 가쪽번짐 스트레스 검사(Eversion stress test)

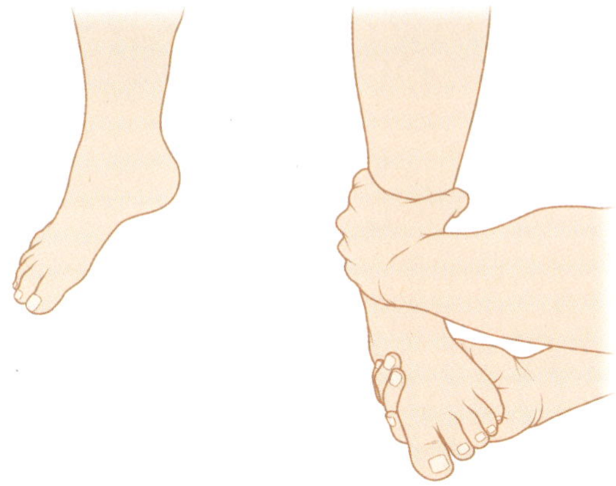

그림 9-12 가쪽번짐 스트레스 검사

(1) 검사목적

발목안쪽인대의 안정성 평가

(2) 검사방법

자세는 안쪽번짐 스트레스와 같다. 피검사자는 발목을 약간 발바닥굽힘하고 이완된 상태로 앉거나 바로 누운 자세를 취하고 검사자는 종아리를 고정하고 발꿈치뼈를 잡고 최대로 가쪽번짐한다. 고정하는 손으로 안쪽의 인대를 촉진한다.

(3) 반응

목말뼈 안쪽의 잠김(rocking)이나 간격(gapping)은 불안정성을 나타낸다.

4 톰슨 검사(Thompson's test)

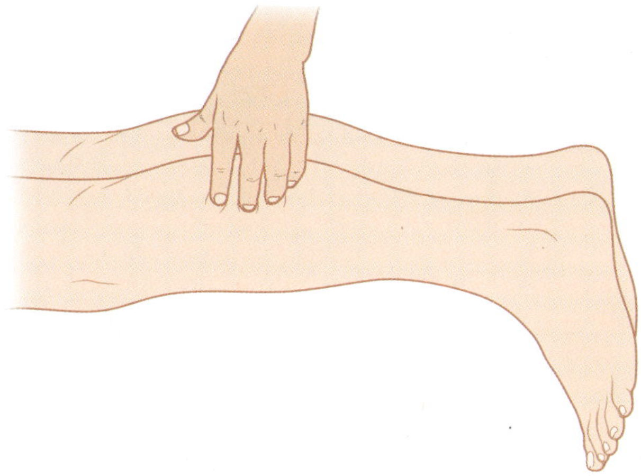

그림 9-13 톰슨 검사

(1) 검사목적

아킬레스힘줄(Achilles' tendon) 파열 검사

(2) 검사방법

무릎을 90° 굽힘한 상태에서 장딴지근육을 쥐어짠다.

(3) 반응

발바닥굽힘이 일어나지 않고 통증이 일어나면 양성반응이다.

5 호만 징후(Homan's sign)

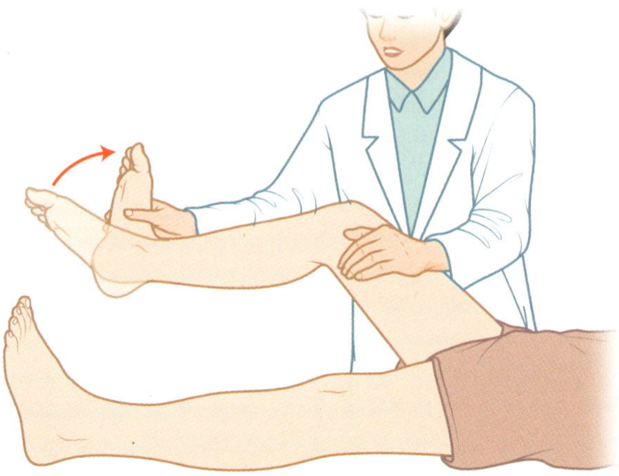

그림 9-14 호만 징후

(1) 검사목적

다리의 심부정맥의 혈전성 정맥염(thrombophebitis) 유무 검사

(2) 검사방법

바로 누운 자세에서 피검사자의 무릎관절을 펌하여 수동적으로 발목관절을 강하게 발등굽힘시키면서 장딴지근육을 압박한다.

(3) 반응

종아리에 통증이 발생하거나 종아리근육을 깊이 눌렸을 때 통증이 있으면 심부정맥의 혈전성 정맥염을 의심한다.

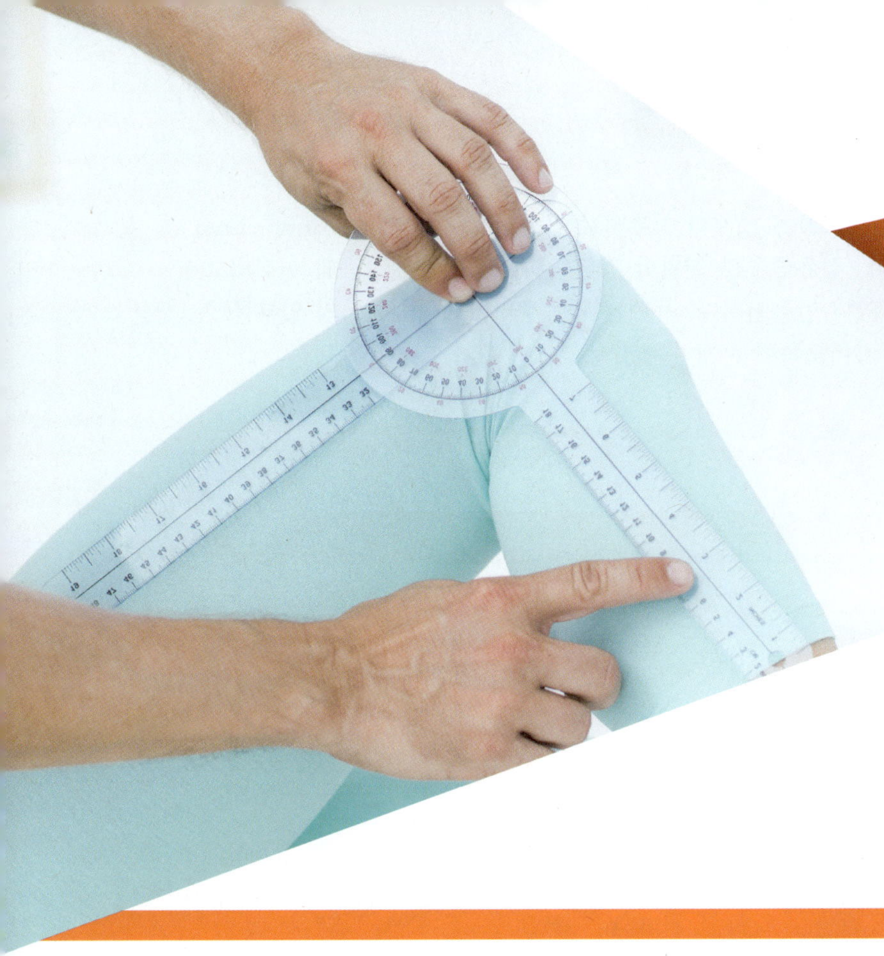

CHAPTER 10

Measurement & Assessment

등뼈와 허리뼈 (Thoracia and Lumbar vertebrae)

01 구조와 기능
02 관절운동범위검사(Range of motion test)
03 맨손근력검사(Manual muscle test)
04 특수검사

등뼈(thoracic vertebrae, T1~T12)는 12개의 척추뼈로 구성되고 허리뼈(lumbar vertebrae)는 5개의 척추뼈로 구성된다. 섬유연골성 원판이 강한 인대에 의해 밀접하게 연결되고, 강력한 근육과 인대로 지지되어 만들어진다. 등뼈는 가슴우리(thoracic cage)의 일부를 형성하며, 갈비뼈가 부착하는 갈비오목이 존재하는 것이 특징이다.

01 구조와 기능

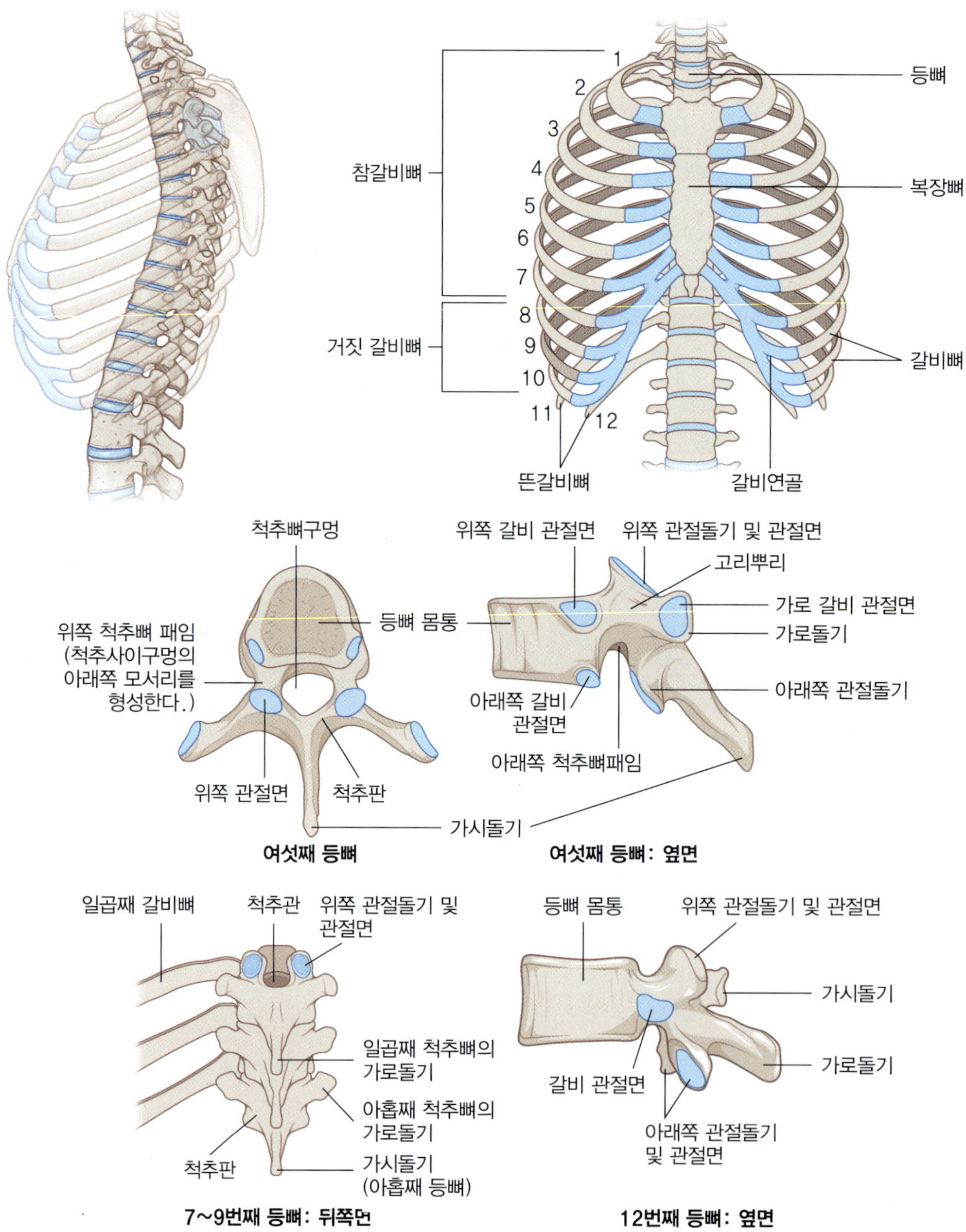

그림 10-1 등뼈

1 뼈와 관절

(1) 등뼈(Thoracic vertebrae)

척추뼈 구멍은 원형이고 상대적으로 작으며, 가시돌기는 길고 가늘게 뒤-아래방향으로 돌출되어 있다. 등뼈의 가로돌기(transevere process)는 갈비뼈(rib)와 관절하기 때문에 다른 척추뼈에 비하여 뒤쪽으로 향해 있다. 갈비뼈는 12쌍이며, 갈비뼈 뒤쪽 끝 부분은 갈비뼈머리(head), 갈비뼈목(neck), 갈비결절(tubercle)로 이루어진다. 가슴우리 전면부에 있는 복장뼈(sternum)는 복장뼈자루(manubrium), 복장뼈몸통(body), 칼돌기(xiphoid process)로 구성된다(그림 10-1).

(2) 허리뼈(Lumbar vertebrae)

허리뼈는 5개의 뼈로 구성된다. 척주의 가장 아래에서 몸무게를 지탱하기 때문에 몸통이 가장 크며, 운동도 이 부위에서 가장 많이 일어난다. 척추뼈의 몸통은 등뼈보다 두껍고 크며 타원형이다. 척추뼈 몸통 및 가로돌기는 갈비뼈와 관절을 이루지 않으며, 척추뼈 구멍은 삼각형이다. 가로돌기는 비교적 가늘며 뒤가쪽으로 돌출되어 있고, 가시돌기는 뭉툭하며 뒤쪽으로 돌출되어 있다. 허리뼈는 대부분의 체중을 지지하기 때문에 척추에 가해지는 압박으로 인한 척추뼈 또는 척추사이원반의 손상은 주로 이 부위에서 발생한다(그림 10-2).

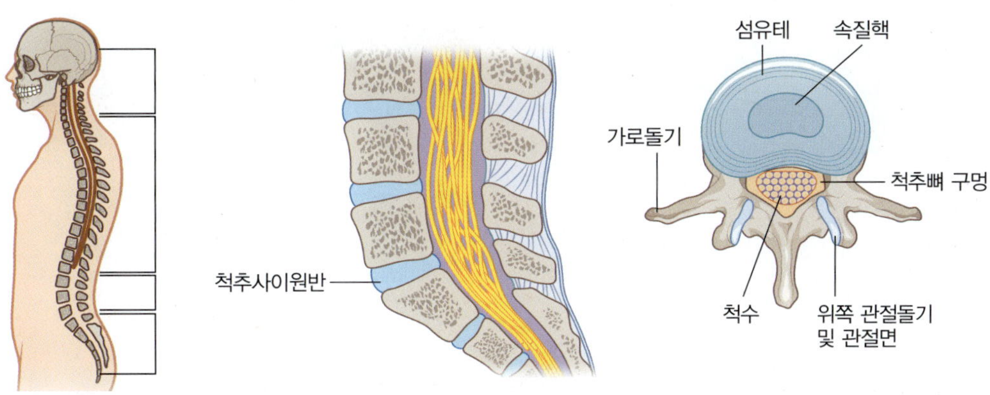

그림 10-2 허리뼈

2 기능적 움직임

(1) 등뼈

① 굽힘(Flexion) 및 폄(Extension)

등뼈는 30~40°의 굽힘과 20~25°의 폄이 일어난다. 등뼈의 굽힘은 아래 등뼈의 위관절면에 대해 위등뼈의 아래관절면이 위쪽과 앞쪽으로 약간 미끄러지며 일어난다. 폄은 반대과정으로 일어난다(그림 10-3).

② 가쪽굽힘(Lateral flexion)

등뼈의 관절면은 거의 이마면을 향하고 있어 가쪽굽힘이 잘 일어나며, 약 25~30° 정도의 움직임이 일어난다. 가쪽굽힘은 위 등뼈의 아래관절면이 동측에서는 아래방향으로 반대측에서는 위방향으로 미끄러질 때 일어난다(그림 10-3).

③ 돌림(Rotation)

등뼈 전체 영역에서 일어나는 축돌림의 결합으로, 등뼈는 30~35° 정도의 돌림 움직임이 가능하다. 상부 등뼈의 골기관절면의 형태는 이마면에 가까운 형태이기 때문에 돌림 움직임이 많이 일어나지만 하부 등뼈의 골기관절면의 형태는 시상면에 가까운 형태이기 때문에 돌림 움직임의 양이 감소한다. 등뼈 돌림은 동측 갈비뼈의 뒤쪽 돌림(바깥쪽 돌림)과 반대쪽 갈비뼈의 앞쪽 돌림(안쪽 돌림)을 일으킨다(그림 10-3).

(2) 허리뼈

① 굽힘(Flexion) 및 폄(Extension)

허리뼈는 시상면에서 40~50°의 굽힘과 15~20°의 폄이 일어난다. 허리뼈 부위의 굽힘 시 척추뼈가 가지고 있는 앞척추굽이 감소하고 아래쪽 허리뼈의 위관절면에 대하여 위쪽 허리뼈의 아래관절면에서 위쪽과 앞쪽으로 미끄러짐이 발생한다(그림 10-3).

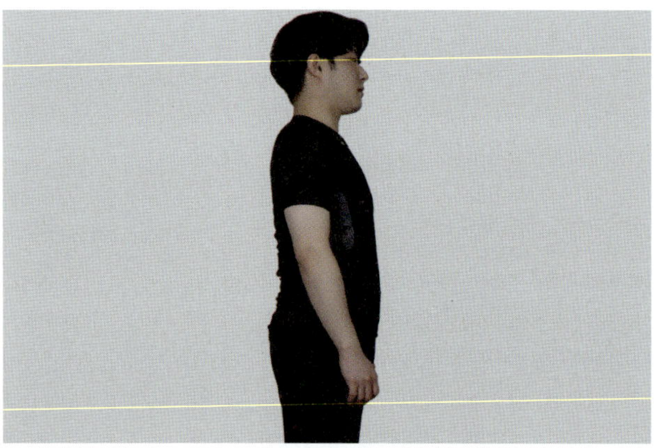

등허리뼈 중립

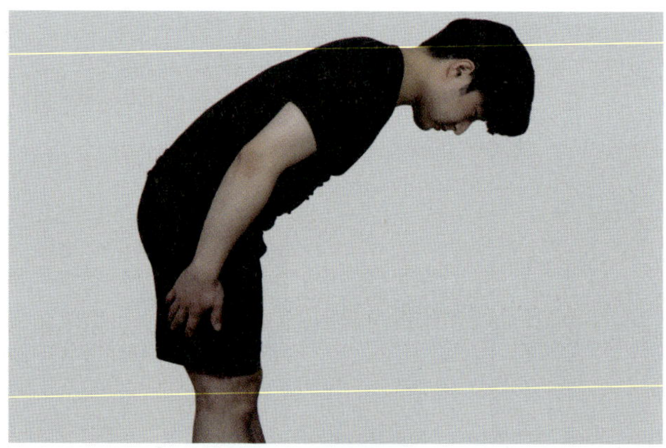

등허리뼈 굽힘

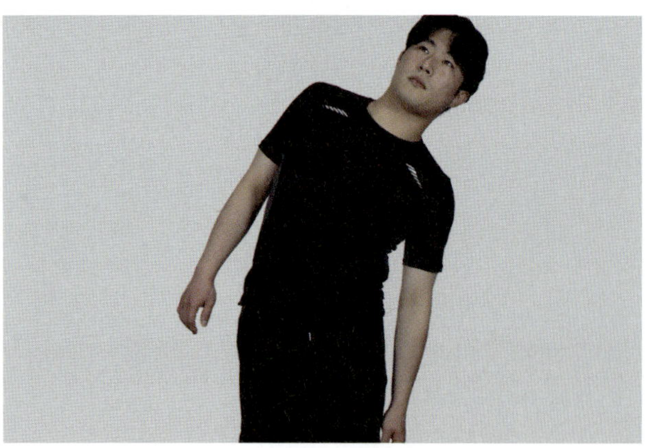

등허리뼈 가쪽굽힘

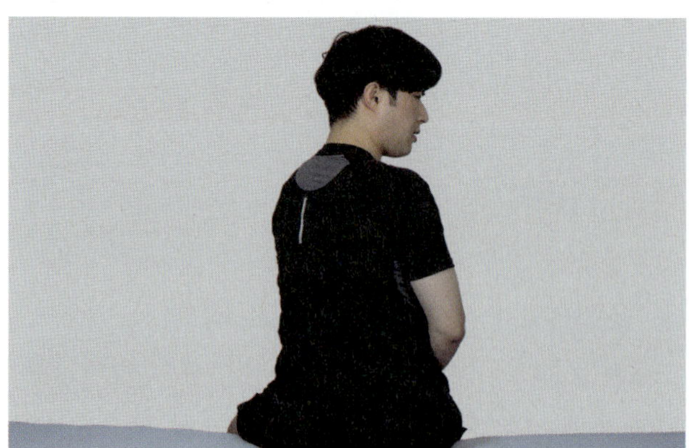

등허리뼈 돌림

그림 10-3 등뼈, 허리뼈의 움직임

② **가쪽굽힘**(Lateral flexion)

허리뼈는 양쪽으로 각각 20°의 가쪽굽힘이 일어난다. 위쪽 허리뼈의 아래관절면은 아래쪽 허리뼈의 위관절면에 대하여 아래쪽으로 미끄러짐이 발생하고 반대쪽에서는 위쪽으로 미끄러짐이 발생한다(그림 10-3).

③ **돌림**(Rotation)

허리뼈는 전체 부위에서 양쪽으로 각각 5~7°의 회전 움직임이 일어난다(그림 10-3).

02 관절운동범위검사(Range of motion test)

1 몸통 굽힘(Trunk flexion)

- 정상 각도: 경사계(inclinometer) 80°, 줄자(tapeline) 10cm
- 시작자세: 어깨 너비로 발을 벌리고 똑바로 선 상태를 유지한다.
- 끝자세: 팔은 이완된 상태에서 몸통을 앞으로 천천히 구부린다.
- 측정: 경사계 – 등뼈 가시돌기 부위에서 측정한다.
  줄자 – 제7목뼈와 제1엉치뼈까지의 거리를 측정한다.
- 유의사항: 몸통 굽힘 시 목, 엉덩관절 굽힘, 골반 앞쪽기울임이 발생하지 않도록 한다.

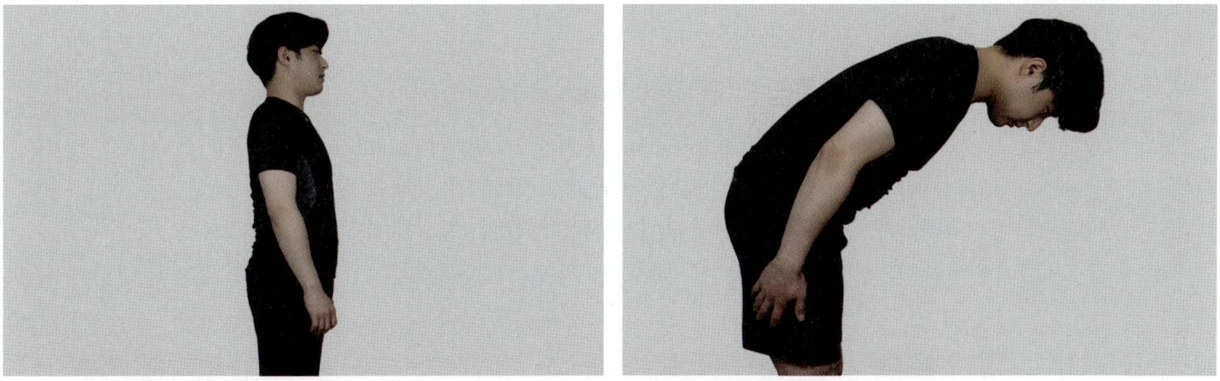

그림 10-4 몸통 굽힘

2 몸통 폄(Hip extension)

- 정상 각도: 경사계(inclinometer)/관절각도계(goniometer) 30°, 줄자(tapeline) 8cm
- 시작자세: 어깨너비로 발을 벌리고 똑바로 선 상태를 유지한다.
- 끝자세: 팔은 이완된 상태에서 몸통을 뒤로 천천히 편다.
- 측정: 경사계 - 등뼈 가시돌기 부위에서 측정한다.
  줄자 - 제7목뼈와 제1엉치뼈까지의 거리를 측정한다.
  관절각도계 - 중심축은 위엉덩뼈능선에 위치한다.
  고정팔은 바닥과 수직에 위치한다.
  이동팔은 제7목뼈 가시돌기와 평행하게 위치한다.
- 유의사항: 몸통 폄 시 목과 엉덩관절 폄, 골반 뒤쪽 기울임이 발생하지 않도록 한다.

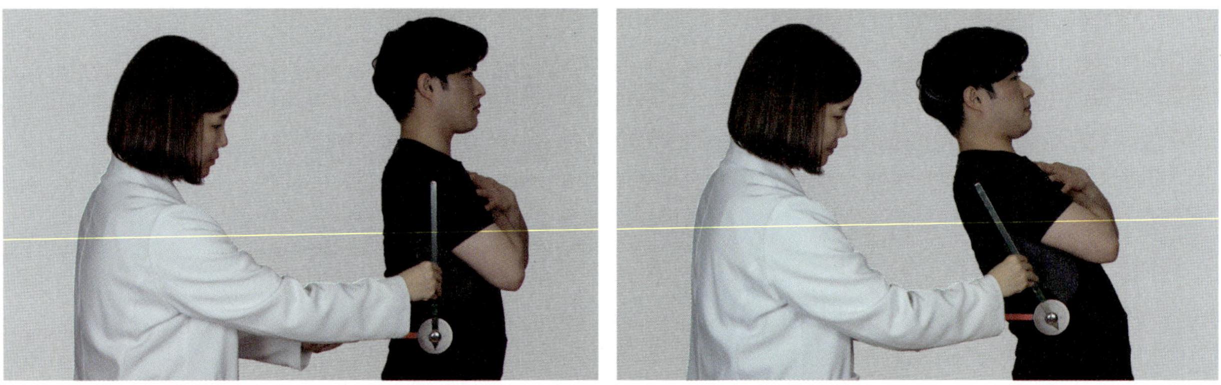

그림 10-5 몸통 폄

3 몸통 가쪽굽힘(Trunk lateral flexion)

- 정상 각도: 경사계(inclinometer)/관절각도계(goniometer) 40°
- 시작자세: 어깨너비로 발을 벌리고 똑바로 선 상태를 유지한다.
- 끝자세: 팔은 이완된 상태에서 몸통을 뒤로 천천히 편다.
- 측정: 경사계 - 등뼈 가시돌기 부위에서 측정한다.

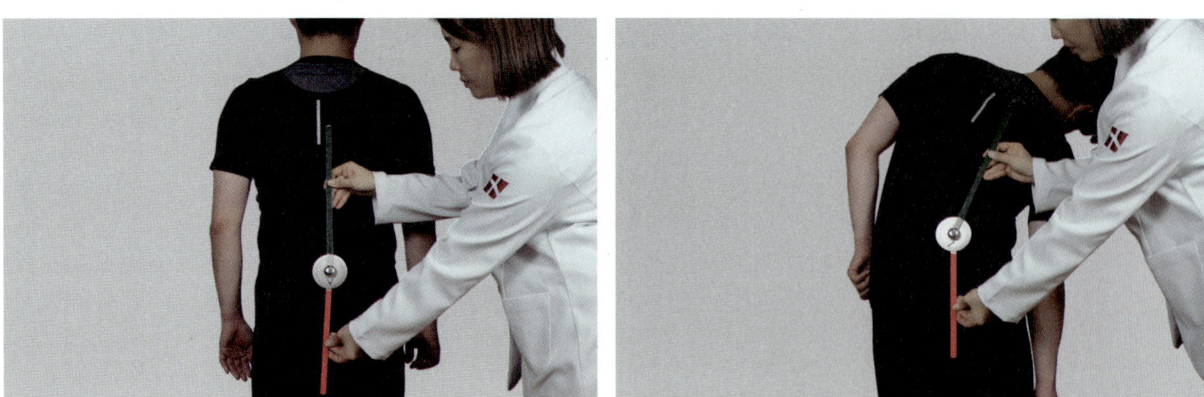

그림 10-6 몸통 가쪽굽힘

관절각도계 – 중심축은 첫째 엉치뼈 가시돌기에 위치한다.
고정팔은 바닥과 수직에 위치한다.
이동팔은 제7목뼈 가시돌기와 평행하게 위치한다.

- 유의사항: 몸통 가쪽굽힘 시 목뼈 가쪽굽힘 및 골반 올림이 발생하지 않도록 한다.

4 몸통 돌림(Trunk rotation)

- 정상각도: 관절각도계(goniometer) 45°
- 시작자세: 어깨너비로 발을 벌리고 똑바로 앉은 상태를 유지한다.
- 끝자세: 팔은 이완된 상태에서 천천히 몸통을 회전한다.
- 측정: 경사계 – 첫째 등뼈 가시돌기/열두째 등뼈 가시돌기

관절각도계 – 중심축은 머리뼈 중앙에 위치한다.
고정팔은 두 봉우리돌기 사이를 잇는 가상선에 위치한다.
이동팔은 엉덩뼈능선 위의 두 돌출결절 사이를 잇는 가상선에 위치한다.

- 유의사항: 바로 누운 자세에서 측정이 어려울 시 앉은 자세에서도 측정이 가능하다.

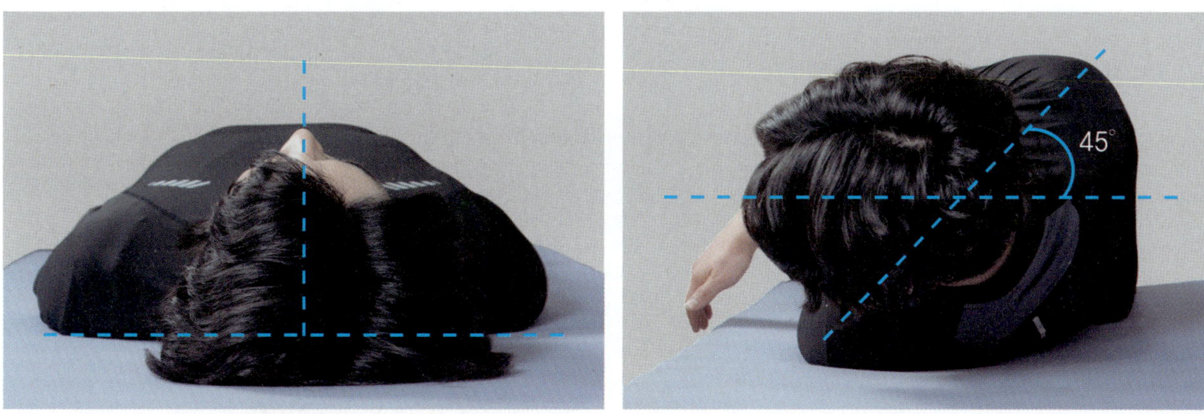

그림 10-7 몸통 돌림

03 맨손근력검사(Manual muscle test)

1 몸통 굽힘근(Trunk flexor)

(1) 배곧은근(Rectus abdominis), 배바깥빗근(Obilique external abdominis), 배속빗근(Obilique internal abdomoinis)

근육	이는곳(origin)	닿는곳(insertion)	지배신경(nerve)	작용(action)
배곧은근	두덩뼈능선, 두덩결합	제5~7갈비뼈 연골, 칼돌기	갈비신경, T5~T12의 배쪽 가지	몸통 굽힘 몸통 가쪽굽힘(한쪽 작용)
배바깥빗근	제5~12갈비뼈	엉덩뼈능선, 배널힘줄에서 백색선까지	갈비신경 T5~12	몸통 굽힘 몸통 가쪽굽힘(한쪽 작용) 몸통 반대쪽 돌림(한쪽 작용)
배속빗근	가쪽샅고랑인대, 엉덩뼈능선, 허리널힘줄	제10~12갈비뼈 아랫면, 배널힘줄에서 백색선까지	갈비신경 T7~12, L1	몸통 굽힘(양쪽 작용), 몸통 같은쪽 돌림(한쪽 작용)

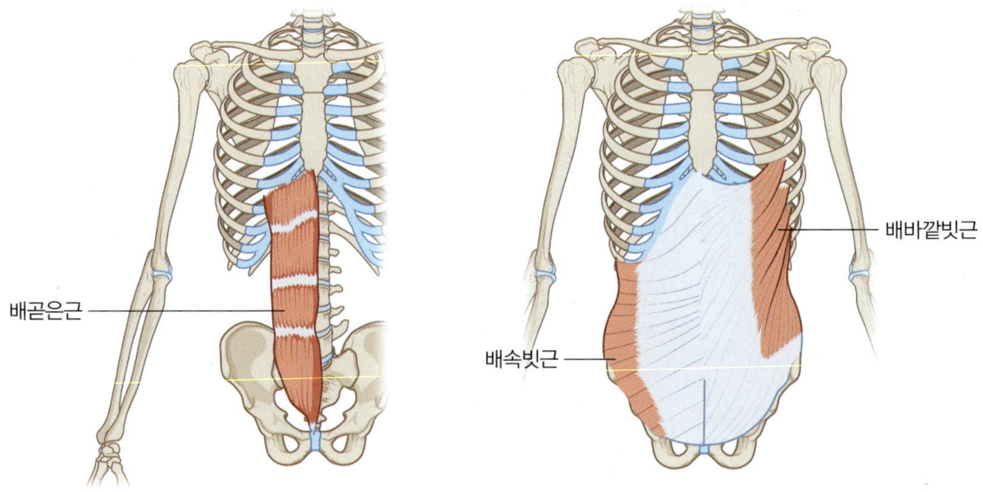

그림 10-8 몸통 굽힘근

측정

- 고정부위: 엉덩관절 굽힘근 약화 시 골반을 고정한다.
- 움직임: 몸통을 최대한 굽힘한다.
- 저항: 각 자세에 팔 무게가 저항으로 작용한다.
- 촉진: 배꼽 위 또는 아래부위에 위치한 배곧은근을 촉진한다.
- 유의사항: 배꼽의 치우침을 항상 관찰하고, 엉덩관절 굽힘근의 약화 시 골반을 고정해야 한다. 배근육이 약할 경우 엉덩관절의 반작용으로 인해 허리의 앞굽음이 나타나므로 엉덩관절과 무릎관절을 굽힘해야 한다.

	중력 대항(Against gravity)
시작자세	바로 누운 자세 N: 팔을 목 뒤로 양손 깍지를 낌 G: 양팔을 가슴 앞에서 교차 F: 양팔을 몸통과 나란히 앞으로 뻗음
사진	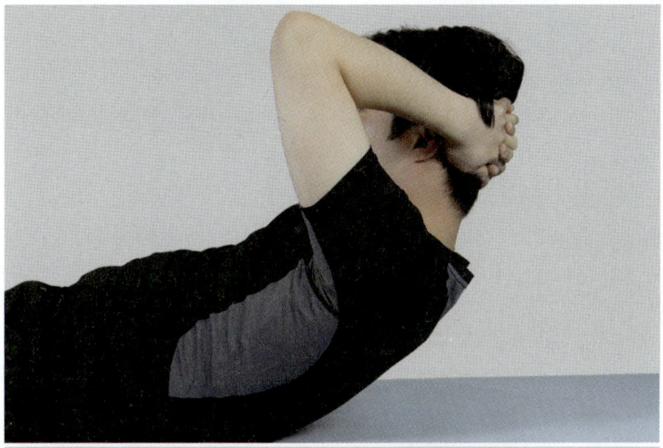 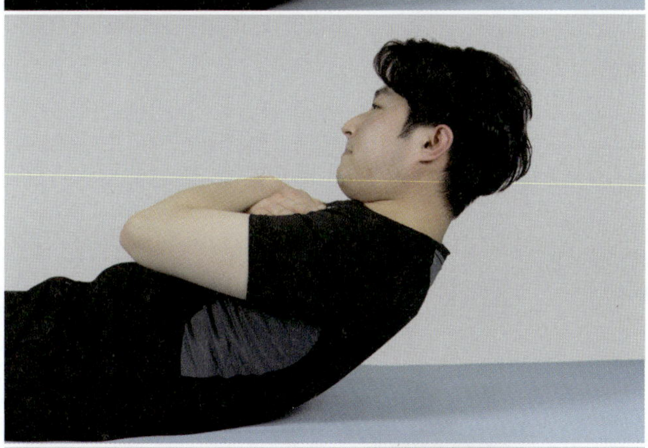 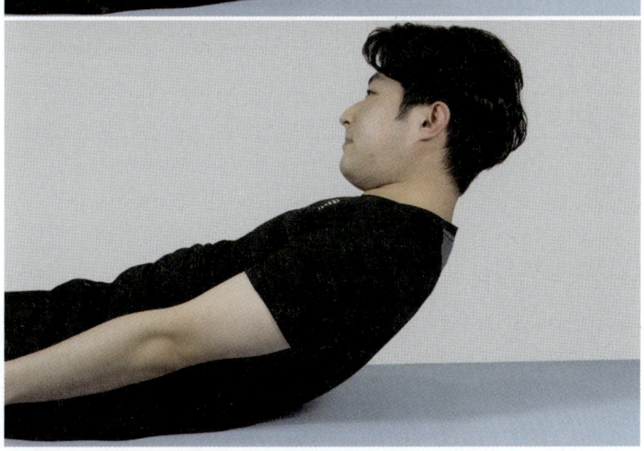
등급	N(5): 목 뒤로 깍지를 낀 양팔의 무게가 저항이 된다.
	G(4): 가슴 앞에서 교차한 양팔의 무게가 저항이 된다.
	F(3): 몸통과 나란히 앞으로 뻗은 양팔의 무게가 저항이 된다.

	중력 최소(Gravity minimized)
시작자세	바로 누운 자세
사진	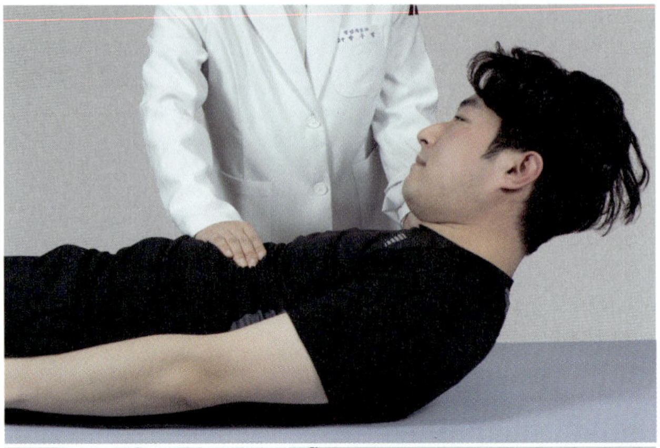 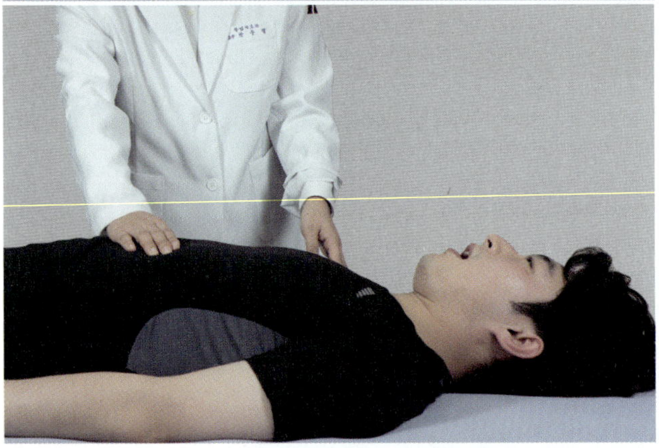
등급	P(2): 머리는 들어올리고 어깨뼈는 검사대에서 떨어지지 않는다. 만일, 머리를 들어올릴 수 없다면 치료사가 머리와 위 몸통을 보조한다. 굽힘하려 할 때 가슴우리가 내려가거나 피검사자가 기침을 할 수 있고, 가슴우리가 내려가면 Poor로 기록한다.
	T(1): 관절 운동은 없으나, 근수축을 촉진할 수 있다.
	Z(0): 근수축 반응이 없다.

2 몸통 폄근(Trunk extensor)

(1) 등엉덩갈비근(Iliocostalis thoracis), 허리엉덩갈비근(Iliocostalis lumborum), 등가장긴근(Longissimus thoracis), 등가시근(Spinalis thoracis)

근육	이는곳(origin)	닿는곳(insertion)	지배신경(nerve)	작용(action)
등엉덩갈비근	제7~12갈비뼈각	엉덩뼈능선, 제11~ 12번 등뼈 및 허리뼈의 가시돌기	척수신경(모든 근육이 양측성이고 분절성이며 신경지배는 목뼈, 등뼈, 허리뼈를 따라 다양하게 이루어짐)	몸통 폄(양쪽 작용), 몸통 가쪽굽힘(한쪽 작용)
허리엉덩갈비근	제1~6갈비뼈각	제6~12갈비뼈각		
등가장긴근	등허리근막, 허리뼈 가로돌기, 엉치뼈, 엉덩뼈능선	등뼈의 가로돌기		몸통 폄(양쪽 작용), 몸통 가쪽굽힘(한쪽 작용), 머리와 목을 근육방향으로 돌림(목 부분의 한쪽 작용)
등가시근	제 11~12등뼈 및 제1~2허리뼈의 가시돌기	제4~8등뼈의 가시돌기		몸통 폄(양쪽 작용), 근육의 반대방향으로 머리와 목 돌림(한쪽 작용)

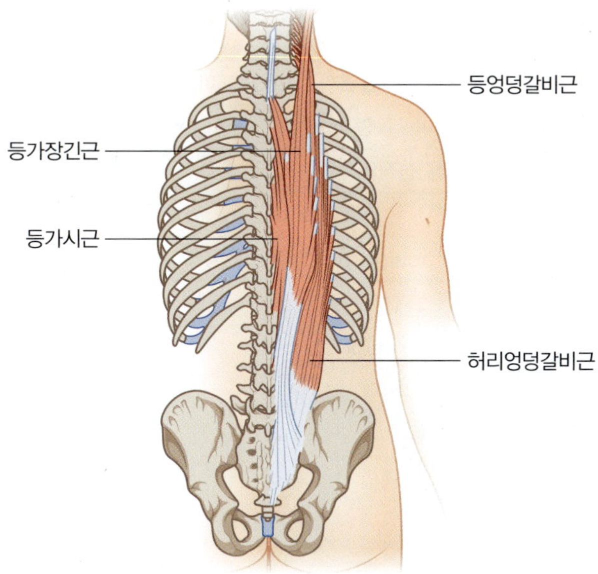

그림 10-9 몸통 폄근

■ 측정

- 고정 부위: 발목을 고정한다.
- 움직임: 머리, 어깨와 가슴을 검사대 높이까지 천천히 들어올린다.
- 저항: 저항을 주지 않는다.
- 촉진: 등뼈 부위의 양쪽 등뼈 폄근을 촉진한다.
- 보상작용: 척추 폄근이 약하고 엉덩관절 폄근이 강하면 피검사자는 검사대에서 윗몸을 들어올릴 수 없는 대신 골반이 뒤쪽기울임되어 허리뼈 굽힘이 발생한다.

	중력 대항(Against gravity)
시작자세	엎드려 누운 자세(prone position) 젖꼭지선부터 머리와 윗몸을 검사대 밖으로 나오게 함 N/G: 팔을 목 뒤로 양손 깍지를 낌 F: 양팔을 몸통과 나란히 옆에 둠
사진	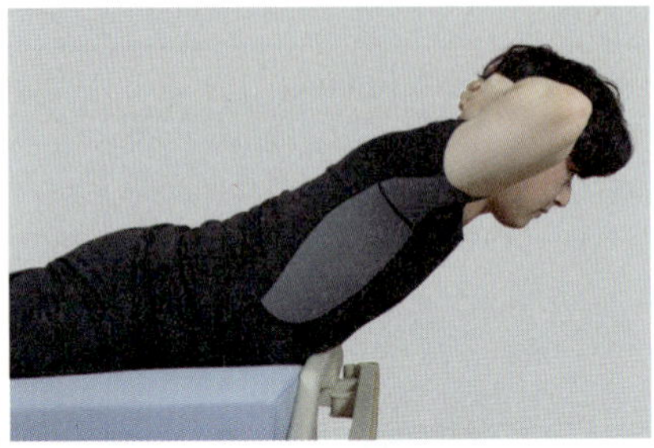 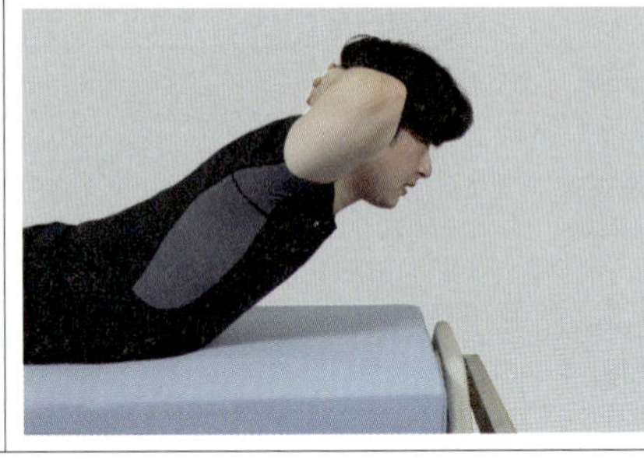 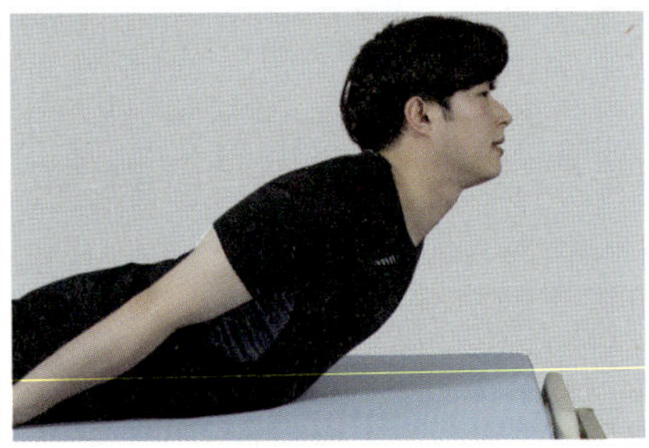
등급	N(5): 과도한 노력 없이 쉽게 수평면까지 또는 그 이상 빠르게 윗몸을 들어올린다.
	G(4): 수평면까지 들어올리는 동안 어느 정도 힘들어한다.
	F(3): 완전하게 가동범위를 움직인다.
	중력 최소(Gravity minimized)
시작자세	엎드려 누운 자세(prone position)로 양팔을 몸통과 나란히 옆에 둠
사진	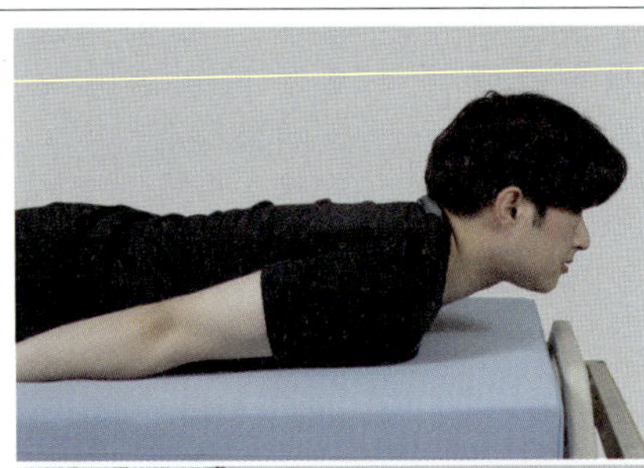 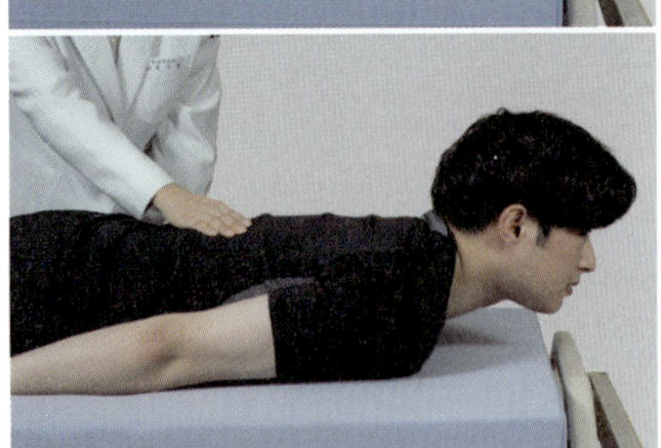
등급	P(2): 부분관절가동범위를 수행한다.
	T(1): 관절 운동은 없으나, 근수축을 촉진할 수 있다.
	Z(0): 근수축 반응이 없다.

3 몸통 돌림근(Trunk rotator)

(1) 배바깥빗근(External oblique), 배속빗근(Internal oblique)

근육	이는곳(origin)	닿는곳(insertion)	지배신경(nerve)	작용(action)
배바깥빗근	제5~12갈비뼈	엉덩능선, 엉덩근막	T7~T12	몸통 굽힘
배속빗근	등허리근막, 샅고랑인대(위쪽 면의 가쪽 2/3), 엉덩능선(정중선의 2/3 앞쪽)	9~12갈비뼈, 7~9갈비뼈의 연골, 배가로근의 힘줄윤활부터 두덩뼈까지	T7~L1	

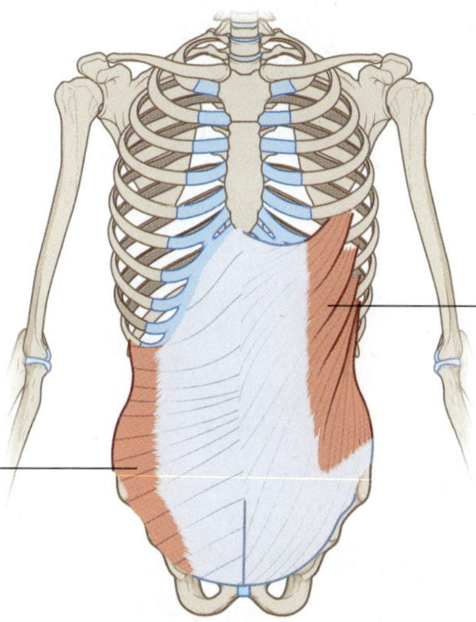

그림 10-10 몸통 돌림근

■ 측정

- 고정부위: 발목 또는 엉덩관절 굽힘근 약화 시 골반을 고정한다.
- 움직임: 오른쪽 팔꿈치를 왼쪽 무릎 쪽으로, 왼쪽 팔꿈치를 오른쪽 무릎 쪽으로 가져가면서 각각 몸통을 천천히 돌림한다.
- 저항: 각 자세의 양팔 무게가 저항으로 작용한다.
- 촉진: 회전하는 방향의 배속빗근 및 회전하는 반대방향의 배바깥빗근을 촉진한다.
- 보상작용: 큰가슴근이 부적절하게 활성화되면 어깨가 들어올려지고 몸통 돌림이 제한된다.

	중력 대항(Against gravity)
시작자세	바로 누운 자세(supine position) N: 팔을 목 뒤로 양손 깍지를 낌 G: 양팔을 가슴 앞에서 교차 F: 양팔을 몸통과 나란히 앞으로 뻗음
사진	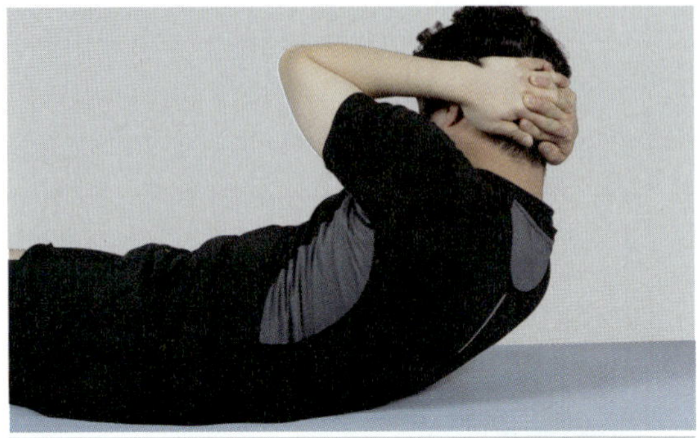 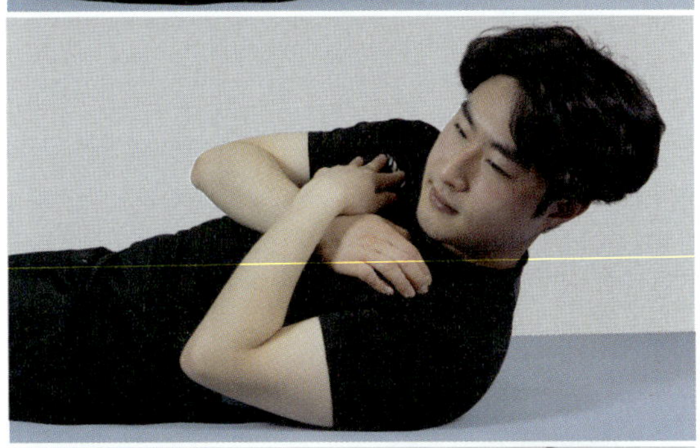 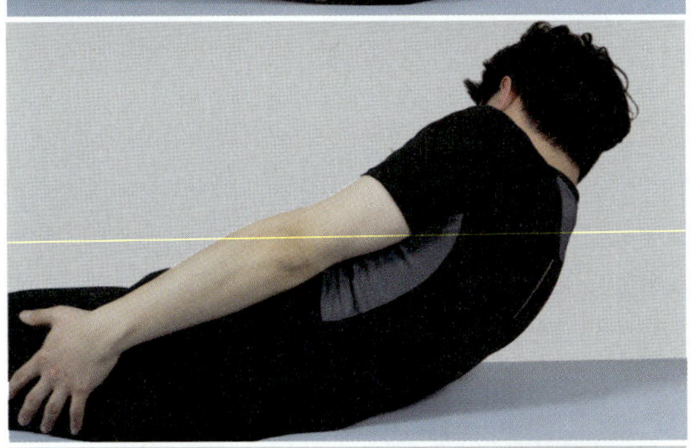 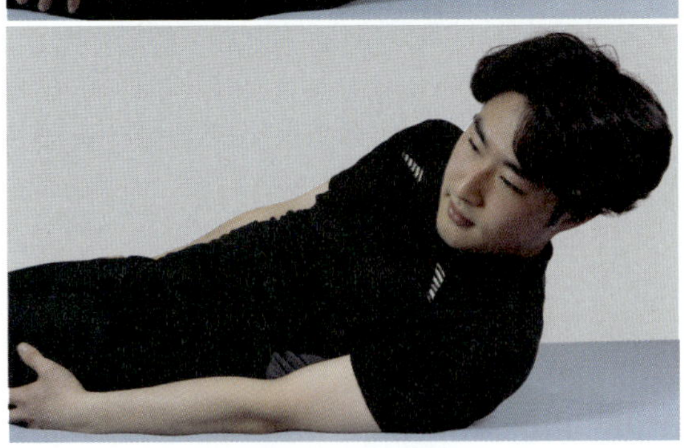
등급	N(5): 목 뒤로 깍지를 낀 양팔의 무게가 저항이 된다.
	G(4): 가슴 앞에서 교차한 양팔의 무게가 저항이 된다.
	F(3): 몸통과 나란히 앞으로 뻗은 양팔의 무게가 저항이 된다.

	중력 최소(Gravity minimized)
시작자세	바로 누운 자세(supine position)
사진	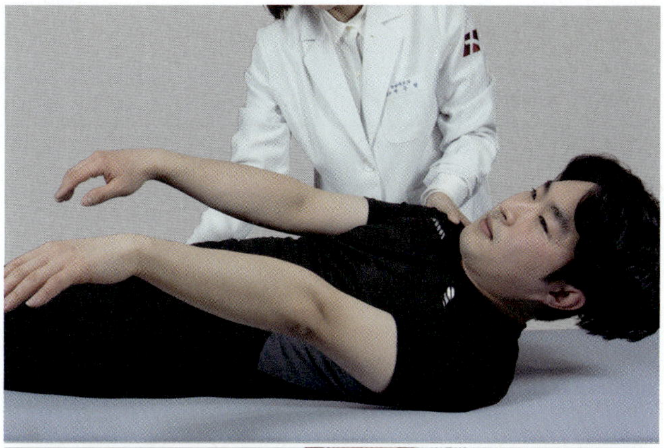 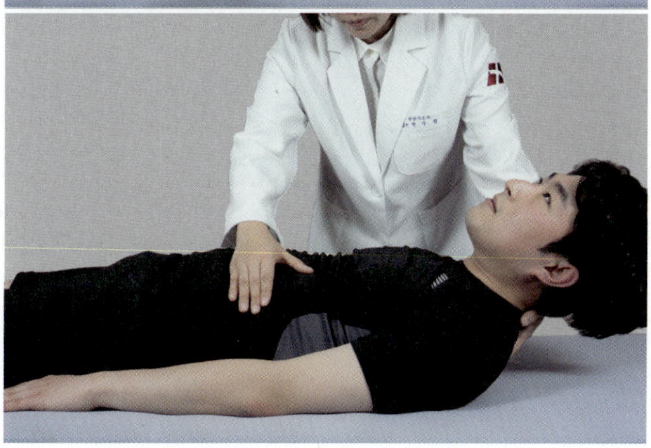
등급	P(2): 배바깥빗근 작용쪽의 어깨뼈 아래각을 검사대에서 들어올릴 수 없으나 가슴우리가 아래로 내려가면 poor로 기록한다.
	T(1): 관절 운동은 없으나, 근수축을 촉진할 수 있다.
	Z(0): 근수축 반응이 없다.

4 골반 올림근(Pelvic elevator)

(1) 허리네모근(Quadratus lumborum)

근육	이는곳(origin)	닿는곳(insertion)	지배신경(nerve)	작용(action)
허리 네모근	뒤엉덩뼈능선	제1~4허리뼈의 가로돌기, 마지막 갈비뼈의 아래 모서리	허리신경얼기, T12, L1~3	골반 올림, 몸통 폄(양쪽 작용), 몸통 가쪽굽힘(한쪽 작용)

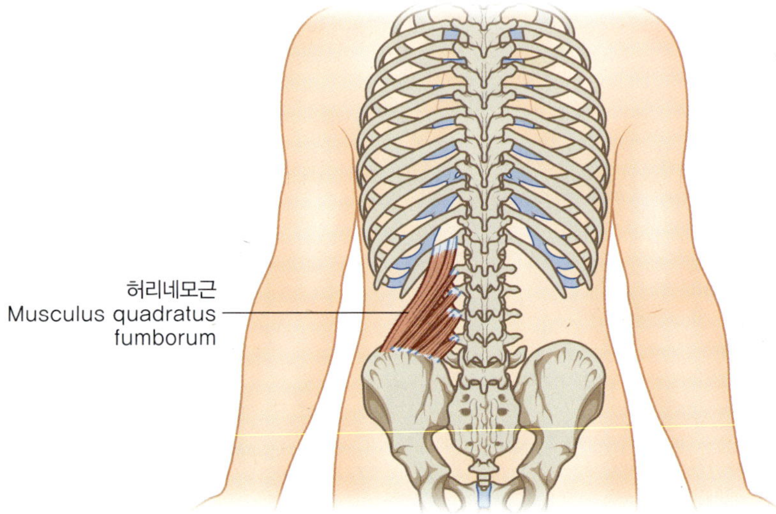

그림 10-11 골반 올림근

■측정

- 고정 부위: 저항 시 피검사자는 검사대 끝을 잡아 끌려가지 않게 한다.
- 움직임: 골반을 갈비뼈까지 위로 끌어당긴다.
- 저항: 발목관절 위쪽을 잡고 발쪽으로 당긴다.
- 촉진: 심부근육으로 인해 촉진이 어렵다.
- 보상작용: 배근육을 사용하여 몸통의 가쪽굽힘에 의한 보상작용을 한다. 허리네모근을 사용하지 않고 척추 폄근을 사용할 수 있다.

<table>
<tr><th></th><th>중력 대항(Against gravity)</th></tr>
<tr><td>시작자세</td><td>바로 누운 자세(supine position) 또는 엎드린 자세(prone position)</td></tr>
<tr><td>사진</td><td>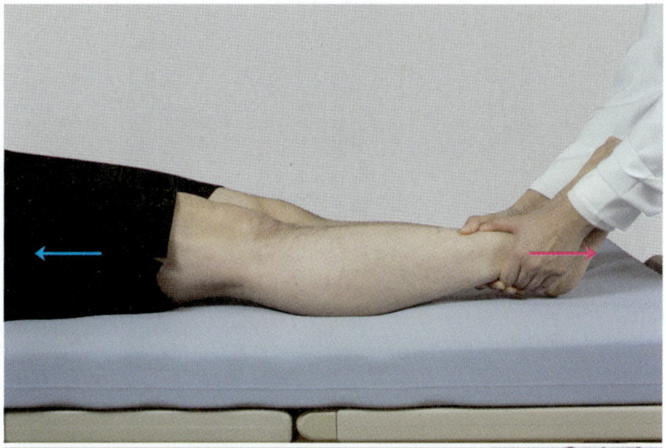
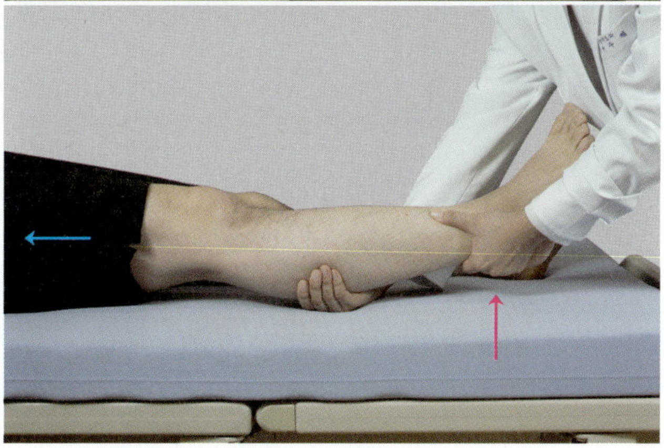</td></tr>
<tr><td rowspan="3">등급</td><td>N(5): 최대 저항에 대항하여 수행 및 유지한다.</td></tr>
<tr><td>G(4): 중등도 저항에 대항하여 수행 및 유지한다.</td></tr>
<tr><td>F(3): 완전가동범위를 수행한다.</td></tr>
</table>

	중력 최소(Gravity minimized)
시작자세	바로 누운 자세(supine position) 또는 엎드린 자세(prone position)
사진	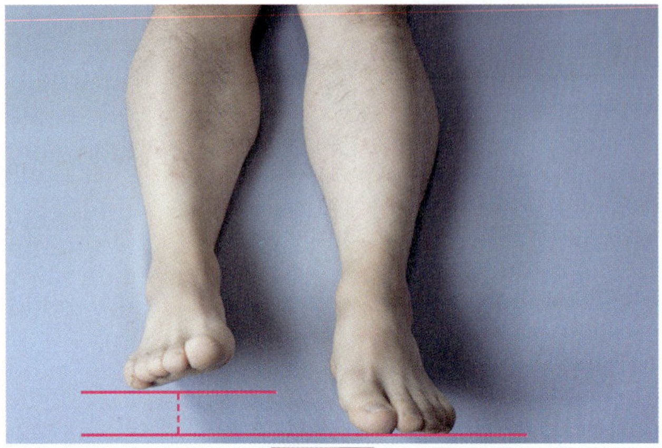 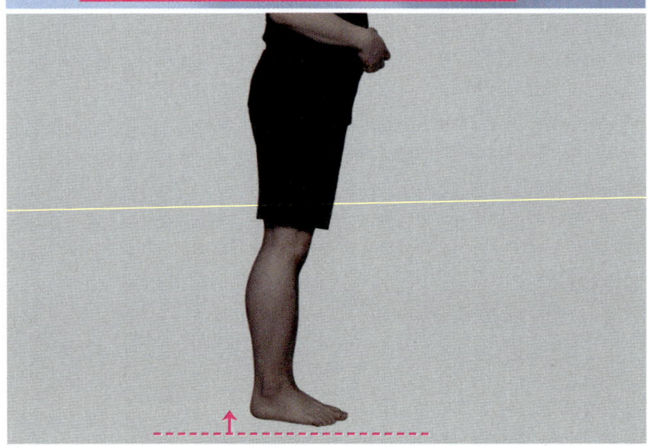
등급	P(2): 부분가동범위를 수행한다.
	T(1): 이 등급에 대한 검사는 실시하지 않는다.
	Z(0): 이 등급에 대한 검사는 실시하지 않는다.

04 특수검사

1 켐프 검사(Kemp's test)

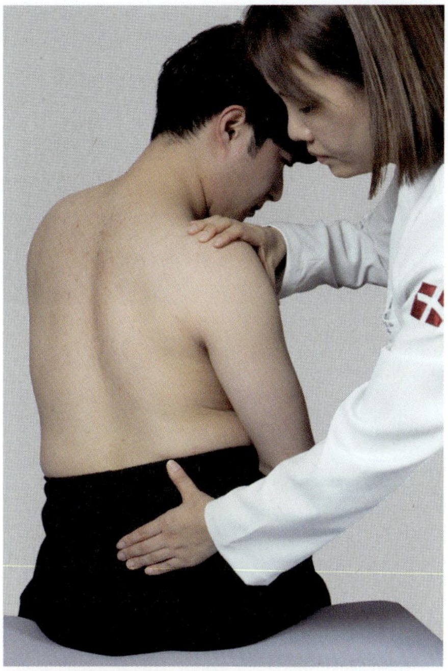

그림 10-12 켐프 검사

(1) 검사목적

허리뼈의 척추사이원판 탈출증으로 인한 신경뿌리 압박 또는 후관절증후군(facet joint irritation) 검사

(2) 검사방법

오른(왼)쪽 허리를 뒤, 옆가쪽 방향으로 젖히면서 몸통을 돌린다. 치료사는 움직이는 방향의 오른(왼)쪽 어깨를 아래쪽으로 누른다.

(3) 반응

- 신경압박: 방사통(radiating pain)이 발생한다.
- 후관절증후군: 허리부위에 국소통증이 발생한다.

2 커닉 검사(Kernig's test)

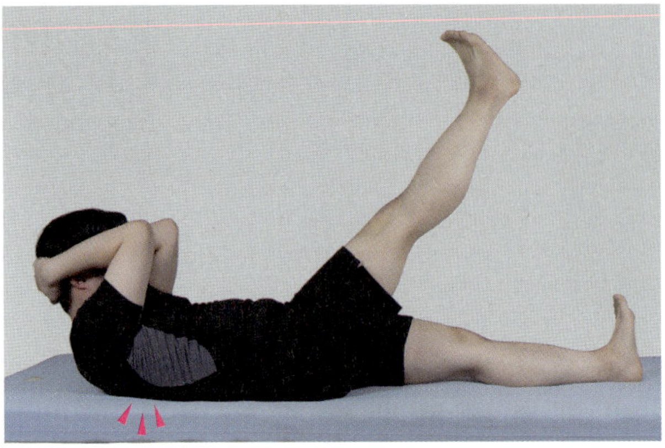

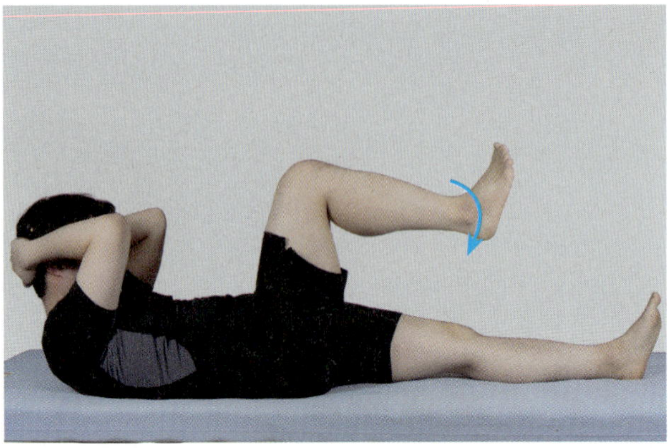

그림 10-13 커닉 검사

(1) 검사목적

신경뿌리 손상 혹은 수막 손상으로 인한 통증 검사

(2) 검사방법

피검사자는 바로 누운 자세에서 머리 뒤로 손을 놓고 가슴 쪽으로 머리를 든다. 치료사는 피검사자의 엉덩관절을 구부리고 무릎을 펴게 한다.

(3) 반응

- 수막 손상: 손상 수준 이하에서 통증이 발생한다.
- 신경뿌리 손상: 팔다리의 연관통(referred pain)이 발생한다.

3 슬럼프 검사(Slump test)

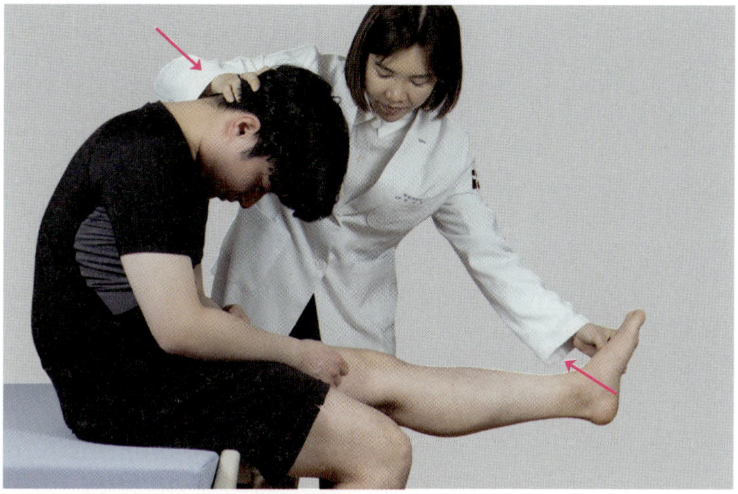

그림 10-14 슬럼프 검사

(1) 검사목적

경질막과 신경뿌리의 병변을 알아보고 허리와 다리의 통증 감별로 병변이 척추의 중심부인지 가쪽 부위인지를 판별

(2) 검사방법

피검사자는 검사대 가장자리에 걸터앉아 엉덩관절을 중립상태로 유지하여 손을 등 뒤에 내려뜨리게 한다. 이후 피검사자는 등과 허리를 구부정하게 하고 머리를 굽힌다. 치료사는 굽힌 머리에 압력을 가하고 피검사자의 무릎을 펴 발목을 발등 쪽으로 굽힌다.

(3) 반응

다리에서 좌골신경통이 발생하면 경막, 척수, 신경뿌리 압박을 의심한다.

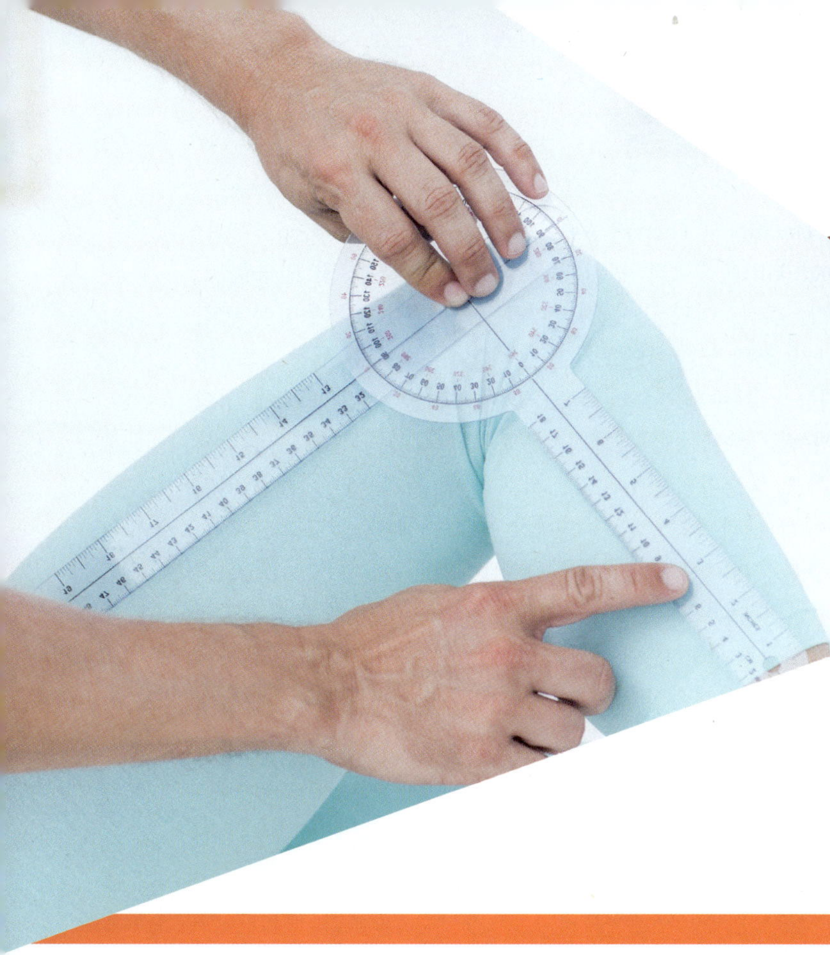

CHAPTER 11

Measurement & Assessment

감각평가

01 감각의 분류

02 감각평가

03 표준화된 감각평가 기법

04 비표준화된 감각평가 기법

미국작업치료협회(American Occupational Therapy Association: AOTA)(2008, p.675)는 감각-지각 기술(sensory-perceptual skill)을 "감각의 위치를 파악하고, 확인 및 반응하며, 시각, 청각, 고유수용성감각, 촉각, 후각, 미각 및 전정감각을 포함한 감각을 통하여 감각 사건을 해석, 조직 그리고 기억하기 위해 클라이언트가 사용하는 활동 또는 행동"으로 정의한다. 감각(sensation)은 신체기능으로 수행기술의 운동 및 처리기술 측면 모두에 영향을 미치는 구성요소이다. 감각 기능의 문제는 식사하기, 옷입기와 같은 기본적인 일상생활활동(ADL) 뿐만 아니라 수단적 일상생활활동(IADL), 사회참여, 교육, 일, 놀이, 여가 및 휴식과 수면의 모든 작업영역에서 클라이언트의 수행에 영향을 미칠 수 있다.

감각장애의 원인은 대부분 중추신경계(CNS)와 말초신경계(PNS) 손상이다. 특정 감각검사와 중재는 다양할 수 있고 진단과 예후에 따라 다르다. 검사도구나 방법은 감각장애의 원인이 중추신경계(CNS)나 말초신경계(PNS)에서 기인한 것인지, 중추신경계의 문제라면 뇌, 척수에 따라 달라진다. 중추신경계손상으로 인한 감각장애는 고유수용성감각과 입체감각인식의 결손, 감각피드백(sensory feedback)의 처리에 어려움이 발생하며, 뇌졸중(CVA), 외상성뇌손상(TBI), 치매, 파킨슨병 등의 신경변성질환(neurodegenerative disease), 뇌종양 등이 대표적이다. 말초신경계의 손상이라면 촉각압박, 두점식별능력의 결손이 있을 가능성이 높다. 레이노증후군(raynaud's phenomenon), 팔얼기신경의 손상, 신경종, 신경절단은 말초신경손상으로 인한 감각장애가 발생한다.

감각 장애에 관한 용어로 무감각증(anesthesia)은 감각이 완전히 없는 것이며, 감각이상(paresthesia)은 저리거나 가려움 등의 이상감각이 있는 것이다. 감각감퇴(hyposthesia)는 감각이 저하된 것이며, 감각과민(hyperesthesia)은 감각이 과도하게 예민한 것이다. 통각상실(analgesia)은 통증감각이 소실된 것이고, 통각저하(hypalgesia)는 통증감각이 저하된 것이다. 감각소실은 환자의 일상생활기능에 영향을 주므로 감각 회복의 촉진, 회복을 위한 감각 재교육이나 보상기술과 안전을 위한 예방법 교육이 중요하다. 이 장에서는 감각의 기능에 대해 설명하고 감각기능을 평가하는 방법에 대해 논의하고자 한다.

01 감각의 분류

신경과학자 셰링턴(Sherrington)의 분류법에 의하면 감각은 몸감각, 내장감각, 특수감각으로 나눌 수 있으며, 몸감각과 내장감각을 일반감각에 포함시켜 큰 범주로는 일반감각과 특수감각으로 분류하기도 한다(표 11-1). 일반감각과 특수감각은 분포된 수용기의 위치나 신경경로의 구성에 따라 나눌 수 있다.

일반감각은 감각수용기가 신체의 많은 부위에 분포하고 있고, 몸감각(체성감각, somatic sense)과 내장감각(장기감각, visceral sense)으로 나뉜다. 몸감각은 감각수용기가 몸의 벽

부분에 존재하며 피부감각(cutaneous sensation)은 피부에서 느껴지는 감각으로 촉각과 압각, 온도감각, 통각과 신체의 움직임과 자세 변화를 감지하는 고유수용성감각으로 구성된다. 피부감각수용기로는 촉각원반(merkel disc), 털주머니수용기(hair follicle receptor), 마이스너소체(meissner's corpuscle), 파치니소체(pacinian's corpuscle), 크라우제끝망울(krause's end bulb), 자율신경종말(free nerve ending), 루피니 소체(ruffini's corpuscle) 가 있다. 고유수용성감각의 수용기는 근육과 힘줄, 관절에 위치하고 있다. 근육방추(근방추, muscle spindle) 속 방추속근육섬유(intrafusal muscle fiber)에 부착된 감각신경섬유인 Ia와 Ⅱ섬유, 골지힘줄기관(golgi tendon organ)의 감각신경섬유인 Ib 섬유가 있다. Ia 들신경섬유는 근육의 길이와 길이의 변화속도에 민감하며 갑자기 빠르게 신장되는 근육 길이의 변화속도에 민감하며, Ⅱ들신경섬유는 천천히 지속적으로 근육이 신장될 때 근육의 길이 변화에 민감하다. Ib 섬유는 근육에 걸리는 장력을 감지하는 수용기로 운동 시에 생기는 장력을 감지하고 조절한다.

내장감각은 호흡기관, 소화기관, 방광 같은 내장기관의 근육벽에서 입력되는 통증과 압력에 관련된 정보를 전달한다. 내장감각의 수용기로는 자유신경종말, 파치니소체, 혈관벽이나 장기 벽에 있는 압력수용기, CO_2 증가, pH 감소, O_2 저하가 자극이 되는 화학수용기, 그 밖에 혈장삼투압이나 혈당치의 변화에 반응하는 수용기가 있다. 내장감각의 수용기는 치밀하게 분포되어 있지 않아 어디가 아픈 지 그 국소가 분명하지 않고 막연한 느낌이 드는 특징이 있다.

특수감각은 감각수용기가 특정 부위인 신체의 머리 부분에 집중되어 있으며, 후각, 미각, 청각, 시각, 전정감각을 말한다. 특수감각은 감각에 따라 특정 수용기에서 입력되며, 뇌신경을 통해 뇌로 전달된다. 후각(olfactory sense)은 외부 냄새에 반응하는 감각으로 인간에게는 약 400개가 넘는 후각수용기가 있다. 공기 중에 떠다니는 화학물질의 분자가 코 안으로 들어와 점막에 도달하면 후각세포에 있는 후각수용기(olfactory receptor)에 활동전위를 시작으로 입력되며, Ⅰ번 뇌신경인 후각신경을 통해 뇌로 입력된다. 미각(gustatory sense)은 후각과 마찬가지로 외부에서 들어오는 화학적 분자에 의해 발생하는 감각으로 맛봉오리라는 미각 수용기를 자극하여 일어난다. 미각의 정보의 혀 앞 2/3는 얼굴신경(Ⅶ), 혀 뒤 1/3는 혀인두신경(Ⅸ)을 통해 뇌로 입력된다. 시각은 외부 세계의 빛에 반응하여 물체를 볼 수 있도록 하며, 인간이 가장 많은 정보를 받아드리는 감각이다. 안구의 망막(retina)에 존재하는 광수용기세포에 의해 활성화되어 시각신경(Ⅱ)을 통해 뇌로 입력된다. 광수용기세포는 색상에 민감한 원뿔세포(원추세포, cone cell)와 빛에 민감한 막대세포(간상세포, rod cell)로 구성된다. 청각과 전정감각의 수용기는 귀 안에 위치한다. 청각은 공기 중 분자의 떨림에 의해 소리를 감지하는 감각이며, 전정감각은 머리의 위치와 움직임을 알아내는 감각이다. 속귀에 위치하는 달팽이(와우, cochlea)는 청각의 입력기관이며, 반고리관(반규관, semicircular canal)과 이석기관으로 불리는 둥근주머니(saccule)와 타원주머니(utricle)는 전정감각 입력에 관여한다. 청각과 전정감각은 안뜰달팽이신경(Ⅷ)을 통해 뇌로 입력된다.

표 11-1 감각의 분류

분류			수용기	감각의 종류	위치
일반감각	몸감각	피부감각	자유신경종말	통각 · 온도감각	피부, 각막, 내장, 인대, 관절주머니 등
			마이스너소체	촉각	손, 발바닥 피부, 진피유두
			파치니소체	압각	진피, 인대, 관절주머니
			메르켈원반	촉각	털이 없는 피부
			털주머니수용기		털이 있는 피부
			크라우제끝망울	가벼운 압력, 저주파진동	입안, 코안, 질 항문관 점막
		고유수용성 감각	근육방추	근육 신장	뼈대 근육
			골지힘줄기관	힘줄의 장력	힘줄
			루피니소체	관절의 위치와 운동	관절주머니
	내 장 감 각 (장기감각)			중심정맥혈압	대정맥벽, 심방벽
				허파꽈리의 확장	허파, 미주신경말단
				머리 혈액온도	시상하부
				혈액 O_2 분압	목동맥토리
				혈액 CO_2 분압	숨뇌의 흡식중추
				뇌척수액 pH	숨뇌의 화학감수세포
				혈액삼투압	시상하부
				혈당	시상하부
특수감각	특수감각			시각	망막(막대세포, 원뿔세포)
				청각	귀(털세포)
				후각	코안점막(후각세포)
				미각	혀(맛봉오리)
				회전가속	반고리관
				직선가속	이석기관(안뜰기관)

02 감각평가

1 감각평가의 목적

감각은 우리 자신과 환경에 대한 정확하고 확실한 정보를 제공한다. 말초신경계에 문제가 발생하면 뇌로 전달되는 감각정보가 감소되고, 중추신경계의 손상은 감각 정보를 해석하고 통합하는 것을 방해한다. 작업치료사들은 작업 참여의 안전성, 운동 조절, 운동 재훈련, 작업 속도의 기능을 방해하는 결함을 확인하기 위해 감각평가를 실시한다. 감각의 평가는 말초신경계나 중추신경계 장애를 가진 사람에게 적용된다. 전형적인 진단은 화상, 말초신경 손상, 척수 손상, 대뇌혈관장애, 뇌손상, 복합 상지 골절 등이 있다. 감각평가의 결과는 손상, 보상기술(개인 그리고 환경) 또는 감각 재교육에 대비하여 예방조치에 대해 가르칠 필요를 결정하는데 있다. Cooke(1991)는 감각평가의 목적에 대해 다음과 같이 정의하였다.
- 감각 상실의 종류와 범위를 평가
- 감각 회복 평가 및 기록
- 진단을 보조
- 손상과 기능적인 제한을 결정
- 작업치료 중재의 방향을 제공
- 감각 재교육의 시작 시기를 결정
- 작업 활동 동안 손상 예방을 위한 교육의 필요성을 결정
- 민감소실(desensitization)의 필요성을 결정

2 감각평가의 원리(Principles of sensory evaluation)

감각평가 결과의 신뢰도를 확보하기 위해서는 감각검사의 원리를 준수해야 한다. 감각평가의 원리를 지켜야 하는 이유는 비 촉각 단서를 제거하고 피검사의 반응이 실제 감각을 정확하게 반영하도록 보장하기 위해서이다. 감각평가는 대부분 피검자의 주관적 보고에 따라 결과를 측정하기 때문에 고의든 무의식적이든 실제 기능에 비해 더 좋거나 나쁘게 조작될 수 있다. 그러므로 피검자에 의해 검사 조작 가능성이 최소화될 수 있도록 실행과정과 피검자 반응에 주의를 기울여야 한다. 피검자가 감각이 없는 경우라도 추측으로 50%의 정답률을 낼 수 있으므로 통계적으로 정답 선택의 수치가 낮다면 타당하지 않은 반응으로 보아야 한다. 감각평가의 신뢰도를 높이기 위한 원리는 다음과 같다.
- 산만하지 않은 환경을 선택한다.
- 환자가 편안하고 이완되도록 한다.
- 환자가 말을 이해하고 말할 수 있는 지 확인한다. 만약, 환자가할 수 없다면 정확한 의사소통을 위해 검사과정을 조절해야 한다.
- 검사할 신체 부위를 결정한다.
- 검사할 팔다리 또는 신체부위를 고정시킨다.
- 피부 두께, 굳은살 등 차이점을 기록한다. 이 부위에서 감소되는 감각을 예측한다.
- 검사에 대해 환자에게 설명한다.
- 환자가 관찰하는 동안 정상 피부부위에 검사자극을 제공해서 시범보인다.
- 환자가 바른 반응을 나타내는지를 보아 지시의 이해여부를 확인한다.
- 검사 시행을 위해 환자의 시각을 차단한다. 스크린, 바인드폴더, 눈가리개를 사용하거나 환자에게 눈을 감도록 요청한다(그림 11-1).
- 불규칙적인 간격으로 자극을 적용한다. 자극을 주지 않는 함정성 자극을 시도한다.
- 자극을 적용하는 동안 말이나 표정으로 단서를 주지 않도록 주의한다.
- 반응의 정확성, 신뢰성, 속도를 주의 깊게 관찰한다.
- 과민(hypersensitivity; 예, 지나치거나 불쾌한 감각)으로 인해 어떤 불편이 있는지 관찰한다.
- 반드시 초기 검사의 치료사가 재검사를 시행하도록 한다.

감각평가는 조용하고 집중할 수 있는 공간에서 실시하며, 검사자나 검사도구의 소음도

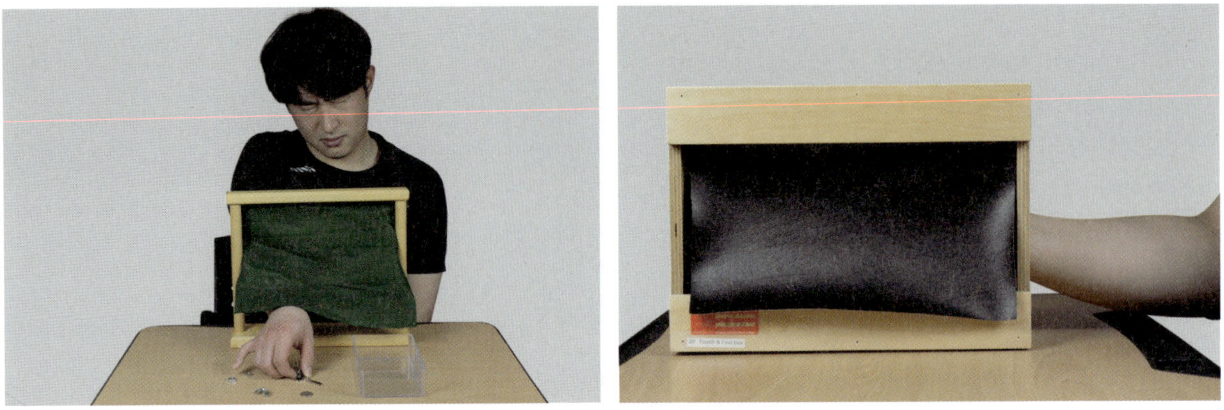

그림 11-1 감각평가의 시야 차단

최소 화하여야 한다. 대부분의 감각 검사는 시야를 차단한 채 시행해야 하는데 시각정보의 입력은 감각의 결손을 보상하여 검사 결과의 정확성을 감소시킬 수 있기 때문이다. 시야를 차단하는 방법으로는 눈 가리개를 이용하거나 눈을 감도록 하는 방법이 있는데(그림 11-1), 중추신경계 손상 환자에게 오랜 시간 눈을 감고 있게 하는 것은 불안을 증진시키거나, 판단력의 저하를 초래할 수 있으므로, 이런 상황에서는 칸막이를 이용해서 평가하도록 한다. 검사자는 피검자가 평가에 대해 이해할 수 있도록 설명해야 한다. 특히 편마비 환자는 건측의 검사를 실시해서 피검자가 검사에 대해 이해할 수 있도록 하며, 건측의 결과를 기준으로 삼는다. 검사 중에는 편안한 자세를 취하도록 한 후 검사할 부위를 노출시켜 검사한다.

검사의 순서는 표재통증감각을 먼저 평가하고, 다음 심부(고유수용성)감각을 평가하며, 이어서 결합성 감각을 검사한다(표 11-2). 검사는 주된 감각신경과 그 신경의 피부분절(dermatome)을 따라 시행한다(그림 11-2). 감각 검사는 일반적으로 먼쪽(distal)에서 몸쪽(proximal)으로 진행하며, 검사할 때 자극 적용은 무작위로 예측 불가능하게 적용해서, 환자가 일정한 패턴을 짐작하지 못하도록 해야 한다.

표 11-2 감각평가의 분류

표재통증감각 (superficial)	• 통증-날카로운것과 무딘것 구별(pain-sharp/dull discrimination) • 온도(temperature) • 가벼운 촉각(light touch) • 압각(pressure)
고유수용성 감각 (deep/proprioceptive)	• 자세 운동감각(position and motion sense) • 진동감각(vibration)
결합성 감각 (combined/cortical)	• 감각의 위치(tactile localization) • 두점 구별(two-point discrimination) • 양측자극감각(bilateral simultaneous stimulation) • 입체인지지각(stereognosis) • 무게감각(barognosis) • 서화감각(graphesthesia) • 재질인식감각(recognition of texture)

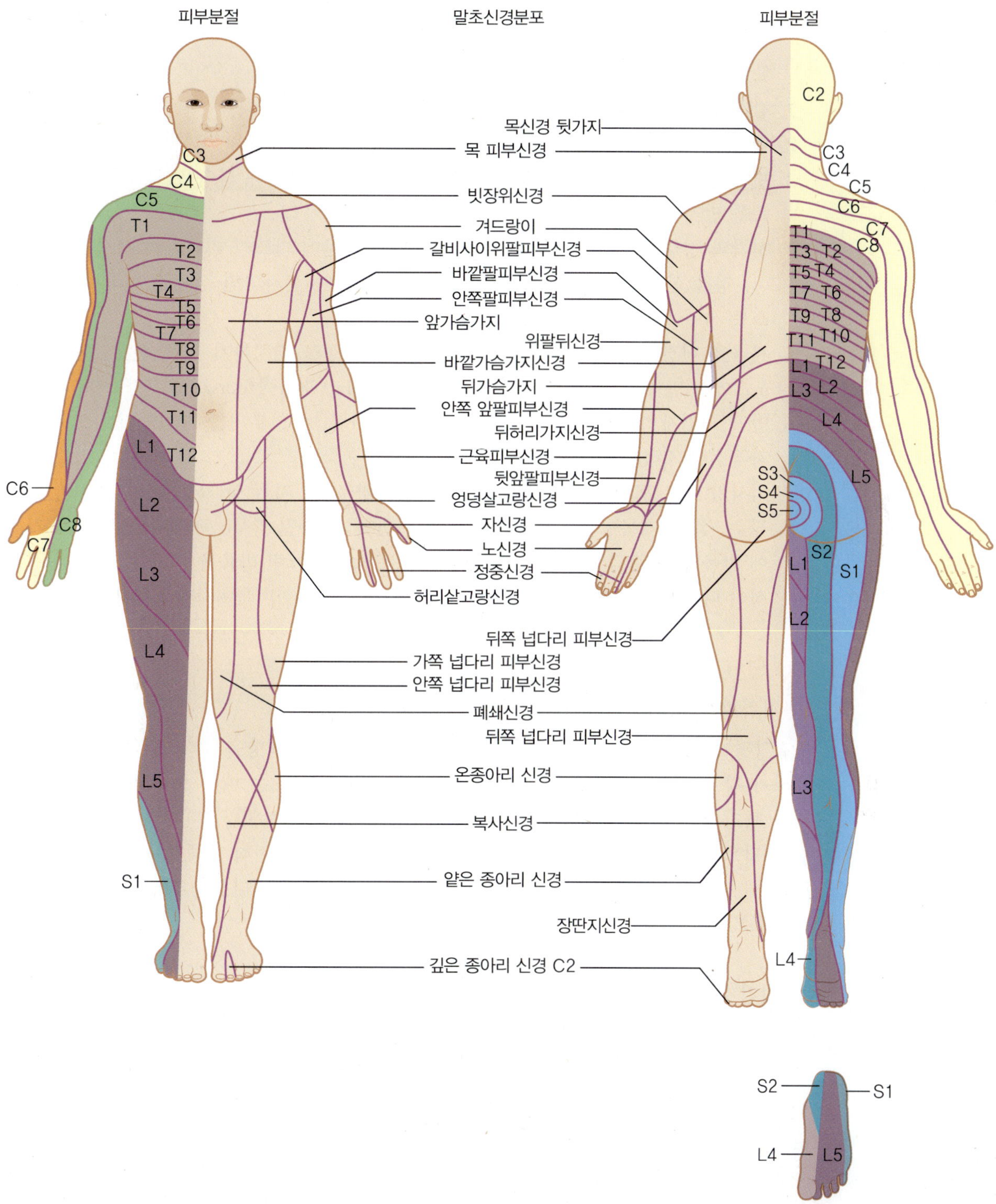

그림 11-2 피부감각분포와 피부분절

3 감각평가의 방법

(1) 평가의 절차

1. 감각평가의 순서를 설명하고, 질문에 대한 반응을 요청한다.
2. 먼저 환자가 눈을 뜨고 있을 때 지시를 주고, 각 감각 양상을 각 부위에서 검사한다.
3. 편마비 환자의 경우 감각평가에 대한 이해를 높이기 위해 환측을 검사하기 전에 건측을 먼저 시행한다.
4. 시각과 청각으로 감각결손을 보상할 수 있기 때문에 반드시 피검자의 시각을 차단하고, 청각 신호는 최소화시켜야 한다(현기증이 있는 환자라면 장애를 피하기 위해 테스트 사이에 눈을 뜨게 해준다).
5. 자극은 신경손상의 정상과 비정상 감각의 경계선을 결정하기 위해 신체 몸쪽(proximal)에서 먼쪽(distal)으로, 무작위로, 배쪽(ventral)과 등쪽(dorsal)에 적용한다.
6. 만약 피검자의 표현언어에 제약이 있다면, 직접 자극 부위를 가리키거나 그림으로 자극점을 지적하도록 할 수 있다.
7. 검사가 끝난 후에 결과를 기록한다(예: 날짜와 서명, 자극 형태와 반응시간 등).
8. 점수, 정의, 기록방법은 일관성이 있어야 한다. 정상일 경우 신속하고 정확하게 지시에 반응하고, 감각상실이면 반응이 없으며, 장애는 느린 반응을 보인다. 반응의 정확성이 다양하거나 자극에 대해 부적절한 반응을 보인다면 특이사항으로 기록한다.

(2) 평가 시 고려할 사항

① 피검자의 상태 (condition)

감각평가에서 피검자의 참여 정도는 평가결과에 다양한 영향을 준다고 알려져 있다. 피검자가 각 감각평가의 일반적인 목적과 절차를 이해하는 것은 매우 중요하며, 만약 피검자가 평가의 방법을 이해할 수 없다면 그 결과를 신뢰할 수 없다. 피검자는 검사에 정확한 대답으로 대화할 수 있을 만큼 적극적으로 참여하고 완전히 집중할 수 있어야 한다. 검사하는 동안 피로는 주요한 오류의 근원이므로 피검자의 컨디션을 확인해서 평가를 진행하도록 한다.

② 피검자의 진단과 감각장애의 특성

감각평가를 시행할 때는 피검자의 반응을 유심히 관찰하고 각 감각양식에 적절한 자극을 보이는 지 확인한다. 평가의 신뢰도를 높이기 위해 평가를 진행하는 동안 피검자의 일관성, 반응과 진단에 대한 특성 등의 고려해야 한다. 중추신경계 손상이 있는 경우에는 감각장애가 전반적으로 나타나는 반면 말초신경계 손상의 경우 특정한 부분에서 감각손실을 보이는 경향이 있다. 화상환자는 피부 감각수용기의 손상, 관절염환자는 말초신경의 압박으로 인한 관절부종, 외상성 손 손상 환자는 피부, 근육, 인대, 건, 신경의 손상 정도, 노인 환자에게는 감각자극의 반응에서 나이와 연관된 변화를 관찰할 필요성이 있다.

특정 피검자는 진단이나 증상의 특성을 이해하고 적용해야 한다. 표현실어증이나 실행증과 같은 증상을 가진 피검자에게는 검사방법을 수정하거나 조절될 필요가 있다. 표현실어증 환자의 입체인지지각 평가 시 자극물이 되는 사물과 같은 것을 선택하거나 그림을 이용하여 선택하는 방법을 수정할 수 있다. 감각평가 시 검사자는 이러한 특성에 따라 과

제 변화를 조절하고 인지하고 기록해야 한다.

③ **환경**

감각평가 시 외부 자극이 거의 없는 조용한 방을 사용하는 것이 이상적이다. 환경은 검사과정에 완전히 집중하도록 도움이 되어야 하고, 주의집중은 감각재인의 중요한 매개변수이므로 고려해야 한다. 동일 대상자의 사후평가 시에는 같은 환경과 같은 시간대에 재검사하는 것이 결과의 신뢰도를 높일 수 있다.

감각평가는 피검자가 안정적이고 편안한 자세에서 실시하도록 한다. 평가 시 검사자가 피검자의 손을 지지해야 하는 경우 검사자의 손이 감각자극으로 해석되지 않도록 주의해야 한다. 평가 시 손의 움직임을 고정하기 위해 검사자가 자극을 최소화하여 지지하거나 치료용 퍼티를 사용하여 지지하는 방법을 활용할 수 있다.

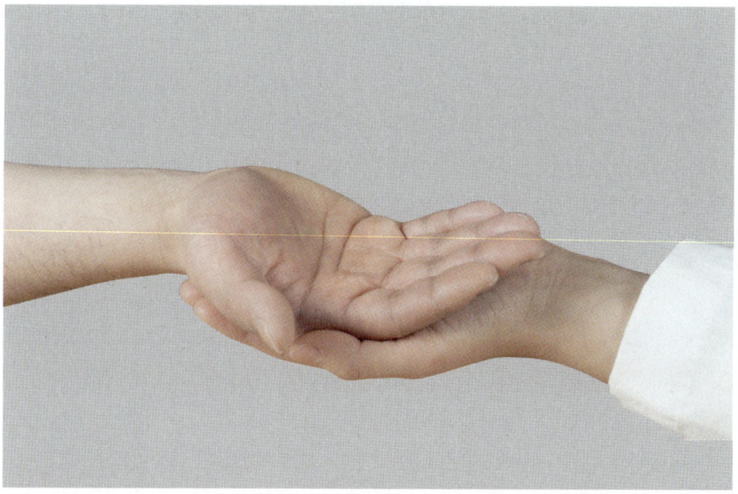

그림 11-3 검사자의 손 고정방법

(3) 결과 기록(Recording Results)

감각평가의 기록은 정상(intact), 손상(impaired), 없음(absent)으로 평가한다. 결과기록은 재평가 시 감각기능의 진전 상황을 비교하고 다른 전문가들에게도 유용한 정보를 줄 수 있도록 객관적으로 기록해야 한다. intact(손상되지 않아 빠르고 정확하게 응답), impaired(손상되어 비정확하거나 지연된 응답), absent(완전 손상되어 응답 없음)로 측정하며, 피검자가 정확 하게 반응한 수와 시행착오로 반응한 수도 기록한다.

(4) 결과 해석(Interpreting Results)

검사자는 감각평가 수행에 영향을 미치는 인지, 지각, 심리사회와 운동장애에 민감하게 고려해야 한다. 피검자의 진단이나 특성에 따라 평가 내용의 이해와 참여에 부정적 영향을 줄 우 있다. 또한 대상자에 따라 지시를 따르거나 반응을 유추하기 어렵거나 부절적한 반응을 보일 수 있다. 평가가 시험 치는 것처럼 느껴지지 않도록 하고, 본인의 반응에 대해 정확하게 설명하도록 요구하는 것이 중요하다. 검사의 결과에 대해 해석할 때에는 피검자의 특성과 반응에 대해 객관적으로 관찰한 결과를 토대로 해석한다.

03 표준화된 감각평가 기법

1 촉각 압박(Touch Pressure)

촉각 압박은 20개의 모노필라멘트 세트로 실시한다. Semmes-Weinstein monofilaments(그림 11-4)가 가장 많이 사용되고 있다. 모노필라멘트의 두께는 다양하며, 수직으로 눌러 자극을 줄 때 휘게 하는 힘이 필라멘트 펜 위에 숫자로 표시되어 있다. 필라멘트는 다섯 개의 역치 강도로 분류되며 색상으로 구별되어 있다.

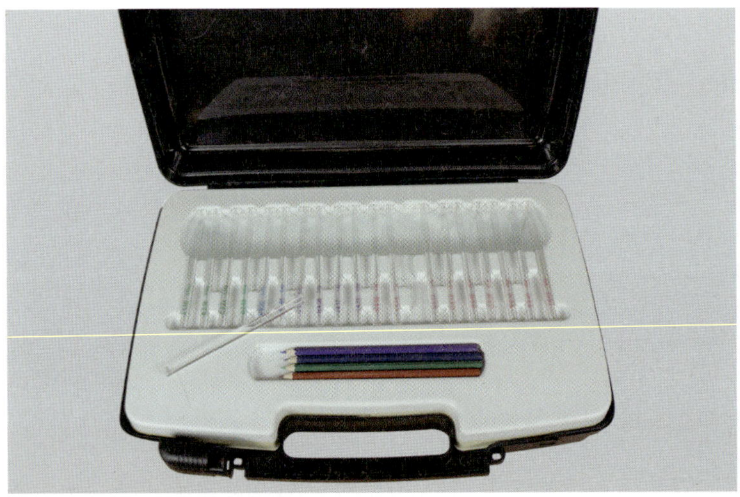

그림 11-4 Semmens-Weinstein monofliament

▷ 자극

- 1.65 필라멘트로 검사 시작한다.
- 피부에 수직이 되도록 필라멘트를 세운다.
- 필라멘트가 굽어질 때 까지 피부에 자극을 준다(그림 11-5).

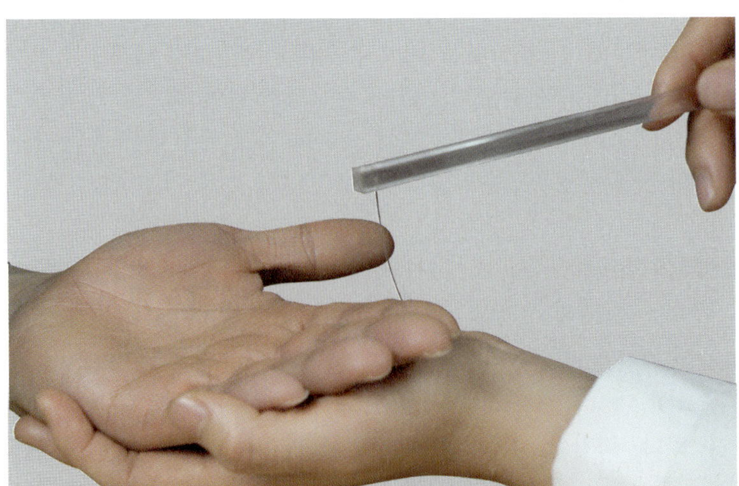

그림 11-5 촉각 압박(Touch Pressur)

- 1~1.5초간 자극을 주고, 1~1.5초간 쉬고 다시 움직여 1~1.5초간 다시 자극한다.
- 각 검사 부위마다 3번 반복한다.
- 가는 필라멘트를 느끼지 못할 경우 더 굵은 필라멘트를 사용한다(필라멘트가 4.08보다 굵을 때는 예외, 각 부위에 1회 시도함).

▷ 반응
- 환자가 자극의 느낌이 있으면 '예' 라고 한다.

▷ 채점
- 3번의 시도에서 최소 한 번은 반응한 가장 가는 필라멘트의 번호 또는 실제 힘이 점수가 된다.
- 결과는 색연필과 손 그림을 사용해서 필라멘트의 표준색상 부호에 준하여 기록한다(표 11-3).

표 11-3 Semmes-Weinstein monofilaments 평가 기준

필라멘트 번호	지름(mm)	색코드	해석	손의 기능과 사용
2.83	0.127	녹색	정상	정상
3.61	0.178	파란색	가벼운 촉각소실	입체감각인식과 온도와 통각지각은 양호함 정상적인 손사용과 유사함
4.31	0.305	보라색	보호감각 감소	사물과 통증자극의 인지가 감소하고 사물조작이 어려움
4.56	0.356	빨간색	보호감각 상실	온도와 통증 지각과 물건인식이 현저하게 손상됨 시각 없이 사물조작을 할 수 없음 자연스러운 손 사용은 두드러지게 감소
6.65	1.143	빨간색~오렌지색	깊은부위 압각 외의 모든 감각의 손실	물건과 온도의 지각이 전혀 없음 시각 보조가 있어야 손사용이 가능함
6.65에서 반응 없음	-	-	모든 감각의 결손	물건, 온도, 통증을 전혀 지각할 수 없음 손사용이 극히 적음

2 두점식별검사(Two point discrimination)

두 자극을 동시에 터치할 때 두 점의 분명한 자극을 지각하는 능력으로, 촉각계(Aesthesiometer) 또는 Disk-criminator를 사용한다. 두 점은 위팔, 손, 손가락의 배측면에 동등하게 가벼운 압력으로 검사영역에 동시에 적용한다. 두점식별은 수용기의 밀도를 검사하며, 감각소실 이후 회복되는 감각지도를 파악하는 데 활용할 수 있다. 손끝의 빠른 적응섬유의 신경분포밀도를 측정하는 동적 두점식별검사와 손의 느린 적응섬유의 분포밀도를 측정하는 정적 두점식별검사로 구분된다.

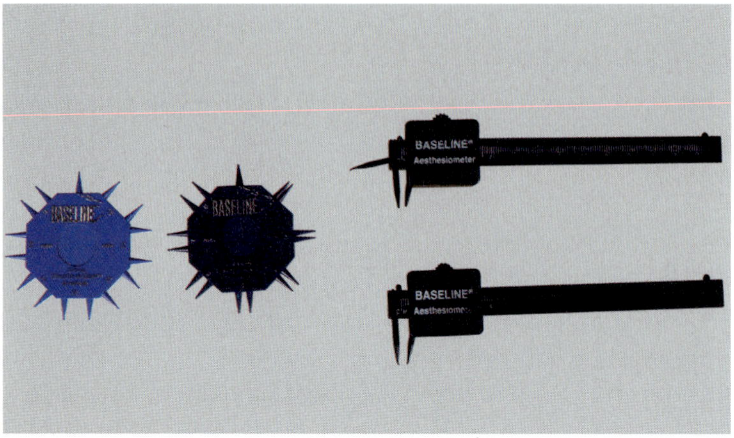

그림 11-6 Disk-criminator(왼쪽)과 촉각계(오른쪽)

(1) 정적 두점식별검사

▷ 자극

- 5mm 간격부터 시작한다.
- 손에 세로 또는 가로로 가볍게(눌러 하얗게 포인트가 남도록) 한 점 또는 두 점을 자극한다(임의로 연속적으로).
- 최소 3초 또는 환자가 반응할 때까지 유지한다.
- 환자가 정확하게 감지할 수 있는 최단거리를 알기 위해 점차 두 침의 간격을 좁힌다.

▷ 반응

- '1점', '2점' 또는 '모르겠음'이라고 반응한다.

▷ 채점

- 환자가 1점 또는 2점을 지각한 가장 좁은 간격이 점수이다.
- 환자가 머뭇거리거나 부정확한 반응을 할 경우라도 3번 중 2번, 7번 중 4번, 10번 중 7번은 정확한 반응을 한 결과를 작성한다.

▷ 기준

- 18~70세: 손가락 끝은 3~5mm
- 70세 이상: 손가락 끝은 5~6mm
- 18~60세: 중간마디뼈 또는 첫마디뼈는 5~9mm
- 60세 이상: 중간마디뼈 또는 첫마디뼈는 0~12mm

(2) 동적 두점식별검사

▷ 자극

- 5~8mm 간격에서 시작하고, 손가락의 장축을 따라 측면에서 측면으로 평행하게, 몸쪽에서 먼 쪽으로, 임의로 한 점 또는 두 점을 움직인다.
- 환자에게 적절한 자극이 되도록 충분한 압력을 주어야 한다.

- 환자가 정확하게 지각하는 최단거리를 알기 위해 점차 간격을 좁힌다.

▷ 반응
- '1점', '2점' 또는 '모르겠음'이라고 반응한다.

▷ 채점
- 환자가 1점 또는 2점을 지각한 가장 좁은 간격이 점수이다.
- 환자가 머뭇거리거나 부정확한 반응을 할 경우라도 3번 중 2번, 7번 중 4번, 10번 중 7번은 정확한 반응을 한 결과를 작성한다.

▷ 기준
- 4~60세: 2~4mm
- 60세 이상: 4~6mm

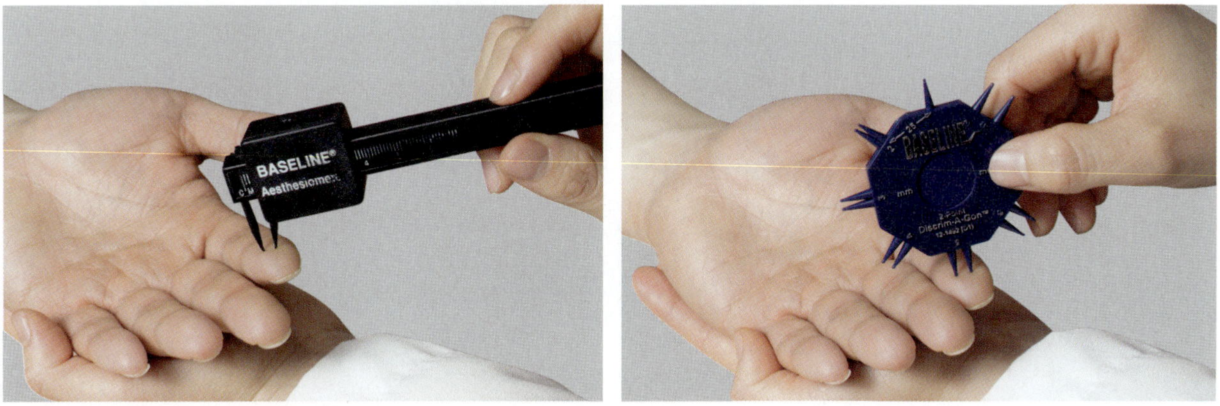

그림 11-7 두 점 식별능력검사

3 촉각위치감각

피검자가 가벼운 촉각자극과 그 위치를 인식할 수 있는지 확인하기 위해서 적용한다. 도구로는 시야차단 칸막이, 면봉을 사용하고, 조용한 공간에서 환자는 앉아서 위팔과 손을 탁자 위에 편안히 놓고 검사자는 피검자의 반대편에 앉는다.

▷ 자극
- 환자의 피부에 촉각을 제공한다.

▷ 반응
- 환자는 자극위치를 기억한다.
- 시야는 가리지 않고 방금 자극을 받은 지점을 손가락이나 펜을 사용해 지적한다.

▷ 채점
- 반응 위치와 자극 위치 사이의 거리를 측정한 mm 수치가 점수가 된다.
- 정상반응은 대략 손가락 끝 3~4mm, 손바닥 7~10mm, 아래팔 15~18mm이다.

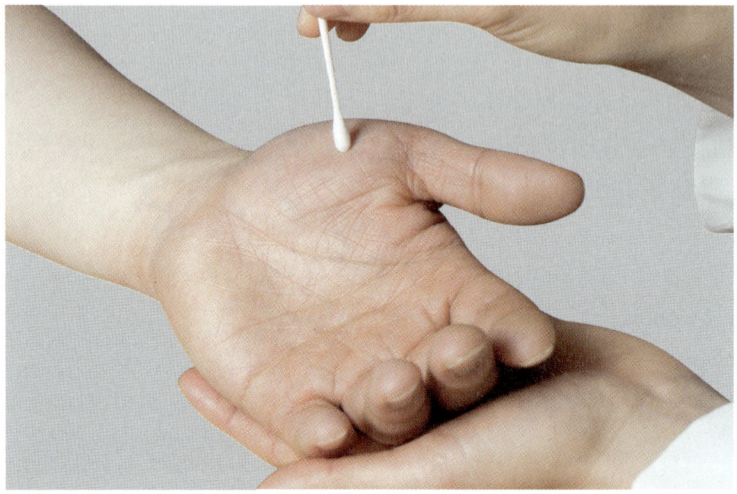

그림 11-8 촉각위치감각평가

4 진동역치

▷ 자극
- 일반적으로 검사 부위에 진동부를 댄다.
- 자극 강도를 차츰 늘리거나 줄인다.

▷ 반응
- 환자가 진동을 처음 느낄 때 또는 더 이상 느껴지지 않을 때를 표시한다.

5 Modified Picking Up Test

Dellon의 수정된 Moberg Picking-up 검사는 정중신경 분포 영역의 감각인식을 측정한다. 이 검사는 작은 박스와 12개의 표준 금속물체(나비나사 못, 나사볼트, 열쇠, 못, 큰너트, 5센트동전, 10센트 동전, 와셔, 안전핀, 종이클립, 작은 너트, 정사각형 너트)를 포함하며, 정중신경과 자신경의 손상을 가진 환자의 입체감각인식을 평가할 수 있다.

① 검사 1

▷ 자극
- 12개의 물체를 무작위로 흩어놓고 통을 물건의 뒤에 위치시킨다.
- 환자는 눈으로 보고, 가능한 한 빨리 물건을 집어 상자 안에 넣도록 한다.
- 시작과 함께 12개의 물건을 모두 박스에 넣는 시간을 기록한다.

▷ 반응
- 환자는 가능한 한 빨리 물체를 집어 상자 안에 넣는다.

▷ 채점
- 평가는 2회 실시하며 상자에 12개 물체를 모두 집어넣는 전체 시간을 각각 점수화 한다.

▷ 기준
- 일반 성인의 정상반응으로 첫 번째 시도는 10~19초 두 번째 시도는 9~16초로 기록 된다.

② **검사** 2

▷ 자극
- 검사 2에서는 시각을 차단한다.
- 임의의 순서로 3점 집기를 이용해 한 번에 1개의 물체를 상자에 넣도록 하고, 반응의 속도를 측정한다.

▷ 반응
- 환자는 물체를 조작하고 가능한 한 빨리 이름을 말한다.

▷ 채점
- 평가는 2회 실시하며 각 물체를 인지하는 시간을 점수화한다(최대30초까지).

▷ 기준
- 일반 성인의 정상반응으로 물체 1개당 2초 이내에 어떠한 물건인지 인지할 수 있다.

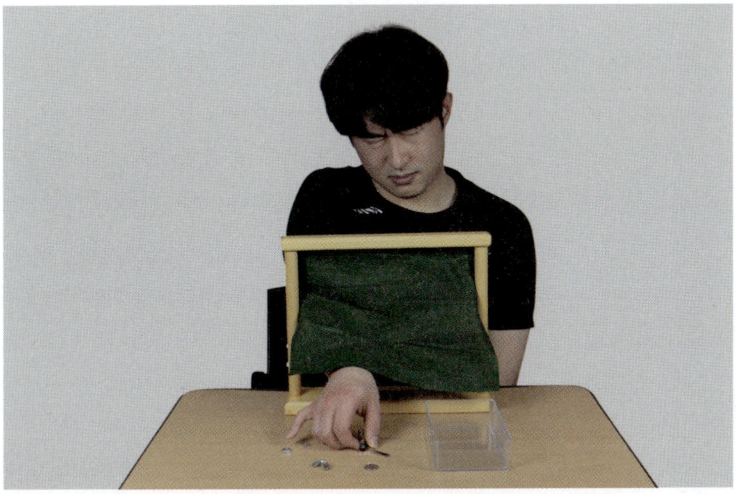

그림 11-9 Modified Picking Up Test

04 비표준화된 감각평가 기법

1 촉각인식 평가

이 방법은 촉각의 입력에 대한 일반적인 인식을 확인하기 위해 면봉, 손가락 끝부분, 연필지우개를 사용한다. 환자가 검사 절차를 이해하고 반응하는 방법을 확실히 인지하게하기 위해 시야를 가리지 않고 건측의 검사를 먼저 실시한다.

▷ 자극

- 환자의 손과 위팔을 칸막이로 가려서 눈으로 볼 수 없게 한 후 손과 위팔 각각의 말초신경이 분포하는 피절 부분을 임의의 순서로 면봉을 사용해 가볍게 자극한다(그림).

▷ 반응

- 반응은 자극을 인식했는지에 대한 질문에 고개를 끄덕이거나 예/아니오 로 말하고, 자극 후에는 칸막이 제거하여 환자에게 자극을 느낀 부분이 어느 지점인지 건측 손으로 지적하도록 한다.

▷ 채점

- 촉각 인지 가능, 자극의 위치 지적이 가능: +,
- 촉 각 인지 가능, 자극의 위치 지적이 불가능: -
- 촉각 인지 불가능, 자극의 위치 지적이 불가능: 0

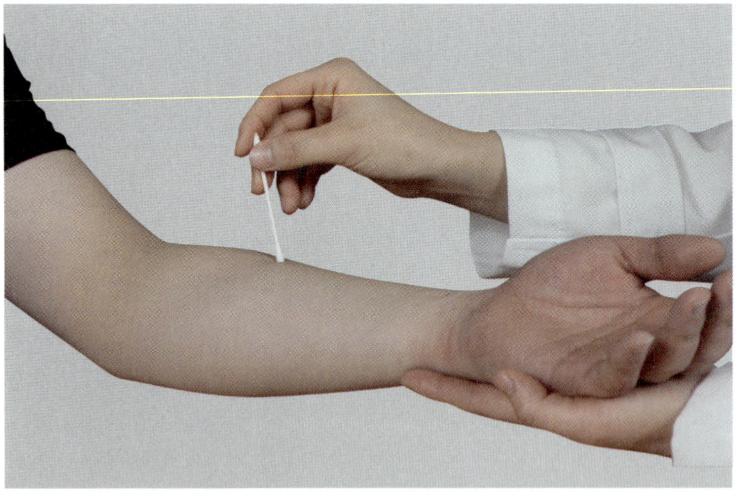

그림 11-10 촉각인식 평가

2 통각검사

통각은 보호감각 중 하나로 피부와 피하조직에 해로운 자극을 파악하기 위한 것이다. 통각이 손상된 환자의 경우 이를 보상할 수 있는 감각보상과 안전에 대한 인식 교육이 필요하다. 검사 시 피부가 위축된 경우 주의가 필요하며, 가볍게 찌르는 정도의 자극도 위축성 피부인 경우 피부가 벗겨지거나 손상될 수 있으므로 주의해야 한다. 피검자가 안전핀을 무서워하면 곧게 편 클립을 이용한다. 도구로는 시야차단 칸막이, 넓은 안전핀 또는 곧게 편 클립을 사용하 고, 조용한 장소에서 검사자는 피검자와 마주 앉는다. 이 자세가 불가능한 경우 침대에 누워서 팔을 평평한 판 위에 놓는다.

▷ 자극

- 환자가 검사 절차를 이해하고 반응하는 방법을 확실히 인지하게 하기 위해 시야를 가리 지 않고 실시한다.
- 검사 방법에 대해 이해한 뒤 시야를 차단하고, 손상된 손과 팔에 날카롭거나 둔한 자극을 무작위한 속도와 순서로 임의의 위치에 자극한다.
- 각각의 자극은 압박강도를 같게 하고, 각 말초신경의 감각피절이 분포하는 부위를 자극한다.

▷ 반응

- 피검자는 자극에 대해 '날카롭다' 또는 '둔하다'라고 대답하게 한다.
- 실어증이나 구음장애 환자는 자극한 핀들을 보여주어 해당하는 것을 지적하도록 한다.

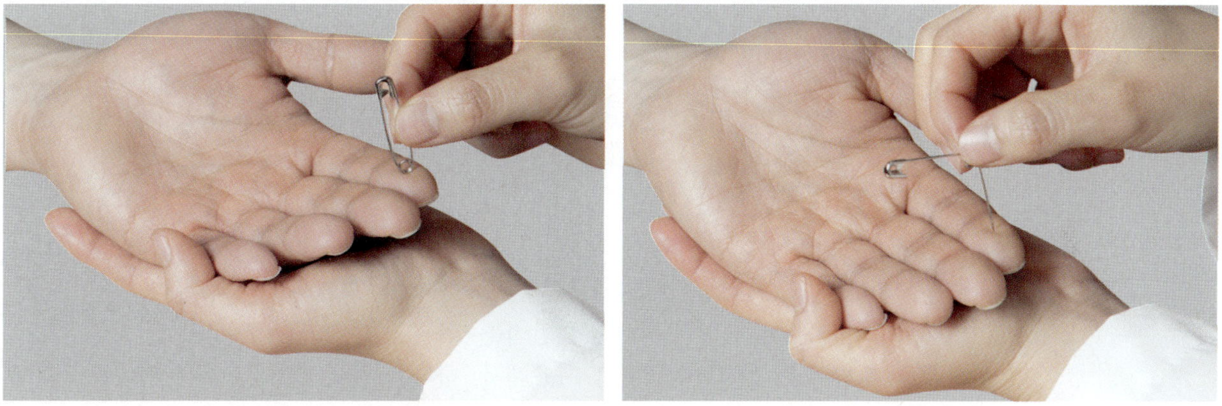

그림 11-11 옷핀을 이용한 통각검사

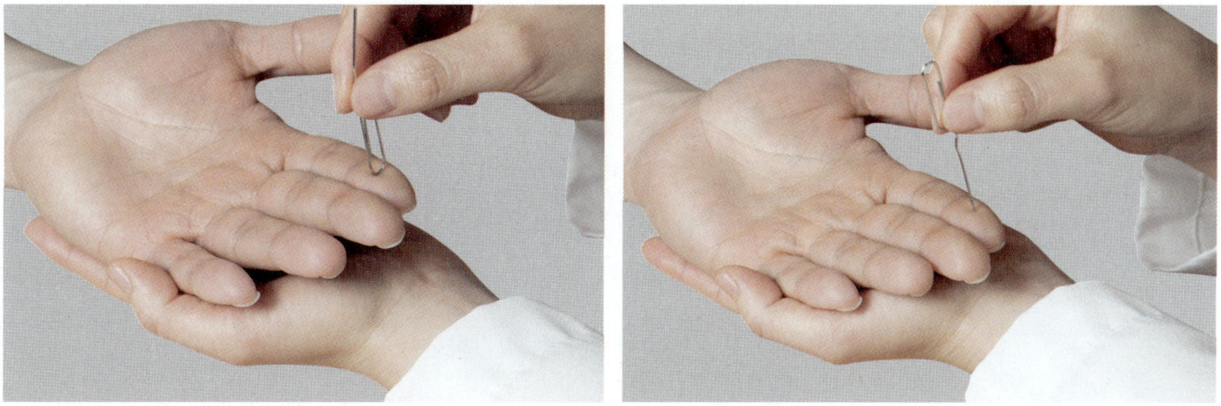

그림 11-12 클립을 이용한 통각검사

▷ 채점
- 점수는 자극 횟수에 따른 정반응의 수이다.
- 일반 성인의 예상점수는 100%이다.

▷ 기준
- 정상: 날카롭고 둔한 자극 모두 올바르게 반응한다.
- 결손: 날카롭고 둔한 자극 둘 다 틀리게 반응한다.
- 감각과민(hyperesthesia): 둔한 자극을 날카롭다고 인식한다.

3 온도감각 평가

온도감각는 보호감각으로 일상생활에서 화상을 입는 등의 상해를 예방하는 중요한 역할을 한다. 검사방법은 뜨거운 물과 찬물이 채워진 시험관을 피부에 접촉시키는 것, 뜨거운 물과 찬물에 손이나 손가락 담그는 것, 온습포나 냉습포에 접촉, Hot/Cold Discrimination Kit를 사용하는 방법 등이 있다.

평가의 목적은 매우 뜨거운 것과 매우 차가운 것 사이의 4단계 수준을 구별하는 능력을 측정하는 것이며, 제한점은 표현성 실어증 환자는 정확한 검사가 불가능하다는 것이다. 적당한 물의 온도조절이 어렵고, 검사하는 동안 온도가 변할 수 있음을 유의해야 하며, 결과가 주관적이며 온도의 대략적인 차이를 구별하는 능력만 검사할 수 있다는 제한점이 있다. 도구는 마개가 있는 2cm 지름의 관 4개, 뜨거운 물, 따뜻한 물, 미지근한 물, 찬물을 사용하고, 조용하고 집중할 수 있는 곳에 서 편안히 두 손과 아래팔을 탁자에 놓고 앉는다.

▷ 자극
- 4개의 시험관에 각각 찬물, 미지근한 물, 따뜻한 물, 뜨거운 물을 담는다.
- 실어증인 경우 검사 전에 의사소통 방법을 정한다.
- 첫 번째 검사는 2개의 시험관을 사용해서, 하나는 찬물(7°C)로, 다른 하나는 뜨거운 물 (43°C)로 채워 시험관의 마개를 닫고 피부 표면에 시험관을 접촉시키되 위치와 순서는 무작위로 한다.
- 두 번째 검사는 피검자에게 탁자 위에 4개의 시험관을 왼쪽에서부터 뜨거운 순서대로 배열하도록 지시한다.

▷ 반응
- 첫 번째 검사는 환자는 '뜨겁다', '차갑다'라고 간단히 말한다.
- 두 번째 검사는 정확한 순서가 나열된 기록지에 환자의 반응을 기록한다.

▷ 채점
- 자극의 수에 따라 각각 정확한 반응을 점수화한다.
- 정상반응은 100%이다.

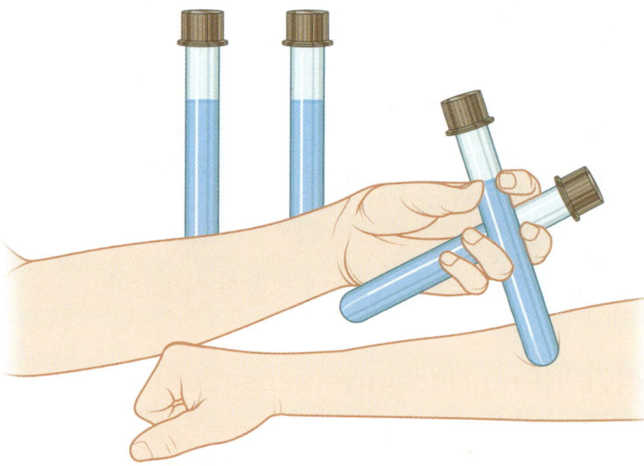

그림 11-13 온도감각의 평가

4 입체감각인식(Stereognosis) 평가

입체감각인식은 촉각과 고유수용성감각을 입력하여 보지 않고 대상물을 인식할 수 있는 능력이다. 입체실인증(astereognosis)은 입체감각인식의 결여를 나타내는 용어이며, 이 감각의 손상은 일상생활에서 기능적으로 손을 사용하는 데 부정적 영향을 미친다. 대부분의 검사 도구는 집에서 흔히 사용하는 물건을 활용하며, 피검사는 시야를 차단한 상태에서 크기와 모양, 무게 혹은 직물을 촉각으로 사물을 구별한다. 뇌졸중 환자의 경우 마비된 손이 아닌 건측 손으로 검사한다. 검사 도구는 돈, 열쇠, 안전핀, 종이 집게, 펜, 연필, 숟가락, 빗, 칫솔, 병 등을 사용한다. 정확한 검사를 위해 피검자에게 평가에 사용할 사물들을 미리 보여주지 않는다. 그러나 피검자가 표현이 불가능한 상황이라면 모든 항목들을 먼저 보여주고 이름을 알려준 뒤에 시행할 수 있다. 만약 피검자가 손을 사용하여 사물을 조작할 수 없다면 검사는 적용할 수 없다.

▷ 자극

- 검사하는 손에 검사도구 중 하나를 올려놓는다.
- 지금 손에 놓여있는 물건이 무엇인지 만져보고 맞추도록 한다.

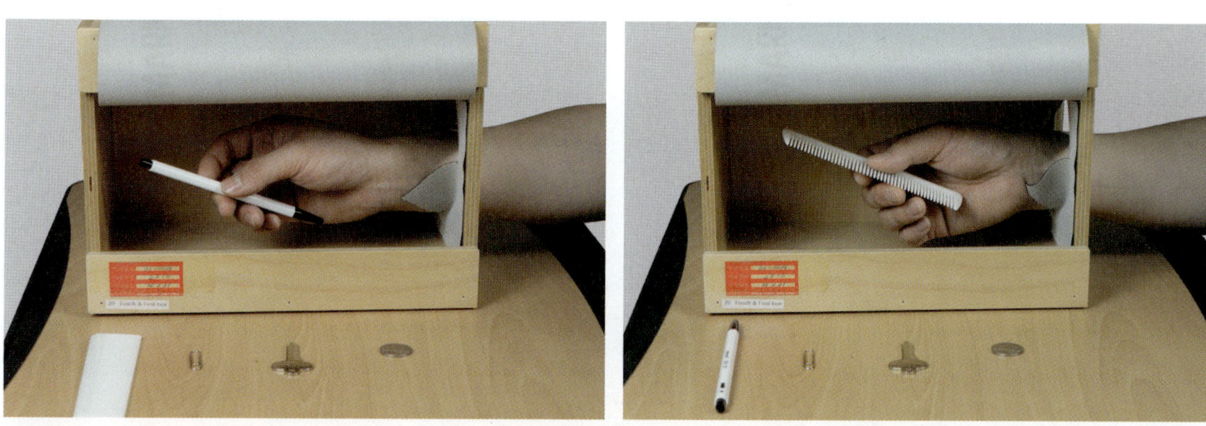

그림 11-14 입체감각인식(Stereognosis) 평가

▷ 반응
- 환자가 손안에서 물건을 조작하고 물건 이름을 말한다.

▷ 채점
- 정반응 횟수를 제시한 물건의 총 개수로 나누거나 각 물건을 확인한 시간을 점수화 한다.
- 정상 반응은 거의 모든 물건을 2~3초 내에 정확히 식별한다.

5 고유수용성감각(Proprioceptive sensation) 평가

근육, 관절, 피부수용기의 정보입력 감각으로 눈으로 보지 않고 공간에서 신체의 위치를 인식하는 능력을 고유수용성감각이라고 한다. 피검자는 검사할 관절의 자세를 느리게(1초당 10°) 수동적인 위치에 놓고 피부입력을 최소화하면서 검사할 신체 부위를 잡는다. 검사하는 관절을 특정 각도로 움직이고 고정한 뒤 피검자에게 반대쪽 사지도 동일한 자세를 취하도록 요청한다. 피검자는 반대쪽 팔로 자세를 모방하거나 위치를 설명한다. 만일 사지로 자세를 모방할 수 없으면 언어반응으로 위 혹은 아래 등의 방향을 지적하게 하거나 제스처를 사용할 수 있다.

▷ 자극
- 검사 부위의 측면을 잡는다.
- 검사 부위 관절을 다양한 각도로 움직이고 유지한다.

▷ 반응
- 피검자는 반대편 팔다리로 똑같은 자세가 되도록 모방한다.

▷ 채점
- 등급은 무손상, 손상, 결손으로 나타낸다.
- 일반적으로 위치는 각도차이가 거의 없이 모방할 수 있다.
- 연구에 따르면 무릎관절은 30세 이하는 평균 4도, 60세 이상은 7도 차이가 있다.

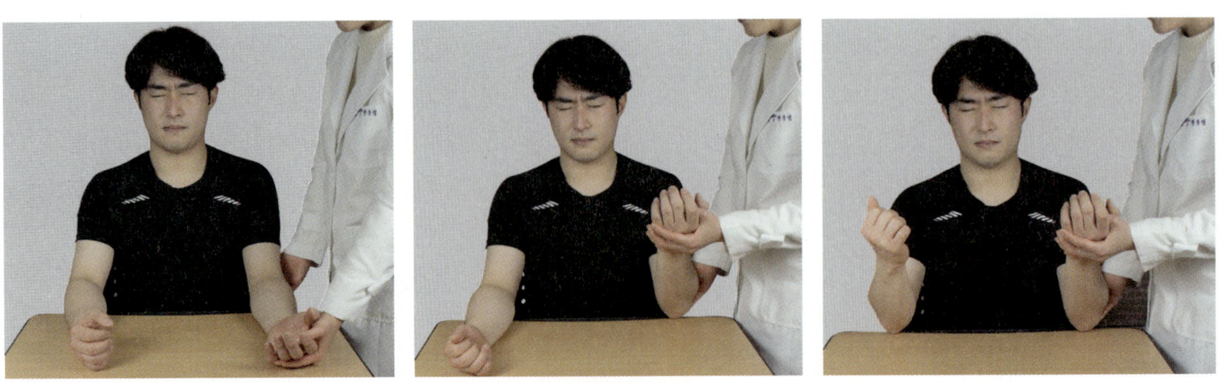

그림 11-15 고유수용성감각의 평가

6 운동감각(kinesthesis) 평가

운동감각은 관절 움직임의 의식적인 움직임 감각을 말한다. 고유수용성감각과 혼용해서 사용되지도 하지만 보통 고유수용성감각은 자세, 운동감각은 움직임 감각을 의미한다. 운동감각 검사를 수행할 때 피검자가 정확히 지시사항을 이해하는 것이 중요하며(수용성 실어증 환자는 정확한 검사 불가능), 평가는 움직임을 감지하기 쉽도록 느리고 조심스럽게 이뤄져야 한다. 또한 정확한 반응을 유도하기 위해 검사 전에 방법에 대해 충분히 이해하고, 자극에 집중할 수 있도록 한다. 시야차단 스크린을 사용하거나 눈을 감도록 하며, 편안하고 조용한 환경에서 테이블에 편 안하게 손과 팔을 이완된 자세로 앉아 시행한다.

▷ 자극
- 검사 부위의 측면을 잡는다.
- 여러 각도로 움직인다.

▷ 반응
- 환자는 검사 부위가 아래 또는 위로 움직였는지 말한다.

▷ 채점
- 등급은 무손상, 손상, 결손으로 나타낸다.
- 예상 결과는 거의 100% 정반응을 보인다.

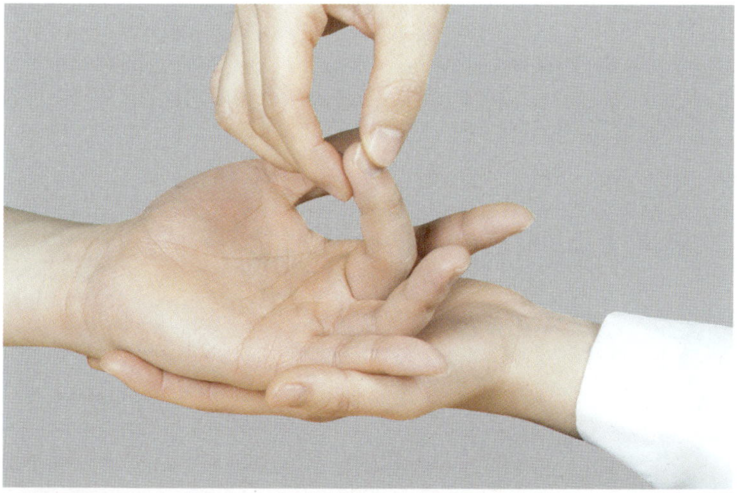

그림 11-16 손가락 관절의 운동감각 평가

7 Moberg's pick-up 검사

Moberg 집기검사는 정중신경과 자신경 손상이 있는 사람에게 유용한 검사방법이다. 동전, 열쇠, 클립 등 일상생활에서 많이 쓰는 도구를 사용한다. 첫 번째 검사는 클라이언트 앞에 있는 테이블 위에 도구를 무작위로 두고, 감각 손상이 있는 손을 사용하여 한번에 가능한 빨리 도구들을 상자에 담도록 한다. 검사에 걸린 시간을 기록하고 어떤 손가락을 사용했는지 관찰 기록한다. 다음으로 손상이 없는 손으로 같은 방법을 시행한다. 두 번째 검사는 시야를 차단하고 첫 번째 검사와 동일한 방법으로 한번 더 측정한다.

▷ 자극

- 오른손, 왼손을 사용하고 시각보조의 유무를 달리해서 가능한 한 빠르게 물체를 집어서 상자 안 에 물체를 놓는다.

▷ 반응

- 환자는 빨리 물체를 집어 상자에 넣는다.

▷ 채점

- 물체를 집어 옮긴 총 시간을 점수화한다.
- 시각을 차단했을 때와 허용했을 때의 왼손과 오른손의 점수를 비교한다.
- 12개 표준 물체의 평균 소요시간은 시각을 허용했을 경우 10~12초, 시각을 차단할 경우20~23초이다.

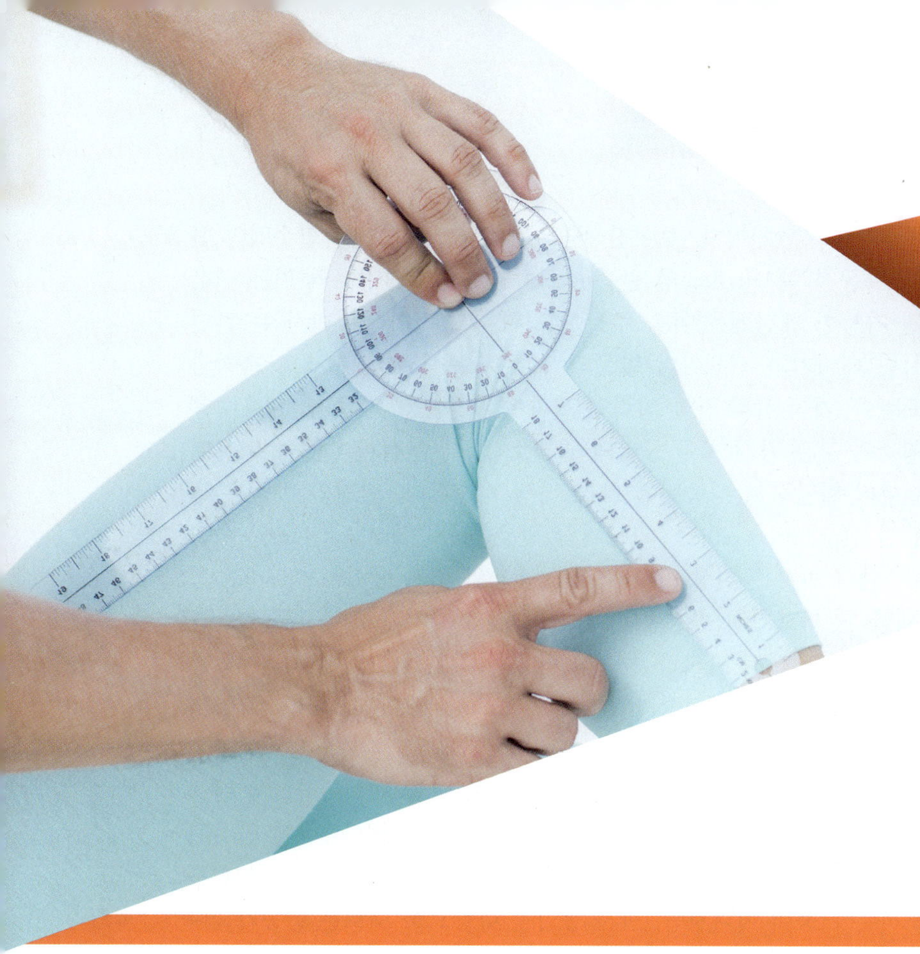

CHAPTER 12

Measurement & Assessment

반사평가

01 신경생리학적 반사평가

02 깊은 힘줄 반사(Deep tendon reflex)

반사(Reflex)는 운동 양상의 기본원칙이며, 주어진 자극에 대한 전형적이고 필수적인 반응으로 정의한다. 이러한 자동적 반사(reflex)와 반응(reaction)은 중추신경계의 기능이며, 자세 또는 움직임의 예견 가능한 패턴에 영향을 주는 신경학적 기전이다. "반사"는 간단하고, 좀 더 예견가능하며, 태아기와 신생아기 반응의 일부로 묘사된다. 그리고 촉각과 전정감각과 같은 하나 또는 두 가지 감각 자극 입력의 결과이다. "반응"은 촉각, 고유수용성 감각, 시각, 그리고 청각과 같은 감각 자극 통합의 결과로 좀 더 복잡한 반응에 적용된다. 반응은 보통 영아기 부터 발달하여 성숙됨에 따라 평생 지속된다. 반사와 반응은 세 가지로 분류된다.; 원시 반사(primitive reflex), 과도기적 반응(transitional reactions), 성숙된 반응(matured reaction). 원시 반사는 위상 반사(phasic reflex)와 긴장 반사(tonic reflex)를 포함하고 출생 시에 존재한다. 과도기적 반응은 정위(righting), 지지(support), 보호반응(protective reaction)을 포함하며, 원시적 반사와 성숙적 반응 사이의 과도기에 있을 때 발달한다. 성숙된 반응은 중심선(midline) 안정성과 평형반응(equilibrium reaction)을 포함하고 전 생애를 거쳐 습득되고 사용된다.

반사는 신생아 운동발달의 패턴을 이해하는 데 가장 중요하며, 다양하고 복잡한 패턴들이 자발적인 움직임의 발달로 통합된다. 반사는 신경학적 시스템의 성숙과 함께 환경적인 경험과 연습을 거쳐 통합되며(integrated), 더 다양한 움직임 패턴을 촉진한다. 반사 통합은 아동의 운동을 주도하는 기능이 아니지만, 반사 통합을 바탕으로 새로운 운동기술이 발달됨을 이해하는 것은 중요하다. 뇌성마비와 뇌졸중과 같은 신경학적 손상으로 원시반사가 출현하거나, 반사가 통합되지 않고 남아있을 수 있다. 치료사는 이러한 패턴을 이해하고 자세잡기와 자세조절을 통해 접근해야 한다. 그러므로 반사 패턴의 전형적인 자극과 반응에 대한 특징을 이해하는 것뿐만 아니라, 치료적 중재를 어떻게 제공해야 할지 숙지하고 있어야 한다. 이 장에서는 신경생리학적 반사뿐만 아니라 신체에서 나타나는 다양한 유형의 반사에 대해 알아보고자 한다.

01 신경생리학적 반사평가

운동발달을 신경생리학적 측면에서 보면 척수 → 뇌줄기 → 중간뇌 → 대뇌로의 역할에 의해 통합된다. 원시반사는 척수와 뇌줄기의 통합에 의해 일어나며, 이것은 정상발달에 있어서 필수적 요소이다. 이 반사에 의한 반응들은 아동의 발달, 즉 뒤집기, 앉기, 기기, 서기 등의 발달을 준비한다. 원시반사들은 정위반응과 평형반응 등과 같이 더 높은 중추신경계의 작용이 명확하게 나타남에 따라 점차 사라진다. 그러나 뇌손상과 같이 더 높은 중추의 조절, 억제 작용이 파괴되거나 발달 지연이 발생하면 원시반사가 사라지지 않거나 더욱 두드러지게 나타난다.

척수와 뇌줄기에 의해 지배되는 원시반사들은 바로 누운 자세 또는 엎드린 자세 형태의 운동 발달을 이끌어내며, 중간뇌가 지배하는 운동들은 정위반응과 앉거나 구르기, 기기, 앉은 자세 유지 등의 발달을 만들어낸다. 평형반응은 대뇌피질에서 지배하며, 서기나 걷는 이동 기술을 발달시킨다.

표 12-1 반사의 분류

척수 수준(Spinal Level)
• 굽힘 회피 반사(Flexor withdrawal reflex) • 폄근 뻗침 반사(Extensor thrust reflex) • 교차성 폄 반사(Crossed extension reflex)
뇌줄기 수준(Brain Stem Level)
• 비대칭성 긴장성 목반사(Asymmetrical tonic neck reflex) • 대칭성 긴장성 목반사((Symmetrical tonic neck reflex) • 긴장성 미로반사(Tonic labyrinthine reflex) • 양성 지지반응(Positive supporting reaction) • 음성 지지반응(Negative supporting reaction)
중간뇌 수준(Midbrain level)
• 목 정위반사(Neck righting) • 몸통에 대한 체간 정위반사(Body righting acting on the body) • 머리에 대한 미로 정위반사(Labyrinthine righting acting on the head) • 시각 정위반사(Optical righting) • 양서류 반응(Amphibian reaction)
대뇌겉질 수준(Cortical level)
• 바로 누운 자세 반응(Supine) • 엎드려 누운 자세 반응(Prone) • 사지로 짚기 자세 반응(Four-foot kneeling) • 앉은 자세 반응(Sitting) • 양쪽 무릎 꿇고 선 자세 반응(Kneel-Standing) • 발걸음 내딛기 반응(Hopping) • 발등굽힘 반응(Dorsiflexion reaction) • 시소 반응(See-Saw reaction) • 유인원자세 반응(Simian position reaction)

(1) 척수 수준(Spinal level) - 척수반사

① 굽힘 회피 반사(Flexor withdrawal reflex)

검사자세	바로 눕힌 자세에서 머리를 중간 위치로 한 후 양 다리를 편다.
검사자극	발바닥에 자극을 준다.
음성반응	자극 받는 다리가 폄 상태로 그대로 있거나, 자극이 심해지면 이를 피하기 위하여 의지적으로 다리를 구부린다.
양성반응	• 자극 받는 다리가 반사적으로 구부러진다. • 양성 반응은 생후 2개월까지 정상이다.

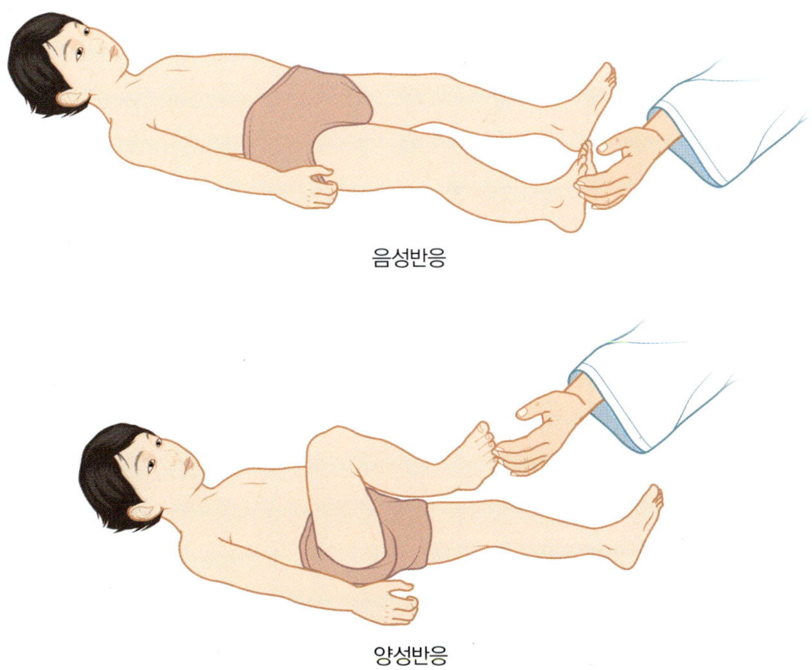

그림 12-1 굽힘 회피 반사

② 펴근 뻗침 반사(Extensor thrust reflex)

검사자세	아동을 바로 눕힌 자세에서 머리를 중간 위치로 한 후 한쪽 다리는 펌시키고, 반대편 다리는 굽힘시킨다.
검사자극	굽힘시킨 다리의 발바닥을 자극한다.
음성반응	굽힘시킨 다리에 자극을 주어도 움직이지 않고 그 상태를 유지한다.
양성반응	• 굽힘시킨 다리는 자극이 가해짐에 따라 반사적으로 펴된다. • 양성반응은 생후 2개월까지 정상이다.

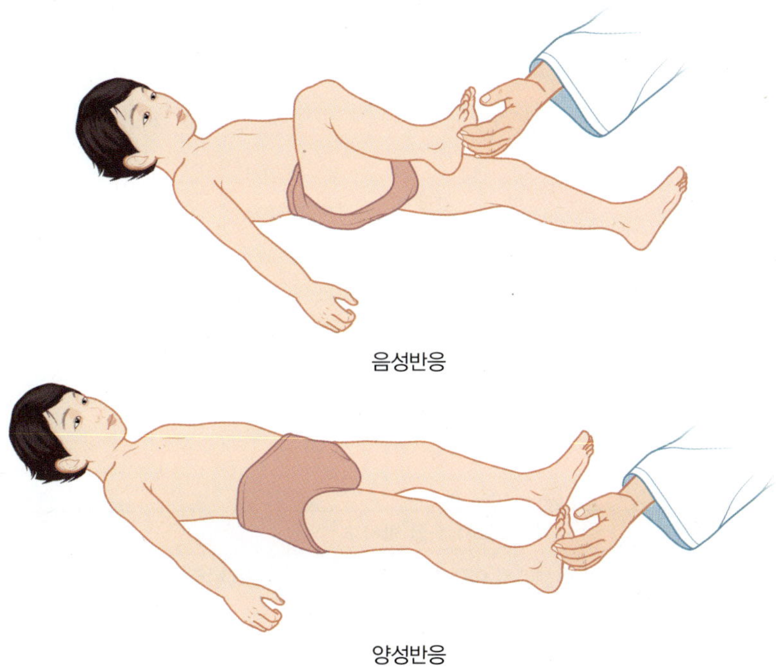

그림 12-2 펴근 뻗침 반사

③ 교차성 폄 반사(Crossed extension reflex)

교차성 폄 반사 1	
검사자세	아동을 바로 눕힌 자세에서 머리를 중간 위치로 한 후 한쪽 다리는 굽힘시키고, 반대편 다리는 폄시킨다.
검사자극	폄된 다리를 굽힘시킨다.
음성반응	폄된 다리를 굽힘시켜도 반대편 굽힘된 다리는 그 상태를 유지한다.
양성반응	• 폄된 다리를 굽힘시킴에 따라 반대편 굽힘된 다리가 반사적으로 폄한다. • 양성반응은 생후 2개월까지 정상이다.

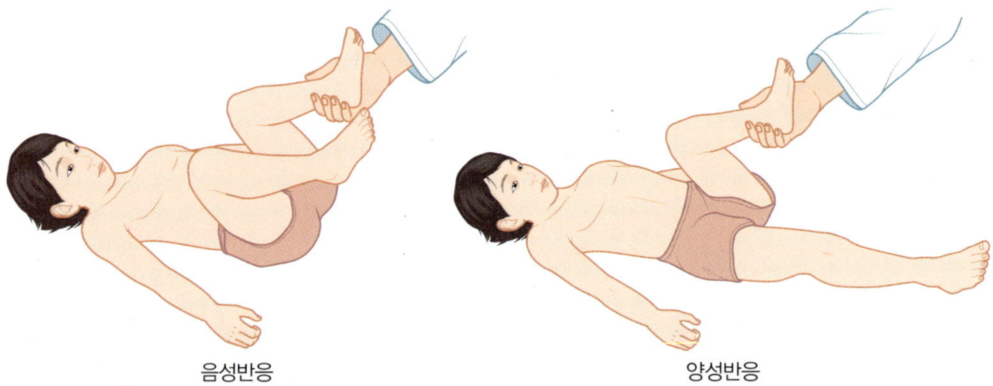

그림 12-3 교차성 폄 반사 1

교차성 폄 반사 2	
검사자세	아동을 바로 눕힌 자세에서 머리를 중간 위치로 한 후 두 다리를 모두 폄시킨다.
검사자극	한쪽 다리의 내측면을 두드린다.
음성반응	두 다리를 모두 자극에 대한 반응 없이 폄 상태 그대로 유지한다.
양성반응	• 폄된 다리를 굽힘시킴에 따라 반대편 굽힘된 다리가 반사적으로 폄한다. • 양성반응은 생후 2개월까지 정상이다.

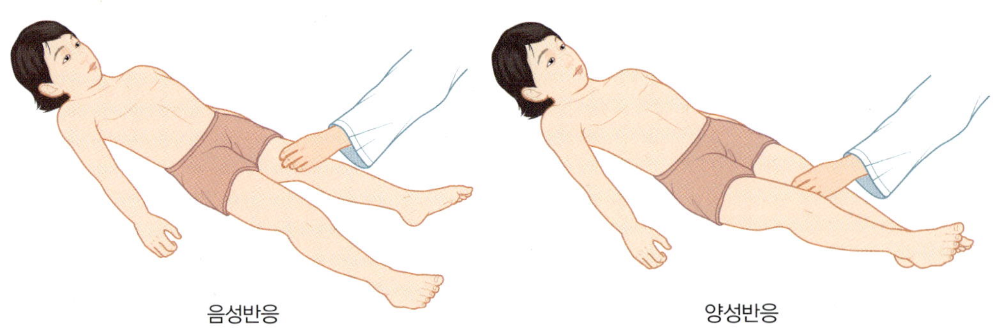

그림 12-4 교차성 폄 반사 2

(2) 뇌줄기 수준(Brain stem level) - 뇌줄기반사(Brain stem reflexes)

4개월 내지 6개월 이내에 나타난다 생후 6개월 이후에도 양성 반응이 계속 나타난다면 중추신경계 반사 성숙의 지연을 의미하며, 음성 반응이어야 정상이다.

① 비대칭성 긴장성 목반사(Asymmetrical tonic neck reflex)

검사자세	바로 눕힌 자세에서 머리는 중간 위치로 한 후 양측 팔과 다리를 펴시킨다.
검사자극	머리를 한쪽으로 돌린다.
음성반응	양쪽 팔과 다리에 아무런 반응이 없다.
양성반응	• 얼굴쪽(머리를 돌린 쪽)의 팔과 다리는 폄되거나 또는 폄근 긴장이 증가한다. 머리 뒤쪽(머리를 돌린 반대쪽)의 팔과 다리는 굽힘되거나 또는 굽힘근의 긴장도가 증가한다. • 양성 반응은 생후 6개월까지 정상이다.

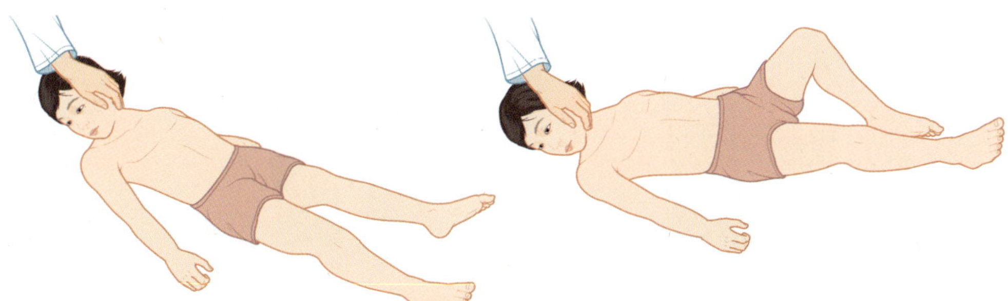

음성반응 양성반응

그림 12-5 비대칭성 긴장성 목반사

* 감각통합기능 장애가 아이들에게 통합되지 않은 모습이 관찰됨(네발기기 자세에서 평가함)

② 대칭성 긴장성 목반사(Symmetrical tonic neck reflex)

대칭성 긴장성 목반사 1 (Symmetrical Tonic Neck 1)	
검사자세	아동을 사지로 짚기 자세로 하거나 또는 검사자의 양 무릎 위에 엎드리게 한다.
검사자극	머리를 숙인다.
음성반응	양측 팔이나 다리에 아무런 변화가 없다.
양성반응	• 양측 팔이 굽힘되거나 굽힘근 긴장이 증가되며, 양측 다리는 폄되거나 폄근 긴장이 증가한다. • 양성반응은 생후 4~6개월까지 정상이다.

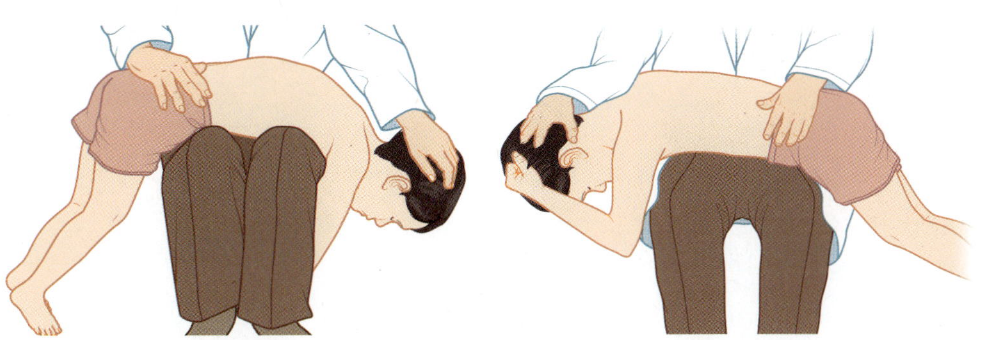

음성반응 양성반응

그림 12-6 대칭성 긴장성 목반사 1

대칭성 긴장성 목반사 2 (Symmetrical Tonic Neck 1)	
검사자세	아동을 사지로 짚기 자세로 하거나 또는 검사자의 양 무릎 위에 엎드리게 한다.
검사자극	머리를 뒤로 젖힌다.
음성반응	양측 팔이나 다리에 아무런 변화가 없다.
양성반응	• 양쪽 팔이 폄되거나 폄근 긴장이 증가되며, 양쪽 다리는 굽힘하거나 굽힘근 긴장이 증가한다. • 양성반응은 생후 4~6개월까지 정상이다.

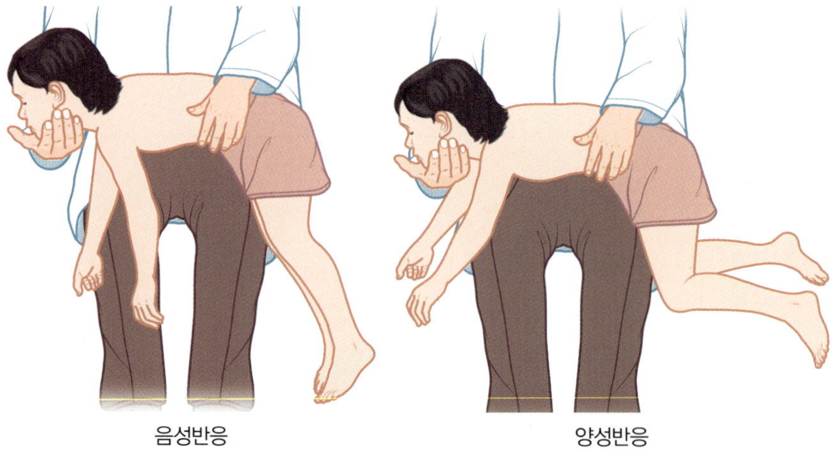

그림 12-7 대칭성 긴장성 목반사 2

③ 긴장성 미로반사(Tonic labyrinthine reflex)

긴장성 미로반사 – 바로 누운 자세 (Tonic Labyrinthine – Supine)	
검사자세	아동을 바로 눕힌 자세에서 머리를 중간 위치로 한 후 양쪽 팔과 다리는 폄시킨다
검사자극	바로 누운 자세로 그대로 있게 한다.
음성반응	양쪽 팔과 다리를 수동적으로 굽힘시킬 때 폄근 긴장에 변화가 없다.
양성반응	• 양쪽 팔과 다리를 수동적으로 굽힘시킬 때 폄근 긴장이 현저해진다. • 양성반응은 생후 4개월까지 정상이다.

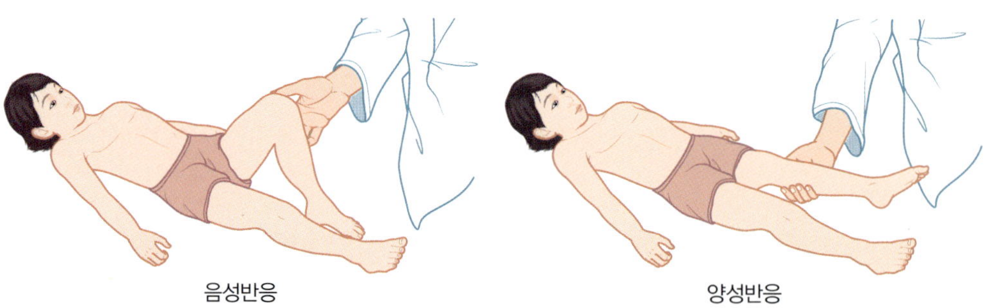

그림 12-8 긴장성 미로반사(바로 누운 자세)

긴장성 미로반사 – 엎드려 눕힌 자세(Tonic Labyrinthine – Prone)	
검사자세	아동을 엎드려 눕힌 자세로 하고, 머리는 중간 위치로 한다.
검사자극	엎드려 눕힌 자세로 그대로 있게 한다.
음성반응	굽힘근 긴장은 증가가 없다. 머리, 몸통, 팔, 다리는 폄시킬 수 있다.
양성반응	• 머리를 뒤로 들거나 어깨를 뒤로 제치거나 몸통, 팔, 다리를 폄시킬 수 없다. • 양성반응은 생후 6개월까지 정상이다.

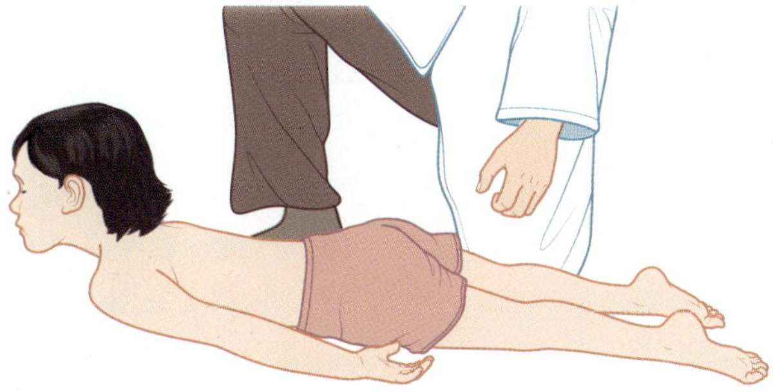

음성반응

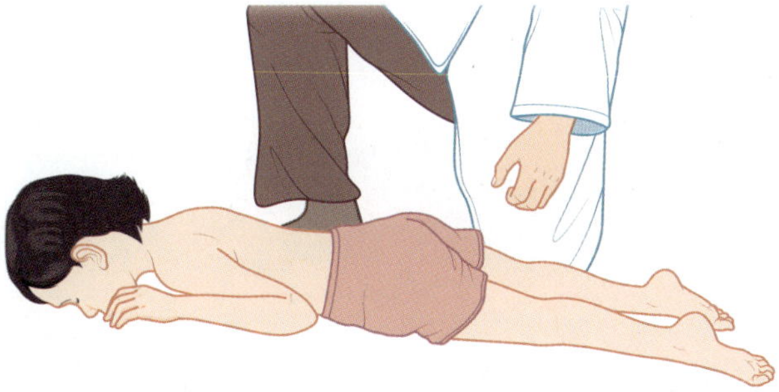

양성반응

그림 12-9 긴장성 미로반사(엎드려 눕힌 자세)

* 중력과 관련하여 머리의 자세에 의하여 자극되는 반사, 중력이 머리에 있는 미로 수용기에 작용하여 신체 모든 부분에 원초적인 영향을 미치는 것
* 뇌성마비 아동에게 주로 나타남. TLR반사가 통합되지 않는다면 운동 발달에 문제

④ 연합 반응(Associated reaction)

검사자세	아동을 바로 눕힌다.
검사자극	아동에게 어떤 물건을 한쪽 손으로 꼭 잡게 한다(편마비인 경우에는 정상편 손으로 물체를 꼭 쥐도록 한다).
음성반응	아무런 반응이 없거나 또는 신체의 다른 부위에서 근육의 긴장이 증가하지 않는다.
양성반응	• 반대편 상지나 또는 신체의 다른 부위에서도 근육의 긴장이 증가한다. • 양성반응에 또 다른 비정상적인 반사작용이 나타나면 반사의 성숙이 늦어짐을 의미한다.

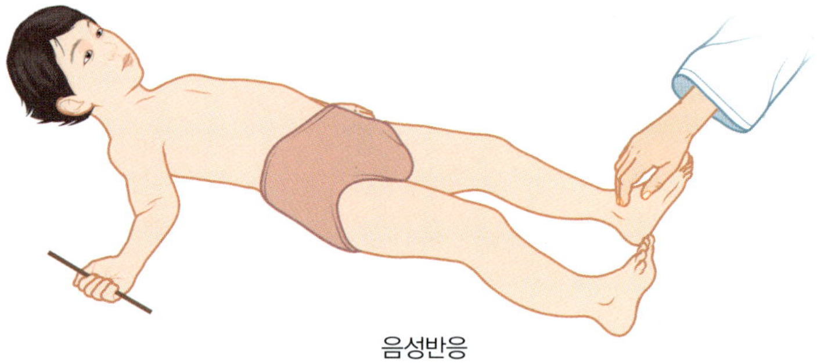

음성반응

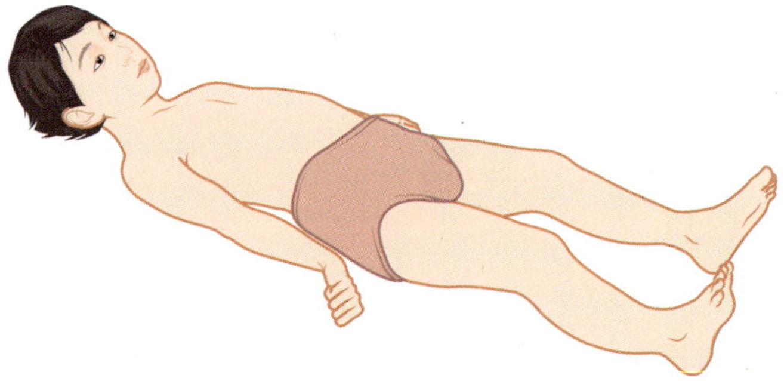

양성반응

그림 12-10 연합 반응

⑤ 양성 지지반응(Positive supporting reaction)

검사자세	아동을 들어서 세운다.
검사자극	몇 번 들었다 놓았다 하여 발바닥이 바닥에 닿도록 한다.
음성반응	근긴장의 증가가 없다(양쪽 다리는 의지적으로 구부린다).
양성반응	• 양쪽 다리는 폄근 긴장이 증가한다. 양쪽 발은 발바닥굽힘(plantar flexion)과 반장슬(genu recurvatum)이 나타난다. • 양성반응은 생후 3개월부터 8개월까지는 정상이다.

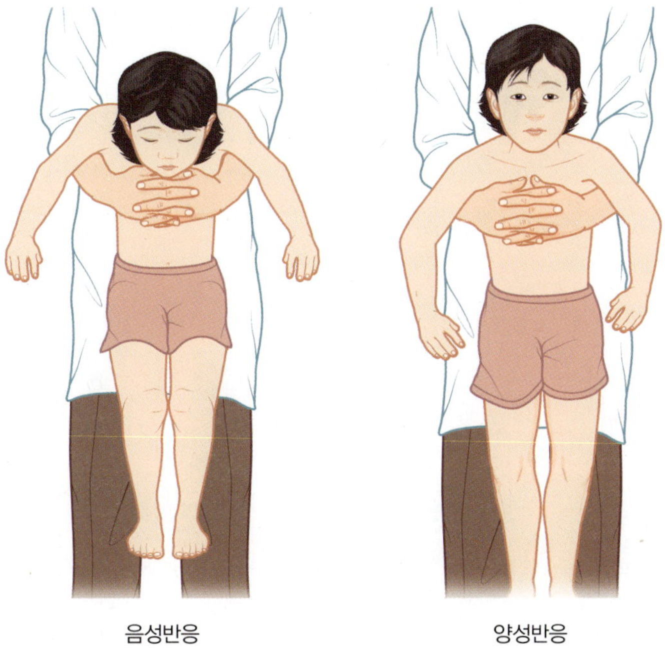

그림 12-11 양성 지지반응

* 체중을 부하하는 서기와 걷기를 할 수 있게 하는 동시에 수축 현상이다. 하지의 증가된 폄근 패턴은 엉덩관절 탈구, 척추옆굽힘증과 같은 하지의 구조적 기형을 초래한다.

⑥ 음성 지지반응(Negative supporting reaction)

검사자세	아동을 서 있게 한다.
검사자극	체중이 부하되는 위치로 있게 한다.
음성반응	양성적인 지지로부터 폄근 긴장이 이완되어 다리가 구부러지며 걷는 준비가 갖추어진다.
양성반응	• 폄근 긴장은 이완되지 않으며 양성 지지가 지속된다. • 정상 반응은 양쪽 다리가 교대로 걸을 수 있도록 폄근 긴장이 충분히 이완되어 굽힘이 일어난다. 비정상 반응이란 생후 8개월 이후에도 양성 지지 반응이 계속되는 것을 말한다. 체중 부하 시 과다한 굽힘 반응이 4개월 이후에 나타나면 비정상 반응이다.

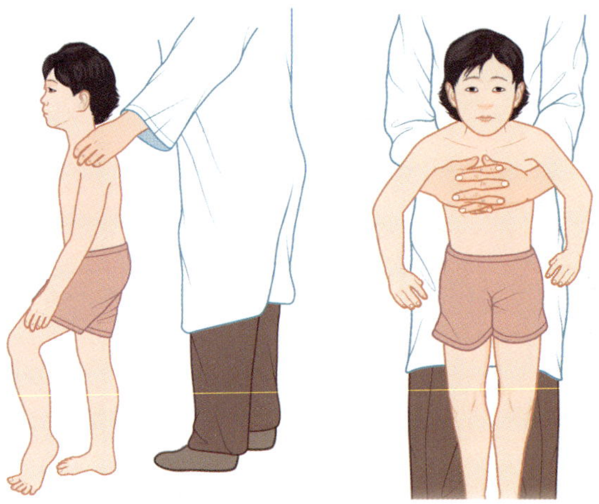

그림 12-12 음성 지지반응

(3) 중간뇌 수준(Midbrain level)

정위 반응은 공간에서 신체와 머리가 정상적 관계를 유지하려 할 때 일어난다. 생후 발달되기 시작하여 생후 10~12개월에 최대로 협응하여 나타난다. 5세말 경에 이르면 대뇌겉질 통제가 강해지며, 이러한 연합된 행동들로 앉기, 손과 무릎으로 기어가기, 네발기기 형태의 발달을 이루게 된다.

① 목 정위반사(Neck righting)

검사자세	아동을 바로 눕힌 자세에서 머리를 중간 위치로 한 후 양쪽 팔과 다리를 폄시킨다.
검사자극	능동적 또는 수동적으로 머리를 한쪽으로 돌리게 한다.
음성반응	몸통이 돌아가지 않는다.
양성반응	• 몸통 전체가 머리가 돌아간 쪽으로 동시에 돌아간다. • 양성반응은 생후 6개월까지는 정상이다.

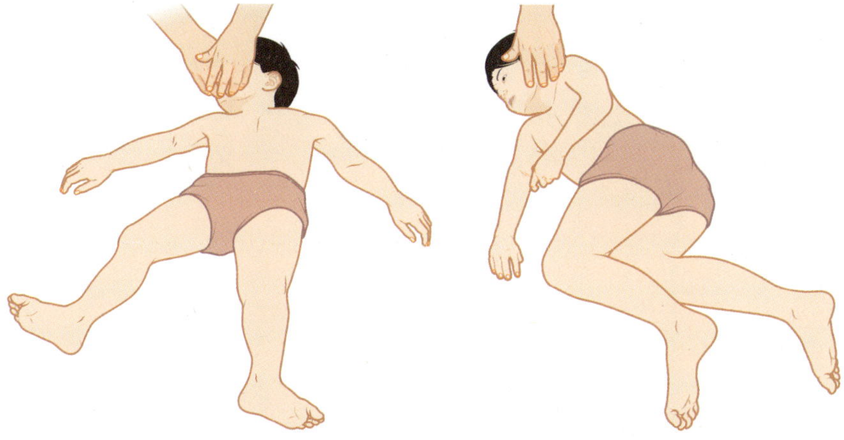

그림 12-13 목 정위반사

② 몸통에 대한 체간 정위반사(Body righting acting on the body)

검사자세	아동을 바로 눕힌 자세에서 머리를 중간 위치로 한 후 양쪽 팔과 다리를 폄한다.
검사자극	능동적 또는 수동적으로 머리를 한쪽으로 돌린다.
음성반응	몸통 전체가 머리가 돌아간 쪽으로 돌아간다. 그러나 분절 형태는 아니다.
양성반응	• 어깨와 골반 사이의 몸통에서 부분적으로 회전이 일어난다. 예를 들면 머리가 돌아간 후에 어깨가 그리고 마지막에 골반 쪽이 돌아간다. • 양성반응은 생후 6개월경에 나타나 18개월까지 지속된다.

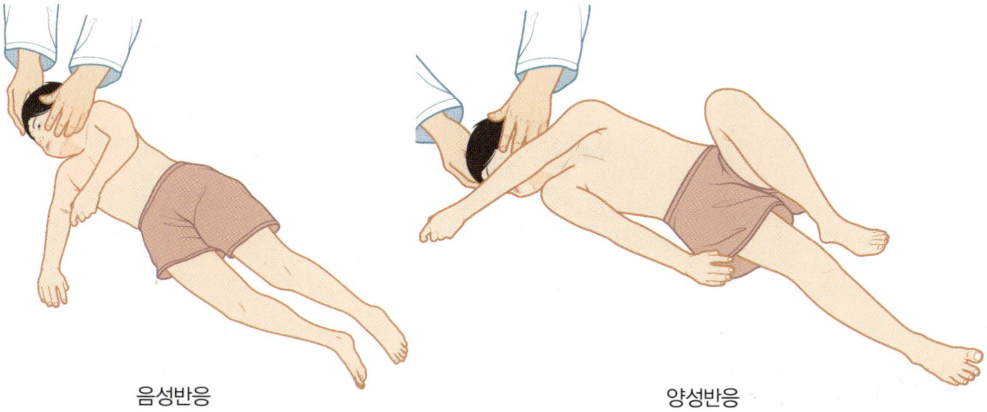

그림 12-14 몸통에 대한 체간 정위반사

③ 머리에 대한 미로 정위반사(Labyrinthine righting acting on the head)

머리에 대한 미로 정위반사 1	
검사자세	아동의 눈을 가리고 엎드린 자세로 공간에 들어 올린다.
검사자극	공간에서 엎드린 자세 그대로 있게 한다.
음성반응	머리를 자동적으로 정상 위치로 들어 올리지 않는다.
양성반응	• 머리를 들어올려 정상위로 바르게 되고, 얼굴이 수직으로, 입은 수평이 된다. • 양성반응은 생후 1~2개월까지 정상이다.

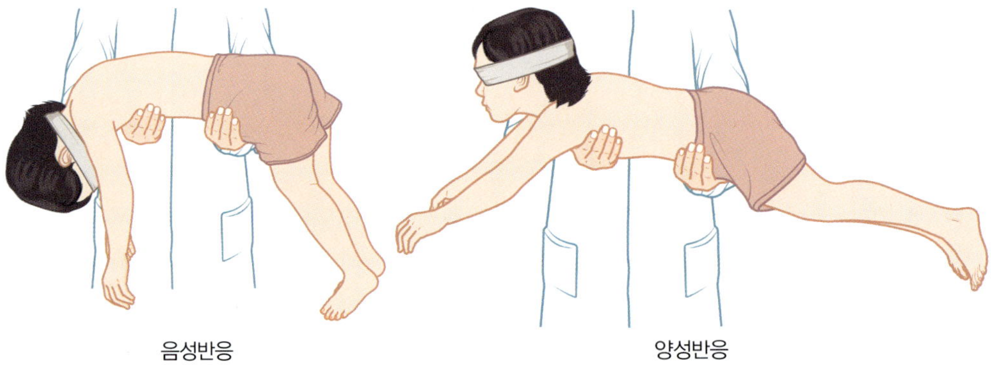

그림 12-15 머리에 대한 미로 정위반사 1

머리에 대한 미로 정위반사 2	
검사자세	아동의 눈을 가리고 바로 누운 자세로 공간에 들어올린다.
검사자극	공간에서 바로 누운 자세 그대로 있게 한다.
음성반응	머리를 자동적으로 정상 위치로 들어 올리지 않는다.
양성반응	• 머리를 들어올려 정상위로 바르게 되고, 얼굴이 수직으로, 입은 수평으로 된다. • 양성반응은 생후 6개월까지 정상이다.

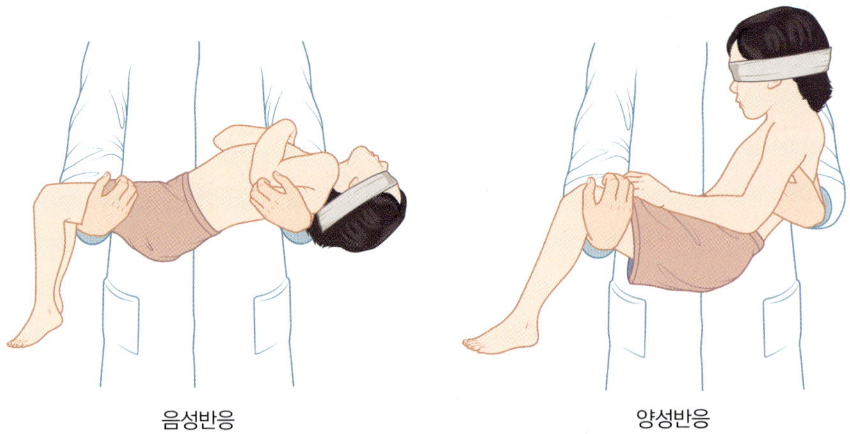

그림 12-16 머리에 대한 미로 정위반사 2

머리에 대한 미로 정위반사 3	
검사자세	아동의 눈을 가리고 골반부를 잡고 공간에 들어 올린다.
검사자극	오른쪽으로 기울인다.
음성반응	머리를 자동적으로 정상 위치로 들어 세우지 못한다.
양성반응	• 머리를 들어올려 정상 위치로 바르게 되고, 얼굴은 수직으로, 입은 수평으로 한다. • 양성반응은 생후 6~8개월까지 정상이다.

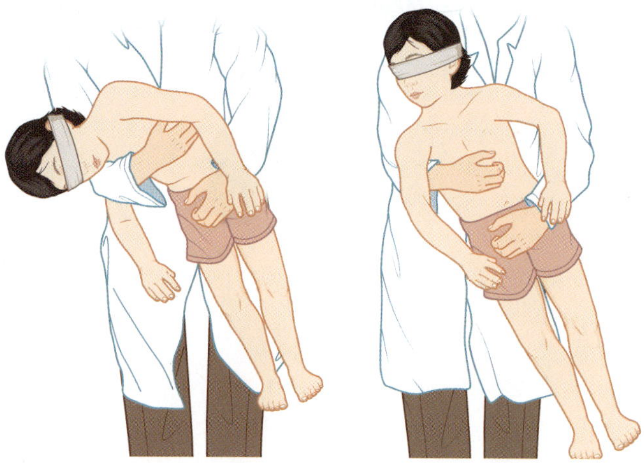

그림 12-17 머리에 대한 미로 정위반사 3

머리에 대한 미로 정위반사 4	
검사자세	아동의 눈을 가리고, 골반부를 잡고 공간에 들어 올린다
검사자극	왼쪽으로 기울인다.
음성반응	머리를 자동적으로 정상 위치로 들어 올리지 못한다.
양성반응	• 머리를 들어 올려 정상 위치로 바르게 되고, 얼굴은 수직으로, 입은 수평이 된다. • 양성반응은 생후 6~8개월까지 정상이다.

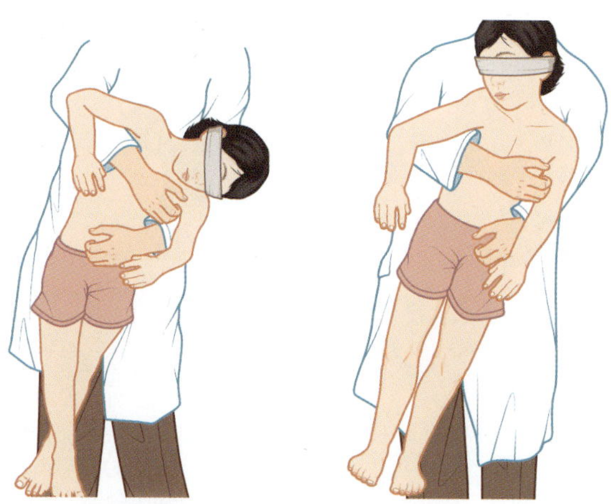

그림 12-18 머리에 대한 미로 정위반사 4

* 공간에서 머리와 몸통을 정상 위치로 유지하는 반응이다. 정위 반응은 신체가 기립자세를 취하게 하며, 누워 있다가 앉은 자세로, 앉은자세에서 기립자세로 변하는 과정에서 균형을 유지하도록 해주는 자동적 반응이다.

④ 시각 정위반사(Optical righting)

시각 정위반사 1	
검사자세	아동을 엎드린 자세로 공간에 들어 올린다.
검사자극	공간에서 엎드린 자세 그대로 있게 한다.
음성반응	머리를 자동적으로 정상 위치로 들어 올리지 못한다.
양성반응	• 머리를 들어올려 정상 위치로 바르게 되고, 얼굴은 수직으로, 입은 수평이 된다. • 양성반응은 정상에서 머리에 대한 미로 정위반사(생후 1~2개월)가 나타난 직후에 나타나면 그 후 일생 동안 지속된다.

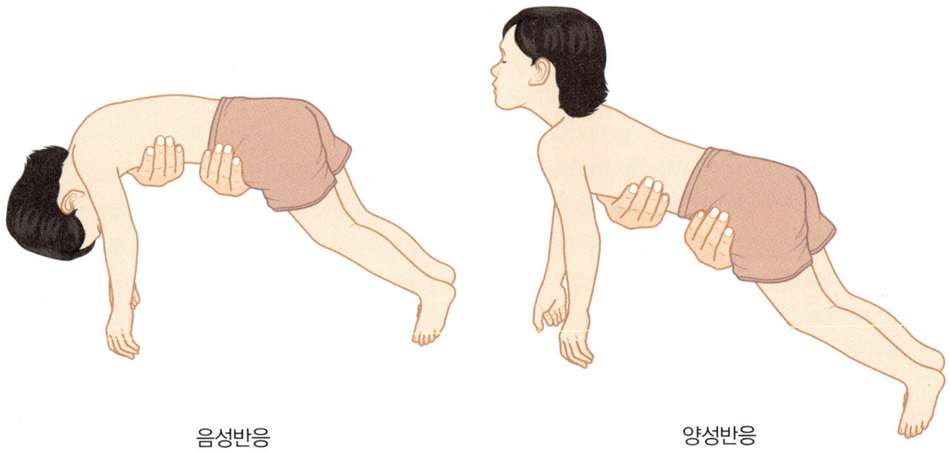

그림 12-19 시각 정위반사 1

시각 정위반사 2	
검사자세	아동을 바로 누운 자세로 공간에 들어 올린다.
검사자극	공간에서 바로 누운 자세 그대로 있게 한다.
음성반응	머리는 자동적으로 정상 위치로 들어 올리지 못한다.
양성반응	• 머리를 들어 올려 정상 위치로 바르게 되고, 얼굴은 수직으로, 입은 수평이 된다. • 양성반응은 정상에서 생후 6개월경에 나타나며, 그 후 일생 동안 지속된다.

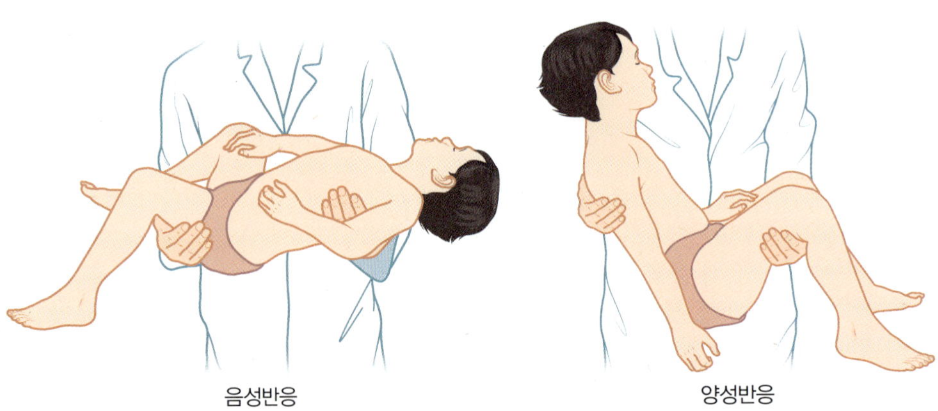

그림 12-20 시각 정위반사 2

시각 정위반사 3	
검사자세	아동의 골반부를 잡고 공간에 들어 올린다.
검사자극	오른쪽(왼쪽)으로 기울인다.
음성반응	머리를 자동적으로 정상 위치로 들어 올리지 못한다.
양성반응	• 머리를 들어올려 정상 위치로 바르게 되고, 얼굴은 수직으로, 입은 수평이 된다. • 양성반응은 정상에서 생후 6~8개월경에 나타나며, 그 후 일생 동안 지속된다. • 음성반응이 생후 8개월 이후에 나타나면 반사의 성숙이 늦어짐을 의미하게 된다.

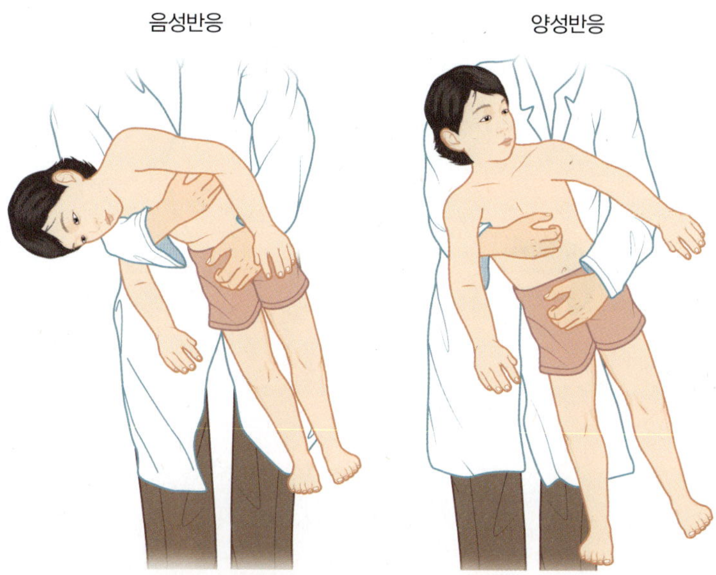

그림 12-21 시각 정위반사 3

* 시각 반응이 미로 반사를 보충

⑤ 양서류 반응(Amphibian reaction)

검사자세	아동을 엎드려 눕힌 자세에서 머리를 중간 위치로 한 후 양쪽 다리는 펴시키고, 양쪽 팔은 머리 위로 들어 펴시킨다.
검사자극	한쪽 골반을 들어 올린다.
음성반응	팔, 둔부, 무릎에서 굽힘이 일어나지 않는다.
양성반응	• 같은 쪽 팔, 둔부, 무릎이 자연스럽게 굽힘된다. • 양성반응은 정상아에서는 생후 6개월경에 나타나며 그 이후 일생 동안 지속된다. • 음성반응이 생후 6개월 이후에 나타나면 반사 성숙이 늦어짐을 의미한다.

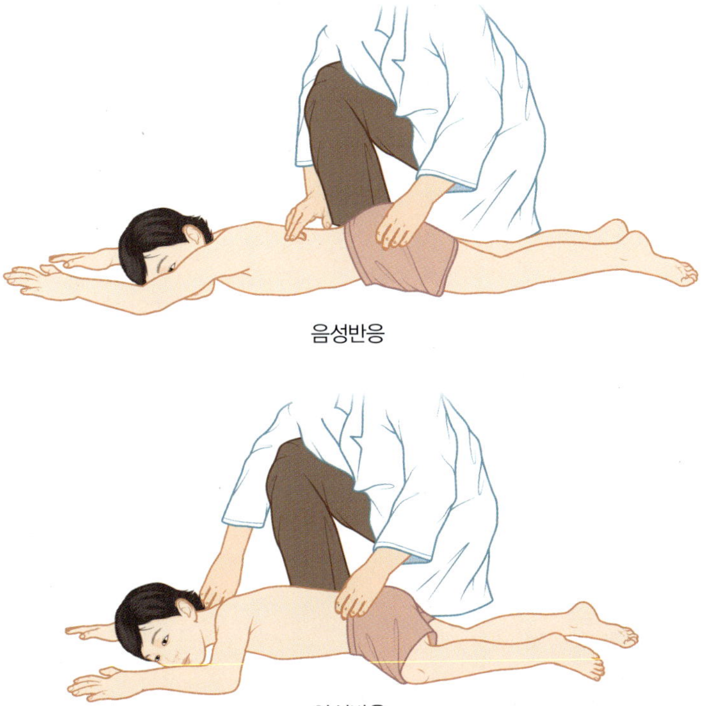

음성반응

양성반응

그림 12-22 양서류 반응

(4) 자동운동반응(Automatic movement reactions)

① 모로반사(Moro reflex) = Startle response

검사자세	아동을 바로 눕힌 반자세(semi-reclined)로 눕힌다.
검사자극	머리 뒤쪽으로 갑자기 젖힌다.
음성반응	놀라는 반응(startle response)이 없거나 미미하다.
양성반응	• 양쪽 팔이 벌림, 폄(혹은 굽힘), 바깥돌림되며, 손가락은 벌림, 폄된다. • 양성반응은 정상에서 출생시부터 4개월까지 나타난다. • 생후 4개월 이후에는 음성반응이 정상이다.

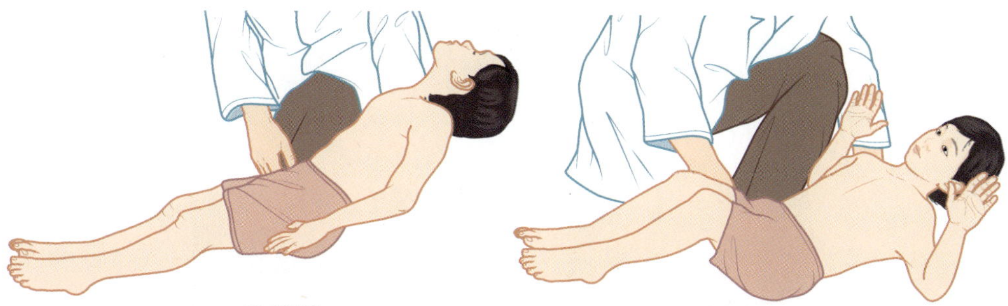

그림 12-23 모로반사

* 아동의 신경학적 상태를 평가하는 데 가장 일반적으로 사용하며, 검사 시 아동의 머리를 후방으로 30°가량 젖히는 것이 효과적임

② 란다우반사(Landau reflex)

검사자세	아동을 엎드린 자세에서 가슴을 받쳐들고 공간에 들어 올린다.
검사자극	능동적 또는 수동적으로 머리를 든다.
음성반응	척주와 양다리가 굽힘된 채로 그대로 있게 된다.
양성반응	• 척주와 양 다리가 폄된다(머리를 밑으로 구부리면 척주와 양다리는 굽힘된다). • 양성반응은 정상에서는 생후 6개월부터 2년 내지 2년 반까지 나타난다. • 2년 반 이후 일생 동안 음성반응이 나타나는 것이 정상이다.

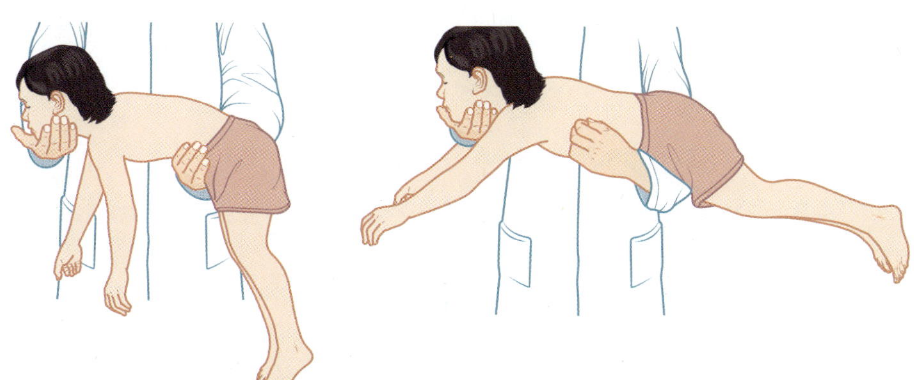

그림 12-24 란다우반사

* 엎드린 자세에서 폄을 촉진하기 때문에 앉기와 서기에 대한 TLR을 통합하는 데 도움이 된다. 이 반응이 나타나지 않는다면 근육의 약증과 운동신경원 질병이나 지적장애의 문제를 의심할 수 있으며, 과장된 란다우 반응은 경직형 뇌성마비 혹은 근 긴장의 증가와 관련이 있다.

③ 보호적 폄근 뻗침(Protective extensor thrust) = 파라슈트 반사(Parachute reaction)

검사자세	아동을 엎드려 눕힌 자세에서 양쪽 팔을 머리 위로 폄시킨다.
검사자극	양쪽 발목이나 골반을 잡고 들어올려 갑자기 머리가 발바닥 쪽으로 떨어지게 한다.
음성반응	양쪽 팔로 머리를 보호하려 하지 않는다. 그러나 비대칭성 혹은 대칭성 긴장성 목반사와 같은 원시적 반사 반응이 나타날 수 있다.
양성반응	• 양팔을 폄시키고 손가락은 벌리고 펴서 머리를 보호하는 자세가 된다. • 양성반응은 정상에서는 생후 6개월경에 나타나며 그 이후 일생 동안 지속된다.

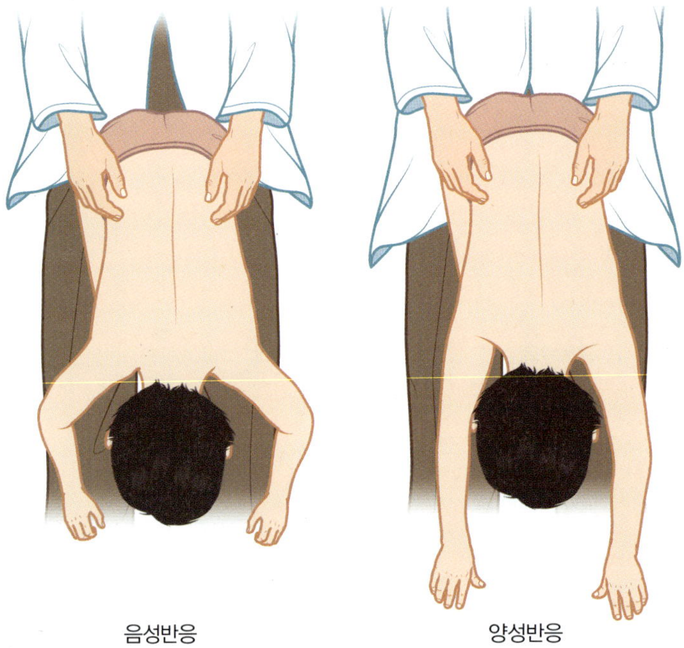

그림 12-25 보호적 폄근 뻗침

(5) 대뇌겉질 수준(Cortical level)

평형반응(equilibrium reactions)은 소뇌(cerebellum), 바닥핵(basal ganglia), 대뇌겉질(cortex)의 긴밀한 상호작용에 의해 이루어진다.

평형반응의 성숙은 인체 운동발달 과정에서 두 발로 서 있는 동작을 가능케 한다. 이것은 인간의 중력 중심 변화에 적응하려는 근긴장 반응으로서 생후 6개월부터 나타나기 시작한다. 다음 어느 단계에서 양성 반응이 나타난다면 그 다음 단계의 고차적 운동 활동들이 가능해질 수 있음을 의미한다.

① 평형 반응(Equilibrium reaction) - 바로 누운 자세 반응(Supine)

검사자세	아동을 경사판 위에 바로 눕히고 양쪽 팔과 다리를 펴시킨다.
검사자극	경사판을 한쪽으로 기울인다.
음성반응	머리와 가슴을 똑바로 유지하지 못하며 평형 또는 보호반응이 나타나지 않는다(신체의 어느 부분에서만 양성반응이 나타날 경우에는 음성반응으로 간주한다).
양성반응	• 머리와 가슴을 똑바로 유지하며 올라간 쪽의 팔과 다리는 벌림 및 폄(평형반응)이 되고 내려간 쪽은 보호반응이 나타난다. • 양성반응은 정상에서는 6개월경에 나타나며, 그 이후 일생 동안 지속된다.

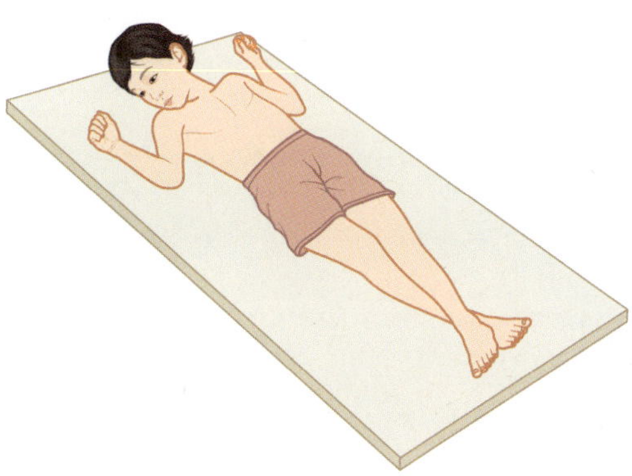
음성반응

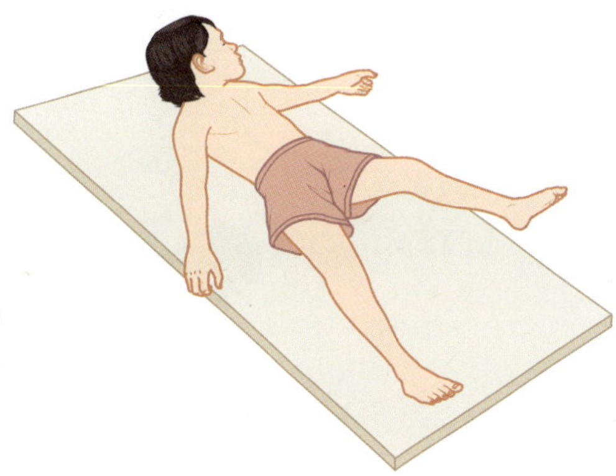
양성반응

그림 12-26 바로 누운 자세 반응

② 평형 반응(Equilibrium reaction) - 엎드려 누운 자세 반응(Prone)

검사자세	아동을 경사판 위에 엎드려 눕게 하고 양쪽 팔과 다리를 펴시킨다.
검사자극	경사판을 한쪽으로 기울인다.
음성반응	머리와 가슴을 똑바로 유지하지 못하며 평형 또는 보호반응이 나타나지 않는다(신체의 어느부분에서만 양성반응이 나타날 경우에는 음성반응으로 간주한다).
양성반응	• 머리와 가슴을 똑바로 유지하며 올라간 쪽의 팔과 다리는 벌림 및 폄(평형반응)되고 내려간 쪽에서는 보호반응이 나타난다. • 양성반응은 정상에서는 생후 6개월에 나타나며, 그 이후 일생 동안 지속된다.

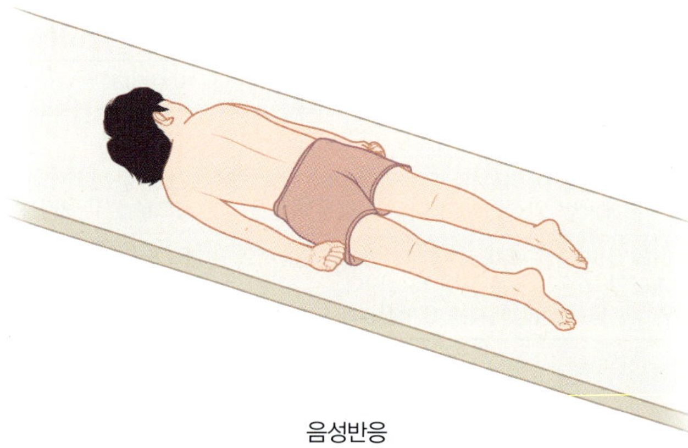

음성반응

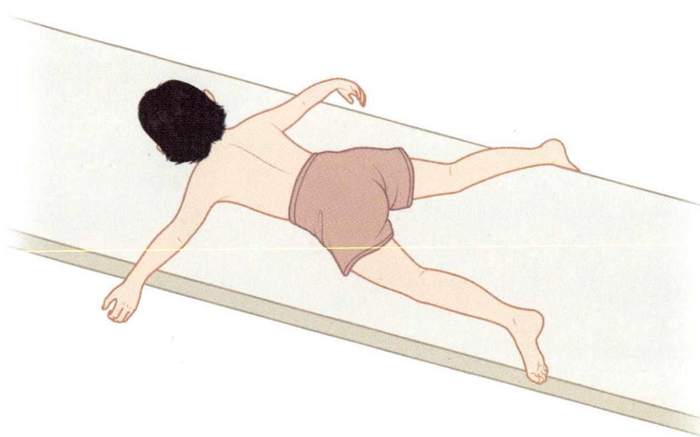

양성반응

그림 12-27 엎드려 누운 자세 반응

③ 평형 반응(Equilibrium reaction) - 사지로 짚기 자세 반응(Four-foot kneeling)

검사자세	아동을 사지로 짚기 자세를 취하게 한다.
검사자극	한쪽편을 손으로 들어 올린다.
음성반응	머리와 가슴을 똑바로 유지하지 못하며, 평형 또는 보호반응이 나타나지 않는다(신체의 어느 부분에서만 양성반응이 나타날 경우에는 음성반응으로 간주한다).
양성반응	• 머리와 가슴을 똑바로 유지하며 올라간 쪽의 팔과 다리는 벌림 및 폄(평형반응)되고 내려간 쪽에서는 보호반응이 나타난다. • 양성반응은 정상에서는 생후 8개월경에 나타나며, 그 이후 일생 동안 지속된다.

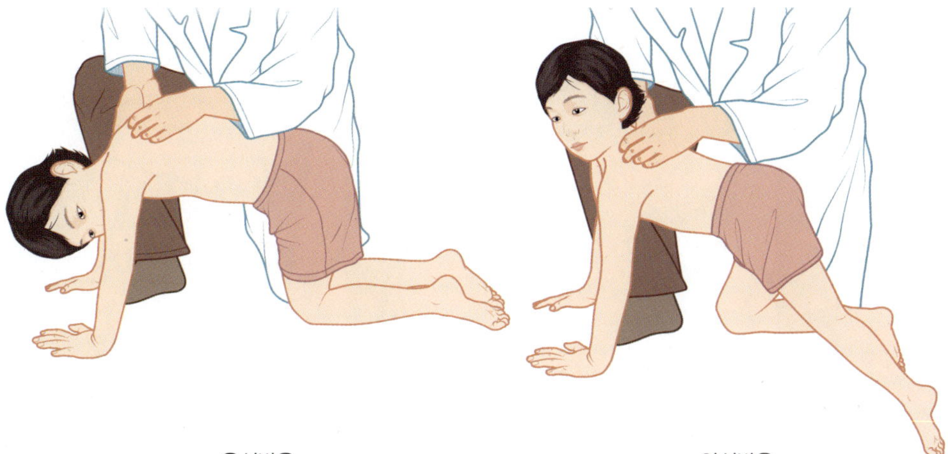

그림 12-28 사지로 짚기 자세 반응

④ 평형 반응(Equilibrium reaction) – 앉은 자세 반응(Sitting)

검사자세	아동을 의자에 앉힌다.
검사자극	한쪽 편으로 끌어당겨 몸을 기울게 한다.
음성반응	머리와 가슴을 똑바로 유지하지 못하며, 평형 또는 보호 반응이 나타나지 않는다(신체의 어느 부분에서만 양성반응이 나타날 경우에는 음성반응으로 간주한다).
양성반응	• 머리와 가슴을 똑바로 유지하며 올라간 쪽의 팔과 다리는 벌림 및 폄(평형반응)되고 내려간 쪽에서는 보호반응이 나타난다. • 양성반응은 정상에서는 생후 10~12개월에 나타나며, 그 이후 일생 동안 지속된다.

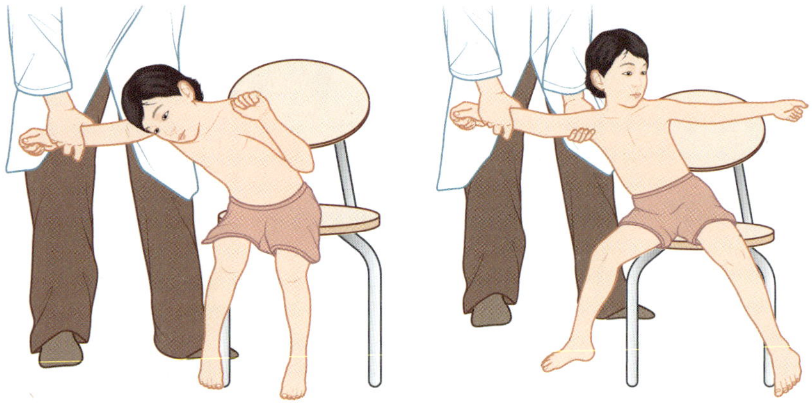

그림 12-29 앉은 자세 반응

⑤ 평형 반응(Equilibrium reaction) – 양쪽 무릎 꿇고 선 자세 반응(Kneel-standing)

검사자세	아동을 양쪽 무릎 꿇고 서 있는 자세를 취하게 한다.
검사자극	아동을 한쪽으로 끌어 당겨 몸을 기울게 한다.
음성반응	머리와 가슴을 똑바로 유지하지 못하며, 평형 또는 보호반응이 나타나지 않는다(신체의 어느 부분에서만 양성반응이 나타날 경우에는 음성반응으로 간주한다).
양성반응	• 머리와 가슴을 똑바로 유지하며 올라간 쪽의 팔과 다리는 벌림 및 폄(평형반응)되고, 내려간 쪽에서는 보호반응이 나타난다. • 양성반응은 정상에서는 생후 15개월 경에 나타나며, 그 이후 일생 동안 지속된다.

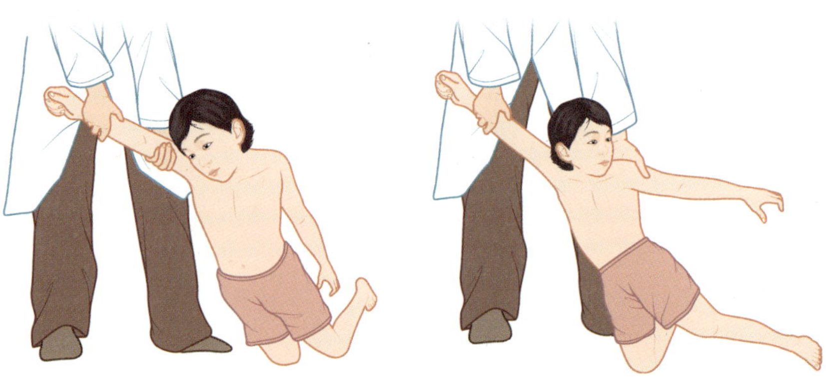

그림 12-30 양쪽 무릎 꿇고 선 자세 반응

⑥ 평형 반응(Equilibrium reaction) – 서서 – 발뛰기 반응 1 (Hopping 1)

검사자세	양쪽 팔을 잡고 서 있는 자세를 취하게 한다.
검사자극	왼쪽이나 오른쪽으로 움직인다.
음성반응	머리와 가슴을 똑바로 유지하지 못한다. 몸의 균형을 잡기 위하여 한쪽 발을 들어 옮기지 못한다.
양성반응	• 머리와 가슴을 똑바로 유지하고 평형을 유지하기 위하여 반대편 다리를 들어 옆으로 옮긴다. • 양성반응은 정상에서 생후 15~18개월에 나타나며, 그 이후 일생 동안 지속된다.

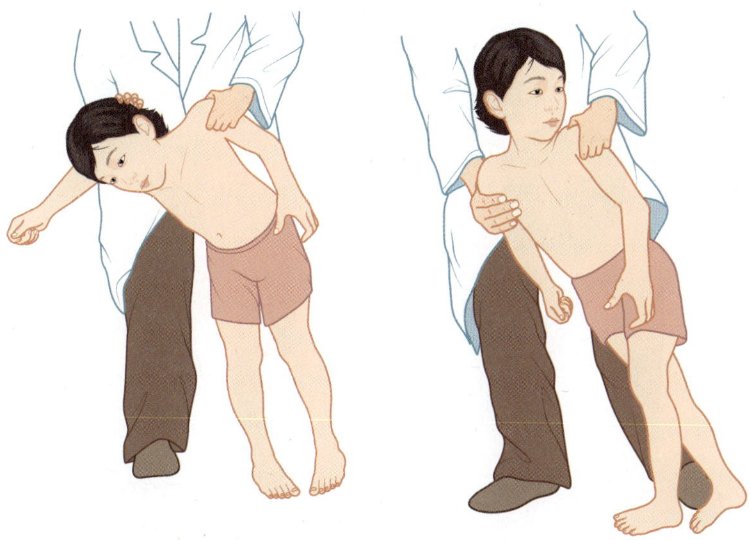

음성반응 양성반응

그림 12-31 서서 – 발뛰기 반응 1

⑦ 평형 반응(Equilibrium reaction) - 서서 - 발뛰기 반응 2 (Hopping 2)

검사자세	아동의 양팔을 잡고 서 있는 자세를 취하게 한다.
검사자극	뒤로 움직인다.
음성반응	머리와 가슴을 똑바로 유지하지 못하고 균형을 잡기 위하여 다리를 옮기지 못한다.
양성반응	• 머리와 가슴을 똑바로 유지하고 몸의 평형을 잡기 위하여 발을 들어 뒤로 옮긴다. • 양성반응은 정상에서는 생후 15~18개월에 나타나며, 그 후 일생 동안 지속된다.

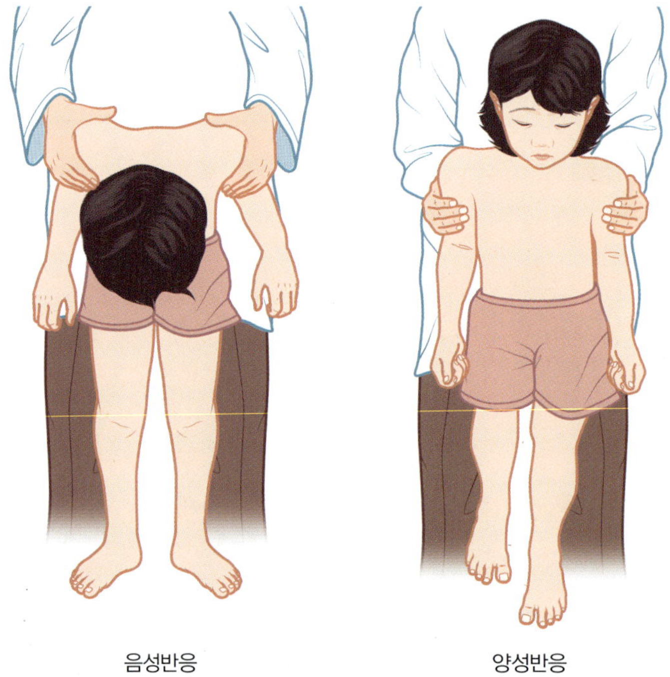

그림 12-32 서서 - 발뛰기 반응 2

⑧ 평형 반응(Equilibrium reaction) – 서서 – 발뛰기 반응 3 (Hopping 3)

검사자세	아동의 겨드랑이에 손을 넣고 들어 세운다.
검사자극	아동을 뒤로 기울인다.
음성반응	머리와 가슴을 똑바로 유지하지 못하고 발의 발등굽힘이 되지 않는다.
양성반응	• 머리와 가슴을 똑바로 유지하고 발목에서 발등굽힘이 일어나 발이 위로 들린다. • 양성반응은 정상에서는 생후 15~18개월에 나타나며, 그 후 일생 동안 지속된다.

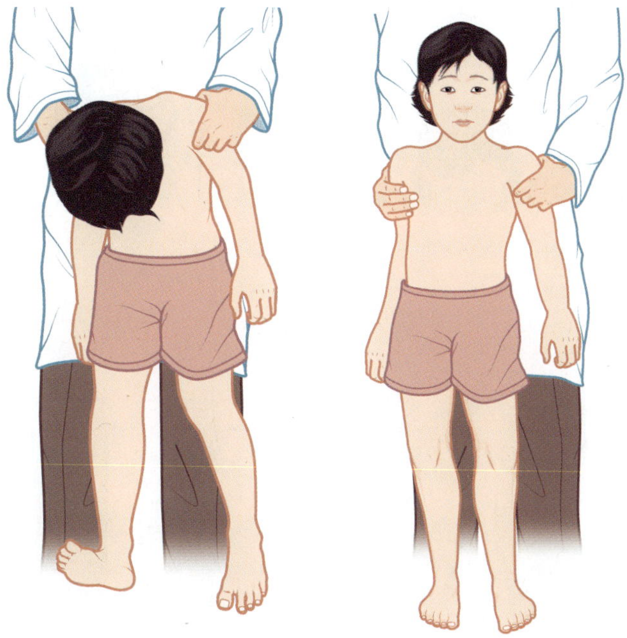

그림 12-33 서서 – 발뛰기 반응 3

⑨ 발등굽힘 반응(Dorsiflexion reaction)

검사자세	아동을 서게 한다. 한편의 손과 발을 잡고 엉덩관절과 무릎관절을 구부리게 한다.
검사자극	팔을 앞쪽으로 그리고 옆쪽으로 서서히 잡아 당긴다.
음성반응	머리와 가슴을 똑바로 유지하지 못하고 서 있을 때 균형을 유지하지 못한다.
양성반응	• 머리과 가슴을 똑바로 유지하고 평형을 유지하기 위하여 굽힘시켰던 무릎관절이 약간 벌어지며 완전히 펴된다. • 양성반응은 정상에서 생후 15개월경에 나타나며, 그 이후 일생 동안 지속된다.

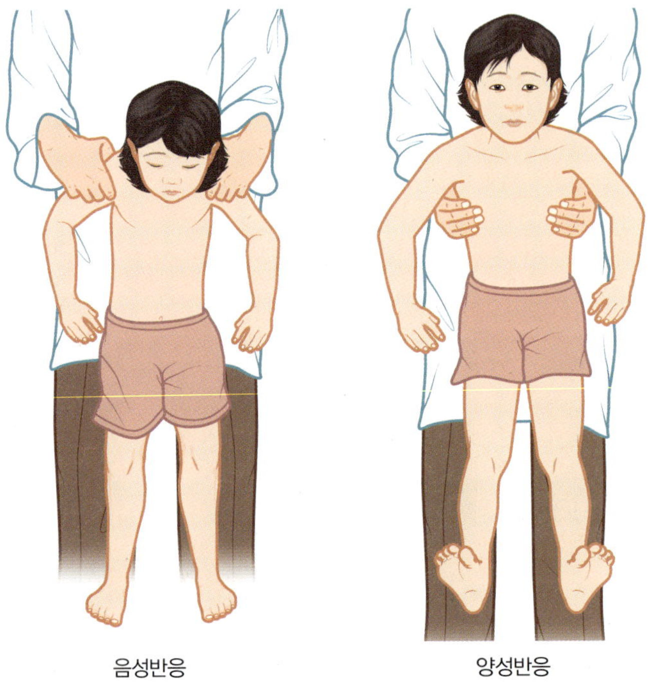

그림 12-34 발등굽힘 반응

⑩ 시소 반응(See-Saw reaction)

검사자세	아동을 쪼그리고 앉게 한다.
검사자극	한쪽으로 몸이 기울어지도록 한다.
음성반응	머리와 가슴을 똑바로 유지하지 못한다. 몸 자세를 유지하지 못하며, 평형반응이나 보호반응이 결여된다.
양성반응	• 머리와 가슴을 똑바로 유지하고 올라간 쪽의 팔과 다리가 벌림과 폄되며(평형반응) 내려간 쪽에서는 보호반응이 나타난다. • 양성반응은 정상에서는 생후 약 15~18개월에 나타나며, 그 이후 일생 동안 지속한다.

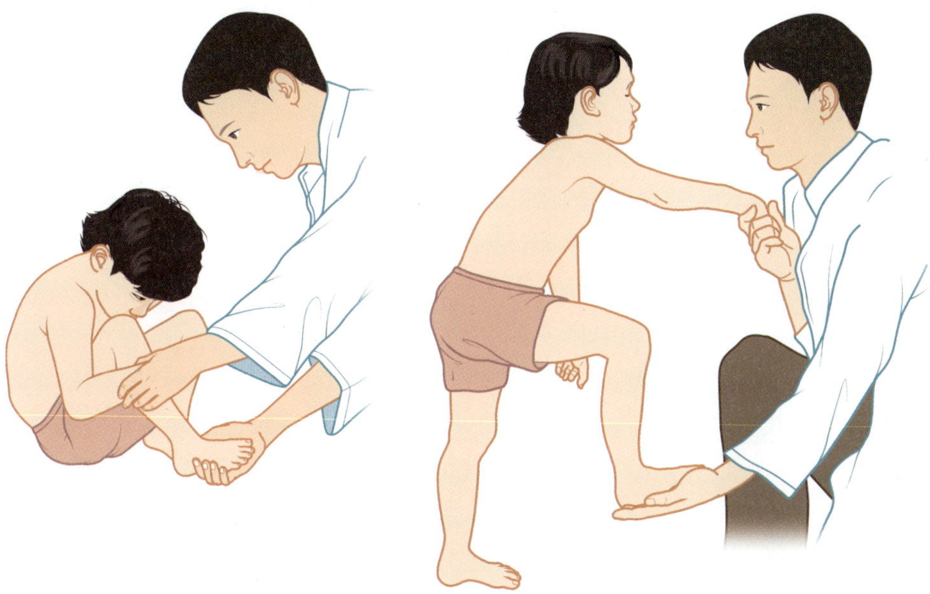

음성반응 양성반응

그림 12-35 시소 반응

⑪ 유인원자세 반응(Simian position reaction)

검사자세	아동을 쪼그리고 앉게 한다.
검사자극	한쪽으로 몸이 기울어지도록 한다.
음성반응	머리와 가슴을 똑바로 유지하지 못한다. 몸 자세를 유지하지 못하며, 평형반응이나 보호반응이 결여된다.
양성반응	• 머리와 가슴을 똑바로 유지하고 올라간 쪽의 팔과 다리가 벌림과 폄되며(평형반응) 내려간 쪽에서는 보호반응이 나타난다. • 양성반응은 정상에서는 생후 약 15~18개월에 나타나며, 그 이후 일생 동안 지속한다.

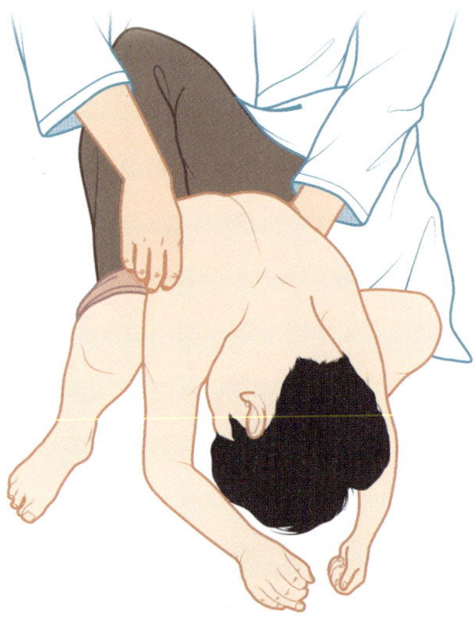

음성반응

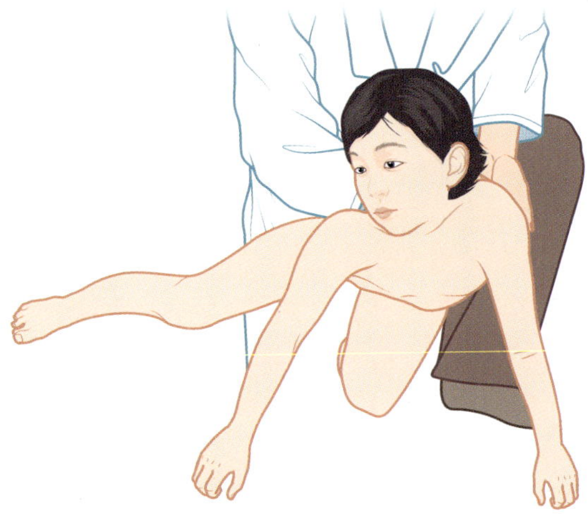

양성반응

그림 12-36 유인원자세 반응

(6) 손의 반사(Hand reflexes, Influence on arm and Hand use)

① 견인 반응(Traction response)

능동적 어깨관절 벌림(passive shoulder abduction) 시에 상지가 강하게 굽힘(flexion)된다. 신생아에게 나타나는 반사이며, 5개월 이후에 감소한다.

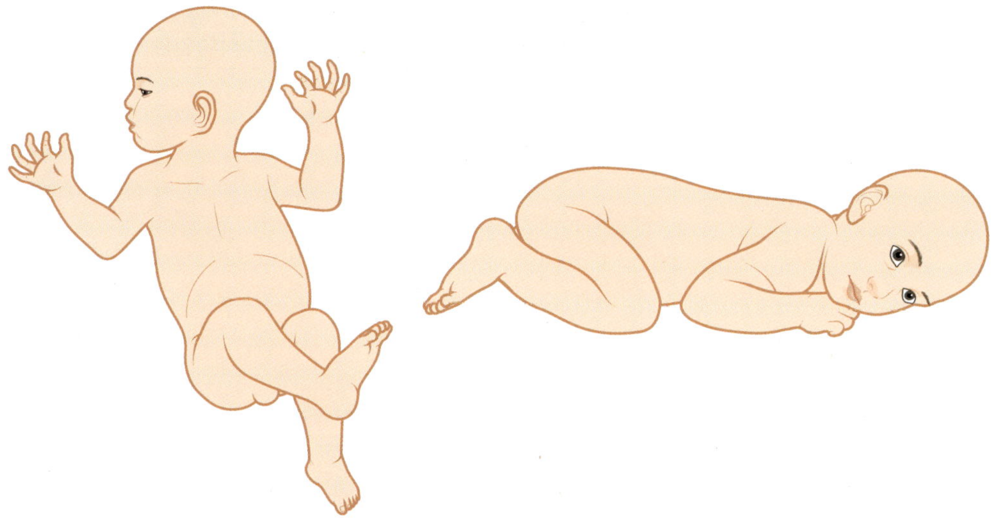

그림 12-37 견인 반응

② 쥐기 반사(Grasp reflex)

4주된 아동의 노뼈쪽 손바닥이나 갈퀴막 공간(web space)에 촉각적 자극을 주면 엄지와 검지를 쥐는 반사가 나타난다. 3~4개월쯤에는 고유수용성과 촉각적인 자극을 포함해야 한다. 나뼈의 손바닥 쪽에 자극을 주면 손가락의 먼쪽 부위로 움직인다. 아동의 손가락 움직임에 저항을 주면 굽힘(flexion)이 지속된다. 이 반사는 대개 4~5개월 이상에서는 나타나지 않으며, 독립된 손의 사용이 시작된다.

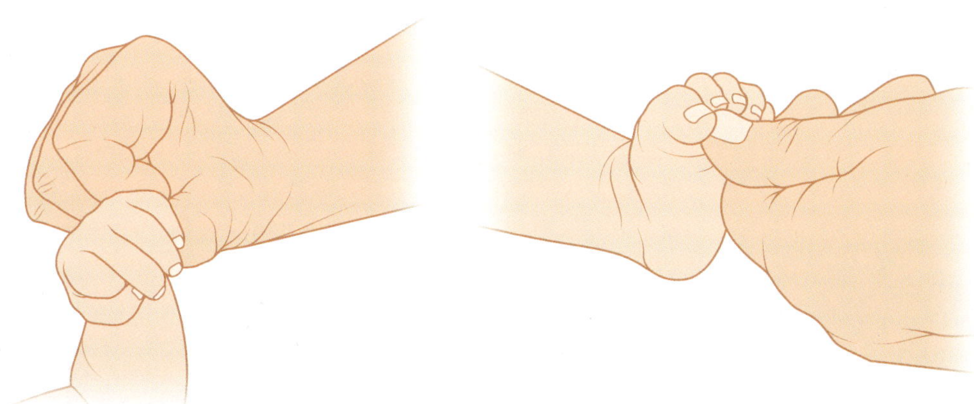

그림 12-38 손바닥 쥐기반사(왼쪽), 발바닥 쥐기반사(오른쪽)

③ **회피 반응**(Avoiding reaction)

신생아기에게 나타나며, 유아기 동안 지속된다. 6~7개월까지 완전하게 통합되지 않는다. 이 반응은 손의 자뼈 쪽 부분, 손가락의 바닥쪽 끝부분에 주어지는 자극에 대한 반응으로 나타난다. 손등을 쓸어주는 가벼운 촉각을 가하면 손가락이 펴지는 반응을 보인다. 이 반사를 통해 유아는 손의 폄을 연습하게 된다.

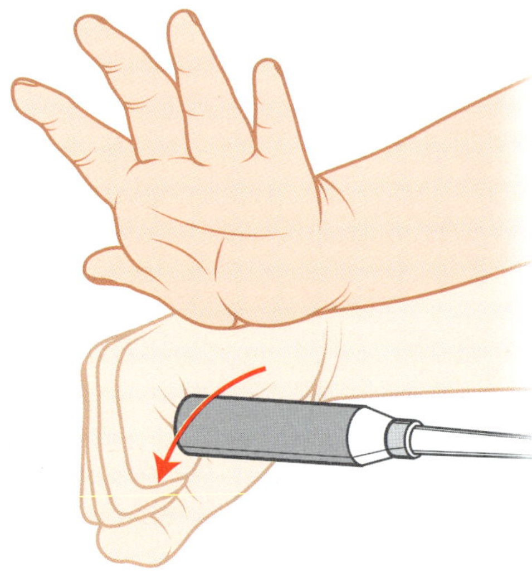

그림 12-39 회피 반응

④ **자발적 쥐기 반응**(Instinctive grasp reaction)

잡고 있는 물체에 대하여 적절한 방향을 잡도록 하는 능력을 발달시키는 데 도움을 준다.

- 4~5개월: 노뼈관절 쪽을 자극하면 아래팔의 부분적인 뒤침(supination)이 일어난다.
- 6~7개월: 물체를 찾기 위해 손으로 더듬기 시작한다.
- 8~10개월: 자신의 손에서 움직이는 자극을 따라간다.

(9) 그 외의 반사

① 젖찾기 반사, 탐색 반사(Rooting reflex)

입 주변을 자극하면 그쪽으로 머리가 돌아간다. 깨어 있을 때는 3~4개월, 수면 시 6~7개월까지 나타난다.

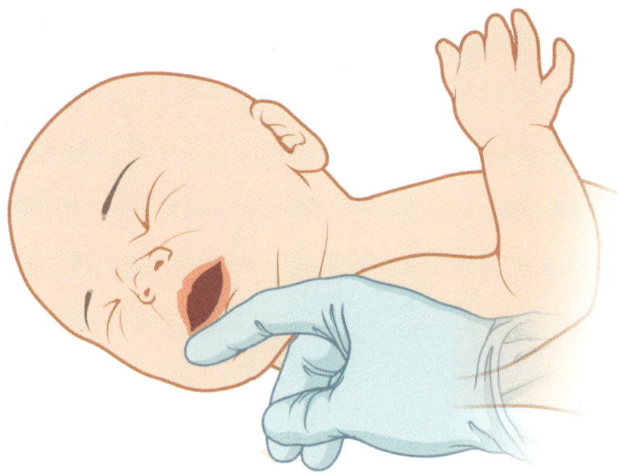

그림 12-40 젖찾기 반사

② 빨기 반사(Sucking reflex)

입 주변을 자극하면 빨기가 나타나며, 3~4개월이 되면 통합된다.

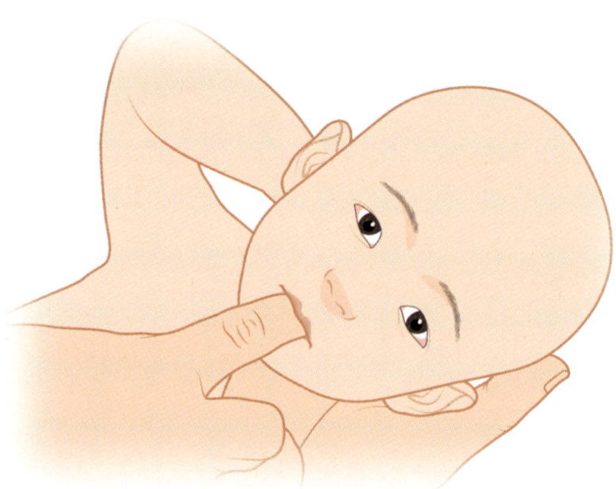

그림 12-41 빨기 반사

③ 위치 반사(Placing reflex)

영아의 발등이나 손등을 책상 모서리에 닿게 하면, 다리나 팔을 구부려 책상 위에 놓는 듯한 반응을 보이며, 생후 3개월까지 나타난다.

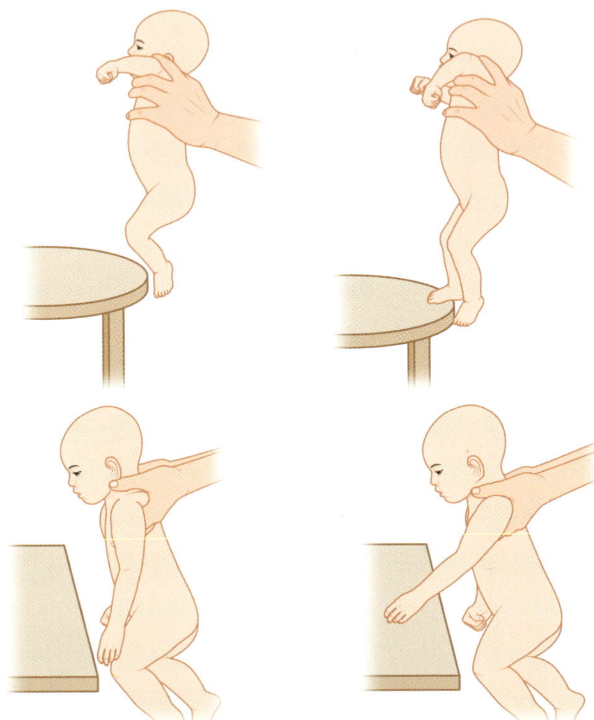

그림 12-42 놓기 반사

④ 걷기 반사(Stepping reflex)

2~4개월의 영아를 바로 세워 발바닥을 바닥에 닿게 하면 걷는 듯한 행동이 나타난다.

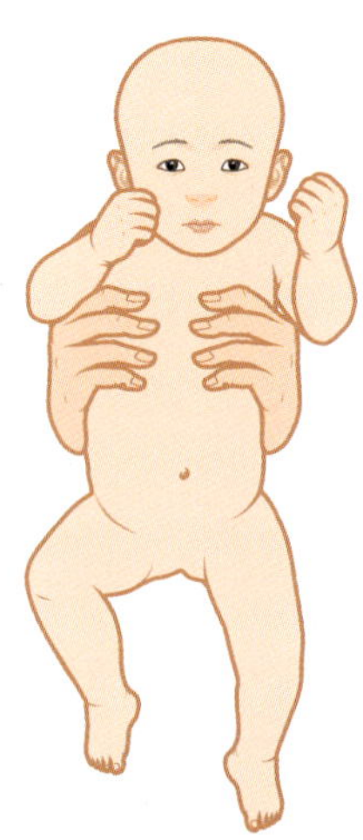

그림 12-43 걷기 반사

⑤ 수영 반사(Swimming reflex)

2~4개월의 영아의 배부분을 받쳐주면 팔과 다리를 교대로 움직이며 수영하는 듯한 모습을 보인다.

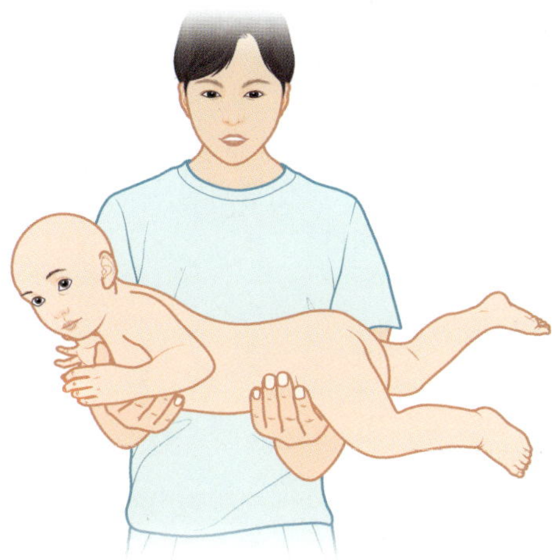

그림 12-44 수영 반사

⑥ 바빈스키 반사(Babinski reflex)

발바닥의 바깥쪽에서 안쪽으로 긁는 자극을 주면 발가락이 벌어진다. 10~16개월까지 나타난다.

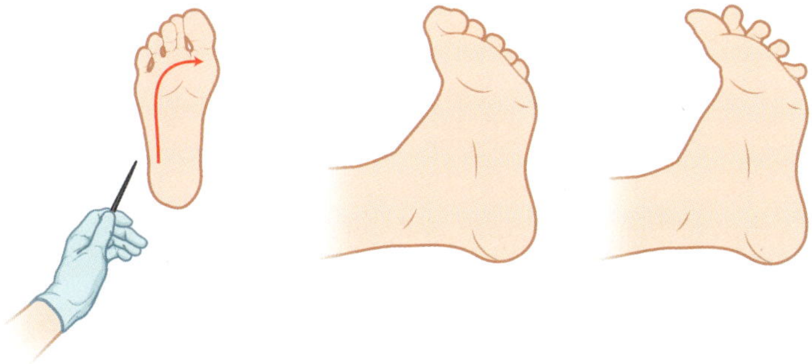

그림 12-45 바빈스키 반사

⑦ 구토 반사(Gaging reflex)

혀의 뒤부분 자극 시 인두근이 수축, 혀의 근육부분의 올림이 나타난다. 출생시부터 평생 지속되며, 신생아 시기에는 항진되어 있다.

⑧ 청각성 깜박거림 반사(Acoustic blink reflex)

갑작스러운 큰소리에 눈을 반사적으로 순간적으로 감았다가 뜨는 반응이다. 생후 10일쯤 나타나 평생 지속된다. 4개월 이후에도 나타나지 않으면, 뇌성마비, 청력장애, 지적장애를 의심할 수 있다.

⑨ 시각성 깜박거림 반사(Optical blink reflex)

어떤 물체가 눈앞으로 오면 반사적으로 순간적으로 감았다가 뜨는 반응이다. 출생 이후부터 평생 지속되며, 6개월 이후에도 나타나지 않으면, 중추신경계의 이상, 시각장애, 지적장애를 의심할 수 있다.

⑩ 인형 눈 현상(Doll's eye phenomenon)

출생 이후부터 3개월까지 지속된다. 고개를 수동적으로 빠르게 옆으로 돌리면 영아의 눈동자가 그 속도에 따라 움직이지 못하고 인형처럼 두눈이 그대로 있다가 잠시 후 고개가 돌아간 방향을 향해 움직이는 반응이다.

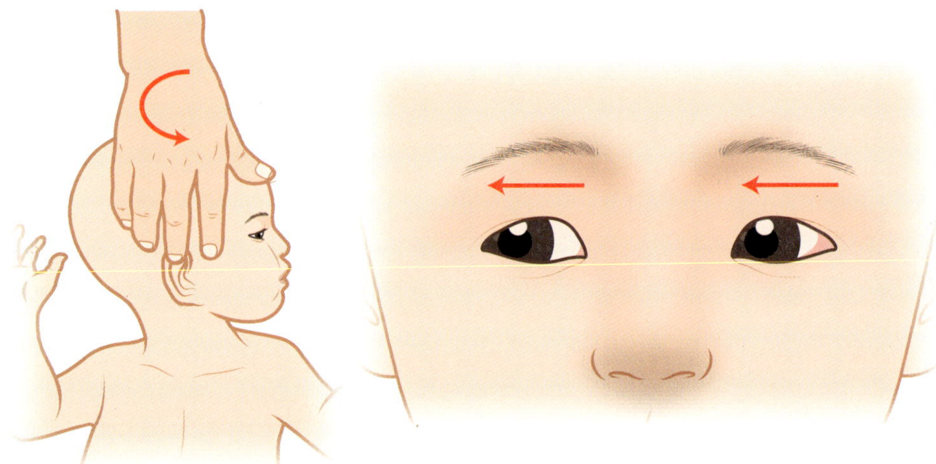

그림 12-46 인형 눈 반사

02 깊은 힘줄 반사(Deep tendon reflex)

(1) 깊은 힘줄 반사의 검사

힘줄이나 근육에 자극을 가할 때 근육이 수축하는 현상을 깊은힘줄반사라고 한다. 깊은힘줄반사는 근육이 갑자기 늘어날 때 활성화되어 반사 수축을 유도하기 때문에 근육신장반사라고 부른다. 반사망치(reflex hammer)로 힘줄에 자극을 가해 반사를 확인하며, 뼈대근육을 가볍게 쳐서 빨리 늘리면 근방추(muscle spindle)가 흥분하여 척수로 전달되며 사이신경세포의 조절 없이 운동신경에 흥분을 전달하여 근육이 수축된다. 근육 수축 항진 시 겉질척수로의 장애, 소실 또는 감소 시 반사활(반사궁, reflex arc) 장애를 의심해볼 수 있다. 깊은힘줄반사는 근육이 수축되는 힘, 속도, 움직이는 범위에 따라 등급을 나눈다(표 12-2).

표 12-2 깊은 힘줄 반사의 등급척도

단계	반응	반사작용
0	결손(absent)	눈에 보이거나 촉진되는 근수축이 전혀 없음
1+	저반사(hyporeflexia)	관절 움직임이 일어나지 않을 정도의 최소한의 근수축 보임
2+	정상(normal)	약간의 관절 움직임과 함께 적절한 근수축을 보임
3+	과반사(hyperreflexia)	적절한 관절 움직임과 함께 뚜렷한 근수축을 보임
4+	비정상(abnormal)	일시적인 간대성경련(clonus)과 함께 강한 근수축을 보이며, 반대쪽 까지 영향을 줌
5+	비정상(abnormal)	지속적인 간대성경련(clonus)과 함께 강한 근수축을 보이며, 반대쪽 까지 영향을 줌

(2) 상지의 깊은 힘줄 반사(표 12-3, 그림 12-47)

① 위팔두갈래근(Biceps brachii muscle) 힘줄반사

위팔두갈래근은 신경학적 레벨 C5, C6의 근피신경에 의하여 지배받는다. 이 반사는 주로 C5의 신경학적 수준의 기능을 평가하는 것이라 할 수 있다. 반사검사를 할 때에는 환자의 아래팔을 검사자의 반대쪽 아래팔에 얹어 편안하게 놓이도록 한다. 검사자의 손으로 환자의 팔꿈치 안쪽을 받치고 엄지는 팔꿈치오목의 위팔두갈래근 힘줄 위에 붙인다. 환자가 팔꿉관절을 약간 굽히면 검사자의 엄지손가락 밑에 위팔두갈래근 힘줄이 돌출되는 것을 느끼게 될 것이다. 검사자의 아래팔 위에 환자의 팔을 걸쳐 완전히 이완되도록 한다. 환자가 완전히 힘을 뺐을 때 반사망치의 좁은 끝으로 검사자의 엄지손가락 손톱 위를 가볍게 치면 위팔두갈래근이 약간 움찔하는 반응을 보인다.

가벼운 반응이 있다면 위팔두갈래근의 신경 지배를 하고 있는 C5의 신경학적 레벨은 정상이라고 할 수 있다. 여러 번 반사 검사를 시도해 보아도 아무런 반응이 없다면 C5의 신경근에서 위팔두갈래근의 장애를 의심할 수 있다. 반사의 항진은 뇌혈관장애를 의심할 수 있으며, 반사의 저하는 목뼈의 추간판 탈출증으로 인한 이차적인 말초신경손상과 같은 아래운동신경의 문제를 의심할 수 있다. 오른쪽과 왼쪽 상지를 모두 검사하고 비교해본다. 정상이라면 양쪽의 반사가 똑같이 나타날 것이다.

② 위팔노근(Brachioradialis muscle)의 힘줄 반사

위팔노근은 C5, C6에서 나오는 노신경에 의하여 지배받는다. 그러나 반사는 C6의 주된 기능이다. 그러나 반사검사를 하기 위하여 위팔두갈래근 힘줄 반사에서와 같은 방법으로 환자의 팔을 지지한다. 반사망치의 편평한 부분을 사용하여 노뼈가 움찔하도록 노뼈 아래 부위의 위팔노근육 힘줄을 살짝 친다. 그런 다음에 반대쪽 팔과 비교해서 결과를 기록한다.

③ 위팔세갈래근(Triceps brachii muscle)의 힘줄 반사

위팔세갈래근은 노신경에 의하여 지배받는다. 이 반사는 주로 C7의 기능이다. 앞에 했던 두 방법과 같은 자세로 환자의 팔을 유지한다. 환자에게 완전히 힘을 빼라고 말한다. 완전히 힘을 뺐다고 생각되면 반사망치의 뾰족한 부분으로 팔꿈치의 팔꿈치오목을 가로지르는 지점에서 위팔세갈래근육 힘줄을 살짝 친다. 검사자는 반사를 볼 수 있어야 하며,

받치고 있는 아래팔에서 피검사의 팔이 약간 움찔하는 것처럼 느껴지는 것이 정상적인 반응이다.

(3) 하지의 깊은 힘줄 반사

① 무릎반사(Knee-jerk reflex)

넙다리네갈래근은 L1에서 나오는 넙다리신경에 의하여 지배받는다. 무릎힘줄(슬건, patellar tendon)을 가볍게 치면 넙다리네갈래근이 순간적으로 길어져 근육 내부에 위치한 근방추가 자극을 받게 된다. 근방추의 자극이 감각신경을 거쳐 척수에 전달되고 단일연접의 반사 중추를 통과하여 앞뿔을 통해 운동신경의 흥분이 효과기에 전달되어 길어졌던 넙다리네갈래근을 반사적으로 수축시켜 반사적으로 다리를 위로 들어 올리게 된다.

② 아킬레스건반사(Achilles tendon reflex)

아킬레스건을 가볍게 두드렸을 때, 장딴지근이 수축해 다리가 발바닥 쪽에 굽힘되는 반사이다. 검사 시 아킬레스건을 적당히 늘린 상태에서 행하며, 정강신경의 반응을 확인할 수 있다.

표 12- 3 깊은 힘줄 반사

반사	작용근육	신경분절	말초신경
위팔두갈래근 힘줄 반사	위팔두갈래근	C5	근육피부신경
위팔노근 힘줄 반사	위팔노근	C6	노신경
위팔세갈래근 힘줄 반사	위팔세갈래근	C7	노신경
무릎 반사	넙다리네갈래근	L4	넙다리신경
아킬레스건 반사	장딴지근	S1	정강신경

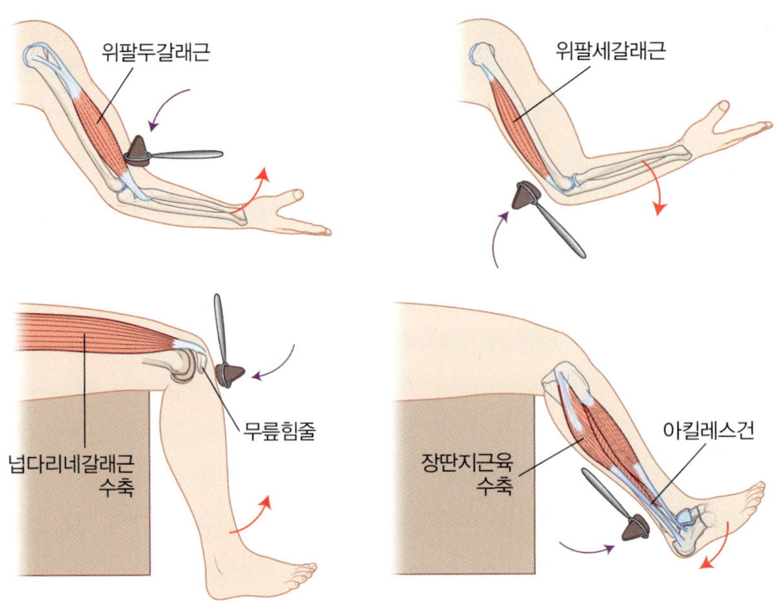

그림 12-47 깊은 힘줄 반사

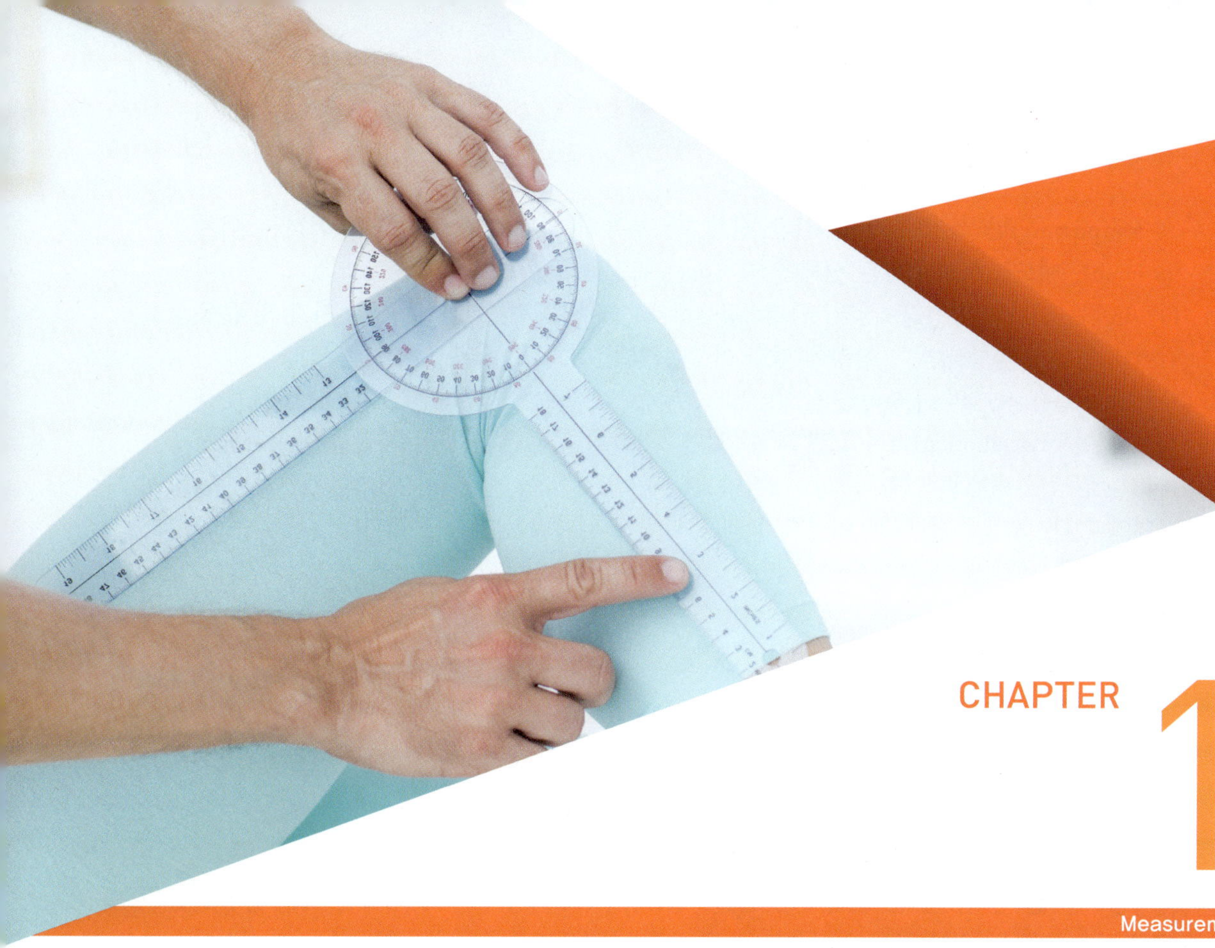

CHAPTER 13

Measurement & Assessment

자세와 보행평가

01 자세
02 보행

자세(posture)란 특정 활동을 위한 신체 각 부분의 상대적인 배열을 의미하는 위치(position), 태도(attitude) 혹은 신체를 지지하는 특징적 방법으로 정의되는 일반적 용어이다. 자세는 일반적인 건강, 성격, 환경, 정신상태, 습관, 체력, 힘과 내구력, 시각 및 운동감각의 인식에 영향을 받아 상황에 따라 아주 다양한 위치로 나타난다.

보행(gait)은 사지의 규칙적인 움직임으로, 넓은 의미로는 한 장소에서 다른 장소로 움직이는 이동(locomotion)이라고 말할 수 있다. 사람의 걸음은 신체의 균형을 유지하면서 다리를 일정한 형태로 연속적으로 움직여 원하는 방향으로 에너지를 최소화하면서 이동하여야 한다. 보행은 두 발로 이동하기 때문에 신체의 다리는 체중 유지와 걸음이라는 중요한 기능을 한다.

01 자세

1 바른 자세(Normal posture)

바른 자세란 신경, 근육, 인대, 뼈, 관절운동이 상호조화를 이루고, 3개의 기본 운동면에서 서로 짝힘을 유지하는 상태이다. 바른 자세는 근육뼈대계통에 부적절한 스트레스가 적으면서 균형을 유지하거나 운동할 때 최소한의 에너지로 운동한다. 흔히 좋은 자세 또는 이상적인 자세는 신체의 활동 유무와 관계 없이 손상 또는 변형을 방지하기 위해 신체를 지지하고 구조를 보호하는 균형상태를 말한다.

(1) 시상면에서 바른 자세

머리는 좌우 전후로 기울임 없이 똑바로 유지되고 어깨뼈는 척주에 평균 10cm 정도 떨어져 평행한 위치로 유지한다. 양쪽 어깨는 수평이 되고, 옆에서 볼 때 어느 쪽도 앞이나 뒤에 있지 않다. 척주는 시상면에서 네 개의 자연스러운 곡선을 보이며, 목과 허리는 앞굽음, 윗부분 등과 엉치뼈 부위는 뒤굽음되어 있다(그림 13-1).

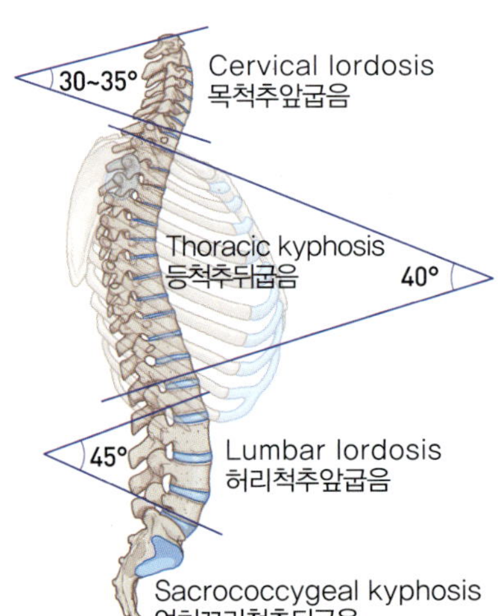

그림 13-1 척주의 정상 굽음

골반과 엉덩관절의 최적의 자세는 골반이 수평이며, 엉덩관절이 중립위치에 있다. 두덩뼈와 골반의 위앞엉덩뼈가시(auterior superior iliac spine, ASIS)의 연결선이 수직이고, 위앞엉덩뼈가시와 위뒤엉덩뼈가시(posterior superior, PS)는 수평하며, 한쪽이 앞뒤로 튀어나오지 않는다(그림 13-2).

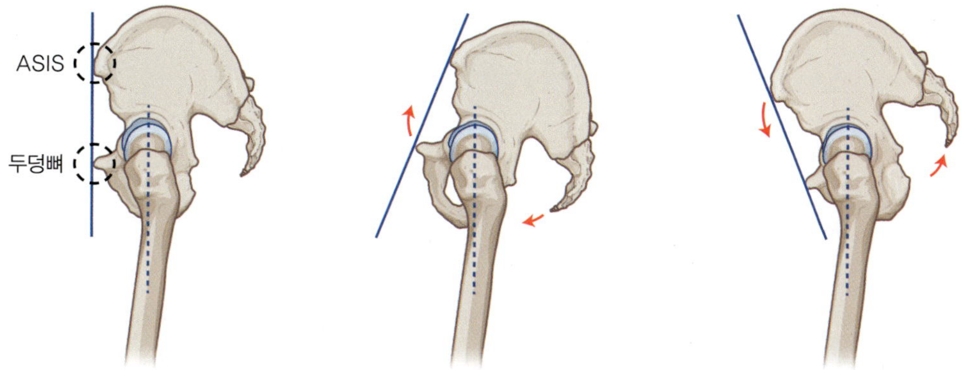

그림 13-2 골반의 자세

무릎은 무릎뼈가 앞에 바로 위치해 있으며, 생리적으로 밖굽이무릎을 170° 유지한다. 발목관절 또한 중립위치를 유지하고, 체중이 적절하게 양발에 고르게 분포되며 발바닥활이 형성된다.

(2) 이마면에서 바른 자세

이마면에서 신체는 왼쪽 및 오른쪽 대칭으로 나누게 된다. 머리는 기울임이나 회선이 없는 해부학적 중립자세를 유지하고, 목뼈는 바르게 수직으로 정렬되고 어깨 높이는 서로 같아야 한다. 골반에서 양쪽 위앞엉덩뼈가시의 높이가 동일하고, 엉덩뼈 능선은 네 번째와 다섯 번째 허리뼈 사이에 위치한다. 엉덩관절과 무릎관절이 중립을 유지하고, 발 또한 가쪽번짐이나 안쪽번짐 없이 중립 상태에 위치한다.

2 비정상자세

비정상자세 및 나쁜 자세는 신체의 여러 부분의 불완전한 배열로 인하여 지지구조의 긴장이 증가하고 신체 균형의 저하로 인하여 불편감, 통증, 변형의 원인으로 작용한다. 인간의 직립 자세는 하체보다 상체가 크고 무거우며, 체중을 지지하는 바닥면은 좁고, 중력중심점이 높은 위치에 위치한다. 신체는 아주 적은 비정상적인 정렬에도 관절이나 근육 등에 스트레스가 가해져 근육뼈대계통에 장애가 발생하기 쉽다. 노인의 자세는 변성과 퇴행성 등의 여러 가지 원인으로 척추의 C자 형태와 함께 엉덩관절과 무릎관절의 굽힘 및 발의 뒤침 현상 등의 상태로 변형되는 경우가 많다(그림 13-3).

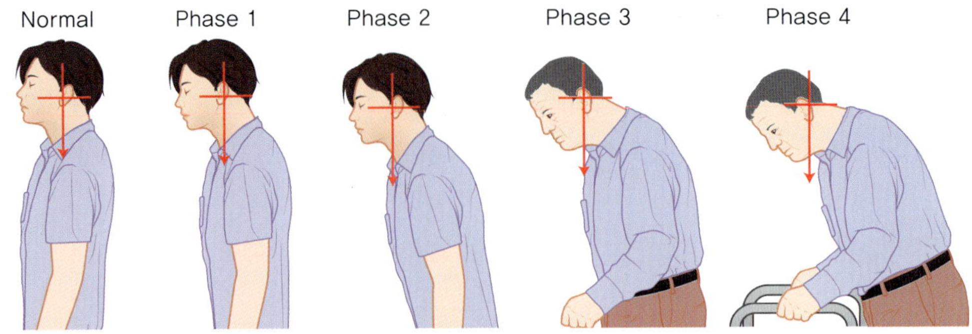

그림 13-3 노화에 따른 자세의 변화

(1) 시상면에서 비정상 자세

① 목의 앞굽음(Cervical lordosis)

시상면에서 흔하게 볼 수 있는 비정상 자세는 머리를 앞으로 내민 형태이다(그림 13-4). 머리의 무게가 척주의 위쪽에 있지 않고 앞에 있는 결과가 되고, 그로 인하여 목 뒤쪽의 폄근육들이 늘 등척성 수축의 형태로 긴장이 증가하여 전체적인 몸통에 스트레스가 증가된다. 둥근 어깨를 함께 동반하는 경우가 많다. 이 자세는 긴장성 두통을 쉽게 유발할 수 있으며, 아래턱뼈 또한 앞으로 향하여 관자아래턱관절염 또는 탈구 등의 장애도 유발할 수 있다.

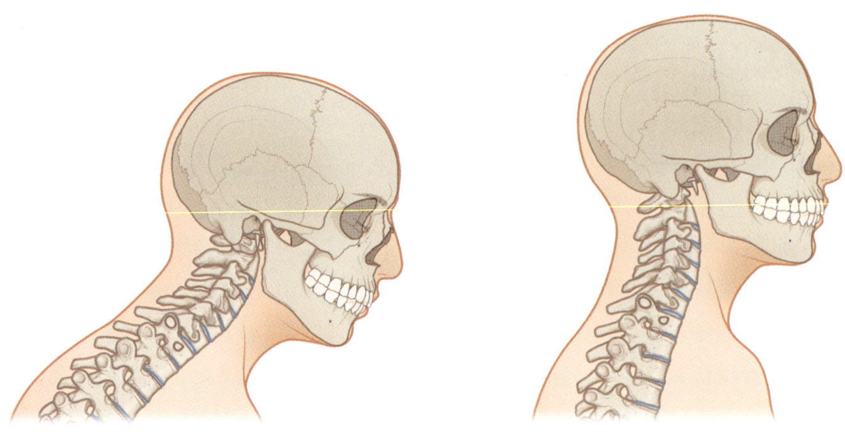

그림 13-4 목의 비정상적인 자세

② 골반의 앞기울임(Pelvic anterior tilt)

골반 앞기울임은 허리뼈 앞굽음증과 등뼈 뒤굽음증의 증가, 엉덩허리근의 구축과 배곧은근의 이완, 척주 뒤쪽의 압박 등으로 인해 발생한다. 이 자세는 위앞엉덩뼈가시가 두덩결합보다 앞부분에 위치한다(그림 13-5). 허리의 앞굽음증(lordsis)과 관련이 있다.

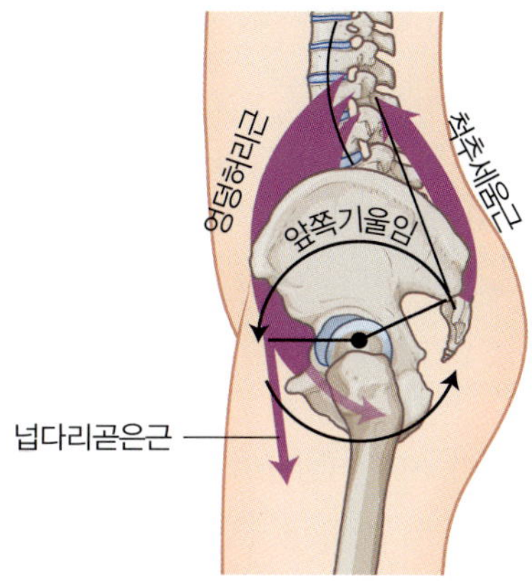

그림 13-5 골반의 앞기울임

③ 골반의 뒤쪽기울임(Pelvic posterior tilt)

골반의 뒤쪽기울임은 등뒤굽음증의 허리굽음, 엉치뼈의 앞쪽 압박, 폄된 엉덩관절 굽힘근과 아래 배근의 이완, 넙다리뒤근(hamstring) 구축으로 인해 발생한다. 이 자세는 두덩결합이 위앞엉덩뼈가시보다 앞부분에 위치한다(그림 13-6). 골반 뒤쪽 기울임에서 위앞엉덩뼈가시는 두덩뼈에 평행한 신체정렬선의 뒷면에 위치한다.

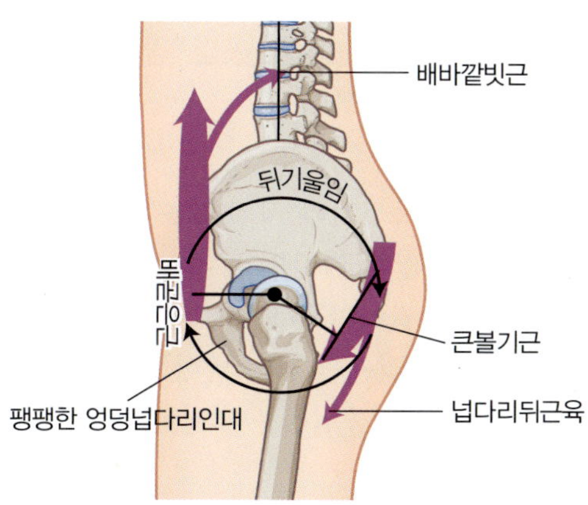

그림 13-6 골반의 뒤기울임

④ **굽힌 무릎**(Knee flexion deformith)

무릎이 굽힘된 자세는 오금근과 넙다리뒤근의 구축과 넙다리네갈래근과 장딴지근의 이완, 무릎 뒤쪽에 압력 등의 원인으로 발생한다. 이 자세는 신체정렬선이 뒤쪽에 위치하게 되어 무릎 굽힘 모멘트를 유발한다. 또한 정강넙다리뼈관절과 무릎뼈넙다리관절에 압박 스트레스가 증가한다.

⑤ **편평발**(Pes planus, Flat foot)

발에서 발의 활이 없거나 소실된 상태의 구조적 변형을 가진 편평발을 흔히 볼 수 있다. 이 자세는 목발뼈의 변위, 발배뼈의 내림, 뒤정강근의 약화 및 마비 등의 원인으로 목말뼈 머리가 앞쪽, 안쪽, 아래 방향으로 변위된다.

(2) 이마면에서 비정상 자세

이마면에서 신체정렬선은 뒤통수뼈의 정중선과 척주의 가시돌기, 양쪽 엉덩 사이를 통과한다. 목빗근을 비롯한 목의 굽힘근들의 불균형과 구축 등으로 머리 회전이나 가쪽 기울임이 발생할 수 있고, 아래턱의 비대칭으로 한쪽 턱의 기울임이 발생할 수 있다. 한쪽 어깨뼈가 비정상적으로 올림, 위쪽전위, 돌출될 수 있고, 어깨뼈의 아래각 안쪽돌림으로 전위가 발생할 수 있다. 또한 척주옆굽음증에서 골반이나 어깨가 수평을 이루지 않는 것이 일반적이다. 이 자세는 근육, 인대, 힘줄의 문제나 다리길이 차이 등의 다양한 원인이 될 수 있고, 내장기관 기능 저하, 호흡 등의 문제를 초래할 수 있다.

02 보행

1 정상보행(Normal gait)

정상보행은 협응, 평형, 균형, 운동감각과 자기수용감각, 관절과 근육의 복합적인 운동이 필요하다. 한발짝(step)은 양쪽 발의 발꿈치 닿기 사이를 말하는 것으로, 건강한 성인은 약 70cm를 움직인다. 한발짝의 길이가 같으면 걸음이 대칭성이다. 한걸음(stride)은 같은 쪽의 발이 다음 발꿈치 닿기까지의 움직임을 말하는데, 건강한 성인은 약 140cm를 정도이다. 한걸음의 길이가 길면 신체의 중심점은 낮아진다. 보행주기는 디딤기와 흔듦기로 나뉜다(그림 13-7).

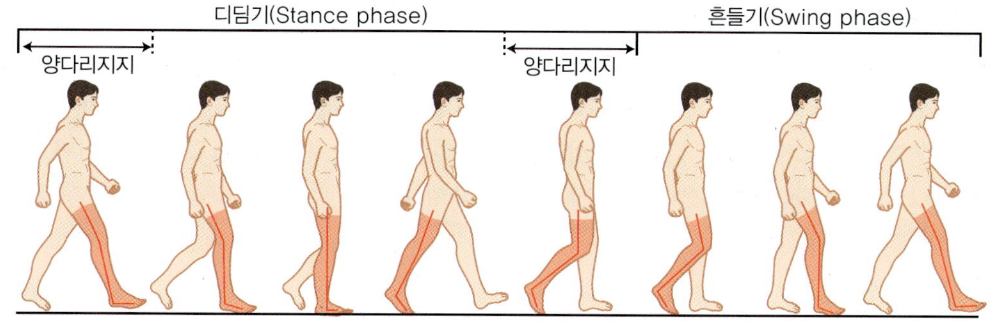

보행 단계	1	2	3	4	5	6	7	8
단계별 진행율	0%	0~10%	10~30%	30~50%	50~60%	60~70%	70~85%	85~100%

그림 13-7 보행주기

(1) 디딤기(Stance phase)

디딤기는 한쪽 발의 뒤꿈치가 지면에 닿은 후 같은 발의 발가락이 지면에서 떨어지는 시기를 나타낸다. 이는 전체 보행주기의 약 60%를 차지한다. 디딤기 동작의 주기는 표 13-1에서 설명한다.

표 13-1 디딤기 동작주기

용어	동작
발꿈치 닿기(heel strike)	발꿈치가 지면에 처음 닿는 순간
발바닥 닿기(foot flat)	발바닥 전체가 지면에 닿는 순간
중간 디딤기(mid stance)	지지측 다리 위를 반대측 다리가 지나는 순간
발꿈치 떼기(heel off)	발꿈치가 지면에서 떨어지는 순간
발가락 떼기(toe off)	발가락이 지면에서 떨어지는 순간

(2) 흔들기(Swing phase)

흔들기는 디딤기와 반대로 한쪽 발의 발가락이 지면에서 떨어지는 시기부터 시작하여 같은 발의 뒤꿈치가 다시 땅에 닿기 직전까지의 시기를 말한다. 이는 전체 보행주기의 약 40%를 차지한다. 흔들기 동작의 세부적인 주기는 표 13-2에서 설명한다.

표 13-2 흔듦기 동작주기

용어	동작
가속기(accelaeration)	발가락끝 떼기 다음 동작으로 발이 지면에서 떨어져 나가는 초기 흔듦기 시기
중간 흔듦기(mid swing)	흔듦기에 있는 발이 반대쪽 디딤디에 있는 다리의 발을 넘어가는 중간 흔듦기 시기
감속기(deceleration)	발꿈치가 지면에 접촉하려는 순간까지의 감속기 또는 말기 흔듦기 시기

(3) 양다리지지기(Double stance phase)

한쪽 다리의 발꿈치가 닿는 시점부터 시작하여 반대쪽 다리의 발가락이 떨어지는 순간까지 인체는 양다리지지기를 유지한다. 전체 보행주기의 약 20~25%를 차지하며, 보행속도가 빨라지면 짧아지고, 달리기 시에는 양다리지지기가 사라지고, 한발지지기만으로도 구성될 수 있다. 균형장애가 있거나 노인의 보행에서는 양다리지지기가 늘어나게 되는 것을 볼 수 있다.

2 비정상적인 보행(Abnormal gait)

비정상보행은 근육 약화 또는 마비, 신경계 장애, 통증 등의 다양한 원인에 의해 일어날 수 있다. 대부분의 경우 한 가지의 원인보다는 다양한 요소가 복합적으로 작용하는 경우가 많으며, 같은 질환이어도 사람에 따라 연령이 따라 다른 보행패턴을 보이기도 한다. 정적인 자세에서는 각 신체의 분절, 좌우 대칭성, 골반의 경사도 및 뒤틀림, 척추 굴곡 등을 살피고, 동적인 움직임에서는 보행 속도와 한발짝의 길이와 대칭성, 상지의 흔들림 및 대칭성, 무릎과 발목의 움직임의 조화를 관찰한다.

(1) 근육 약화와 마비

① 엉덩관절 벌림근 장애

엉덩관절 벌림근의 장애 또는 중간볼기근(gluteus medius)의 약화 및 위축은 트렌델렌버그 보행(trendelenberg gait)을 만들어낸다. 환측 다리의 디딤기 동안 해당 다리의 엉덩관절 벌림근의 약화로 인해 몸통의 정상측으로의 가쪽 굽힘이 발생한다. 이러한 움직임을 보상하기 위해 환자는 몸통을 디딤측의 다리로 과도하게 걷게 되고, 양쪽 중간볼기근의 약화는 뒤뚱거리는 오리걸음(wadding gait)를 만들어 낸다(그림 13-8).

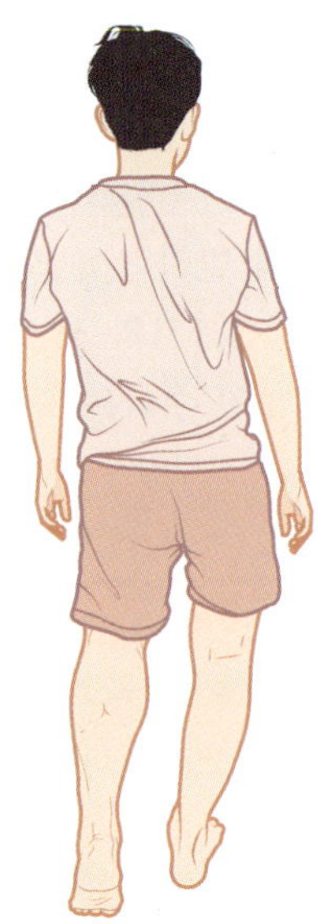

그림 13-8 엉덩관절 벌림근 장애 보행

② 엉덩관절 폄근의 장애

한쪽다리 큰볼기근이 약화 또는 마비가 되면 보행을 하는 동안 중간디딤기 초기에 몸통이 뒷방향으로 기울어진다(그림 13-9). 이때 몸통의 뒤쪽 기울어짐은 신체의 중력선을 엉덩관절의 뒤쪽으로 이동시켜 엉덩관절의 굽힘을 막고, 폄근의 요구를 감소시킨다.

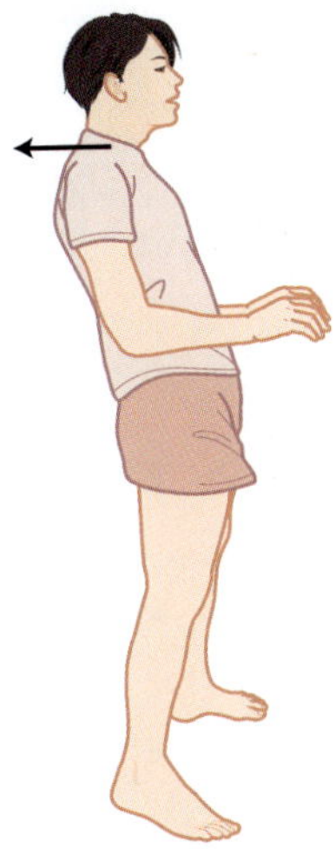

그림 13-9 엉덩관절 폄근의 장애 보행

③ 엉덩관절 모음근의 경직성 장애

엉덩관절 모음근이 경련성 증가와 단축이 되면 보행 동안 다리가 안쪽으로 모이고 앞으로 향하며, 무릎이 교차되며 걷는다. 이러한 걸음을 가위걸음(scissor gait)라 한다(그림 13-10).

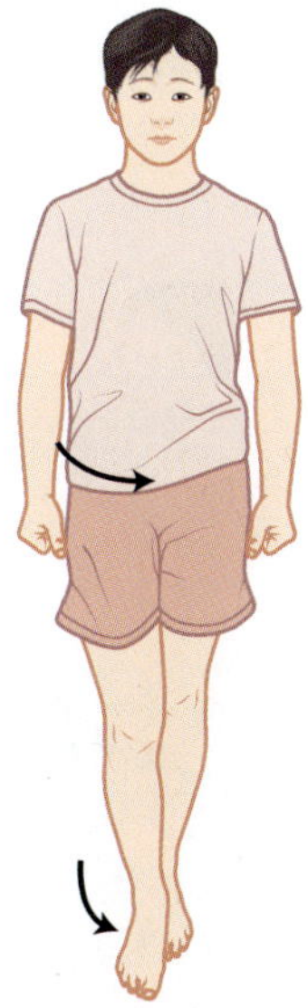

그림13-10 엉덩관절 모음근의 경직성 장애 보행

④ 무릎관절 폄근 장애

넙다리네갈래근(quadriceps femoris)의 근력 약화는 무릎관절 폄 장애를 유발할 수 있다. 디딤기 시에 반드시 필요한 무릎관절의 폄의 기능 장애는 자연스러운 무릎관절의 굽힘을 막기 위해 몸통을 앞으로 굽히거나, 보행 중 디딤기 시 무릎을 손으로 눌러 무릎 폄을 인위적으로 만들어 낸다(그림 13-11). 넙다리를 손으로 누르기 때문에 무릎은 과하게 펴되어 젖힌무릎걸음(back knee gait, genu recurvatum)이 된다.

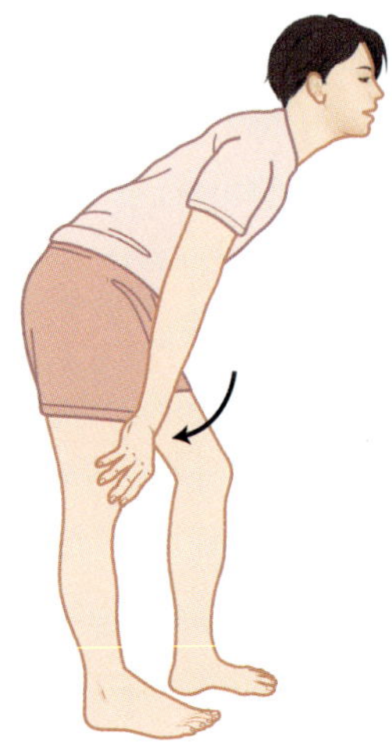

그림 13-11 무릎관절 폄근 장애 보행

⑤ 발등굽힘근 장애

앞정강근이 약화 또는 마비되면 보행 시 발이 지면으로 떨어지는 발처짐(foot drop)이 나타나며, 심한 경우 발꿈치가 아닌 발가락 끝이 먼저 지면에 닿는다. 발등굽힘근의 장애 시 발꿈치 닿기 이후 흔듦기에서 발등굽힘의 제한으로 발끝이 지면을 끌 수 있고, 이것을 보상하기 위해 엉덩관절과 무릎관절을 과도하게 굽힘하게 된다(그림 13-12). 이러한 보행을 계상보행(steppage gait)라고 한다.

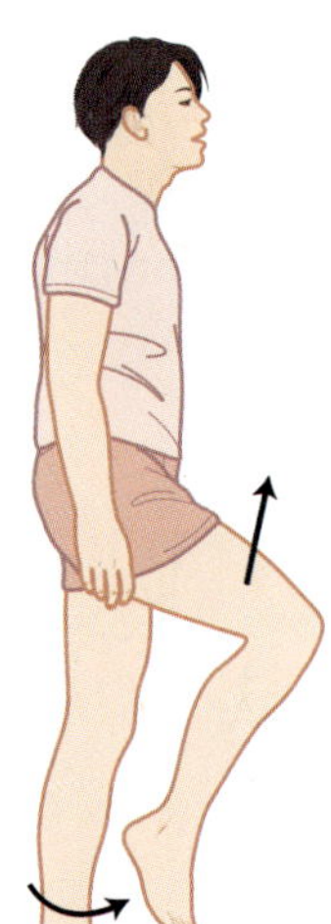

그림 13-12 발등굽힘근 장애 보행

⑥ 발바닥굽힘근 장애

장딴지근(gastrocnemius)과 가자미근(soleus)의 근력 약화는 발목관절 발바닥굽힘 장애를 유발하며, 앞정강근에 의해 발등굽힘이 되어 발꿈치 보행으로 이어지게 된다. 이러한 보행을 발꿈치들린걸음(calcaneous gait)이라고 한다(그림 13-13).

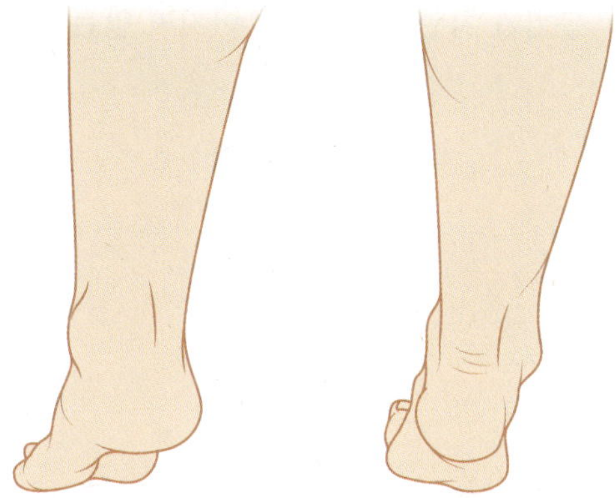

그림 13-13 발바닥굽힘근 장애 보행

(2) 신경계 장애

① 편마비 보행

대부분의 편마비 환자는 손상 초기 이완성 편마비 이후를 지나, 경련성 편마비 형태로 발전한다. 팔에서는 어깨관절 모음, 팔꿉관절과 손목관절의 굽힘의 특징을 보이며, 다리에서는 엉덩관절과 무릎관절과 발목관절의 굽힘이 어려워 결국 마비쪽 다리가 길어지는 결과로 휘돌림 걸음(hemiplegic gait, circumduction gait)을 하면서 걷는다(그림 13-14).

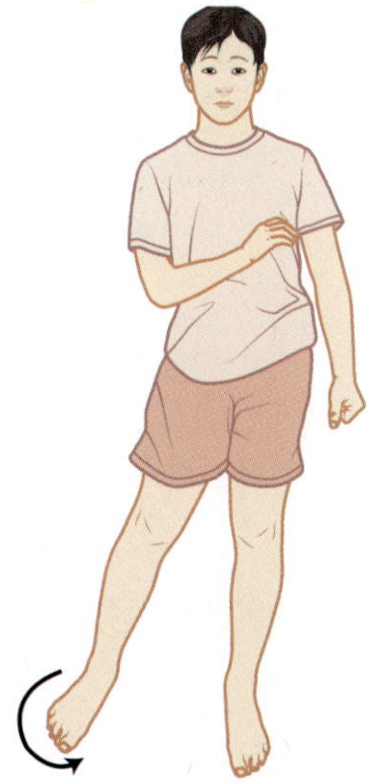

그림 13-14 편마비 보행

② **파킨슨병 보행**

파킨슨병 환자의 보행(Parkinsonian gait)은 머리 및 몸통, 엉덩관절, 무릎관절의 굽힘으로 상체의 앞쪽 기울임이 특징적으로 관찰된다. 보행의 첫 시작은 다리의 굽힘근과 폄근이 함께 수축하여 처음에는 아주 느린 걸음과 질질 끄는 걸음(shuffle gait)으로 시작되다가 빠른 걸음으로 진행되면서 중간에 멈추거나 방향전환을 하는 것이 어렵다. 보행 동안 머리 회전, 몸통 회전, 팔 흔들기가 자연스럽게 이루어지지 않는다(그림 13-15).

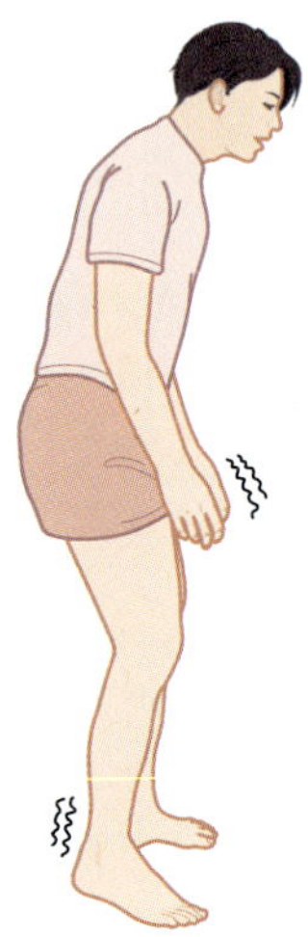

그림 13-15 파킨슨병 보행

③ **실조성 보행**

실조성 보행(Ataxic gait)은 소뇌 손상 환자에서 종종 발생한다. 균형과 평형이 불안정하여 비형증적인 움직임으로 흔들리며 걷고, 보행하는 동안 안정성을 유지하기 위하여 발을 넓게 벌리면서 지지면을 확보하며 걷는다. 발바닥 감각이 둔화되기 때문에 자신의 발의 위치를 파악하기 위하여 발쪽을 보면서 보행한다(그림 13-16).

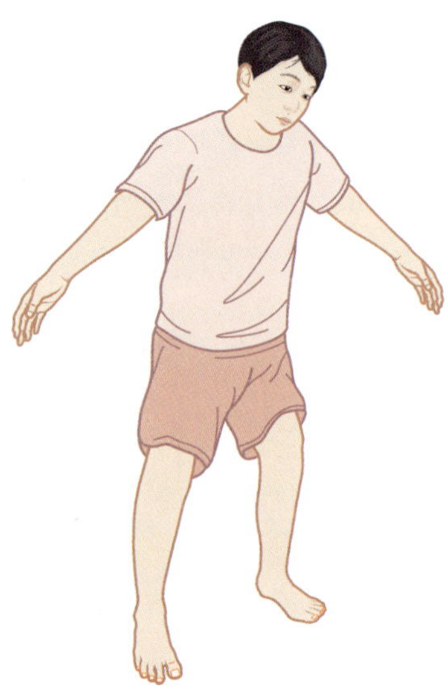

그림 13-16 실조성 보행

(3) 통증성 보행

일반적으로 통증이 있을 경우 디딤기 시기에 충분한 체중부하가 어려워 상대적으로 디딤기가 짧아지고 정상쪽 다리의 흔듦기가 빨라진다. 통증이 관절에서 오는 경우, 관절주위 조직의 긴장도를 줄여 관절의 마찰 및 압력을 감소하기 위해 추가적으로 특정 자세를 취한다(그림 13-17).

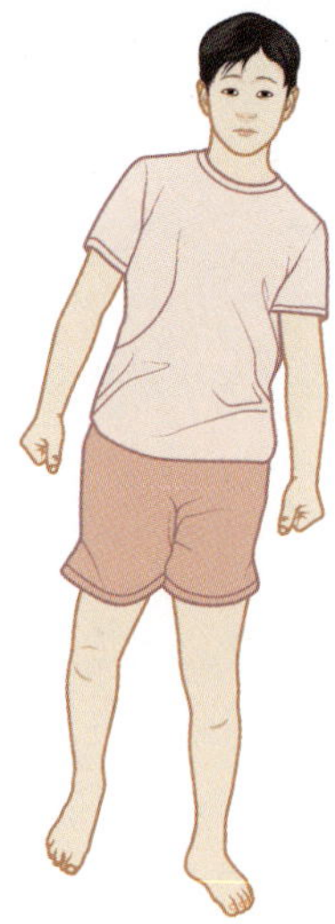

그림 13-17 통증성 보행

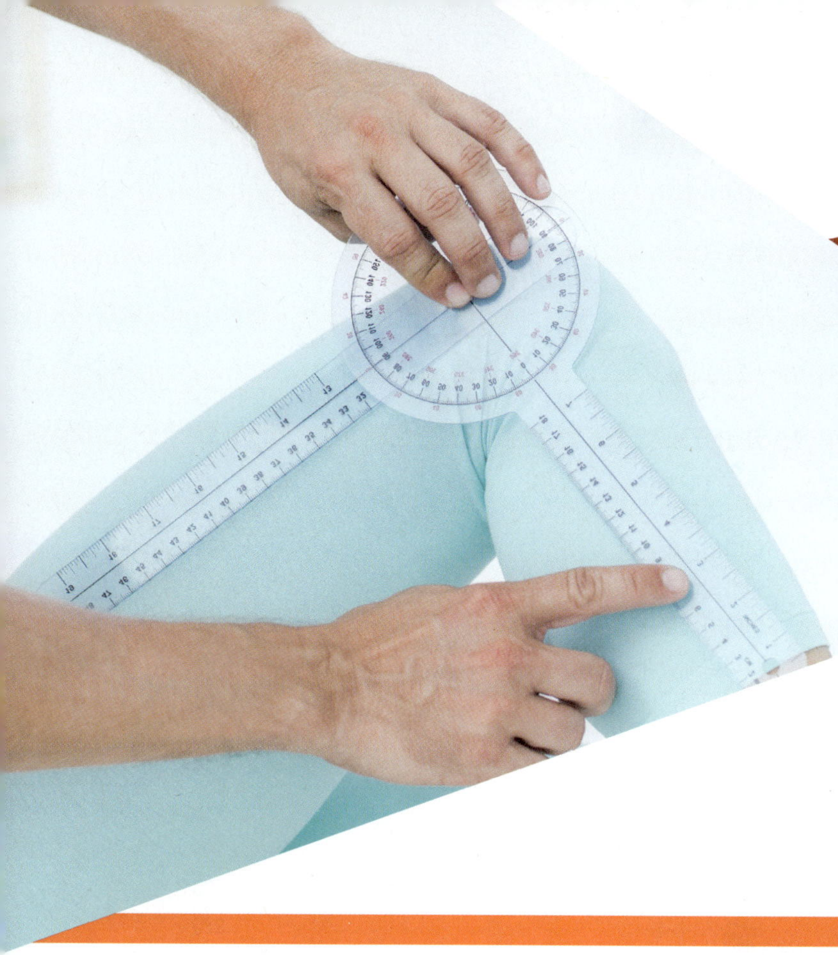

찾아보기(INDEX)

ㄱ

가시아래근 89, 93
가시위근 87
가시위근 활검사 100
가위걸음 329
가쪽곁인대검사 214
가쪽굽힘 49
가쪽날개근 36, 39
가쪽넓은근 210
가쪽돌림 67
가쪽머리곧은근 52
가쪽번짐 223
가쪽번짐 스트레스 검사 236
각도계 10
감각감퇴증 268
건초염 167
견인 반응 313
계상보행 330
고리뼈 48
고유수용성 감각 277
고정 15
골퍼팔꿉 검사 119
관자근 37
관자뼈 20
관절가동범위 7
관절융기 20
관찰 15
광대뼈 21
교차성 폄 반사 288
굽힘 49, 66
굽힘 회피 반사 286
궁둥구멍근 191
근력검사 12
긴노쪽손목폄근 136
긴머리근 52
긴모음근 189
긴엄지굽힘근 155
긴엄지벌림근 159
긴엄지폄근 157
긴장성 미로반사 290
깊은손가락굽힘근 143
깨물근 37
끝느낌 9

ㄴ

넓은등근 85, 91
넓은목근 30
넙다리곧은근 210
넙다리근막긴장근 193
넙다리네갈래근 210
넙다리네모근 191
넙다리두갈래근 207
넙다리뒤근 185
넙다리빗근 183
넙다리뼈 176, 203
네모엎침근 113
노뼈 105
노쪽손목굽힘근 133
뇌줄기반사 289
눈꺼풀올림근 25
눈둘레근 26
눈물뼈 21
눈살근 27
눈썹주름근 24
능동관절가동범위 7

ㄷ

대칭성 긴장성 목반사 289
두덩근 189
두덩정강근 189
두 점 식별능력 274
뒤넙다리근 207
뒤십자인대검사 216
뒤어깨세모근 85, 93
뒤통수이마근 23
등가시근 249
등가장긴근 249
등급 정하기 15
등뼈 240
등엉덩갈비근 249
등쪽뼈사이근 147
디딤기 327

ㄹ

락우드 검사 100
란다우반사 301

ㅁ

마름근 75, 79
맥머리 검사 217
맨손근력검사 13
머리가장긴근 55
머리널판근 55
머리반가시근 55
머피 징후 165
모로반사 301
모음 66
목가장긴근 55
목갈비근 경련검사 60
목널판근 55
목당김검사 59
목말밑관절 222
목반가시근 55
목빗근 52
목뿔혀근 41
목압박검사 59
목엉덩갈비근 55
목 정위반사 295
무릎관절 202
무릎넙다리관절 205
무릎반사 320
무릎뼈 203
미각 270
미로 정위반사 296

ㅂ

바깥폐쇄근 191
바닥쪽 뼈사이근 149
바빈스키 반사 317
반막근 207
반사 284
반힘줄근 207
발 222
발가락뼈 222
발꿈치들린걸음 331
발등굽힘 222
발목 222
발목뼈 222
발목뼈사이관절 222
발바닥굽힘 222
발처짐 330
발허리뼈 222
배곧은근 246
배바깥빗근 246, 251
배속빗근 246, 251
번넬 리틀러 검사 171
벌레근 139
벌림 66
보상적 움직임 8
보습뼈 21
보행 322
복장뼈 64
볼근 35
볼기뼈 176
부리위팔근 83, 95
붓혀근 41
비대칭성 긴장성 목반사 289
빗장뼈 65
빨기 반사 315

ㅅ

사정 5
삼킴 22
새끼맞섬근 163
새끼벌림근 147
새끼폄근 145
샤프-펄스 검사 61
서비스 종결 3
선별 2
선별검사 12
셈메스 바인스타인 모노필라먼트 271
소토-홀 검사 61
속폐쇄근 191

손가락뼈 123
손가락폄근 145
손뒤침근 115
손목뼈 123
손허리뼈 123
수동관절가동범위 7
스웨터 손가락징후검사 172
슬관절 202
슬럼프 검사 259
시각 정위반사 298
실조성 보행 332
씹기 22

ㅇ

아래등세모근 77
아래머리빗근 55
아래쌍둥이근 191
아래코선반뼈 22
아래턱뼈 20, 22
아래팔 104
아랫입술내림근 33
아킬레스건반사 320
아플레이 긁기검사 97
아플레이 당김검사 219
아플레이 압박검사 218
안쪽곁인대검사 213
안쪽날개근 37, 39
안쪽넓은근 210
안쪽돌림 67
안쪽번짐 222
안쪽번짐 스트레스 검사 235
알렌 검사 173
앞머리곧은근 52
앞십자인대검사 215
앞어깨세모근 83, 95
앞톱니근 81
양다리지지기 328
양서류 반응 300
양성 지지반응 293
얕은손가락굽힘근 141
어깨관절 64
어깨밑근 91
어깨뼈 65
어깨올림근 72, 79
엄지맞섬근 163
엄지모음근 161
엉덩관절 176
엉덩근 181
엘리 검사 196
연접경계 8
연합 반응 292
왓슨 검사 166
요르가손 검사 99
운동감각 278
움직이는 두 점 식별검사 279
원엎침근 113
웨버의 고정된 두 점 식별검사 278
위등세모근 72
위머리빗근 55
위쌍둥이근 191
위턱뼈 21
위팔근 109
위팔노근 109
위팔두갈래근 109, 115
위팔뼈 65, 104
위팔세갈래근 111
윗입술올림근 31
음성 지지반응 294
의뢰 2
이마뼈 20
입꼬리내림근 30
입꼬리올림근 29
입둘레근 28
입천장뼈 21
입천장혀근 43
입체인지지각 276

ㅈ

자발적 쥐기 반응 314
자뼈 105
자세 15, 322
자쪽손목굽힘근 133
자쪽손목폄근 136
작은광대근 31
작은뒤머리곧은근 55
작은볼기근 187

작은원근 89
장딴지근 207
재평가 3
저항 15
전방끌기검사 234
전환적 서비스 3
정강넙다리관절 203
정강목말관절 222
정강뼈 203, 222
젖힌무릎걸음 330
종아리뼈 203, 222
중간넓은근 210
중간등세모근 75, 79
중간볼기근 187
중간어깨세모근 87
중쇠뼈 49
중재 2
중재계획 2
쥐기 반사 313
진동감각 278
집게폄근 145
짧은노쪽손목폄근 136
짧은모음근 189
짧은엄지굽힘근 151
짧은엄지벌림근 159
짧은엄지폄근 153

ㅊ

척수반사 286
척추동맥압박검사 60
체간 정위반사 295
촉각검사 274
촉지 15
축돌림 49
측방전단검사 62
측정 2

ㅋ

커닉 검사 258
켐프 검사 257
코뼈 21
큰가슴근 91, 95
큰광대근 34
큰뒤머리곧은근 55
큰모음근 189
큰볼기근 185
큰원근 85
큰허리근 181

ㅌ

탈구 검사 98
턱관절 20
턱관절오목 20
턱끝근 33
턱끝혀근 42
테니스팔꿉증검사 119
토마스 검사 195
톰슨 검사 237
트렌델렌버그 보행 328
트렌델렌버그 징후 검사 194
티넬 검사 168

ㅍ

파라슈트 반사 302
파킨슨병 보행 332
팔꿈치근 111
팔꿈치터널증후군 117
팔꿉관절 104
팔렌 검사 170
폄 49, 66
폄근 뻗침 반사 287
평가 2
평가-재평가 2
표재통각 268
표정 짓기 22
프로먼트 증후 169
핀켈스테인 검사 167

ㅎ

허리네모근 254

허리뼈 241
허리엉덩갈비근 249
혀아래세로근 44
혀위세로근 44
호만 징후 238
호스킨 케네디 검사 99
호프만 병 167
회피 반응 314
후각 269
후각상실증 269
후각왜곡증 269
휘긴 검사 101
휘돌림 걸음 331
흔듦기 327

A

Abduction 66
Abductor digiti minimi 147
Abductor pollicis brevis 159
Abductor pollicis longus 159
Achilles tendon reflex 320
active range of motion, AROM 7
Adduction 66
Adductor brevis 189
Adductor longus 189
Adductor magnus 189
Adductor pollicis 161
Allen's test 173
Amphibian reaction 300
Anconeus 111
ankle joint 222
Anterior cruciate ligament test 215
Anterior deltoid 83, 95
Anterior drawer test 234
Apley's compression test 218
Apley's distraction test 219
Apley's Scratch Test 97
Apponens digiti minimi 163
Apprehension test 98
Assessment 5
Associated reaction 292
Asymmetrical tonic neck reflex 289
Ataxic gait 332
Atlas 48
Avoiding reaction 314
Axial rotation 49
Axis 49

B

Babinski reflex 317
back knee gai 330
Biceps brachii 109, 115
Biceps femoris 207
Brachialis 109
Brachioradialis 109
Brain stem reflexes 289
Buccinator 35
Bunnel–Littler test 171

C

calcaneous gait 331
Carpal bone 123
Cervical compression test 59
Cervical distraction test 59
Chewing 22
circumduction gait 331
Clavicle 65
compensatory movement 8
condyle 20
Coracobrachialis 83, 95
Corrugator supercilii 24
Crossed extension reflex 288
cubital tunnel syndrome 117

D

Depressor anguli oris 30
Depressor labii inferiors 33
de Quervain's 167
Discontinuation services 3
Dorsal interossei 147

dorsiflexion 222
Double stance phase 328

E

Ely's test 196
End-feel 9
Evaluation 2
eversion 223
Eversion stress test 236
Extension 49, 66
Extensor carpi radialis brevis 136
Extensor carpi radialis longus 136
Extensor carpi ulnaris 136
Extensor digiti minimi 145
Extensor digitorum 145
Extensor indicis 145
Extensor pollicis brevis 153
Extensor pollicis longus 157
Extensor thrust reflex 287
External oblique 251
External rotation 67

F

Facial expression 22
Feagin test 101
Femur 176, 203
fibula 222
Fibular 203
Finkelstein test 167
Flexion 49, 66
Flexor carpi radialis 133
Flexor carpi ulnaris 133
Flexor digitorum profundus 143
Flexor digitorum superficialis 141
Flexor pollicis brevis 151
Flexor pollicis longu 155
Flexor withdrawal reflex 286
foot 222
foot drop 330
Froment's sign 169
Frontal bone 20

G

gait 322
Gastrocnemius 207
Gemellus inferior 191
Gemellus superior 191
general anosmia 269
Genioglossus 42
genu recurvatum 330
Gluteus maximus 185
Gluteus medius 187
Gluteus minimus 187
Golfer's elbow test 119
Goniometer 10
Gracilis 189
Grasp reflex 313
Gustatory sensatio 270

H

Hamstring 185, 207
Hawkins-kennedy test 99
hemiplegic gait 331
hip bone 176
hip joint 176
Hoffmann's disease 167
Homan's sign 238
Humerus 65, 104
Hyoglossus 41
hyperesthesia 268

I

Iliacus 181
Iliocostalis cervicis 55
Iliocostalis lumborum 249
Iliocostalis thoracis 249
Inferior longitudinal muscle 44
Inferior nasal concha bone 22

Infraspinatus 89, 93
Innominate bone 176
Instinctive grasp reaction 314
Internal oblique 251
Internal rotation 67
intertarsal joint 222
Intervention 2
Intervention planning 2
inversion 222
Inversion stress test 235

K

Kemp's test 257
Kernig's test 258
Kinesthesia 278
Knee-jerk reflex 320
knee joint 202

L

Lacrimal bone 21
Landau reflex 301
Lateral collateral ligament test 214
Lateral flexion 49
Lateral pterygoid 36, 39
Lateral shear tes 62
Latissimus dorsi 85, 91
Levator anguli oris 29
Levator labii superiors 31
Levator palpebrae superioris 25
Levator scapulae 72, 79
Logissimus capitis 55
Longissimus cervicis 55
Longissimus thoracis 249
Longus capitis 52
Lower trapezius 77
Lumbar vertebrae 241
Lumbricals 139

M

mandible 20
Mandible bone 22
mandibular fossa 20
manual muscle tests, MMT 13
Masseter 37
Maxilla bone 21
McMurray's test 217
Medial collateral ligament test 213
Medial pterygoid 37, 39
Mentalis 33
Metacarpals bone 123
metatarsals 222
Middle deltoid 87
Middle trapezius 75, 79
Moberg의 집기검사 279
Moro reflex 301
Moving touch 278
Murphy's sign 165

N

Nasal bone 21
Neck righting 295
Negative supporting reaction 294

O

Obilique external abdominis 246
Obilique internal abdomoinis 246
Obliquus capitis inferior 55
Obliquus capitis superior 55
Obturator externus 191
Obturator internus 191
Occipitofrontalis 23
Olfactory sensation 269
Opponens pollicis 163
Optical righting 298
Orbicularis oculi 26
Orbicularis oris 28

P

Palate bone 21
Palatoglossus 43

Parachute reaction 302
Parkinsonian gait 332
parosmia 269
passive range of motion, PROM 7
Patella 203
Patellofemoral joint 205
Pectineus 189
Pectoralis major 91, 95
phalanges 222
Phalanges bon 123
Phalen test 170
Piriformis 191
plantarflexion 222
platysma 30
Positive supporting reaction 293
Posterior cruciate ligament test 216
Posterior deltoid 85, 93
posture 322
Procerus 27
Pronator quadratus 113
Pronator teres 113
Proprioceptive sens 277
Psoas major 181

Q

Quadratus femoris 191
Quadratus lumborum 254
Quadriceps 210

R

Radius 105
range of motion, ROM 7
Rectus abdominis 246
Rectus capitis anterior 52
Rectus capitis lateralis 52
Rectus capitis posterior major 55
Rectus capitis posterior minor 55
Rectus femoris 210
Reevaluation 3
Referral 2
Reflex 284
Rhomboids 75, 79
Rockwood test 100

S

Sartorious 183
Scalene cramp test 60
Scapula 65
scissor gait 329
Screening 2
Semimembranosus 207
Semisipinalis capitis 55
Semispinalis cervicis 55
Semitendinosus 207
Semmens–Weinstein monofliament 271
Serratus anterior 81
Sharp–purser test 61
shoulder joint 64
Slump test 259
Soto–Hall test 61
specific anosmia 269
Spinalis thoracis 249
Splenius capitis 55
Splenius cervicis 55
Stance phase 327
steppage gait 330
Stereognosis 276
Sternocleidomastoid 52
Sternum 64
Styloglossus 41
Subscapularis 91
subtalar joint 222
Sucking reflex 315
Superficial pain sensation 268
Superior longitudinal muscle 44
Supinator 115
Supraspinatus 87
Swallowing 22
Sweater finger sign test 172
Swing phas 327
Symmetrical tonic neck refle 289

T

tarsals 222

temporal bone 20
Temporal bone 20
Temporalis 37
temporomandibular joint 20
Tennis elbow test 119
Tensor fascia lat 193
Teres major 85
Teres minor 89
Thomas test 195
Thompson's test 237
thoracic vertebrae 240
tibia 222
Tibia 203
Tibiofemoral join 203
tibiotalar joint or talocrual joint 222
Tinel sign 168
Tonic labyrinthine reflex 290
touch test 274
Traction response 313
Transition services 3
trendelenberg gait 328
Trendelenburg's test 194
Triceps brachii 111
Two point discrimination 274

U, V

Ulna 105
Upper trapezius 72
vastus intermedius 210
vastus lateralis 210
vastus medialis 210
Vertebral basilar ischemia test, VBI test 60
Vibratory sense 278
Vomer bon 21

W, Y, Z

Watson test 166
Yergason test 99
Zygomatic bone 21
Zygomaticus major 34
Zygomaticus minor 31

기타

90–90° 뻗은 다리올림검사 197
90–90° Straight leg raising test 197

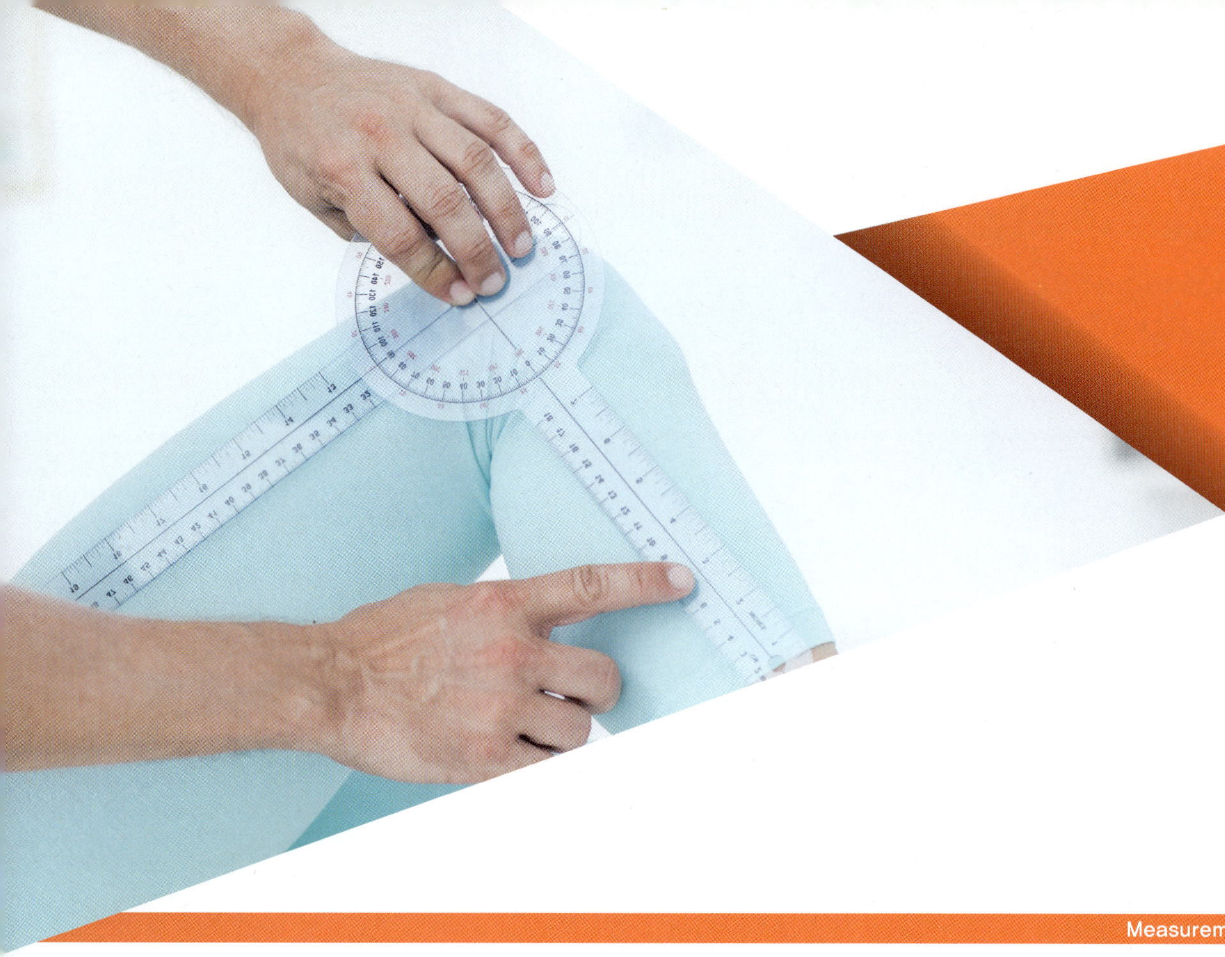

Measurement & Assessment

부록

Scapular	Abductor and Upward Rotator	serratus anterior	long thoracic N
	Elevator=protraction	trapezius superior fiber levator scapulae	accessory N dorsal scapular N
	Depressor and adductor	trapezius middle fiber trapezius inferior fiber	accessory N
	Adductor=retrection	trapezius middle fiber rhomboid major & minor	accessory N dorsal scapular N
	Adductor and Downward Rotator	rhomboid major & minor	dorsal scapular N
Shoulder	Flexor	deltoid anterior fiber coracobrachialis	axillary N musculocutaneous N
	Extensor	latissimus dorsi teres major deltoid posterior fiber	thracodorsal N subscapular N axillary N
	Abductors	deltoid middle fiber supraspinatus	axillary N supra scapular N
	Hori. abd.	deltoid posterior fiber infraspinatus	axillary N supra scapular N
	Hori. ad.	pectoralis major deltoid anterior fiber coracobrachialis	thoracic N axillary N musculocutaneous N
	Exrernal rotator	infraspinatus teres minor	supra scapular N axillary N
	Internal rotator	subscapularis teres major pectoralis major latissimus dorsi	subscapular N subscapular N thoracic N thracodorsal N
Elbow	Flexor	biceps brachii brachiaoradialis brachialis	musculocutaneous N radial N radial N
	Extensor	triceps brachii Anconeus	radial N
Forearm	Supinator	biceps brachii supinator	musculocutaneous N radial N
	Pronator	pronator teres pronator quadratus	median N
Wrist	Flexor	flexor carpi radialis flexor carpi ulnaris	median N ulnar N
	Extensor	extensor carpi radialis longus extensor carpi radialis bravis extensor carpi ulnaris	radial N
Neck	Flexor	sternocleidomastoid	accessory N
	Extensor	trapezius upper fiber semispinalis capitis splenius capitis splenius cervicis	accessory N spinal nerve cervical nerve
Trunk	Flexor	rectus abdominis	intercostal N (7~12)
	Extensor	erector spinae sacrospinalis	spinal nerve
	Rotator	external abdominal oblique internal abdominal oblique	intercostal N (8~12) lumbar N (1)
	Elevation of pelvis	quadratus lumborum	intercostal N 12 lumbar N 2~4

Finger	MP flexor	lumbricals	2.3 median N 4.5 ulnar N
	MP extensor	extensor digitorum extensor indicis extensor digiti minimi	radial N
	PIP flexor	flexor digitorum superficialis	median N
	DIP flexor	flexor digitorum profundus	2.3 median N 4.5 ulnar N
	Abductors	dorsal interossei abductor digiti minimi	ulnar N
	Adductors	palmar interossei	ulnar N
Thumb	MP flexor	flexor pollicis brevis	median N ulnar N
	PIP flexor	flexor pollicis longus	median N
	MP extensor	extensor pollicis brevis	radial N
	IP extensor	extensor pollicis longus	radial N
	Abductors	abductor pollicis brevis abductor pollicis longus	median N radial N
	Adductors	adductor pollicis	ulnar N
	Opposition (thumb, 5th finger)	opponens pollicis opponens digiti minimi	median N ulnar N
Hip	Flexor	iliopsoas muscle (iliacus / psoas major)	femoral N spinal card L2.3
	Abductors & Exrernal rotator with knee flexion	sartorius	femoral N
	Extensor	gluteus maximus hamstring biceps femoris semitendinosus semimembranosus	inferior gluteal N sciatic N = = =
	Abductors	gluteus medius	superior gluteal N
	Abductors from flexed position	tensor fascia lata	superior gluteal N
	Adductors	adductor magnus adductor brevis adductor longus gracilis pectineus	obturator / tibial N obturator N obturator N obturator N femoral N
	Exrernal rotator	six outward muscle obturator externus obturator internus quadratus femoris piriformis gemellus superior gemellus inferior gluteus maximus	obturator N = = = = = = Inferior gluteal N
	Internal rotator	gluteus minimus tensor fascia lata	superior gluteal N

<table>
<tr><td rowspan="2">Knee</td><td>Flexor</td><td>lateral hamstring (biceps femoris)
medial hamstring (semimembranosus / semitendinosus)</td><td>tibial N</td></tr>
<tr><td>Extensor</td><td>quadratus femoris
rectus femoris
vastus medialis
vastus lateralis
vastus intermedius</td><td>femoral N</td></tr>
<tr><td rowspan="2">Ankle</td><td>Plantar flexor</td><td>gastronemius / Soleus</td><td>tibial N</td></tr>
<tr><td>Dorsiflexion & Inversion</td><td>tibialis anterior</td><td>deep peroneal (fibular) N</td></tr>
<tr><td rowspan="5">Foot</td><td>Inversion & Plantar flaxor</td><td>tibialis posterior</td><td>tibial N</td></tr>
<tr><td>Eversion & Plantar flaxor</td><td>peroneus longus
peroneus brevis</td><td>superficial peroneal (fibular)N</td></tr>
<tr><td>MP flexor</td><td>lumbricals
flexor hallucis brevis</td><td>1 medial plantar N
234 lateral plantar
medial plantar N</td></tr>
<tr><td>IP flexor</td><td>flexor digitorum longus
flexor digitorum brevis
flexor hallucis longus</td><td>tibial N
medial plantar N
tibial N</td></tr>
<tr><td>MP/IP Extensor</td><td>extensor digitorum longus
extensor digitorum brevis
extensor hallucis longus</td><td>deep peroneal (fibular) N</td></tr>
</table>